新看護学

9

成人看護［1］

成人看護総論　呼吸器疾患患者の看護
循環器疾患患者の看護　消化器疾患患者の看護

● 執筆

井関　治和
相模原協同病院顧問

小澤　秀樹
東海大学教授

柿崎　徹
元柿崎クリニック院長

加行　淳子
けいゆう病院呼吸器内科副部長

剱持　功
東海大学看護師キャリア支援センター
課長

齋藤　英胤
電源開発株式会社総合健康管理セン
ター所長

佐藤　まゆみ
順天堂大学大学院教授

髙橋　正光
たかはし内科院長

中村　威
公立福生病院外科部長

成毛　聖夫
国際親善総合病院呼吸器外科部長

西尾　和三
川崎市立井田病院内科部長

橋本　千佳
東海大学医学部付属病院看護部主任

三ツ井　圭子
湘南医療大学准教授

南川　雅子
帝京大学教授

宮澤　光男
帝京大学教授

棟久　恭子
常葉大学准教授

森田　南美恵
川崎市立川崎病院看護部看護師長

山口　千恵子
東海大学医学部付属病院看護部副主任

医学書院

発行履歴

1970 年 2 月 1 日	第 1 版第 1 刷	1991 年 1 月 7 日　第 8 版第 1 刷
1971 年 2 月 1 日	第 1 版第 2 刷	1995 年 2 月 1 日　第 8 版第 5 刷
1972 年 2 月 1 日	第 2 版第 1 刷	1996 年 1 月 6 日　第 9 版第 1 刷
1974 年 2 月 1 日	第 2 版第 4 刷	1999 年 5 月 1 日　第 9 版第 5 刷
1975 年 2 月 1 日	第 3 版第 1 刷	2000 年 1 月 6 日　第 10 版第 1 刷
1977 年 2 月 1 日	第 3 版第 4 刷	2001 年 2 月 1 日　第 10 版第 2 刷
1978 年 2 月 1 日	第 4 版第 1 刷	2002 年 1 月 6 日　第 11 版第 1 刷
1980 年 4 月 1 日	第 4 版第 5 刷	2007 年 2 月 1 日　第 11 版第 9 刷
1981 年 1 月 6 日	第 5 版第 1 刷	2008 年 1 月 6 日　第 12 版第 1 刷
1983 年 2 月 1 日	第 5 版第 4 刷	2012 年 2 月 1 日　第 12 版第 8 刷
1984 年 1 月 6 日	第 6 版第 1 刷	2013 年 1 月 6 日　第 13 版第 1 刷
1987 年 1 月 6 日	第 6 版第 6 刷	2017 年 2 月 1 日　第 13 版第 5 刷
1988 年 1 月 15 日	第 7 版第 1 刷	2018 年 1 月 6 日　第 14 版第 1 刷
1990 年 3 月 1 日	第 7 版第 4 刷	2022 年 2 月 1 日　第 14 版第 5 刷

新看護学 9　成人看護 1

発　　　行　2023 年 1 月 6 日　第 15 版第 1 刷 ©
　　　　　　2024 年 2 月 1 日　第 15 版第 2 刷

著 者 代 表　齋藤英胤

発 行 者　株式会社　医学書院

　　　　　　代表取締役　金原　俊

　　　　　　〒113-8719　東京都文京区本郷 1-28-23

　　　　　　電話　03-3817-5600（社内案内）
　　　　　　　　　03-3817-5657（販売部）

印刷・製本　大日本法令印刷

本書の複製権・翻訳権・上映権・譲渡権・貸与権・公衆送信権（送信可能化権を含む）は株式会社医学書院が保有します.

ISBN978-4-260-05000-5

はしがき

学習にあたって

みなさんはこれまで，「専門基礎」および「基礎看護」を通して，看護を実践するうえで必要な知識と技術，および看護従事者としての普遍的な態度について学んできた。本書「成人看護」では，「専門基礎」「基礎看護」で学んだことをふまえ，現実に健康上の障害をもった成人期の患者に対して，それぞれの知識や技術をどのように展開したらよいのかについて学習する。

看護の対象の中心となるのは健康上の問題や課題をもった人間であり，看護はその人を中心に展開されなければならない。しかし，ひとくちに成人といっても，きわめて幅広い年齢層の人々が含まれ，男性もいれば女性もいる。また成人期は人生における活動期であり，個人がそれぞれの価値観や生活をもち，職業や学業，家事，育児などに力を注ぐ時期でもある。

これら成人期の人々の健康をまもり，疾病や障害からの回復に向けて援助していくためには，疾患について基本的な知識を修得することが必要である。そして，患者を中心とした看護を展開するためには，人間の行動や生活，社会のシステムなど，さまざまな側面から看護を学んでいかなければならない。

本書「成人看護」の領域では，まず「成人看護総論」を通して成人患者の特徴を理解し，その後，各系統にそって学習を展開していく。各系統別では，はじめに「看護の役割」で看護の特徴を把握したうえで，第1章で解剖生理，病態生理，検査，治療・処置などの基礎的な事項を学習する。次に第2章では主要な疾患について学ぶ。これらは，専門基礎科目において履修した知識を確認しつつ学習することが望ましい。これらの基礎知識をふまえて，第3章では診察や治療などの補助，症状への対応，疾患をもつ患者への療養指導などといった，看護の実際を学習する。

さまざまな知識を臨床の場に適用し，それを実践能力にまで高めていくためには，たゆまぬ学習が求められる。本書は，そうした自己学習にも十分に対応できるよう配慮されている。本書での学習を通じて，さまざまな状態にある成人の患者に対して，准看護師として適切に対応し，看護を提供する能力を養ってほしい。

改訂の経過とカリキュラムの変遷

　本書は，1970（昭和45）年に准看護学生のための教科書として初版が刊行された。以来，その役割とその重要性に鑑みて，医学・看護学および周辺諸科学の発展・分化や，社会の変化などをいち早く読み取りながら，看護の質の向上に資するべく定期的に改訂を重ねてきた。あわせて，学習者の利便を考慮しながら，記載内容の刷新・増補，解説の平易化をはかり，より学びやすい教科書となるように努めてきた。幸い，このような編集方針は全国の教育施設から評価をいただき，本書を幅広く利用していただくこととなった。

　2022（令和4）年度より適用となる新カリキュラムでは，成人看護と老年看護の時間数は210時間が維持された。一方，臨地実習の留意点に「在宅などの多様な場における対象者の療養生活を学ぶ内容とする」が加わったように，成人看護においても多様な場での看護を意識した教育が求められることになった。『新看護学　成人看護』の各巻では，社会の変化に伴い要請される看護の役割を担えるよう，准看護師として求められる情報量を考慮しつつ内容の充実をはかり改訂を進めている。

改訂の趣旨

　今改訂においても，引き続き「成人看護」に関する新知見を盛り込み，内容の刷新に努めた。全体を通じて，記述はなるべく簡潔・平易なものとし，日常生活で目にすることの少ない漢字・用語については，ふりがな（ルビ）を充実させた。また，より学習に取り組みやすくするため，それぞれの系統の導入部となる「看護の役割」には，イラストや写真などを挿入して，患者のすがたと看護の役割を具体的にイメージできるようにした。さらに，前回の改訂に引きつづき，知識の定着と学習のたすけとなるよう，各章末には「復習問題」を設けた。

　なお，編集にあたって，表現の煩雑さを避けるため，特定の場合を除いて看護師・准看護師に共通する事項は「看護師」と表現し，准看護師のみをさす場合には「准看護師」とした。また保健師・助産師などを含めた看護の有資格者をさす場合には「看護者」あるいは「看護職」としたので，あらかじめご了解いただきたい。

　今後とも准看護師教育のさらなる充実・発展を目ざし，本書が適切で使いやすいテキストとなるように最善の努力を重ねてまいりたい。本書をご活用いただいた読者や有識者の皆さまより，忌憚のないご意見をお寄せいただければ幸いである。

　2022年12月

著者ら

目次

成人看護総論 佐藤まゆみ

呼吸器疾患患者の看護

看護の役割

森田南美恵　**32**

第 1 章
基礎知識
柿崎　徹・西尾和三・
加行淳子・成毛聖夫　**34**

循環器疾患患者の看護

看護の役割

剱持　功　**164**

第1章 基礎知識

小澤秀樹・井関治和　**166**

消化器疾患患者の看護

看護の役割

南川雅子

286

第１章 基礎知識

中村　威・齋藤英胤

288

第 **2** 章

おもな疾患

中村　威・齋藤英胤・宮澤光男
317

第**3**章

患者の看護

南川雅子・棟久恭子・三ツ井圭子　**372**

成人看護総論

成人看護の対象

1 ライフサイクルにおける成人期

1 ライフサイクル

　人が生まれてから死ぬまでの一生の過程を**ライフサイクル**という。人の一生は，成長と発達，成熟と衰退といった生の営みが時間の経過とともに連続的におこる変化の過程であるといえる。それは，形態的にも機能的にも著しい成長・発達をとげる**小児期**から，ゆるやかな成長と発達，そして成熟と衰退へと変化していく**成人期**，やがて人生を統合して死にいたる**老年期**に特徴づけられる。

2 成人期の区分

　成人期とは，大人になるための準備期間である**青年期**に始まり，**壮年期**を経て，老年を迎える準備期間である**向老期**までの期間をいう。成人各期の区分は時代や文化によってまちまちであるが，わが国では以下のように分けられることが多い。

　　①**青年期**　第二次性徴～30歳ごろ
　　②**壮年期**　30歳ごろ～60歳ごろ
　　　・**前期（壮年期）**　30歳ごろ～45歳ごろ
　　　・**後期（中年期）**　45歳ごろ～60歳ごろ
　　③**向老期**　60歳ごろ～65歳ごろ

　成長・発達・成熟・衰退の個人差は大きく，また，加齢に伴ってその差は増してくるので，暦年齢によって各期を厳密に区分することはできない。したがって，前述の年齢区分はおおよそのところを示している。

　成人期の約50年間は，身体的には成長・発達のピークをきわめ，その後ゆるやかに衰退していくという過程をたどる。また，心理・社会的には親から独立し，職業を選択して自立し，家庭や社会において中心的役割を果たし，やがて引退するという成熟の過程をたどる。成人期にある人を理解するためには，成人各期における身体的，心理・社会的特徴を理解することが大切である。

3 発達段階と発達課題

　人は生涯を通して発達しつづけるものであるが，人の発達には一定の段階があり，これを**発達段階**とよぶ。また，各発達段階ごとに解決しなければならない課題があり，これらは**発達課題**とよばれる。発達段階に関する2つの

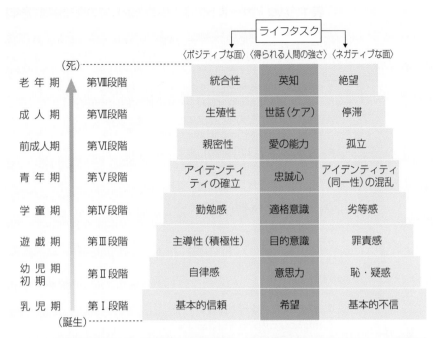

（岡堂哲雄ほか：患者ケアの臨床心理. p.37, 医学書院, 1978による, 一部改変）

○ 図1　エリクソンによる発達段階と心理・社会的危機

考え方を紹介する。

■エリクソンの発達理論

　エリクソンは, 人の心は社会との関係のなかで発達することを重視し, 心理・社会的な発達理論を構築した（○ 図1）。エリクソンは, ライフサイクルを8つの段階に区分し, 人の発達は, 第Ⅰ段階から第Ⅷ段階まで順序を追って, かつ, 生涯にわたって徐々に進んでいく（漸成）とした。

　また, 各段階には, 取り組み解決しなければならない発達課題があり, 人の発達は, ある段階の発達課題を達成することにより次の段階へ進むとした。発達課題への取り組みは, ポジティブな方向（成長・成熟）に向かうか, ネガティブな方向（退行的・病理的）に向かうかという分かれ道でもあり, それぞれの結果が対立して示されている。

　エリクソンの発達段階で成人期に該当するのは, 第Ⅴ段階 青年期の「アイデンティティの確立 対 アイデンティティ（同一性）の混乱」, 第Ⅵ段階 前成人期の「親密性 対 孤立」, 第Ⅶ段階 成人期の「生殖性 対 停滞」である。

■ハヴィガーストの発達課題

　ハヴィガーストは, エリクソンの発達理論をさらに体系化して, ライフサイクルを, ①乳幼児期, ②児童期, ③青年期, ④成人前期, ⑤中年期, ⑥成

◎表1　ハヴィガーストによる生涯を通しての発達課題（青年期から成熟期まで）

Ⅲ．青年期－12歳から18歳

1. 同性と異性の同じ年ごろの仲間との間に，新しいそしてこれまでよりも成熟した関係をつくりだす
2. 男性あるいは女性としての社会的役割を獲得する
3. 自分の身体つきを受け入れて，身体を効果的につかう
4. 両親やほかの大人からの情緒的独立を達成する
5. 結婚と家庭生活のために準備をする
6. 経済的なキャリア（経歴）に備えて用意する
7. 行動の基準となる価値と倫理の体系を修得する――イデオロギーを発達させる
8. 社会的責任を伴う行動を望んでなしとげる

Ⅳ．成人前期－18歳から30歳

1. 配偶者を選ぶ
2. 結婚した相手と一緒に生活していくことを学ぶ
3. 家族を形成する
4. 子どもを育てる
5. 家庭を管理する
6. 職業生活をスタートさせる
7. 市民としての責任を引き受ける
8. 気の合う社交グループを見つけだす

Ⅴ．中年期－ほぼ30歳から，だいたい60歳くらいまで

1. ティーンエイジに達した子どもが責任を果たせて，幸せな大人になることをたすける
2. 成人としての社会的責任と市民としての責任を果たす
3. 自分の職業生活において満足できる業績をあげて，それを維持していく
4. 成人にふさわしい余暇時間の活動を発展させる
5. 自分ひとりの人間として配偶者と関係づける
6. 中年期に生じてくる生理的変化に適応して，それを受け入れる
7. 老いていく両親への適応

Ⅵ．成熟期－60歳から後

1. 体力や健康の衰えに適応していく
2. 退職と収入の減少に適応する
3. 配偶者の死に適応する
4. 自分と同年齢の人々の集団にはっきりと仲間入りする
5. 社会的役割を柔軟に受け入れて，それに適応する
6. 物質的に満足できる生活環境をつくりあげる

（二宮克美ほか編：ガイドライン　生涯発達心理学，第2版．ナカニシヤ出版，2012による，一部改変）

熟期，の6つに分類し，それぞれの時期における発達課題を示した（◎表1）。

2　成人各期の特徴

1　青年期の特徴

　　青年期は，小児期から成人期への移行期であり，子どもと大人の中間に位置するといわれている。年齢的には，第二次性徴の発現から30歳ごろまで

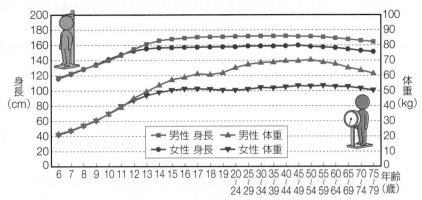

（スポーツ庁：令和4年度体力・運動能力調査報告書をもとに作成）

○ **図2　年齢別の体格測定結果**

ととらえることができる。身体的には成長のピークに達し，人として成熟した身体となり安定する。また，親から独立して家庭を築いたり職業を選択したりするなど，社会的自立を準備する時期でもある。子どもから大人への過渡期にあり，心理的葛藤を体験しながら，心理・社会的に成熟していく。

1 身体的特徴

体格・体力● 　青年期では，体格と体力の発達が目ざましい。身長は，男性，女性ともに10代中ごろにピークを迎え，体重は，男性は壮年後期にかけて増加し，女性は10代中ごろにピークを迎える（○ 図2）。また，体力は，男性は10代後半に，女性は10代中ごろにそれぞれピークを迎える。

第二次性徴● 　青年期には**第二次性徴**があらわれる。第二次性徴の開始時期は個人差が大きいが，女子は男子に比べて平均2年早く始まるといわれている。男性は肩幅が広くなり，女性は骨盤が拡大して肩や腰・殿部に丸みがつき，性別による外観の違いが大きくなる。また，女性は乳房が発達し，体毛が発生し，初潮を迎える。男性は体毛が発生し，陰茎・精巣が増大し，精通や声がわりを迎える。

成長加速現象● 　このように成人期は発達・成熟した身体を獲得する時期ではあるが，発達・成熟する年齢は徐々に早まる傾向にある。身長や体重などの身体的成長が早まる現象を**成長加速（発達加速）現象**という。また，性的な成熟が早まる現象を**成熟前傾現象**という。

2 心理・社会的特徴

自我同一性確立● 　エリクソンは，青年期前期を**自我同一性（アイデンティティ）確立**の時期としている。自我同一性の確立とは，自分はどのような人間なのか，どのような人間でありたいのかといった自分への問いに向き合いながら，自己のイメージの修正と統合を繰り返し，自分とはこういう人間だという確信を見いだしていくことである。また，エリクソンは，自我同一性を獲得するために

社会的な義務や責任を猶予されている期間を**モラトリアム**とよんだ。

　青年期は，急激な身体の変化や，進学や就職の機会を契機に，将来自分はどのようにありたいのかということに関心が向くようになる。自分とはどういう人間なのだろうか，自分が貢献できる社会的役割とはなんなのかなどと考えをめぐらす。

　しかし，自我同一性確立の過程は容易ではなく，どれが本当の自分かわからなくなったり，まわりの友人と比べて自分が劣っているように思えたり，まわりの大人をみて「ああはなりたくない」と思ったりする。そして，このような混乱や葛藤の体験のなか，乳児期や学童期までにつちかってきた自我を，肯定したり否定したり，社会で是とされる価値などに照らし合わせてみたりしながら修正・統合し，徐々に自分というものを形成していく（**アイデンティティの獲得**）。しかし，自分はどういう人間なのか，将来自分はなにをしたいのかを見いだせない状態のままの場合もある（**アイデンティティ〔同一性〕の混乱**）。

　エリクソンは，青年期にはこの対立する葛藤を克服することで**忠誠心**という人間としての強さを獲得できるとしている。これは，自分に対しても他人に対しても偽りのない誠実な姿を保ちながら自己の力を発揮できる力を意味している。

　10代後半から20代前半にかけては，進路・職業選択の時期であり，自分自身が将来どのようになりたいのか，どのような職業につきたいのかを考えるようになる。そして，自分がいだく将来設計・価値観・適性などに基づき，進路や職業を選択する。

親密性と孤立●　また青年期は，依存の相手が親から同性の友人，そして異性の友人へと変化し，異性への関心が成熟して結婚し，みずからの家庭を築きはじめる。エリクソンは，この青年期後期（前成人期）の時期を**親密性獲得**の時期としている。親密性とは，自分自身の同一性を失うことなく，同時に相手の同一性も大切にしながら，他者と精神的に支え合い，やさしさに満ちた関係を経験できる能力とされている。

　一方，「本当に自分をさらけだしてもだいじょうぶか」「自分は受け入れてもらえないのではないか」「なにかを失うのではないか」と感じ，自分自身の同一性がおびやかされないように，他者と深くかかわらずに距離をとるような状態を，**孤立**としている。そして，親密性と孤立の間の葛藤を克服することにより，**愛**という人間としての強さを獲得できるとしている。これは，それぞれの異質性を認めて尊重したうえで，互いを愛おしく思う能力である。

　このように青年期は社会的自立の準備期間であるが，現代社会においては，自分とは何者なのかをなかなかみつけられない者や，定職につかない者（いわゆるフリーターやニート）の増加がみられる。また，未婚者の割合も増加しており，学校卒業後も親と同居して経済的基盤を親に依存している者（パ

ラサイトシングル）を問題視する声もある。さらに，結婚しても子どもをもうけない・さずからない夫婦も増加している。

❷ 壮年期の特徴

壮年期は，青年期から老年期への移行期である。年齢的には，30歳ごろから60歳ごろまでととらえることができる。また，壮年期を**前期**と**後期**に分けて，前期を**壮年期**（30歳ごろから45歳ごろまで），後期を**中年期**（45歳ごろから60歳ごろまで）とすることもある。

■**身体的特徴**

壮年期に入ると，青年期にピークに達したさまざまな生理的機能は加齢とともに減退し，衰退の一途をたどるようになる。30歳のときの値を100％とした各種生理的機能の変化を年代別にみると，いずれの測定値もほぼ直線的な低下を示す（◯ 図3）。

身体機能の低下● 老化による身体機能の変化は，30代ではまだゆるやかであるが，40代後半になると，生殖機能や感覚機能をはじめとしてかなり自覚するようになり，50代になるとそのスピードはさらに増す。体力は，職業やスポーツ習慣の有無による個人差が大きいため一様ではないが，20代をピークに徐々に低下する。

更年期● 生殖機能は徐々に減退して**更年期**を迎える。女性の更年期は，生殖期から生殖不能期への移行期間で，卵巣機能が低下して安定するまでの**閉経**前後の数年間とされる。わが国の女性の閉経のピークは49〜50歳であり，50歳ま

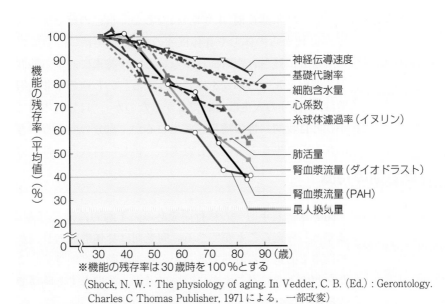

※機能の残存率は30歳時を100％とする

（Shock, N. W. : The physiology of aging. In Vedder, C. B. (Ed.) : Gerontology. Charles C Thomas Publisher, 1971による，一部改変）

◯ **図3　30歳以降の諸生理機能の推移**

でに半数以上の女性が閉経を迎えている。

女性の更年期には，**女性ホルモンであるエストロゲンの急激な減少によっ**て，顔がほてる，急に汗をかく，肩こり，頭痛などの症状があらわれたり，生殖能力を失うことにより心理的に不安定な状況に陥ったりする人もいる。ほかの病気が原因の症状を除いて，更年期にあらわれるさまざまな症状を**更年期症状**といい，なかでも症状が重く日常生活に支障をきたすものを**更年期障害**(PMS)という。

男性の更年期は女性ほど顕著ではないが，男性ホルモンが徐々に減少することによって症状があらわれることがある。

②心理・社会的特徴

壮年期は，判断力や思考力は高く，人間関係も円滑さが増して充実した生活を営む時期である。また，青年期に結婚によって新しい家庭を築いた人は，やがて親となって子どもを養育し，社会に送り出すまで保護者としての役割を担う。さらに，職場では働き盛りの年代として社会的に経済活動を支え，また，後輩を育成する役割を担う。壮年期は，職場や家庭で責任ある立場となり活躍する時期である。

生殖性獲得と● エリクソンは，壮年期を**生殖性獲得**の時期としている。生殖性とは，家庭
　　　停滞 や職場で次世代を育てる指導的立場にあることを受け入れ，指導をしていくことを通して社会を前進させていこうとすることとされる。一方，次世代を育成することに関心がもてず，自分自身も停滞してやる気を失った状態を**停滞**としている。そして，この生殖性と停滞の葛藤を克服することにより**世話**という人としての力を獲得することができるとされる。これは，人を育てる過程を通して自分自身を成熟させる力である。

中年危機● 一方，壮年期後期(中年期)になると，自己の確立感や安定感を得る。同時に，40代からの体力や身体機能の衰えを契機に，自分の能力に対する限界や，自分に残された時間は少ないという将来に対する時間的な限界を感じたり，老いと死への不安を感じたりする。いわゆる**中年危機**とよばれるこの時期は，「自分の人生はこれでよかったのか」「自分は本当はどういう人間なのか」と**自我同一性の揺らぎ**が生じるが，自分の向かうべき方向性を問い直し，これからの生き方を模索した末に，新しい自我同一性を確立する。

③ 向老期の特徴

向老期は老年期への移行期である。年齢的には，60歳ごろから65歳ごろまでととらえることができる。向老期は身体機能の衰退がさらに進み，社会的役割を引退する時期であるが，精神活動を充実させ，これから迎える老年期をどのように過ごすかについて考え，準備をする時期でもある。

①身体的特徴

外観のさらなる変化や，体力・身体機能のさらなる低下がみられる。30

歳の生理機能の平均値を 100% にした場合，神経伝達速度や基礎代謝率は 10% 程度の減少であるが，最大換気量や肺活量は 30〜40%，腎血 漿 流量は 20〜30% 減少するとされる（➡7 ページ，図3）。しかし，向老期の身体的変化は日常生活や社会生活を行ううえで大きな支障はない。

② 心理・社会的特徴

記銘 力とよばれる新しいことを覚える力の低下はみられるが，これまでの経験の蓄積により総合的判断力は高く，また人間関係も円滑で充実した精神活動を営む時期である。

しかしその一方で，壮年期につちかった社会的地位や役割が変化する時期でもある。職業人としては第一線を 退き，あるいは定年を迎える。家庭人としては，子どもの結婚・独立を迎えたり，親との死別を体験したりする。壮年期には社会や家庭の第一線で役割を果たしてきたために，社会的引退のできごとによって，**空の巣症候群**[1]をはじめとして多くの喪失感を体験することとなる。「これからの人生をどのように生きていくか」「そもそも自分はどういう人間なのか」といった模索（自我同一性の揺らぎ）の末，これからの人生の方向づけがなされ，新しい役割や人間関係の再構築が行われる。

B 成人の健康の動向

1 成人期の人口

① わが国の総人口

2022（令和 4）年 10 月 1 日現在，わが国の総人口は **1 億 2494 万 7 千人**である。かつてのわが国の人口ピラミッドは多産・多死型の社会を反映したピラミッド型であった（➡図 4-a）。しかし現在は，70 代前半と 40 代後半を中心とした **2 つのふくらみをもったつぼ型**となっている（➡図 4-b）。これは 2 度のベビーブームと，2 回目のベビーブーム（第 2 次ベビーブーム）以降の出生数の減少（少子化）を反映している。

② 成人期の人口

2022（令和 4）年 10 月 1 日現在，成人期（15〜64 歳）の人口は 7420 万 8 千人であり，**総人口の 59.4%** を占めている。わが国の年齢区分別人口の推移によれば，総人口に占める成人期（15 歳〜64 歳）人口の割合は，1992（平成 4）年の 69.8% をピークに，下降を続けている（➡図 5）。2065 年には 51.4% と急

1）空の巣症候群：子育てを終えた女性の一時的な抑うつ状態。家庭という巣から子どもが巣だち，夫は仕事で忙しいために，自分だけが残されたという虚無感や孤独感をいだく。

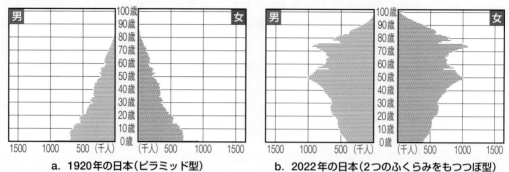

a. 1920年の日本（ピラミッド型）　　　b. 2022年の日本（2つのふくらみをもつつぼ型）

（総務省：令和4年国勢調査をもとに作成）

◐ 図4　人口ピラミッド

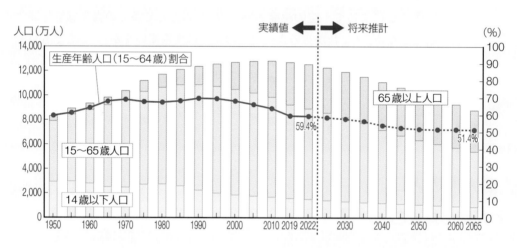

（厚生労働省：令和2年度版厚生労働白書をもとに作成）

◐ 図5　わが国の年齢区分別人口の推移

激に減少し，人口の高齢化が一層進むことが予測されている。

　成人期人口は，年齢3区分別人口でいう**生産年齢人口**（国内の生産活動の中核となる年齢層）にあたる。わが国の生産年齢人口の割合の低下とともに，労働力人口（15歳以上の人口のうち就業者と完全失業者を合計したもの）の割合も減少し，大きな社会的問題となっている。

2 成人期の健康

1 受療率

　受療率は，入院では男女ともに5〜9歳が最も低く，90歳以上が最も高い。外来では，男性では20〜24歳，女性では15〜19歳が最も低く，男女ともに

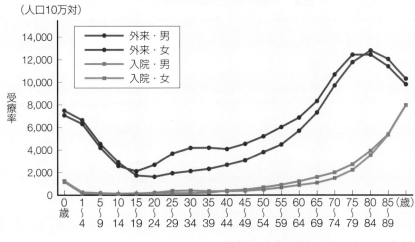

◯ 図6　性・年齢階級別にみた受療率

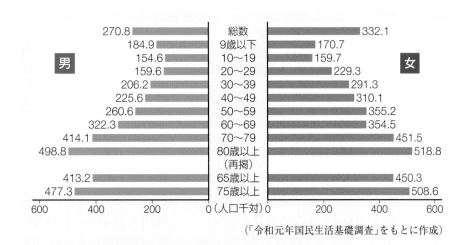

◯ 図7　性・年齢階級別にみた有訴者率

80〜84歳が最も高くなっている（◯図6）。成人期の受療率は少ないが，60歳をこえると増加してくる傾向にある。

② 有訴者率

　病気やけがなどで自覚症状がある者を有訴者という。有訴者率とは，人口千人あたりの有訴者の割合をいう。有訴者率は女性のほうが高く，また，男女ともに年齢が高くなるほど上昇している（◯図7）。症状別にみると，男性では腰痛が最も高く，ついで肩こり，鼻がつまる・鼻汁がでる，である。女性では肩こりが最も高く，ついで腰痛，手足の関節が痛む，となっている。

○ **表2　年齢階級別主要死因順位**

年齢		第1位	第2位	第3位	第4位
青年期	10〜14	自殺	悪性新生物	不慮の事故	先天奇形，変性および染色体異常
	15〜19	自殺	不慮の事故	悪性新生物	心疾患
	20〜24	自殺	不慮の事故	悪性新生物	心疾患
	25〜29	自殺	悪性新生物	不慮の事故	心疾患
壮年期・向老期	30〜34	自殺	悪性新生物	心疾患	不慮の事故
	35〜39	自殺	悪性新生物	心疾患	不慮の事故
	40〜44	悪性新生物	自殺	心疾患	脳血管疾患
	45〜49	悪性新生物	自殺	心疾患	脳血管疾患
	50〜54	悪性新生物	心疾患	自殺	脳血管疾患
	55〜59	悪性新生物	心疾患	脳血管疾患	自殺
	60〜64	悪性新生物	心疾患	脳血管疾患	肝疾患

（「令和4年人口動態調査」をもとに作成）

③ 死亡率

死亡率は，10代〜30代は低く，40歳以降は年齢とともに高くなる。

成人期の年代別死因順位では，10代後半〜20代は，自殺や不慮の事故といった外因による死が死亡率の50％以上を占めるが，壮年期に入ると悪性新生物による死亡が増加してくる（○**表2**）。

■自殺

自殺は，10代〜30代までは死因の第1位，40代は第2位，50代前半は第3位となっており，深刻な健康問題である。内閣府・警察庁による「令和4年中における自殺の状況」では2022（令和4）年の自殺者数は2万1881人で，男性が全体の約7割を占める。年齢階級別にみると40代と50代が多い。2010（平成22）年より徐々に減少していたが，2020年は増加傾向に転じた。世界保健機関（WHO）の2018年の統計によると，先進7カ国（アメリカ，イギリス，ドイツ，日本，フランス，イタリア，カナダ）のなかでは男女ともに自殺率が最も高い。自殺の原因・動機では，全体では健康問題が最も多く，ついで経済・生活問題となっている。

④ 成人期各期の健康問題

青年期● 青年期は身体機能・体力ともに最も充実した時期であるため，身体的な健康問題は少ない。しかし青年期の生活は，健康への過信から不摂生になりやすく，乱れた食生活や無理なダイエットなどによる10代後半〜20代女性のやせ（BMIが18.5未満）が健康上の問題となっている（○**図8**）。そして，このような習慣の積み重ねが将来の生活習慣病の誘因となりうる。

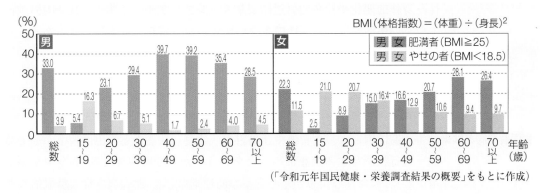

BMI(体格指数)＝(体重)÷(身長)²

（「令和元年国民健康・栄養調査結果の概要」をもとに作成）

○ 図8　肥満者とやせの者の割合(20歳以上)

　　　一方，青年期は，自我同一性の混乱や，否定的なボディイメージ，仲間や異性との関係が築けないなど，心理・社会的な健康問題が出現しやすい。そしてこのような状況が，急性アルコール中毒や不慮の事故，交通事故，自殺，摂食障害などの問題に発展する場合がある。さらに，青年期は性的活動が活発な時期であり，性感染症の発病も問題となる。

壮年期●　壮年期後期になると，加齢による生理的機能の低下に加えて，喫煙，乱れた食生活，多量の飲酒などといった青年期からの生活習慣の乱れが誘因となって**生活習慣病**が出現してくる。そのうえ壮年期にある人は，健康に問題を感じていても，仕事や子育て，介護などの自身が担う役割を優先せざるをえない状況があり，セルフケア不足から疾病を悪化させてしまうことが多い。また**更年期障害**(○8ページ)もあらわれてくる。さらに，基礎代謝量の低下に加え，過剰なエネルギー摂取や運動不足などから，壮年期では**肥満**が健康上の問題となる。年齢別にみた肥満者の割合は，男性は40代が39.7％，50代が39.2％，60代が35.4％，女性は50代が20.7％，60代が28.1％となっている(○図8)。

　　　一方，壮年期は，職場や家庭で責任ある立場となり活躍する時期であるが，それゆえに周囲からの期待が大きく，さまざまなストレスをかかえやすい時期でもある。そのため，消化性潰瘍，狭心症，気管支喘息，うつ病，アルコール依存症といったストレス関連の健康問題が生じやすい。さらに，壮年期の心理・社会的問題として**自殺**がある(○12ページ)。

　　　また，壮年期は働き盛りの時期でもあるので，労働に関連した健康問題も出現する。**職業性疾病**には，有害な要因に一時的に曝露された結果，ただちに健康障害があらわれる**災害性疾病**(ぎっくり腰，有機溶剤中毒など)と，有害な要因に少しずつ長期間にわたって曝露されることにより健康問題が出現する**職業病**(がん，塵肺など)がある。

向老期●　60歳をこえて向老期に入ると，受療率は急激に増加する(○11ページ，図6)。とくに，悪性新生物や循環器系疾患による受療率が増加する。また，老化に

伴う身体的変化や社会的引退によりストレスをかかえやすく，社会的引退後の新しい生活にうまく適応できない場合，うつ病を発症することもある。

③ 成人の健康と政策

① 生活習慣病

生活習慣病とは● 　**生活習慣病**とは，食習慣や運動習慣，休養，飲酒などの生活習慣がその発症・進行に関与する疾患群のことをいう。がんや脳血管疾患（脳卒中や脳梗塞など），虚血性心疾患（狭心症や心筋梗塞など），脂質異常症，糖尿病などが代表的な疾患である。これらの疾患はかつて成人病とよばれていたが，これらの疾患が生活習慣と関係があり，生活習慣の改善によりある程度の予防が可能であることが明らかになった。そこで，生活習慣の改善により，発症そのものを予防するという考え方を重視する立場から，「生活習慣病」という用語を新たに用いるようになった。

生活習慣病の● 　不適切な生活習慣が積み重なると，肥満や高血圧などの状態が引きおこさ
進行　れ，生活習慣病予備軍となる（◯図9）。さらにこの状態が進むと生活習慣病が発症する。初期は自覚症状があらわれにくく，健康診断などで指摘されても意識しにくいが，そののちに重症化して脳卒中や心筋梗塞などを引きおこし，生活の質（QOL）を低下させる。どの段階でも生活習慣を改善することで進行を抑えることができるが，とりわけ生活習慣病予備軍での生活習慣の改善が，生涯にわたってのQOLの維持に重要とされる。

予防対策● 　生活習慣病の予防対策には，生活習慣の見直しなどにより疾病の発生を予防する**一次予防**，早期発見・早期治療により疾病が重症になるのを予防する**二次予防**，そして適切な治療により機能回復をはかり，社会復帰を支援する**三次予防**がある。

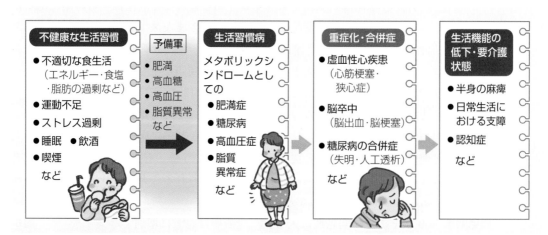

◯ **図9　生活習慣病の進行モデル**

② 成人の健康を維持するための政策

■健康日本 21（第二次）

わが国において，健康増進をはかるための対策が積極的に講じられるようになったのは，1964（昭和 39）年の東京オリンピック以降である。1978（昭和 53）年には「第 1 次国民健康づくり対策」が開始され，その後「第 2 次国民健康づくり対策」「第 3 次国民健康づくり対策（健康日本 21）」と，10 年ごとに運動が展開されている。その後，「健康日本 21」の最終評価をふまえて策定された「第 4 次国民健康づくり対策」として「**健康日本 21（第二次）**」が 2013（平成 25）年より展開された。

健康日本 21（第二次）では，生活習慣病の発症・重症化予防や社会生活機能の維持・向上など，国民の健康増進の推進に関する 5 つの基本的な方向が示され，この基本的方向に対応して 53 の具体的な目標が掲げられていた（◯表 3）。なお，2022（令和 4）年 10 月に最終評価報告書が公表され，2024 年 4 月からは「健康日本 21（第三次）」が展開される予定である。

■特定健康診査・特定保健指導

2005（平成 17）年度に取りまとめられた「医療制度改革大綱」を受けて，2008（平成 20）年度から，医療保険者に対し，40〜74 歳の被保険者・被扶養者に対する**特定健康診査・特定保健指導**の実施が義務づけられた。特定健康診査では，**メタボリックシンドローム**（◯205 ページ）に着目して，腹囲測定および血圧，血糖，脂質などに関する検査を行い，その結果から生活習慣の改善がとくに必要な者を 抽 出 して，保健師などが生活習慣改善のための特定保健指導を実施する。生活習慣改善のための指導は，血圧・血糖・脂質など

◯**表 3　健康日本 21（第二次）における基本的な方向とおもな目標**

基本的な方向	具体的な目標の例（かっこ内の数値は策定時）
1. 健康寿命の延伸と健康格差の縮小	◯日常生活に制限のない期間の平均の延伸（男性 70.42 年，女性 73.62 年）
2. 生活習慣病の発症予防と重症化予防の徹底	◯75 歳未満のがんの年齢調整死亡率の減少（10 万人あたり 84.3）
3. 社会生活を営むために必要な機能の維持・向上	◯自殺者の減少（人口 10 万人あたり 23.4） ◯低出生体重児の割合の減少（9.6%）
4. 健康を支え，まもるための社会環境の整備	◯健康づくりに関する活動に取り組み自発的に情報発信を行う企業登録数の増加（420 社）
5. 栄養・食生活，身体活動・運動，休養，飲酒，喫煙，歯・口腔の健康に関する生活習慣および社会環境の改善	◯食塩摂取量の減少（10.6g） ◯成人の喫煙率の減少（19.5%） ◯過労働時間 60 時間以上の雇用者の割合の減少（15 歳以上：9.3%）

○ 表4　食生活指針

・食事を楽しみましょう。	・野菜・果物，牛乳・乳製品，豆類，魚なども組み合わせて。
・1日の食事のリズムから，健やかな生活リズムを。	・食塩は控えめに，脂肪は質と量を考えて。
・適度な運動とバランスのよい食事で，適正体重の維持を。	・日本の食文化や地域の産物を活かし，郷土の味の継承を。
・主食，主菜，副菜を基本に，食事のバランスを。	・食料資源を大切に，無駄や廃棄の少ない食生活を。
・ごはんなどの穀類をしっかりと。	・「食」に関する理解を深め，食生活を見直してみましょう。

（文部科学省，厚生労働省，農林水産省：食生活指針．2016．）

の循環器疾患のリスク要因の重複の程度などに応じて，動機づけ支援または積極的支援が行われる。

■生活習慣の改善／健康づくりに関する対策

栄養・食生活●　健康な生活を維持するためには適切な食生活が重要である。望ましい食生活のあり方について，「食生活指針」が公表されている（○表4）。また食生活指針をもとに，なにをどれだけ食べればよいかを具体的に示した『食事バランスガイド』が厚生労働省と農林水産省の共同で策定されている[1]。

身体活動・運動●　「健康日本21」の最終評価では，日常生活における歩数の減少が示され，日本人の身体活動量は減少していた。このため「健康日本21（第二次）」では，身体活動のより一層の推進があげられ，それに資するように「健康づくりのための身体活動基準2013」および，「健康づくりのための身体活動指針（アクティブガイド）」[2]が策定された。

休養●　健康を維持することにおいて良質の休養・睡眠をとることは重要であり，「健康づくりのための休養指針」（○表5）や「健康づくりのための睡眠指針」（○表6）が策定されている。

飲酒●　適度の飲酒は日常生活に豊かさとうるおいを与えるものである。しかし，それが多量であったり，未成年や妊婦が行ったりといった不適切な飲酒は，**アルコール健康障害**の原因となる。

代表的なアルコール健康障害としては，アルコール性肝疾患やアルコール依存症があげられるが，飲酒運転による交通事故，家庭内暴力・虐待，犯罪・非行，経済的困窮，自殺など，アルコールと社会問題との関連も指摘されている。

「健康日本21（第二次）」によれば，節度ある適度な飲酒とは純アルコールで1日平均20g程度の飲酒で，換算の目安は○表7のとおりである。また，

1）農林水産省・厚生労働省：食事バランスガイド．（http://www.maff.go.jp/j/balance_guide/kakudaizu.html）（参照 2022-03-03）
2）厚生労働省：「健康づくりのための身体活動基準2013」および「健康づくりのための身体活動指針（アクティブガイド）」．（https://www.mhlw.go.jp/stf/houdou/2r9852000002xple.html）（参照 2022-08-05）

◯ 表5 健康づくりのための休養指針

1. 生活にリズムを
・早目に気付こう，自分のストレスに
・睡眠は気持ちよい目覚めがバロメーター
・入浴で，からだもこころもリフレッシュ
・旅に出掛けて，こころの切り換えを
・休養と仕事のバランスで能率アップと過労防止
2. ゆとりの時間でみのりある休養を
・1日30分，自分の時間をみつけよう
・活かそう休暇を，真の休養に
・ゆとりの中に，楽しみや生きがいを
3. 生活の中にオアシスを
・身近な中にもいこいの大切さ
・食事空間にもバラエティを
・自然とのふれあいで感じよう，健康の息吹を
4. 出会いときずなで豊かな人生を
・見出そう，楽しく無理のない社会参加
・きずなの中ではぐくむ，クリエイティブ・ライフ

(厚生省：健康づくりのための休養指針. 1994.)

◯ 表6 健康づくりのための睡眠指針 2014

〜睡眠12箇条〜
1. 良い睡眠で，からだもこころも健康に。
2. 適度な運動，しっかり朝食，ねむりとめざめのメリハリを。
3. 良い睡眠は，生活習慣病予防につながります。
4. 睡眠による休養感は，こころの健康に重要です。
5. 年齢や季節に応じて，ひるまの眠気で困らない程度の睡眠を。
6. 良い睡眠のためには，環境づくりも重要です。
7. 若年世代は夜更かし避けて，体内時計のリズムを保つ。
8. 勤労世代の疲労回復・能率アップに，毎日十分な睡眠を。
9. 熟年世代は朝晩メリハリ，ひるまに適度な運動で良い睡眠。
10. 眠くなってから寝床に入り，起きる時刻は遅らせない。
11. いつもと違う睡眠には，要注意。
12. 眠れない，その苦しみをかかえずに，専門家に相談を。

(厚生労働省：健康づくりのための睡眠指針 2014.)

◯ 表7 おもな酒類の換算の目安

お酒の種類	ビール (中瓶1本500 mL)	清酒 (1合180 mL)	ウイスキー・ブランデー(ダブル60 mL)	焼酎(35度) (1合180 mL)	ワイン (1杯120 mL)
アルコール度数	5%	15%	43%	35%	12%
純アルコール量	20 g	22 g	20 g	50 g	12 g

女性や65歳以上の高齢者，少量の飲酒で顔面紅潮をきたすなどのアルコール代謝能力の低い者は，これより飲酒量を少なくする必要がある。

喫煙● 喫煙の健康に及ぼす影響は大きく，がんや脳卒中，虚血性心疾患，慢性呼吸器疾患，その他さまざまな疾患の危険性が増大する。また，受動喫煙によっても，肺がんや，虚血性心疾患，呼吸器疾患，乳幼児突然死症候群などの危険性が高くなる。

令和元年の「国民健康・栄養調査」において，習慣的に喫煙している者の割合は，男性は27.1%，女性は7.6%である(◯図10)。経年的にみて男性は減少傾向にあるが，諸外国に比べて高率である。女性は諸外国と比べ低率であるものの，横ばい傾向である。なお，中学・高校生を対象とした喫煙実態調査によれば，喫煙率は男女ともに低下傾向にある。「健康日本21(第二次)」では，①成人の喫煙率の減少，②未成年者の喫煙および妊娠中の喫煙をなくす，③受動喫煙の機会を有する者の減少，の3点が目標としてあげられている。保健医療者は，さまざまな機会を活用して喫煙の危険性についての情報を十分に提供し，喫煙習慣の改善に貢献していく必要がある。

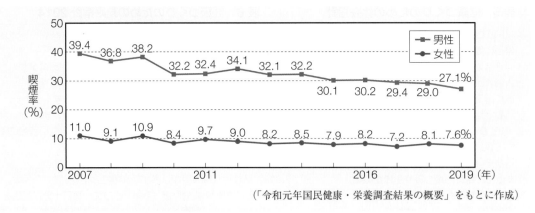

（「令和元年国民健康・栄養調査結果の概要」をもとに作成）

⬭ **図10　習慣的に喫煙している者の割合**

C　健康状態に応じた臨床看護実践

1　成人患者への臨床看護実践に求められる姿勢

　成人看護の対象は「大人」であり，看護師には，患者を自律性の高い1人の人間としてとらえる姿勢が求められる。また，看護師の人間としてのやさしさやあたたかさは看護の基本であるが，成人患者から信頼感を得るためには，正しい知識に基づく確かな看護行為や誠実な態度などが不可欠である。

　さらに，社会において中心的な役割を担っている成人にとって，早期の社会復帰は重要な課題である。早期の社会復帰を促すためには，病態についての正確な理解と，行われる治療への精通，社会復帰するうえでの問題の把握と問題解決への支援などが重要である。

　また，患者の健康状態や患者の療養場所にかかわらず，患者を介護する家族もまた看護の対象であることを理解する必要がある。看護師は，家族にかかる介護負担が過剰にならないよう，そして家族が家族機能を維持しながら，満足のいく介護ができるよう支援する必要がある。

2　急性の状態にある患者の看護

1　急性の状態にある患者と家族

　急性の状態とは，健康状態が急激に悪化している状態のことをいう。早期に適切な医療が行われなければ死にいたることもある。人を急性の状態に陥れる原因としては，急性心筋梗塞などの急性疾患の発症や，慢性疾患の急性増悪，交通事故などの外傷，侵襲的治療などがある。

　生命の危機的状況にある重症患者は集中治療下におかれる。患者は通常，

集中治療室 intensive care unit（ICU）に入室し，24 時間継続した集中治療・看護を受けることになる。ICU では，継続的な監視（かんし）・管理を行うために多くの医療機器が使用され，昼夜を問わず照明がついている。また，病室はカーテンなどで区切ってプライバシーを確保できるようになっているものの，医療者が患者を観察しやすいようにオープンスペースとなっている場合が多い。

　急性の状態にある患者の最大の特徴は，生命が危機的状況にある，あるいは，少しの刺激で容易に危機状態に陥りやすいということである。また，疾患が重症であったり，侵襲の強い治療が行われたりすることから，痛みや呼吸困難などの苦痛症状も強くあらわれる。

　さらに，身体状態の急激な悪化や上記のような集中治療室の環境によって，多くの患者が不安や恐怖を感じている。そのうえ，突然の発症や受傷の場合は，自分の命を見知らぬ医療者にゆだねざるをえない状況におかれるため，このこともまた患者の不安を増強させる。そして家族も，患者の突然のできごとに動揺（どうよう）し，患者を失うかもしれないという思いのなかで大きな不安をかかえやすい。

② 看護師の役割

　急性状態においては，生命の維持と機能悪化の防止のために，呼吸・循環機能を維持することが重要となる。正確な観察や正しい知識に基づいた迅速な判断力が必要となる。また，呼吸・循環機能の維持のためには，人工呼吸器をはじめとする医療機器や，さまざまな薬物が使用されるが，治療に関する医師の指示を正確に理解し，確実に実施する能力や，治療の効果を正しく観察する能力などが欠かせない。また，急性状態にある患者はさまざまな苦痛を体験するため，看護師には苦痛緩和（かんわ）の技術も求められる。

合併症の予防 ● 　治療には，つねに合併症や二次的障害を引きおこす危険性があるため，これらの予防に努める。**人工呼吸器関連肺炎**（VAP，● 67 ページ）を予防するためには，気管チューブからの流れ込みを防止し，口腔ケアを行うことが重要である。また，**廃用症候群**を予防するためには，呼吸・循環の状態を確認しながら体位変換や**早期離床**を促（うなが）すことが重要である。

リハビリテーション ● 　さらに早期の社会復帰のためには，機能の低下や障害の程度を最小にする必要がある。そのためには，急性期のうちからリハビリテーションを開始することが重要である。

日常生活支援 ● 　日常生活への支援も重要である。たとえば清潔の保持では，どのような方法であれば呼吸・循環動態への影響が少なくてすむかを考えながら安全に効率的に清潔ケアを行う。

心理的な支援 ● 　一方，患者がかかえる不安・恐怖を緩和することも重要である。できるだけ患者の側に寄り添い，患者をあたたかく見まもる。集中治療下において，患者は，「医療者は自分という人間に目を向けてくれているだろうか」と不

安をいだいている。看護師は，患者が，自分は医療者に見まもられ，適切な医療を受けていると感じられるよう支援する必要がある。

たとえば，処置やケアを行う際には必ず患者に声をかけて行う。また，患者のベッドサイドにあるモニタのデータを確認する際にも，データを読みとることだけに集中するのではなく，患者に声をかけながら行う。治療は医療者主導で進みがちであるため，治療についても簡潔にわかりやすく説明し，患者の意思を確認するようにする。このことは，患者の自律性・人間性を尊重するうえでとても重要である。

また，プライバシーへの配慮を行いつつ，輸液ポンプや心電図モニタの音を最小限にしたり，夜間は照明を弱めたり，気持ちの落ち着く音楽を流したりなどして，患者が安心・安楽に過ごせるよう環境整備に取り組む。

家族への看護● 　家族には，患者の容態や今後の見通しなどについて正しく説明して理解を促し，それを受けとめられるようよう支援する。そして，できるだけ早く患者と話したり，患者の身体に触れたりする機会をもてるようにする。

3 障害を有する患者の看護

1 障害を有する患者と家族

疾患や事故により障害をかかえることになると，日常生活動作や，家事・外出などの社会生活行為を自分で自立して行うことに困難を伴うようになる。現在の状態を受けとめられずいらだったり，もとの生活に戻れるだろうかと不安に思ったりと，情緒的不安定に陥りやすい。また，これまで自分で自立して行っていた行動に他者の手をかりなければならないことに自尊感情の低下が引きおこされることもある。さらに，機能障害により発症前の社会的役割を果たせなくなることもあり，生きる意欲が低下したりする。また，家族も，患者の変化を受けとめることに大きな困難をかかえる。患者を介護する負担や家族間の役割変更に伴う負担も，重くのしかかる問題である。

2 リハビリテーション

1981 年に WHO は，「リハビリテーションとは，能力低下あるいは社会的不利をもたらすような状態を軽減し，障害者の社会統合を実現するためのあらゆる手段をふくむものである。リハビリテーションは，障害者を訓練して環境に適応させるだけでなく，彼らの社会統合を促進するために，彼らの直接的な環境や社会に介入することを目的としている。」とした。障害は，その人の人間としての尊厳をそこなわせることはないが，なんらかの不便や不自由をもたらし，個人の自立を妨げるもととなる。そこで，この状態をできる限り除去あるいは軽減して，個人のもつ能力が最大限発揮できるようにし，個人の自立性を高めてふつうの生きがいのある社会生活を営めるように

するのが，リハビリテーションである。

③ 国際生活機能分類(ICF)

障害のとらえ方は，2001年のWHO総会において大きな転換がはかられた。1980年に発表された国際障害分類(ICIDH)では，障害を「機能・形態障害」「能力低下／能力障害」「社会的不利」に分け，疾病を原因としてこの3つの障害が生じるものとしていた。つまり，疾病が原因となって機能・形態障害がおこり，そのために能力が低下して，それが社会的不利を引きおこすという考えであった。

● 国際生活機能
分類(ICF)

しかし，この考え方に対してさまざまな指摘がなされ，障害者のできない部分に注目するよりもできる部分を積極的に見いだしていこうという考え方が重視されるようになり，その結果，**国際生活機能分類(ICF)** が発表された。

ICFは，人間が社会のなかで生活していることの全体像を示す「生活機能」という視点から中立的に障害をとらえる。また，ICFには新たに「環境因子」などの観点も加えられている。「生活機能」は，「心身機能・身体構造」「活動」「参加」の3つからなる。これによって，障害者に残存している健常な機能や能力，障害があっても社会活動に参加できているといったプラスの面もとらえられるようになった。

④ 看護師の役割

リハビリテーション看護の目的は，障害により従来の生活が継続できなくなった人に対し，生活の再構築を支援して患者の自立を促すことである。

● 急性期のリハビ
リテーション

急性期は，疾患の進行や二次的障害・合併症を予防することが重要である。近年，機能回復に及ぼす**急性期リハビリテーション**の効果が明らかとなり，その実施が推奨されている。急性期の患者の状態は不安定なので，患者の状態を十分にアセスメントしながら，安全に実施する。

● 回復期のリハビ
リテーション

回復期は，急性期を脱したあとの時期である。身体機能の維持・回復促進，および日常生活行動の再獲得を支援することが重要である。これらは，おもに回復期リハビリテーション病棟で集中的に行われる。看護師は，発症直後はベッド上で行っていた生活動作を徐々に通常の生活のなかでできるように支援し，在宅復帰を促していく。

● 維持期のリハビ
リテーシヨン

維持期(生活期)には，患者が居宅において，能力に応じて自立した生活を営むことができるように支援することが重要である。獲得した機能を最大限に使って日常生活を営めるよう支援する。また，社会参加が実現できるような支援も必要となる。必要時には，介護サービスなどの社会資源の活用についても情報を提供していく。

心理面では，急性期から維持期を通して，自尊感情を回復できるような看護を提供していくことが大切である。また家族も，患者が障害をかかえたこ

とにより，多くの苦悩をかかえる。家族が不安を表出できる機会をつくり，家族の苦悩に寄り添う。そして，家族が心配や困難に感じていることについて，ともに問題解決をはかることが重要である。

4 慢性疾患をかかえて生活する患者の看護

1 慢性疾患

慢性疾患とは，長期間にわたって治療が続く病気の総称であり，糖尿病や高血圧症，慢性閉塞性肺疾患(COPD)，心不全，関節リウマチ，慢性腎不全，肝硬変，がん，難病などがある。基礎疾患がコントロールされており症状が顕在化していない**寛解期**と，基礎疾患による著明な症状があらわれている**増悪期**を繰り返しながら進行していく。慢性疾患の治療の目標は治癒ではなく制御(コントロール)であり，このため患者は生涯にわたる**セルフケア**を余儀なくされる。

2 慢性疾患をかかえた患者と家族

慢性疾患に罹患している事実，つまり生涯にわたってセルフケアを行っていかなければならないという事実を受け入れることは容易なことではない。とくに病気の初期段階に自覚症状がない場合は，事実を受け入れることに困難をかかえる。また，慢性疾患の治療では，個人のライフスタイルをかえることが必要となるが，慣れ親しんだライフスタイルを変更し，それを持続させることはとてもむずかしい課題であり，生活が制限されるとともに自尊感情が低下しやすい。そして多くの慢性疾患患者は，病気の進行・増悪や治療により苦痛な症状を体験しながら日常生活を送っている。

家族もまた，患者が慢性疾患に罹患し，生涯にわたりセルフケアを必要とする状態になったことに不安をかかえる。そして患者の介護のために，家族自身のライフスタイルをかえざるをえない状況もある。近年では，自己注射や酸素療法，中心静脈栄養法，人工呼吸などの処置を在宅で行いながら療養する患者も増えており，患者を支える家族の負担が大きくなっている。

3 看護師の役割

慢性疾患患者に対する看護の目標は，患者が病気と共存して充実した生活を送ることができるよう援助することである。まずは病気に罹患している事実を受けとめ，病気とともに生きることを受け入れられるようにしていく必要がある。看護師は，病気についての思いやこれまでの生活や人生で大事にしてきたことなどについて話を聞くことが大切である。これにより，患者は批判されずに受け入れてもらえたという安心感を得る。そしてこの安心感を基盤として，現実を受け入れることができるようになる。

セルフケアの●
確立
　慢性疾患患者は，自分の病気をよく知り，治療に積極的に参加する気もちで治療法を日常生活に組み入れ，それらを自分の生き方として習慣化することが重要となる。これを**セルフケアの確立**という。看護師は，病気や治療の知識，合併症とその予防方法の知識，症状マネジメントやセルフモニタリングの知識と技術など，病気の管理に必要な知識・技術の習得を支援する。また，努力をみとめるなどして意欲を維持できるようする。患者の苦しい気持ちを理解しながら，セルフケアの確立を支援していく。

⑤ がんをかかえて生活する患者の看護

① がん

　悪性新生物，いわゆる**がん**は，1981（昭和56）年よりわが国の死因第1位である。壮年期より罹患率が高くなる。がんは正常細胞ががん細胞に変化することによって生じ，その原因は遺伝子異常の蓄積であると考えられている。がん化した細胞は無秩序に増殖し，隣接する周辺の臓器へと浸潤し，また，臓器の壁を突き破って播種性に広がったり，血管やリンパ管を通して遠隔部に転移したりする。そして，ある状況にいたると治療効果があらわれなくなり，人を死にいたらしめる。

② がんの告知と治療法の選択

　がんと診断されても，現在では効果的な診断法・治療法の確立などによって長期生存が可能となってきている。しかし一般的に，がんは死にいたる病という従来からの固定観念が支配的である。このため，がんの病名の**告知**は患者に大きなショックを与える。このような理由から，従来は，医師がまず家族の意向を聞き，本人には告げないでほしいという家族の希望が強い場合は，本人には別の病名を告げるといったことがなされてきた。しかし最近では，がんを「しっかりと向き合ってたたかうことにより，生涯コントロールしていく疾患」ととらえ，原則として患者本人に告知することとされている。がんを告げるかどうかではなく，「どのように告げるか」が重要とされ，医療者は，ショックをできる限り少なくするような告知の仕方や，告知後の患者に対するケア方法を研究し，実践している。

インフォームド●
コンセント
　病名告知とともに，医師は提案する治療法，あるいはいくつかの治療の選択肢を説明する。そして患者はそれらを十分に理解したうえで，医師が提案した治療法に同意したり，選択したりする。このように，患者が自分の病気や治療などについて十分な情報を医療者から得たうえで，これを理解して納得し，自分自身が受ける治療について選択・同意することを，**インフォームドコンセント**という。

③ がんの診断と治療

診断● 病変ががんかどうか，どのような種類のがんかを診断するためには**病理検査**が必要である。そのために，病変の一部を切除・摘出し，細胞や組織片を顕微鏡で観察して診断される。また，画像検査(CT，MRI など)や内視鏡検査などにより，①腫瘍の大きさと深達度(深さ)，②リンパ節転移の範囲，③遠隔臓器への転移の有無を調べ，がんの広がりを診断する。

治療法● がんの治療法には，**手術療法・放射線療法・薬物療法**などがある(◎図11)。がん治療は，治療効果を上げるために，それぞれの治療法を組み合わせた**集学的治療**が行われる場合が多い。

①**手術療法** 腫瘍を切除して取り除く治療法である。固形がんに対しては第一選択の治療法であり，多くのがんにおいて最も治療効果の高い治療法である。しかし，侵襲が強く，また，身体の形態の変化を伴う。なお，最近では侵襲性の低い手術として，胸腔鏡や腹腔鏡などを使った鏡視下手術や，内視鏡下手術などが行われている。

②**放射線療法** 病巣に放射線を照射し，がん細胞を死滅させる治療法である。身体の形態の変化は最小限であり，治療後に高い QOL が維持されることが期待される。しかし，ある種のがんには効果がなく，また，さまざまな有害反応が引きおこされる。放射線療法による有害反応には，治療中から治療終了後3か月ごろに生じる急性期反応と，半年から数年以上経過してから生じる晩期反応がある。放射線療法における有害反応は，基本的に照射部位に見られるが，全身症状としては，照射開始早期に，吐きけ・嘔吐，全身倦怠感などの**放射線宿酔**がみられることがある。

③**薬物療法** 抗悪性腫瘍薬(抗がん薬)を投与し，がん細胞の増殖を抑えて死滅させる化学療法である。手術療法や放射線療法はがんの存在する部分に

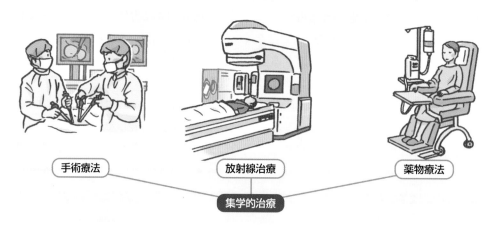

手術療法 放射線治療 薬物療法

集学的治療

◎ 図 11 がんの集学的治療

はたらきかける局所的な治療法であるが，薬物療法は全身に作用する治療法である。抗悪性腫瘍薬には，細胞傷害性抗がん薬（従来の抗がん薬），分子標的薬，ホルモン療法薬，免疫チェックポイント阻害薬などがあり，これらを組み合わせた治療が行われる。

薬物療法は放射線療法と同様に，身体の形態の変化が最小限であることがメリットであるが，ある種のがんには効果があらわれにくく，また，さまざまな有害反応が引きおこされる。有害反応には，吐きけ・嘔吐，下痢（げり），便秘，口内炎，骨髄（こつずい）抑制（発熱，感染，出血傾向，貧血など），脱毛，食欲不振，倦怠感，しびれ感などがある（◯57ページ，図1-15）。

標準治療● がん治療の選択にあたっては，**標準治療**が示されている**診療ガイドライン**が参照される。標準治療とは，臨床試験などの科学的根拠に基づき，現在の医療で最善と考えられる治療法であり，がんの種類，病期（進行の程度），患者の年齢などから細かく決められている。標準治療においても集学的治療の考え方が用いられている。診断のための検査結果や，がんを切除したあとの病理検査の結果などから，患者ごとにどの標準治療を用いるかが検討される。

緩和ケア● さらに，がんやがん治療によって引きおこされる疼痛（とうつう）をはじめとした心身の症状を緩和するために，がんへの罹患（りかん）が判明した初期の段階から**緩和ケア**を行うことが重要とされている。

④ がん対策基本法

2007（平成19）年4月，「がん対策基本法」が施行された。この法律では，がん対策の基本理念として，①がんに関する研究の推進と成果の普及・活用，②がん医療の均てん化の促進，③がん患者の意向を十分に尊重したがん医療提供体制の整備，があげられている。そして同年6月に，がん対策の総合的かつ計画的推進をはかるため，第1期の「がん対策推進基本計画」（平成20〜23年）が策定された。

第1期の基本計画では，がん診療連携拠点病院の整備，緩和ケア提供体制の強化，地域がん登録の充実などがはかられた。さらに2012（平成24）年には，第2期の基本計画（平成24年〜28年）が策定され，小児がんやがん教育，がん患者の就労を含めた社会的な問題などについても取り組むこととされた。そして，2018（平成30）年からは「がん患者を含めた国民が，がんを知り，がんの克服を目指す」を全体目標に，①科学的根拠に基づくがん予防・がん検診の充実，②個人に最適化された患者本位のがん医療の実現，③がん患者がいつでもどこにいても尊厳をもって自分らしく安心して暮らせる社会の構築，を柱にした第3期の基本計画（平成29年〜平成34年）が策定された。

⑤ 看護師の役割

看護師は，患者の病名告知の場面に立ち合い，患者ががんに罹患した事実

に向き合うことができるよう支える必要がある。病名が明らかになったことで現実をしっかりと受けとめられる患者もいるが，多くの患者が，死のイメージのあるがんという病気への罹患にショックをうける。あたたかく誠実な態度で患者に寄り添いながら気持ちが落ち着くのを見まもり，治療法について患者が納得のいく意思決定ができるようにはたらきかける。

　がん治療にあたっては，安全・安楽に治療が遂行（すいこう）されるように援助する。たとえば，薬物療法をうける患者の場合，治療前に抗悪性腫瘍薬投与のスケジュール（レジメン）や出現する有害反応を説明したり，治療に関する不安・疑問に対応したりするなどして，治療に向けて心身の準備を整える。治療期間中は，有害反応の出現などに対応し，有害反応による不快さや長期に及ぶ治療などから生じる不安に適切に対応する。

　とくに，昨今のがん治療の場は外来に移行してきており，帰宅後に出現する心身の症状に対するセルフケアの指導が重要となっている。がん治療は長期にわたるため，治療を継続しながら充実した日常生活・社会生活（仕事など）を送ることができるよう，多職種や地域との連携も含めた継続的ケアが不可欠である。

⑥ 終末期にある患者とその家族への看護

　終末期とは，最善の医療をつくしても病状が進行性に悪化し，死期を迎えると判断される時期をいう。しかし，人の終末期は多様であり，事態の進行速度により3つのタイプに大別される。

　①**急性型終末期**　救急医療などにおける終末期。適切な医療にもかかわらず治療の効果が期待できず，死が数時間ないし数日以内に迫っている状態。

　②**亜急性型終末期**　がんなどの終末期。適切な医療にもかかわらず治療の効果が期待できず，生命予後が6か月以内と考えられる状態。

　③**慢性型終末期**　高齢者などの終末期。適切な医療にもかかわらず治療の効果が期待できず，余命の予測が困難であるものの，近い将来の死が不可避となった状態。

　ここでは，がんの終末期として多い，亜急性型終末期に限定して述べる。

① 終末期がん患者と家族

患者●　がんの進行および生理的機能の悪化に伴い，がん性疼痛や全身倦怠感，食欲不振，呼吸困難など，さまざまな症状が出現する。死の1〜2週間前になると，移動などの日常生活動作に支障が生じるようになり，日常生活の営みに援助が必要となってくる。また，病気の進行によってそれまで職場や家庭で担ってきた役割が果たせなくなったり，周囲の人々の偏見や過剰反応などにより人間関係に変化が生じたりすることで，社会的苦痛もかかえやすい。さらに，このような身体機能の悪化や役割などの喪失は，いらだちや不安，

孤独感といった心理的苦痛を引きおこしたりする。

　また，自分の死を意識せざるを得なくなったことにより，「なぜ私が死ななければないのだろう」「私の人生はなんだったのだろう」「私はなんのために生きているのだろうか」「こんな身体で生きていても意味がない」などと，生きる目的や価値を見失うことによる苦痛（スピリチュアルペイン，霊的苦痛）が生じることも多い。

家族● 　患者のがんが治癒する見込みはないという事実を知らされた家族は大きな衝撃を受け，愛する者を失う悲しみや恐怖，その後の生活への不安などさまざまな感情を体験する。そして療養の場にかかわらず，限りある命であるならばせめて有意義に過ごさせてあげたいと介護に奮闘することが多く，また，最期のときを家族として一緒に生きたいと願う家族も多い。

　患者との死別は家族にとって衝撃であるが，徐々に家族の思い出のなかに患者を大切に位置づけて残された家族で生きていく努力をはじめる。

❷ 終末期がん患者と家族に対する看護師の役割

意思決定支援● 　残された時間を患者が意義深く生きるためには，治癒は不可能であり回復の見込みはないという真実に患者が向き合う必要がある。がんの告知は行われるようになっているものの，終末期であることの病状説明は十分に行われていないのが現状である。しかし，患者が真実を知り，人生最期の時間をどのように生きるのか意思決定できることが基本である。看護師は，病状説明の場面に立ち会い，自身が終末期の段階にあるという事実に向き合えるように支える必要がある。そして，治療は行うのか，延命治療はどうするのか，どこで療養するのかなど，納得のいく意思決定ができるように支援する。

トータルペイン● 　また，死に向かいつつあることによって生じる身体的苦痛，心理・社会的苦痛およびスピリチュアルペイン（霊的苦痛）を，適切に除去・緩和することが重要である。身体的苦痛，精神的苦痛，社会的苦痛，スピリチュアルペインが相互に関連し合う終末期患者の苦痛は，トータルペイン（全人的苦痛）ともよばれる。症状を効果的に除去・緩和するためにはトータルペインの視点からそれぞれの苦痛の関係を見きわめることが大切である。

疼痛の緩和● 　執拗な痛みや倦怠感などは，患者を抑うつ的な気分にさせ，自分のことも考えられない状態にする。終末期にある患者に対する看護では，まず疼痛などの身体的苦痛をできる限り取り除くことが重要である。そのうえで患者が自分や周囲のことに考えを及ばせ，自分に残された人生をどのように生きたいのかを考えることができるように，そして，そのような生き方を実行できるように支援することが重要である。

家族への支援● 　また看護師は，家族が，患者のがんが治癒する見込みはないという事実を受けとめられるようにする必要がある。患者の病状を理解できるように説明し，苦しい思いの表出を促し，家族が事実を受けとめられるよう支える。

そして，家族が満足のいく看取りを行うことができるよう支援するとともに，患者と家族が充実した時間を過ごせるよう配慮する。

　一方，家族が，患者の介護と家族生活を両立できるよう支援することも重要であり，両立をはかる工夫を家族間で話し合うようすすめたり，問題解決のための社会資源を紹介したりすることも欠かせない。

まとめ

- エリクソンはライフサイクルを8つの段階に区分し，各段階には取り組み解決しなければならない発達課題があることを示した。
- ハヴィガーストはエリクソンの発達理論をさらに体系化し，ライフサイクルを6つに分類し，各時期の発達課題を示した。
- 青年期は，体格と体力の発達がめざましく，第二次性徴があらわれる。心理・社会的には社会的自立の準備期間である。
- 壮年期は加齢に伴い外観が変化し，生理的機能も低下する。生殖機能も減退し，更年期を迎える。職場や家庭で責任ある立場となる。体力などの衰えを契機に中年危機(自我同一性の揺らぎ)を体験する。
- 向老期は外観のさらなる変化と，体力・生理的機能のさらなる低下がみとめられる。心理・社会的には社会的引退の時期であり，これを契機に自我同一性の揺らぎを体験する。
- 生活習慣がその発症・進行に関与する疾患群のことを生活習慣病という。
- 成人の健康を維持するための施策としては，健康日本21(第二次)や特定健康診査・特定保健指導などがある。
- 急性の状態にある患者への看護では，呼吸・循環機能の維持や苦痛緩和のほか，不安・恐怖の緩和，自律性・人間性の尊重などが重要である。
- 障害を有する患者への看護では，疾患の進行や二次的障害・合併症の予防，身体機能の維持回復と日常生活行動の再獲得，自尊感情の回復などが重要である。
- 慢性疾患をかかえて生活する患者への看護では，セルフケアのための知識・技術の獲得とともに，セルフケアに対する意欲の維持の支援が重要である。
- がんをかかえて生活する患者への看護では，がん罹患の事実の受容を支援し，安全・安楽な治療の遂行，治療と日常・社会生活との両立などを支援することが重要である。
- がん終末期にある患者への看護では，さまざまな苦痛の除去・緩和，残された人生の過ごし方についての意思決定支援と，その実現への支援などが重要である。

復習問題

❶ 次の文章の空欄を埋めなさい。また，〔　〕内の正しい語に丸をつけなさい。

▶エリクソンの発達理論によると，青年期前期は（①　　　　　　　　　　　）の時期であり，壮年期は（②　　　　　　　　　）の時期である。

▶生産年齢とは，（③　　　〜　　　）歳の人口をさし，2021年では総人口の約（④　　　）％である。

▶現代日本の人口ピラミッドは，〔⑤ ピラミッド・つりがね・つぼ 〕型である。

▶21世紀の国民健康づくり運動として，2013年からは（⑥　　　　　　　　　）が行われている。

▶特定健康診査の結果，生活習慣病のリスク要因が多い者に対して，（⑦　　　　　　　　　）が行われる。

▶リハビリテーションは，医師の指示のもと，〔⑧ 治療後早期・退院直後 〕から行うことが望ましい。

▶がんの治療法を決める際には，医師による十分な説明に基づき，患者が納得して治療法を選択・同意することが重要である。この概念を（⑨　　　　　　　　　）という。

▶がん患者の緩和ケアは，疾病の〔⑩ 初期・末期 〕から行う。

❷ ハヴィガーストの発達課題のうち，中年期に相当するものをⒶ〜Ⓕからすべて選びなさい。　　答（　　　　　　）

Ⓐ 親からの情緒的独立
Ⓑ 価値や倫理体系を学ぶ
Ⓒ 市民的・社会的責任を果たす
Ⓓ 余暇時間の活動を発展させる
Ⓔ 退職と収入の減少に適応する
Ⓕ 配偶者の死に適応する

❸ 生活習慣病の1次予防，2次予防，3次予防について，説明しなさい。

①1次予防とは，

②2次予防とは，

③3次予防とは，

呼吸器疾患患者
の看護

看護の役割

患者の●
身体的特徴　呼吸器系に障害のある患者の多くは呼吸困難を訴え，呼吸機能の低下に伴ってチアノーゼ，ばち指，意識障害といった全身的な症状があらわれることもある。また，全身の疲労や食欲の減退によって体力や免疫が低下すると，細菌やウイルスなどの病原体による二次感染がおこりやすくなる。看護師は，病室内の空気の清浄度を高めたり，適度な湿度を保ったりするなど，病原体の伝播と増殖を防ぐ手段をとることが重要である。

　また呼吸器系に障害のある患者には，日常生活や社会生活においてもさまざまな不都合が生じてくる。生活を調整し，適切に対処できるように指導することが重要である。酸素化は十分であるか，気道は清浄であるか，酸素化や気道の浄化の障害になっている因子はなにかといったことを，つねにアセスメントしていく必要がある。

患者の心理・●
社会的特徴　呼吸困難は主観的で個人差が大きいが，患者は呼吸困難感とともに，活動が制限されることによる苦痛やストレス，予後に対する不安や恐怖心を感じやすい。また身体的な疲労感が蓄積することにより，意欲や周囲への関心も低下しやすい。患者の多くは，程度の差はあったとしても，呼吸困難とさまざまな身体的苦痛，生命の危機を体験しており，不安・恐怖心，死への恐れ，希望・生きがいの喪失の訴え，自己への過小評価などの反応がみられる。

　さらに，慢性の呼吸器系障害をもつ患者では，これまで担ってきた社会的な役割を果たすことが困難になったり，周囲の人々からの配慮によって役割を取り上げられてしまうこともある。看護師はまず，患者の言動や表情から不安・苦悩を読みとり，家族との関係，社会的役割，経済的問題の有無などについて把握する必要がある。そして患者の訴えや話をよく聞き，誠意をもって接することが重要である。自己の状況を受け入れ，前向きに生活・療養していく意欲がもてるよう，社会資源の活用のアドバイスなども含めて支援する。

　療養生活が長くなると，必然的に家族への影響もあらわれてくる。社会的資源を有効に活用し，その人がその人なりに充実した生活を送れるよう，患者だけでなく家族へのかかわりも看護の重要な役割となる。

看護の目標●　呼吸器疾患患者の看護では，疾患の経過によって看護が異なるため，急性

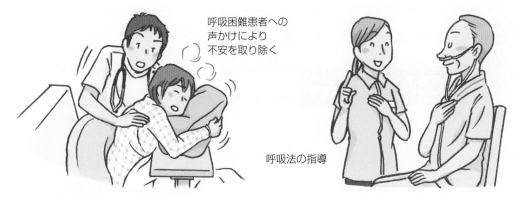

呼吸困難患者への
声かけにより
不安を取り除く

呼吸法の指導

○ 図　呼吸器疾患をもつ患者の看護

期・慢性期・回復期・終末期・在宅療養期のどの経過にあるのかをふまえた
うえで，個別性のある看護を提供していく必要がある。また，呼吸機能の変
化に伴って生じる生活の変化を把握し，それをどのように改善すれば生活を
維持していけるのかという視点で，患者の身体と生活をアセスメントしてい
く必要がある。医療現場では，呼吸サポートチームといったさまざまな専門
職を含んだチーム医療が推進されている。なかでも，24 時間患者に接して
いる看護師は，必要な情報の収集と活用，およびチームへの情報提供といっ
た非常に大きな役割を担うことになる。その役割を果たすためには，患者の
病態を正しく理解しなければならない。

看護のポイント●　このようなことから，呼吸器疾患をもつ患者の看護のポイントは以下の通
りである（○図）。

(1) 緊急性を判断するために，まずは自発呼吸の有無や状況を観察し，看護
の方向性を考える。

(2) 気道に分泌物が貯留すると，通気が阻害されて呼吸困難を増強し，また
細菌繁殖の温床にもなる。痰の貯留の有無と貯留部位を確認し，吸入
療法などを活用して，痰の喀出を促す。

(3) 肺の機能が低下して酸素の取り込みが低下した場合には，効率のよい呼
吸法を指導する。

(4) 慢性呼吸不全の患者は急性増悪をまねきやすい。患者に体調のセルフ
チェックの方法を指導する。また現在の状態を維持するために，服薬の
継続や定期的な受診の重要性について，患者と家族に繰り返し指導する。

(5) 呼吸機能の変化に伴い生活が変化するため，入浴や食事，外出などの日
常生活を工夫するための指導を行う。

(6) 長期的に治療を行う患者の割合が多く，終末期や看取りを迎える患者も
いる。患者は急性期・慢性期・回復期・終末期・在宅療養といった経過
に応じて治療や療養の場を移っていくため，患者がスムーズに次の場へ
移れるよう，看護師は支援していく必要がある。

第1章 基礎知識

A 呼吸器のしくみとはたらき

1 呼吸器の構造

気管支● 気管は声帯の直下から下方にのび，第4から第5胸椎の高さで左右の**主気管支**に分かれる（➡図1-1）。この部分を気管分岐部という。左の主気管支はさらに上葉気管支と下葉気管支に，右の主気管支は上・中・下葉気管支に分かれる。そのため左の肺は上葉と下葉の2つに，右の肺は上葉・中葉・下葉の3つに分かれることになる。気管支はさらに20回ほど枝分かれをしてゆき，最終的に**肺胞**となる。

胸腔と胸膜● 胸骨と肋骨・胸椎で囲まれた部分を**胸郭**または**胸壁**といい，それらの囲む内腔を**胸腔**という。胸腔は横隔膜によって腹腔と隔てられ，そのすぐ内側は胸膜で内張りされており，これを**壁側胸膜**という。この壁側胸膜は肺の表面をおおう**臓側胸膜**（肺胸膜）に連続しており，壁側胸膜と臓側胸膜の間の腔を**胸膜腔**という（➡図1-2-a）。

　健康な状態では壁側胸膜と臓側胸膜はほぼ接しており，その間の胸膜腔にはごく少量の**胸水**が存在するのみである。この胸膜腔はつねに大気圧より低い圧（陰圧）に保たれており，安静時の吸息のときで約 $-10\,cmH_2O$，呼息のときで約 $-3\,cmH_2O$ となる。肺自体は縮む力しかもたないため，この陰圧によってつねに引きのばされ，空気をためこんだ状態を維持できる。かりに胸壁や肺に穴が空くなどして，この陰圧が失われると，肺は縮んでしまうことになる。この胸膜腔内の圧力を胸膜腔内圧というが，臨床では「膜」を省略して**胸腔内圧**とよぶことが多い。

呼吸運動● **肋骨**は胸郭の側壁を構成する左右12対の細長い扁平な骨で，肋骨と肋骨の間にはそれぞれ肋間筋がある。吸息時にはこの肋間筋の作用と横隔膜の収縮によって胸郭が広がり，それとともに肺が膨張して空気が肺の中に流入する。呼息時には逆に胸郭が狭くなり，肺もそれにつれて収縮し，空気が肺から流出する。これが**呼吸運動**である。

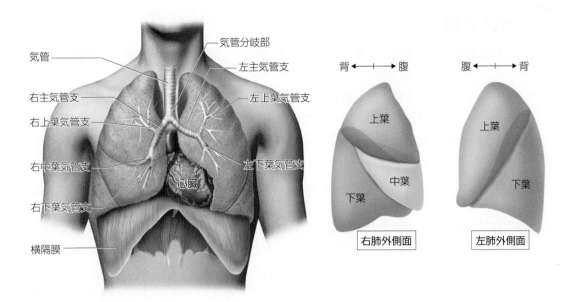

● 図 1-1　呼吸器系の解剖

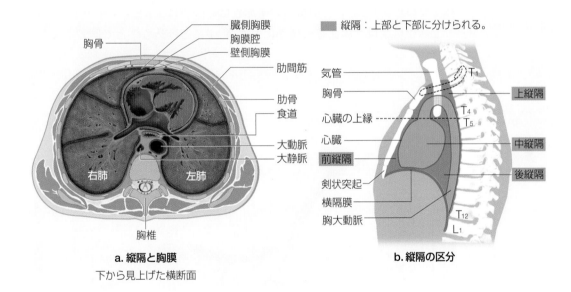

a. 縦隔と胸膜
下から見上げた横断面

b. 縦隔の区分

● 図 1-2　縦隔

縦隔●　左右の肺にはさまれた中央の部分を 縦隔（じゅうかく）といい, そのなかには心臓, 大動脈と肺動脈・肺静脈などの大血管, 気管, 主気管支, 食道などの重要な臓器や, 神経・リンパ節・胸管などが存在する（● 図 1-2-a）。縦隔はその位置関係から, 心臓より上部を**上縦隔**とよび, それより下部は**前縦隔**（前部）・**中縦隔**（中部）・**後縦隔**（後部）に分けられる（● 図 1-2-b）。

❷ ガス交換

肺循環● 呼吸運動により吸い込まれた空気は，気管や気管支を経て，肺胞まで入り込む（➡図1-3）。

全身をめぐった静脈血は，右心房→右心室→肺動脈を経て，肺に流入する。肺動脈はさらに枝分かれを重ねて細くなり，肺毛細血管という非常に細い血管となる。肺毛細血管において肺胞を介して酸素を血液中に取り込み，二酸化炭素を肺胞へ排出する（**ガス交換**）。

ガス交換の行われた血液は，肺静脈→左心房→左心室を経て，全身にいきわたる。

ヘモグロビン● 血中の酸素と二酸化炭素の運搬は，おもに血液中の赤血球が担っている。赤血球には**ヘモグロビン**というタンパク質が存在する。酸素はヘモグロビンに含まれる**ヘム**と結合して運ばれる。

酸素が結合しているヘモグロビンを**酸素化ヘモグロビン**（オキシヘモグロビン）といい，動脈血の鮮紅色は酸素化ヘモグロビンによるものである。一方，酸素の結合していないヘモグロビンを**脱酸素化ヘモグロビン**（デオキシヘモグロビン）といい，静脈血の暗赤色はその色による。

二酸化炭素は，赤血球のほかにも血漿中にとけ込むことで運搬される。

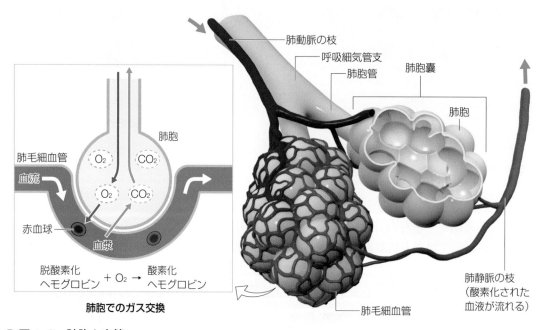

肺胞でのガス交換

❍ 図1-3　肺胞と血管

B 症状とその病態生理

1 咳嗽

咳嗽(咳)は，気道内に貯留した分泌物や異物を気道外に排除するための生体防御反応であり，その反応は迷走神経を介しておこる反射と，大脳が関与する随意的な反応が複雑にかかわっている。咳嗽には，喀痰を伴う**湿性咳嗽**と，喀痰を伴わない**乾性咳嗽**がある。また，咳嗽の持続期間が3週間未満の**急性咳嗽**と，3週間以上8週間未満の**遷延性咳嗽**，8週間以上の**慢性咳嗽**に分けられる。

急性咳嗽の原因としては，急性上気道炎と感染後咳嗽が多い。遷延性咳嗽においても感染後咳嗽の占める比率が高いが，慢性咳嗽では非感染症が多くなる。慢性咳嗽のうち，慢性気管支炎や気管支拡張症によるものは湿性咳嗽を呈することが多い。そのほかの疾患による慢性咳嗽は乾性咳嗽を呈し，なかでも咳喘息の頻度が高い。

2 喀痰

気道表面は分泌物によってつねに湿った状態にある。この分泌物は，通常は気道粘膜を保護しているが，外部環境の変化や疾病によって分泌量が増えたり，粘稠度が増加したりする。気道内に貯留すると咳とともに喀出され，これを**喀痰**(痰)という。喀痰は色調によって黄色または緑色の**膿性痰**と，白色または無色透明な**非膿性痰**(粘液性および漿液性痰)に分けられる。膿性痰は細菌感染が疑われる。

3 血痰・喀血

血液がまざった痰を**血痰**という。液体としての血液そのものを喀出する場合は**喀血**という。血痰・喀血は呼吸器疾患以外に循環器疾患や血液疾患でもみられ，その原因は多岐にわたる。大量の喀血の場合には，出血性ショックや気道閉塞により致死的な状態に陥る危険性があり，注意が必要である。患側を下にし，気道を確保するとともに，血管を確保して止血薬の投与を行う。出血が持続する場合には気管支動脈塞栓術を行い，止血を試みる。

また，喀血が大量の場合には，消化管出血による吐血(➡304ページ)との鑑別が重要となる。喀血は鮮紅色で泡沫を含むことが多く，吐血の場合は黒っぽいことが多い。

4 ばち指

ばち指(ばち状指)とは，上肢・下肢の指の先端がふくれて丸くなり，爪の

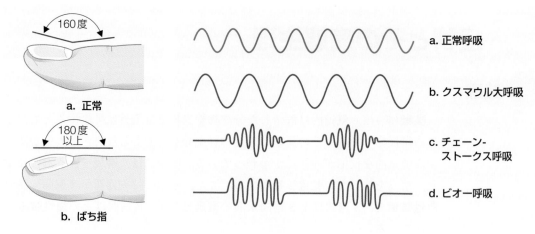

a. 正常

b. ばち指

a. 正常呼吸

b. クスマウル大呼吸

c. チェーン-
ストークス呼吸

d. ビオー呼吸

◎図1-4　ばち指　　　　◎図1-5　呼吸の異常

付け根が 隆 起してへこみがなくなって，太鼓のばちのようにみえる状態を
さす(◎図1-4)。ばち指がみられる代表的な肺疾患には，肺がんや間質性肺
炎などがある。そのほかにも，チアノーゼ性心疾患などにより慢性的に中枢
性チアノーゼ(◎39ページ)が続いた場合や，肝硬変，感染性心内膜炎，ク
ローン病，潰瘍性大腸炎などの 徴 候としてみられることがある。ただし，
先天的要因からばち指となることもあり，その場合は疾患の徴候ではない。

5 呼吸の異常

　呼吸運動は自律神経の支配により，規則正しいリズムで繰り返される運動
である。安静時の成人における呼吸数の正常値は **12〜20 回/分**で 1 回換気
量は**約 500 mL** である。

1 呼吸数と深さの異常

　呼吸数が 20〜24 回/分以上の場合を**頻呼吸**，呼吸数が 10〜12 回/分未満の
場合を**徐呼吸**，呼吸が停止した状態を**無呼吸**という。また，1 回換気量が増
加した状態を**過呼吸**という。

2 呼吸リズムの異常

　異常な呼吸リズムには，以下のようなものがある(◎図 1-5)。

　①**クスマウル大呼吸**　代謝性アシドーシスでおこる。正常に比べて遅く，
呼吸が深い割には速い。糖尿病患者でみられるときは，糖尿病性ケトアシ
ドーシスが生じていることを示唆している。

　②**チェーン-ストークス呼吸**　無呼吸状態から浅い呼吸が始まり，しだい
に深くなり，そのあとは徐々に浅くなり，無呼吸に戻るというパターンを繰
り返す呼吸である。脳の呼吸中枢における血中酸素・二酸化炭素の感受性の
変化が原因で生じる。原疾患として，脳血管障害や脳腫瘍，うっ血性心不全，
尿毒症などが知られている。

③ビオー呼吸　無呼吸と頻呼吸を不規則に繰り返す呼吸である。脳炎や髄膜炎などでみられることがある。

❸呼吸音の異常（副雑音）

呼吸音は呼吸運動にともなって空気が肺に出入りするときに生じる音である。正常状態では聴取されない音を副雑音といい，連続性ラ音と断続性ラ音などがある。

連続性ラ音は空気が狭窄した気道を通過するときに発生する音で，ヒューヒュー，ピーピー，ボーボー，グーグーなどと聞こえ，喘息や心不全で聴取される。断続性ラ音は気管支拡張症や慢性気管支炎で聴取されるあらい断続音（ブツブツなど）と，肺線維症で聴取される細かい断続音（ベリベリ，パチパチ，プツプツなど）に分けられる。細かい断続音は捻髪音とよばれることもある。

⑥　チアノーゼ

チアノーゼは，口唇・口腔粘膜や爪床など，皮膚や粘膜の毛細血管の多いところが暗紫色になる症状で，低酸素血症に伴う。チアノーゼの観察には，毛細血管が豊富で薄い粘膜になっている口腔粘膜が適している。

血中の酸素濃度が低下すると，脱酸素化ヘモグロビンが増加する。チアノーゼは脱酸素化ヘモグロビンの量が5 g/dLをこえると生じる。血中の総ヘモグロビン量を15 g/dLとすると，チアノーゼがあらわれる状況は酸素飽和度が66% 以下ということになる。よって，臨床でチアノーゼが観察されたら，動脈血酸素分圧（PaO_2）（➡49ページ）はかなり低下していると判断しなければならない。

貧血のある患者は総ヘモグロビン量が少ないので，低酸素血症があってもチアノーゼが出現しにくい。総ヘモグロビン量が10 g/dLの患者では，約50% のヘモグロビンが脱酸素型にならないとチアノーゼは出現しない。反対に，多血症では同程度の低酸素血症でも脱酸素化ヘモグロビンの量はより増加するので，チアノーゼが出現しやすい。

チアノーゼは，中枢性チアノーゼと末梢性チアノーゼに分けられる。

中枢性●
チアノーゼ
中枢性チアノーゼは動脈血の酸素化が十分に行われないために出現する。肺疾患による低酸素血症や，静脈血が動脈系に流れ込む右→左シャントのある心疾患などが原因となる。中枢性チアノーゼが長期間存在すると，ばち指がみられるようになる。

末梢性●
チアノーゼ
動脈血の酸素化は正常に行われているが，末梢での酸素消費量が増大して動-静脈間の酸素濃度の差が大きくなり，脱酸素化ヘモグロビンが増加することにより出現する。寒気や冷水の刺激による皮膚の小動脈の攣縮や，心原性ショックによる心拍出量の低下，末梢動脈の閉塞などにより，末梢静脈血の酸素飽和度の低下が原因で生じる。

口腔粘膜や舌の裏の粘膜は末梢性チアノーゼでは変色はみられないため，中枢性チアノーゼと末梢性チアノーゼの鑑別に役だつ。

⑦ 呼吸困難

呼吸困難は，呼吸を行うのに必要以上の努力を要する感覚のことである。呼吸困難の評価は自覚的な要素が強く，客観的評価がむずかしいが，近年ではおもに**修正 MRC スケール（mMRC 質問票）**が用いられている（◉ 表 1-1）。慢性閉塞性肺疾患（COPD）では，mMRC 質問票を用いるのが一般的である。

呼吸困難をきたす疾患には，呼吸器疾患のほか，循環器疾患，血液疾患，心因性疾患，中毒，神経疾患などがある（◉ 表 1-2）。

⑧ 胸痛

胸痛は胸部に感じる痛みの総称で，その原因もさまざまである。発作的におこる胸痛は，虚血性心疾患や大動脈疾患などの呼吸器以外を原因とする重

◉ 表 1-1　呼吸困難（息切れ）を評価する mMRC 質問票

グレード 0	激しい運動をしたときだけ息切れがある。
グレード 1	平坦な道を早足で歩く，あるいはゆるやかな上り坂を歩くときに息切れがある。
グレード 2	息切れがあるので，同年代の人よりも平坦な道を歩くのが遅い，あるいは平坦な道を自分のペースで歩いているとき，息継ぎのために立ちどまることがある。
グレード 3	平坦な道を約 100 m，あるいは数分歩くと息継ぎのために立ちどまる。
グレード 4	息切れがひどく家から出られない，あるいは衣服の着がえをするときにも息切れがある。

（日本呼吸器学会：COPD（慢性閉塞性肺疾患）診断と治療のためのガイドライン第 6 版 2022．p.57　メディカルレビュー社，2022 による，一部改変）

◉ 表 1-2　呼吸困難をきたす疾患

(1)上気道・気管疾患	急性：気道内異物，喉頭浮腫 慢性：喉頭ジフテリア，喉頭がん
(2)呼吸器疾患	急性：気管支喘息，気胸，肺炎，急性呼吸窮迫症候群，急性肺血栓塞栓症 慢性：慢性閉塞性肺疾患，肺結核，特発性肺線維症，肺腫瘍，胸膜炎，慢性肺血栓塞栓症
(3)循環器疾患	急性：急性うっ血性心不全，急性心筋梗塞，狭心症 慢性：慢性うっ血性心不全
(4)血液疾患	急性：出血性貧血 慢性：高度の慢性貧血
(5)心因性疾患	急性：過換気症候群，パニック障害，ヒステリー
(6)中毒	急性：一酸化炭素中毒，刺激性ガス吸入
(7)神経疾患	急性：重症筋無力症のクリーゼ 慢性：重症筋無力症，筋萎縮性側索硬化症

大な疾患の症状であることもしばしばである。胸痛をきたす原因疾患は多様なため，鑑別には詳細な病歴の聴取が必要である。患者が訴える胸痛の性状・部位・持続時間・随伴症状の有無が診断の決め手になる。

①**呼吸器疾患によるもの**　急激に発生する胸痛には自然気胸や肺血栓塞栓症がある。肺血栓塞栓症では胸痛とともに呼吸困難などがみられ，とくに肺梗塞では痛みが強い。やや急性の経過をとり，発熱を伴う場合には肺炎に伴う胸膜炎が疑われる。一方，胸痛が慢性の経過をとり，体重減少・全身倦怠感を伴うときは，がん性胸膜炎や肺がんなどの悪性腫瘍が疑われる。

②**循環器疾患によるもの**　虚血性心疾患（狭心症・急性心筋梗塞）・急性心膜炎・大動脈疾患（解離性大動脈瘤）などがある。

③**消化器疾患によるもの**　食道潰瘍や食道がん，胃・十二指腸潰瘍，胆道疾患，膵炎などでも胸痛を訴えることがある。そのため，心臓や肺の検査のほかに，食道，胃・十二指腸，胆道などの検査が必要な場合がある。

④**皮膚疾患によるもの**　帯状疱疹により胸痛を訴えることがある。

⑤**心因性の胸痛**　ストレスや不安感から，胸痛を生じることがある。

C おもな検査

1 呼吸器診察（呼吸器の身体的検査）

患者から病歴を聴取（問診）して診察をすることにより，検査データにはあらわれない所見が得られる。呼吸器の診察は**視診・打診・聴診**が中心となる。

視診●　呼吸パターンやチアノーゼ，ばち指の有無などを観察する。口すぼめ呼吸（○138ページ）がみられるときは，慢性閉塞性肺疾患（COPD）が疑われる。

打診●　体表を指でたたくことで発生する振動や音響から，肺内の病変の有無を調べる。正常の肺の打診音は清で，低音である。また，背中に手のひらを立てて声を出してもらい，背中へ伝わる声の振動（**声音振盪**）をみる。自然気胸があれば患側の声音振盪がなくなる。胸水が貯留しても同様である。

聴診●　肺の聴診では，疾患による呼吸音の異常（○39ページ）などがないかを調べる。左右の鎖骨窩から聴診し，上から下方へ向かって聴いていく。通常は左右対称に行い，片一方で呼吸音が消失しているときには自然気胸・無気肺・胸水貯留などを疑う。背部も同様に聴診する。

2 喀痰検査

喀痰検査には**喀痰・塗抹培養検査**と**喀痰細胞診**がある。喀痰・塗抹培養検査は，肺炎や気管支炎，ウイルス性疾患，結核などの呼吸器感染症の診断に有用である。喀痰細胞診は肺がんなどの悪性腫瘍の検出に用いられる。喀痰

検査は，呼吸器疾患を診断するうえで重要な検査の１つである。

喀痰の採取●　適切な喀痰を採取するためには，起床後に口腔内を十分に洗浄し，含嗽^{がんそう}を
させてから痰を喀出させる。良質な喀痰の喀出が困難な場合には，高張食塩
水を吸入させることにより，喀痰を誘発して採取する。喀痰を採取する前に
抗菌薬が投与されると，細菌培養による判定が困難になるため，喀痰は抗菌
薬の投与前に採取することが望ましい。

塗抹検査・●　塗抹検査の際には，喀痰をスライドガラスに塗布^{とふ}したのち，一般細菌の検
　培養検査　出にはグラム染色を，肺結核が疑われるときには抗酸菌染色を行う。塗抹検
査後に培養検査を行う。培養検査により細菌が培養された場合には，同定検
査を行って菌種を決定するとともに，薬剤感受性検査を行う。

喀痰細胞診●　喀痰細胞診では，診断の精度を向上させるために，３日分の痰を蓄積して
から検査を行う蓄痰法も行われる。

③ 咽頭ぬぐい液・鼻腔ぬぐい液検査

インフルエンザや新型コロナウイルス（COVID-19），あるいはマイコプラ
ズマ肺炎などの感染症では，咽頭^{いんとう}や鼻腔のぬぐい液を採取して抗原や遺伝子
を検出する検査が行われる。

④ 尿中抗原検査

肺炎球菌性肺炎やレジオネラ肺炎の診断では，尿中に排泄される抗原を検
出することにより原因菌の推定を行うことができる。

⑤ 胸部の画像検査

① 胸部単純 X 線検査

胸部単純 X 線検査は，呼吸器疾患の診断のために最も頻繁^{ひんぱん}に用いられて
いる画像検査である（⊙図 1-6）。病院・診療所に限らず，健康診断や集団検
診でも広く利用されている。ただし解像度は低く，微小な早期肺がんの発見
などには不十分であり，必要に応じてほかの検査との併用が必要である。

正面像●　通常は X 線が背側から入り腹部に接している感光板に向かうように撮影
される。最も多く用いられる撮影法であるが，心臓や横隔膜下の腹部臓器の
陰影^{いんえい}との重なりが生じるため全肺野が撮影できるわけではない。

側面像●　通常は患側の肺が見やすいように，病変のある側に感光板がくるように撮
影する。

② 胸部 CT 検査

CT 検査は X 線を用いる画像検査の１つであるが，胸部単純 X 線検査と
異なり，体軸^{じく}に対して垂直な横断像を得ることができる。よって肺野以外に

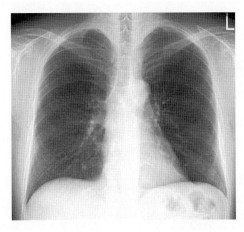

背側から X 線を射入して撮影した正
面像であり，PA 像とよぶ。

○ 図 1-6 胸部単純 X 線検査の正面像（PA 像）

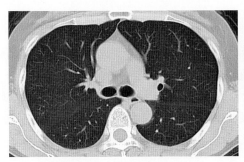

a. 肺野条件

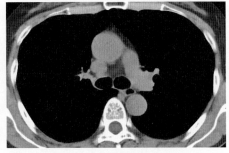

b. 縦隔条件

○ 図 1-7 胸部 CT

も縦隔の病変においてもより詳細な病変の観察が可能となり，胸部単純 X
線検査とともに呼吸器疾患の診断には欠くことができない。通常，末梢肺野
の病変をみるための**肺野条件**と，心臓・血管・縦隔などをみる**縦隔条件**の 2
種類の画像表示により診断を行う（○ 図 1-7）。

　造影剤を用いる**造影 CT 検査**や**ダイナミック CT**[1]も行われる。さらに，
従来の CT に比べて短時間で撮影が可能で，かつ 3 次元の画像処理が可能な
ヘリカル CT や **MDCT**[2]が開発され普及してきている。とくに**高分解能 CT**
（HRCT）は解像力にすぐれ，微小な淡い**すりガラス様陰影**（○ 112 ページ）の検
出が可能であることから，早期肺がんの発見に威力を発揮している。

　CT は組織診断にも利用される。**CT ガイド下肺生検**（経皮的肺針生検）が，

1）ダイナミック CT：造影剤の注入と同時に CT による高速撮影を行い，造影剤の流れる様子
　　を観察する方法。
2）MDCT：検出器を複数設けることにより，撮影時間を短縮し，より精密な像を撮影する方法。

気管支鏡検査と同様に，組織診断のための重要な検査法となっている。

③ MRI 検査

MRI（磁気共鳴画像法）は強力な磁場を用いた画像検査で，横断面・矢状断面・冠状断面など任意の断面画像を得られるだけでなく，病変部の質的な情報を得るうえでも大きな力を発揮している（◯図1-8）。MRIは空間分解能がCTに劣るため，主として縦隔や胸壁の病変に対して用いられている。

④ 超音波検査

超音波（エコー）検査は侵襲や被曝がないため，簡単に繰り返しできる検査法である。肺は含気の多い組織であるため超音波による検査がむずかしいが，胸水や膿胸，無気肺，がんの胸壁浸潤などはよく描出できる。また，エコーガイド下の胸腔穿刺や胸膜生検などによく用いられる。

⑤ PET 検査

PET（陽電子放出断層撮影）は，放射性同位体で標識された薬剤を注入し，その分布状態を撮影する検査である。なかでも，がん細胞はグルコース（ブドウ糖）を多量に摂取するという性質を利用したのがFDG-PETである。FDG-PETでは，放射性物質で標識したグルコース（FDG）を静注し，体内の薬剤の集積状態を撮影することで，がん病変を検出する。PETは一度に全身を検査することが可能である。

PET-CT検査● PET検査と同時に撮影したCT画像を重ね合わせることによって（PET-CT検査），集積の多い病変の解剖学的な位置を明確にできる（◯図1-9）。そのため肺がんの診療においても，リンパ節や遠隔臓器への転移などの病変の広がりの評価や，治療後の再発の有無の確認に広く用いられている。

なお，PET検査では腫瘍だけではなく炎症性腫瘤でも陽性となることが

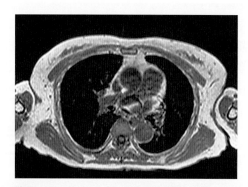

肺野についてはCTよりも空間分解能が劣る。

◯ 図1-8　MRIによる画像

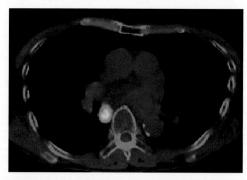

腫瘍部位に薬剤が集積し，黄色～赤色に見える。

◯ 図1-9　PET-CTによる画像

あるので, 診断にあたっては注意が必要である。

⑥ 気管支鏡検査

　　気管支鏡は, 経口もしくは経鼻的にカメラを挿入し, 喉頭や気管・気管支を観察するものである(● 図 1-10)。気管支鏡には金属製で円筒状の硬性気管支鏡と, 柔軟性があり先端が屈曲する気管支ファイバースコープ(フレキシブル気管支鏡)がある。近年では, 硬性気管支鏡の使用は特殊な処置の際に限られており, 一般的に気管支鏡というときは, 気管支ファイバースコープをさす。最近では先端に CCD カメラのついた気管支鏡が普及し, 画像をテレビモニタに映し出すことによって, 検査にかかわるスタッフが検査の状況を同時に観察できるようになり, より円滑で安全な検査が可能となっている。

気管支鏡による●
検査
　　気管支鏡は, 気管・気管支内の観察のほか, X 線透視下での肺病変の生検(経気管支肺生検, TBLB)や, キュレットまたはブラシなどを用いる細胞診(擦過細胞診), 結核菌などの細菌検査にも用いられる。最近では従来の TBLB よりも大きな組織検体を採取するために, クライオバイオプシーも行われるようになってきている。また, サルコイドーシスや間質性肺疾患などのびまん性肺疾患の診断には, 気管支鏡を用いて**気管支肺胞洗浄(BAL[1])**が行われている。

超音波気管支鏡●
　　近年では, 気管支鏡と超音波装置が一体となった**超音波気管支鏡(EBUS)**を用いて, 超音波画像で病変を確認しながらリンパ節など気管支周囲の病変

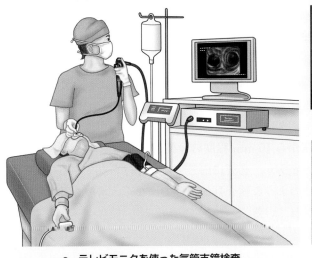
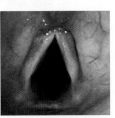
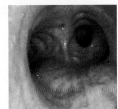

b. 声帯

a. テレビモニタを使った気管支鏡検査　　　　c. 気管分岐部

● 図 1-10　気管支鏡検査

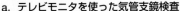

1) BAL：末梢の気管支や肺胞へ生理食塩水(通常 50 mL)を注入して回収することを 3 回繰り返し, 回収された細胞を調べる方法。

を生検する超音波気管支鏡ガイド下針生検(EBUS-TBNA)や，ガイドシース併用気管支腔内超音波断層法(EBUS-GS)を用いた末梢肺野の病変の生検も可能となり，診断率の向上に貢献している。

気管支鏡による●
手術・処置
気管支鏡は，気管や気管支内の病変をレーザーなどで焼 灼したり，気道狭 窄に対してステントを留置したりする治療に用いられるほか，光感受性物質と特殊なレーザーを用いて，気管や気管支内の微小な悪性腫瘍を治療することにも用いられる。ほかにも，手術後や肺炎などで痰の喀出が困難なときに気管支鏡で痰を吸引するなど，ベッドサイドで行う処置にもよく用いられる。

⑦ 胸腔穿刺検査

胸腔内に胸水が貯留している場合に，体表より胸腔に針を刺入して胸水を採取し，各種検査を行うことを，**胸腔穿刺検査**という。胸腔内に貯留する液体には，その外観から漿 液性・血性・膿性・乳び(糜)性などに分けられる。

採取した胸水を用いて，生化学検査や病理検査(おもに細胞診)，細菌検査などが行われる。胸水は生化学的検査により，タンパク質を多く含む**滲出性胸水**と，タンパク質の少ない**漏出性胸水**に分けられる。滲出性の場合には，肺炎随伴性胸膜炎や膿胸，がん性胸膜炎，結核性胸膜炎，胸膜中皮腫などが疑われる。漏出性の場合には，心不全や腎不全などが疑われる。

⑧ 胸腔鏡検査

胸腔鏡検査では，通常，全身麻酔下に片肺換気として術側肺を虚脱させ，胸腔鏡を胸腔内に挿入してその内部の状態を観察する。必要に応じてほかに数か所の切開を加えて処置具を挿入し，胸膜の病変や肺の病変を切除あるいは採取して診断の一助とする。胸腔穿刺検査で診断がつかなかった胸水の原因の検索や，経気管支肺生検(TBLB)では情報が不十分な場合の肺生検のために行われる。

現在ではモニタに接続して使用されるものが主流となっている。太さが直径 2 mm 程度から 10 mm 程度の硬性胸腔鏡や，フレキシブル胸腔鏡などさまざまなものがあり，必要に応じて使い分けられている。胸腔鏡の進歩は目ざましく，このような検査目的だけではなく，治療を目的とした手術にも積極的に利用されている。

⑨ 生検

病気の確定診断，とくに腫瘍の診断には病理学的な所見が決め手となることが多い。診断目的に病変から組織や細胞を採取することを**生検**という。

①**細胞診** 病変から細胞を採取し，病理学的に診断すること。

②**組織診** 病変から組織を採取し，病理学的に診断すること。組織を採取

する方法として，比較的侵襲の低い経気管支肺生検(TBLB)や CT ガイド下肺生検が選択されることが多い。それで十分な組織が得られない場合には，全身麻酔下での胸腔鏡下肺生検が選択される。

③**遺伝子検査**　肺がんの化学療法では，がん細胞の増殖に重要な遺伝子を標的とした分子標的治療薬(◯ 56 ページ)が大きな役割を担う。分子標的薬の有効性を予測して適応を判断するために，肺がん(非小細胞肺がん)と診断された場合には，がん細胞の *EGFR* 遺伝子の変異などのドライバー遺伝子[1]の変異および転座の検索が行われる。

④**免疫組織化学的検査**　肺がんの化学療法においては，免疫に作用して効果を発現する免疫チェックポイント阻害薬が登場している。効果の予測のために，PDL-1 タンパク質の発現を免疫組織化学的に検討することが行われている。

⑩ 血管造影検査

血管造影検査は，一般的には鼠径部よりカテーテルを挿入し，造影剤を使用して肺動脈や大動脈，気管支動脈などを造影する検査である。気管支動脈造影は，喀血の原因となる血管や腫瘍を栄養する血管を同定して，塞栓術を施行する目的で行われるのが主流である。肺動脈造影は，かつては肺がんの手術適応や手術法を決めるために行われていたが，近年では CT で血管系の描出が可能となったため，施行されることは少なくなった。大動脈造影検査は，腫瘍が大動脈に浸潤しているかどうかを見たり，肺分画症[2]を診断するために行われていたが，多くは CT で代替可能となっている。

⑪ 呼吸機能検査

呼吸機能検査は，肺の換気(吸息と呼息の繰り返し)の異常，ガス交換の障害の有無と程度，呼吸機能の低下が進行しているかどうかを評価するものである。呼吸機能検査にはさまざまなものがあるが，基本的な呼吸検査としては，スパイロメトリーと動脈血ガス分析がある。

スパイロ●
メトリー
　呼吸機能検査の最も基本的な検査法である。測定器具としてスパイロメータがある(◯ 図 1-11-a)。スパイロメータにより測定される呼吸運動時に口から出入りする気流の変化を時間-気流曲線として記録したものを**スパイログラム**という(◯ 図 1-11-b)。この曲線から，肺活量などの肺気量分画や 1 秒率などが測定できる。

---

1) ドライバー遺伝子：がんの発生・進展において重要な役割を担う遺伝子。
2) 肺分画症：正常な気管支と交通がない異常な肺組織がみられる疾患。異常な肺組織へは肺循環系からではなく体循環系から血液が供給されている。

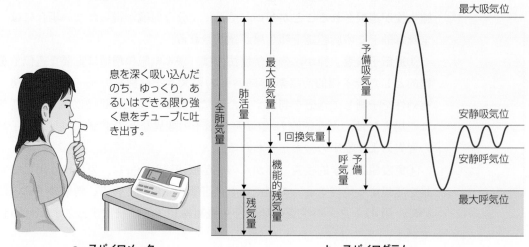

息を深く吸い込んだのち，ゆっくり，あるいはできる限り強く息をチューブに吐き出す。

a. スパイロメータ

b. スパイログラム

⟳ 図1-11 スパイロメータとスパイログラム

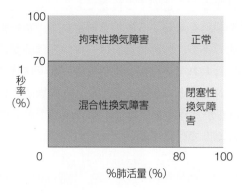

$$1秒率(FEV_1/FVC) = \frac{1秒量(FEV_1)}{努力肺活量(FVC)} \times 100$$

$$\%肺活量(\%VC) = \frac{肺活量}{予測肺活量} \times 100$$

⟳ 図1-12 換気障害の分類

◼️1 肺活量

　ゆっくりと最大レベルまで吸息(**最大吸気位**)を行ったあと，ゆっくりと最大レベルまでの呼出(**最大呼気位**)を行ったときの肺気量を**肺活量**(VC)という。得られた肺活量は，年齢・性別・身長から求められた予測値(**予測肺活量**)をもとに評価する。

　予測値に対する肺活量の比を**%肺活量**(% VC)とよぶ。% 肺活量が 80%未満の場合に**拘束性換気障害**があると判断される(⟳ 図1-12)。拘束性換気障害の代表疾患には，間質性肺炎や肺線維症がある。

◼️2 1 秒量

　最大限の吸息後，できるだけ速く一気に最後まで呼出したときの肺気量を**努力肺活量**(FVC)とよぶ。このときに最初の 1 秒間に呼出した量を **1 秒量**(FEV_1)とよぶ。

　1 秒量を努力肺活量で割った値は**1 秒率**（FEV$_1$/FVC，FEV$_1$%）とよび，気流制限の指標として用いられる。1 秒量は，呼気の流れが妨げられるような気流制限があると減少する。

　1 秒率が 70% 未満であれば，**閉塞性換気障害**があると判断される。閉塞性換気障害の疾患としては気管支喘息や慢性閉塞性肺疾患（COPD）が代表的である。拘束性換気障害と閉塞性換気障害の両方がある場合には，**混合性換気障害**があると判断される。

⑫　動脈血ガス分析

　動脈血中の酸素・二酸化炭素分圧の測定を**動脈血ガス分析**という。呼吸困難を訴える患者には必須の検査であり，呼吸困難の病態の評価や酸素療法の必要性の有無など，心肺系に関係した情報がもたらされる。

検査方法●　穿刺部位は橈骨動脈，上腕動脈あるいは大腿動脈を用いる。採取後は 5 分間，十分に圧迫止血する。検体は自動血液ガス分析器で測定する。

検査結果の評価●　分析器からは①pH，②動脈血酸素分圧（PaO$_2$），③動脈血二酸化炭素分圧（PaCO$_2$）が測定される。このほか計算して求められるものとして，**動脈血酸素飽和度**（SaO$_2$），炭酸水素イオン（HCO$_3^-$），ベースエクセス（BE，塩基過剰）がある（⊕130 ページ，**表3-2**）。酸素分圧と酸素飽和度の関係は，**酸素飽和曲線**（酸素解離曲線）であらわされる（⊕**図1-13**）。

　①**PaO$_2$**　基準値は後述の低酸素血症の項（⊕59 ページ）を参照。

　②**PaCO$_2$**　基準値は年齢などの影響はなく，40 mmHg（Torr）[1] 前後と一定である。

　③**pH**　pH が 7.35 未満を酸血症とよぶ。その原因として，PaCO$_2$ が 40 mmHg より高ければ**呼吸性アシドーシス**，HCO$_3^-$ が 24 mEq/L より低ければ**代謝性アシドーシス**の存在が示唆される。高度の呼吸性アシドーシスでは，人工呼吸器による治療を考慮する必要がある

　pH が 7.45 より高くなった状態を**アルカリ血症**とよぶ。その原因として PaCO$_2$ が 40 mHg 未満では**呼吸性アルカローシス**，HCO$_3^-$ が 24 mEq/L より高ければ**代謝性アルカローシス**の存在が示唆される。

動脈血●
酸素飽和度　動脈血ガス分析に加えて，**経皮的動脈血酸素飽和度**[2]（SpO$_2$）の測定が**パルスオキシメータ**により行われる（⊕**図1-14**）。これにより，酸素化ヘモグロビンの割合（酸素飽和度）を知ることができる。パルスオキシメータは採血の必要がなく，容易に連続的な測定を行えるという利点がある。

1）1 mmHg ＝ 1 Torr。
2）パルスオキシメータで経皮的に測定した動脈血酸素飽和度は，血液ガス分析による SaO$_2$ と区別して，SpO$_2$ と表示する。

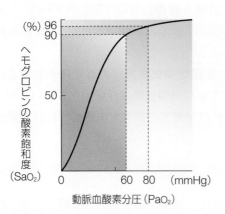

PaO₂ が 80mmHg 以上になると，酸素飽和曲線はほぼ平坦になる。つまり，PaO₂ がさらに上昇しても SaO₂ はほとんどかわらない。一方，PaO₂ が 60mmHg 以下になると，わずかの PaO₂ の低下でも SaO₂ は急速に低下する。

◯ 図1-13　酸素飽和曲線（酸素解離曲線）

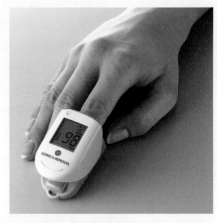

指趾の指などをはさむことによって，動脈血酸素飽和度（SpO₂）を測定することができる。

（写真提供：コニカミノルタ株式会社）

◯ 図1-14　パルスオキシメータ

◯ 表1-3　おもな去痰薬

分類	おもな薬剤の例	性質
気道分泌促進薬	ブロムヘキシン塩酸塩（ビソルボン®）*1	痰の量を増やし，粘度を低下させる。
気道粘膜潤滑薬	アンブロキソール塩酸塩（ムコソルバン®）	肺サーファクタントの分泌や気道上皮の線毛運動を促進して，気道表面から分泌物を移動しやすくする。
気道粘液修復薬 分泌細胞正常化薬	L-カルボシステイン（ムコダイン®） フドステイン（クリアナール®）	気道分泌細胞にはたらき，分泌物の性質を変化させ，産生を抑制する。
気道粘液溶解薬	アセチルシステイン（ムコフィリン®）*2	喀痰成分を分解して粘度を低下させる。

*1 ブロムヘキシン塩酸塩は内服薬のほかに注射薬・吸入薬がある。
*2 アセチルシステインは去痰薬としては吸入液が使用される。

D おもな治療・処置

1 薬物療法

1 去痰薬

　去痰薬は気道の分泌物（痰）を喀出しやすくする薬物である。喀痰による咳嗽や呼吸困難といった苦痛を軽減し，気道の浄化をたすける目的で使用する。代表的なものは◯ 表1-3 のとおりである。

❷ 鎮咳薬

　咳は本来，重要な生体防御反応であり，下気道への異物の進入を防ぎ，喀痰などの分泌物を喀出することにより気道を浄化する。一方，咳は体力を消耗し，睡眠や会話の障害となりうるほか，激しい咳は気胸（⮕ 107 ページ）を引きおこしたり，肋骨・脊椎の損傷，尿失禁をきたすこともある。

　咳の治療では原因を特定してその治療を行うことが最も重要だが，症状の緩和が急がれる場合や原因治療が困難な場合などでは鎮咳薬が必要とされることがある。鎮咳薬は主として喀痰を伴わない乾性咳嗽の対症治療として使用される。湿性咳嗽に対しては，喀痰への対処が優先される。

　代表的な鎮咳薬には，非麻薬性鎮咳薬であるデキストロメトルファン臭化水素酸塩水和物（メジコン®），去痰作用もあわせもつとされるエプラジノン塩酸塩（レスプレン®），麻薬性鎮咳薬としてコデインリン酸塩，漢方薬としては麦門冬湯などがある。

　麻薬性鎮咳薬では便秘や眠けの副作用に注意する。

❸ 気管支拡張薬

　気管支拡張薬は，おもに気管支喘息や慢性閉塞性肺疾患（COPD）などの閉塞性肺疾患において，気管支平滑筋を弛緩させることにより，気管支狭窄による病態を改善する目的で使用される。

■1 交感神経 β_2 受容体刺激薬

　気管支平滑筋の交感神経アドレナリン β_2 受容体を刺激して気管支平滑筋を弛緩させる。おもに吸入薬が使用されるが，小児や高齢者など吸入が困難な場合には貼付薬も使用される。副作用として動悸・振戦・頻脈などがある。副作用は経口薬＞貼付薬＞吸入薬の順で出現しやすい。虚血性心疾患や甲状腺機能亢進症，糖尿病の患者ではとくに注意を要する。喘鳴や呼吸困難の発作時にのみ使用する**短時間作用型 β_2 刺激薬（SABA[1]）**と，長期管理薬として定期的に使用する**長時間作用型 β_2 刺激薬（LABA[2]）**がある（⮕ 表 1-4）。

■2 副交感神経遮断薬（抗コリン薬）

　副交感神経遮断薬は，気管支平滑筋の副交感神経ムスカリン受容体を遮断して，アセチルコリンのはたらきを阻害することにより気管支平滑筋の収縮を抑制する。**抗コリン薬**ともよばれる。長時間作用型副交感神経遮断薬（LAMA[3]）の吸入薬（⮕ 表 1-4）は，慢性閉塞性肺疾患（COPD）の治療において非常に重要な薬剤であり，気管支喘息でも他の薬剤だけでは治療が困難な場

---

1 ）SABA：short-acting β_2 agonist の略。
2 ）LABA：long-acting β_2 agonist の略。
3 ）LAMA：long-acting muskarinic antagonist の略。

⊃ 表 1-4　おもな気管支拡張薬

分類		一般名(商品名)	投与経路
交感神経 β_2 刺激薬	短時間作用型 β_2 刺激薬(SABA)	サルブタモール硫酸塩(サルタノール®, ベネトリン®) プロカテロール塩酸塩水和物(メプチン®) フェノテロール臭化水素酸塩(ベロテック®)	吸入薬
	長時間作用型 β_2 刺激薬(LABA)	インダカテロールマレイン酸塩(オンブレス®) サルメテロールキシナホ酸塩(セレベント®) ホルモテロールフマル酸塩水和物(オーキシス®)	吸入薬
		ツロブテロール塩酸塩(ホクナリン®)	貼付薬
交感神経 $\alpha\beta$ 受容体刺激薬		アドレナリン(ボスミン®)＊	注射薬
副交感神経遮断薬	長時間作用型副交感神経遮断薬(LAMA)	チオトロピウム臭化物水和物(スピリーバ®) グリコピロニウム臭化物(シーブリ®) ウメクリジニウム臭化物(エンクラッセ®) アクリジニウム臭化物(エクリラ®)	吸入薬
テオフィリン製剤		テオフィリン徐放製剤(テオドール®, テオロング®, ユニフィル®)	内服薬
		アミノフィリン水和物(ネオフィリン®)	注射薬

＊アドレナリンは β_2 刺激作用による強力な気管支拡張作用のほかに, 強い強心作用と血管収縮作用があるため, 緊急時に限り, 心電図をモニターしながら使用される。閉塞隅角緑内障や甲状腺機能亢進症, 虚血性心疾患では禁忌である。

合に使用されることがある。副作用として口渇（こうかつ）などがあり, 排尿障害を伴う前立腺肥大や閉塞隅角緑内障（ぐうかく）では禁忌である。

③テオフィリン製剤

　テオフィリンには気管支拡張作用と抗炎症作用があるとされ, COPD および喘息の治療において他の薬剤と併用されることがある(⊃表1-4)。副作用として吐（は）きけの頻度がやや高く, 動悸や振戦を引きおこすことがある。血中濃度が上昇すると不整脈や痙攣（けいれん）, 昏睡（こんすい）といった重篤（じゅうとく）な副作用をきたすことがあるため, 適宜, 血中薬物濃度のモニタリングを行う。

④ 抗アレルギー薬

　呼吸器疾患で使用される抗アレルギー薬としては, **ロイコトリエン受容体拮抗薬**（きっこう）(LTRA[1])が代表的である。アトピー咳嗽やアレルギー性鼻炎などの治療薬となる抗ヒスタミン薬も一般によく使用される。そのほかにも, Th2 サイトカイン阻害薬やメディエーター遊離抑制薬などがある。

①ロイコトリエン受容体拮抗薬

　ロイコトリエン受容体拮抗薬（きっこう）は, 喘息において気管支拡張作用と気道炎症抑制作用を発揮する。代表的なものにプランルカスト水和物(オノン®)やモ

----

1) LTRA : leukotriene receptor antagonist の略。

⇨**表1-5　副腎皮質ステロイド薬の副作用**

• 易感染性，日和見感染	• 緑内障・白内障	• 大腿骨頭壊死
• 糖尿病，脂質異常症	• 浮腫(ナトリウム貯留)	• 筋萎縮
• 中心性肥満(満月様顔貌，体重増加)	• 創傷治癒遅延	• 胃潰瘍
• 骨粗鬆症	• 血圧上昇	• 中止後の副腎機能不全
• 精神症状(不眠，うつ，興奮など)	• 食欲増進	

ンテルカストナトリウム(シングレア®)がある。抗炎症作用による効果は遅れて発現するため急性発作時の治療には適さないが，喘息の長期管理に有用である。アレルギー性鼻炎の鼻閉症状にも有効である。

❷生物学的製剤

従来の治療で十分な効果が得られない難治性喘息において，気道の炎症にかかわるサイトカインやIgEのはたらきを抑える抗体を医薬品として使用できるようになった。抗IgE抗体のオマリズマブ(ゾレア®)，抗IL-5(インターロイキン5)抗体のメポリズマブ(ヌーカラ)などがある。

❺ 副腎皮質ステロイド薬

副腎皮質ステロイド薬は，強力な抗炎症作用・抗アレルギー作用・免疫抑制作用をもつ薬物であり，気管支喘息などのアレルギー疾患や自己免疫性疾患，間質性肺炎などのさまざまな疾患の治療に有用である。一方で全身投与では多様な副作用をもたらす薬物でもあり，長期間の使用ではとくにその影響は大きい(⇨表1-5)。使用にあたっては，十分な病状評価に基づいた計画的な使用と副作用対策が重要である。

■吸入ステロイド薬

副作用を最低限に抑えながら確実な効果を得るために，吸入薬などの外用薬が工夫されている。気管支喘息の慢性期治療においては小児・成人を問わず副腎皮質ステロイドの吸入薬が中心的治療薬である。

吸入ステロイド薬(ICS[1])は，全身性の副作用はほとんどみられないが，嗄声や口腔内カンジダ症などの有害作用の予防のため，使用後はうがいを行うよう指導する。

❻ 抗微生物薬

抗微生物薬は，人体に感染した病原微生物の増殖を抑えたり死滅させたりする。抗菌薬，抗真菌薬，抗ウイルス薬などがある(⇨表1-6)。

時間依存性と●　抗微生物薬は，時間依存性薬剤と濃度依存性薬剤に分けられる。時間依存
濃度依存性　性の薬剤は，血中濃度がある一定の濃度をこえている時間が長いほど効果を

---

1) ICS：inhaled corticosteroid の略。

○ 表1-6　おもな抗微生物薬

抗微生物作用の分類		おもな抗微生物作用のある物質	特徴
βラクタム系	ペニシリン系	アモキシシリン ピペラシリン	• 時間依存性。 • 半減期が短いので頻回投与が必要。 • 腎排泄の薬剤が多い。 • アレルギーに注意する。
	セフェム系	セファゾリン セフトリアキソン	
	カルバペネム系	メロペネム	
マクロライド系		エリスロマイシン クラリスロマイシン アジスロマイシン	消化管の蠕動運動促進作用があり下痢・腹痛の副作用が多い。
アミノグリコシド系		ゲンタマイシン アミカシン	• 濃度依存性。 • 腎毒性・耳毒性の副作用あり。 • 急速静注を避ける。
フルオロキノロン系		レボフロキサシン モキシフロキサシン	• 濃度依存性。 • 経口薬でも効果が高い。 • マグネシウムや鉄などの金属類を含む薬剤と一緒に服用すると吸収されない。
テトラサイクリン系		ミノサイクリン	• 日光過敏症・前庭神経障害(めまいなど)に注意する。 • 骨・歯牙の発育障害や歯の色素沈着をおこすため妊婦・授乳婦・8歳以下の小児は禁忌。
グリコペプチド系		バンコマイシン	抗MRSA薬。血中濃度を測定しながら使用する。
リンコマイシン系		クリンダマイシン	下痢，偽膜性腸炎が多い。経口薬もある。
ST合剤		スルファメトキサゾール・トリメトプリム	ニューモシスチス肺炎の第一選択薬。
抗結核薬		リファンピシン イソニアジド エタンブトール ピラジナミド ストレプトマイシン レボフロキサシン	• 有効な薬剤を必ず多剤併用し，十分な期間(使用薬剤や患者の状態により最低6か月間，数年間に及ぶこともある)継続する。 • 肝障害や皮疹・発熱などのほか，各薬剤に特徴的な副作用もあるため，注意して使用する。
抗真菌薬		アムホテリシンB ミカファンギン アゾール系 　イトラコナゾール 　フルコナゾール 　ボリコナゾール	• 肝障害や消化器症状の副作用も多い。 • 他剤との相互作用が多く，併用薬に注意する。
抗ウイルス薬		抗インフルエンザ薬 　オセルタミビル(例：タミフル®；内服) 　ザナミビル(例：リレンザ；吸入) 　ラニナミビル(例：イナビル®；吸入) 　ペラミビル(例：ラピアクタ®；点滴)	• 発症後できるだけ早期(48時間以内)に使用。 • 内服薬・吸入薬・点滴薬などの剤形があり，患者の状態に合わせて選択する。 • 吸入薬は効果を得るために指導が重要である。 • 気管支攣縮の報告があり喘息やCOPDがある場合には注意を要する。
		抗ヘルペス薬 　アシクロビル 　バラシクロビル	• 腎機能障害がおもな副作用である。 • 腎機能により投与量の調節が必要である。

発揮するため，1 回の投与量を増やすよりも短い間隔で頻回に投与する。一方，濃度依存性の薬剤は，抗微生物薬の血中濃度が高くなるほど効果を発揮するため，1 回の投与量を十分に上げることが重要となる。

抗微生物薬の●
適正使用
病原微生物ならびに病巣となる臓器を特定するため，抗微生物薬の投与を開始する前に，適切な培養検体をできる限り採取する。薬剤の選択にあたり，糖尿病などの基礎疾患や副腎皮質ステロイド薬の服用の有無，便秘薬として処方されるマグネシウム製剤（ ➡ 315 ページ）の服用の有無などの聞き取りが重要となる。

また，期待される効果を得ると同時に薬剤耐性菌の蔓延を予防するため，処方された投与量・投与間隔・投与期間をまもるよう指導する。とくに抗結核薬は，**直接服薬確認療法**（DOTS[1]）により，服用を目で確認する。

❼ 抗悪性腫瘍薬

抗悪性腫瘍薬（抗がん薬）は，肺がんや悪性胸膜中皮腫などの悪性腫瘍の治療において，外科手術や放射線治療といった局所治療に対して，全身治療として使用される。大きく分けて化学療法薬，分子標的治療薬，免疫チェックポイント阻害薬がある（ ➡ 表 1-7）。

有害事象への●
対応
抗悪性腫瘍薬にはさまざまな有害事象がある。ただし，薬剤ごとに頻度の高い有害事象はある程度決まっており，また，有害事象が出現する時期を予測できるものも少なくない（ ➡ 図 1-15）。そのため，対策を講じることにより，病状や療養生活への影響を最低限にすることが可能である。

対策として，血液検査などによるモニタリングや，制吐薬や止瀉薬の適切な使用はもちろん，スキンケアや感染予防指導，発熱や呼吸困難などの緊急で受診すべき自覚症状の事前確認，脱毛などの心理・社会的な負担となる症状に対するケアなども重要である。

個々の腫瘍の特徴や患者の状態に応じて適切な治療法を選択し，きめ細かな副作用対策を行うことにより，仕事や家庭生活を続けながらの外来治療も一般的となっている。

❷ 吸入療法

吸入療法とは，薬物を気道局所に投与することを目的として，微粒子化あるいはエアロゾル化した薬剤を吸気とともに投与する治療法である。気道以外に薬剤が分布しにくく，全身性の副作用が少ないという利点がある。一方で，吸入手技によって気道局所に到達する薬剤の量が大きく異なり，正しい吸入方法が行われなければ期待される効果が得られない。

こうした欠点を補って吸入薬の効果を十分に得るには，介助者がそれぞれ

1）DOTS：直接服薬確認下短期化学療法 directly observed treatment, short-course の略。

◯ 表 1-7　肺がん，悪性胸膜中皮腫で使用されるおもな抗悪性腫瘍薬

分類		おもな薬剤の例	備考
化学療法薬	プラチナ製剤	シスプラチン カルボプラチン	● プラチナ製剤とそれ以外の2剤を併用。 ● 患者の状態に合わせてプラチナ製剤以外を単剤で使用することもある。 ● 副作用については ◯ 図 1-15 に示す。
	プラチナ製剤以外	ペメトレキセドナトリウム水和物(アリムタ®) ドセタキセル(タキソテール®) テガフール・ギメラシル・オテラシルカリウム配合剤(ティーエスワン®) イリノテカン塩酸塩水和物 アムルビシン塩酸塩(カルセド®) エトポシド	
分子標的治療薬	EGFR 阻害薬	ゲフィチニブ(イレッサ®) エルロチニブ塩酸塩(タルセバ®) アファチニブマレイン酸塩(ジオトリフ®) オシメルチニブメシル酸塩(タグリッソ®)	● 腫瘍組織の遺伝子検査で薬剤に適した変異が検出された場合には高い効果が期待できる。 ● 間質性肺炎・皮膚障害・下痢・肝障害などの副作用に注意が必要。
	ALK 阻害薬	クリゾチニブ(ザーコリ®) アレクチニブ塩酸塩(アレセンサ®) セリチニブ(ジカディア®)	
	血管新生阻害薬	ベバシズマブ(アバスチン®) ラムシルマブ(サイラムザ®)	● 肺腺がんの化学療法で併用される。 ● 高血圧，タンパク尿，出血・血栓症の副作用に注意が必要。
免疫チェックポイント阻害薬	PD-1 阻害薬	ニボルマブ(オプジーボ®) ペムブロリズマブ(キイトルーダ®) アテゾリズマブ(テセントリク®) デュルバルマブ(イミフィンジ®)	● 副作用として間質性肺炎，重症筋無力症，腸炎，肝炎，甲状腺機能障害，1型糖尿病などがある。 ● 副作用は治療開始数週間後から出現することが多いが，開始早期から治療終了数年後にあらわれることもある。

　の吸入方法の特性を十分に理解し，適切な吸入指導を，繰り返し行うことが重要である。

　吸入器具は，**ネブライザ**と**定量噴霧器**に分類される。吸入器具によって，つくられるエアロゾル粒子の大きさが異なるため，到達できる気道の領域も異なる(◯ 図 1-16)。

ネブライザ●　使用するたびに1回分の薬液を器具に入れて使う。**ジェットネブライザ**と**超音波ネブライザ**がある(◯ 図 1-17)。吸入操作が容易で，幼児や高齢者でも使用しやすい。気道の加湿効果がある。一方で，器具が大きく携帯には適さず，不適切な管理は院内感染の原因となりうる。

定量噴霧器●　器具のなかにあらかじめ薬剤が 充 塡されており，吸入の際に一定量の薬剤が噴霧される。**加圧式定量噴霧器**(pMDI)と**ドライパウダー吸入器**(DPI)，

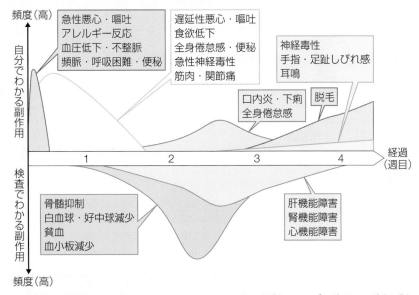

（西條長宏監修：インフォームドコンセントのための図解シリーズ　肺がん，改訂5版. p. 11，医薬ジャーナル社，2011による，一部改変）

🔵 図 1-15　おもな化学療法薬の副作用と発現時期の目安

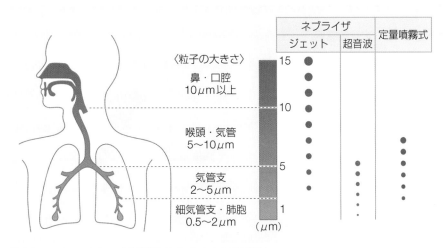

🔵 図 1-16　エアロゾル粒子の大きさと沈着部位

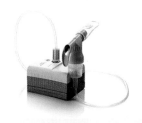
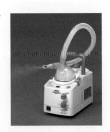

a. ジェットネブライザ
圧縮ガス（空気または酸素）を小さいノズルから薬液中に噴出させる。

b. 超音波ネブライザ
超音波振動により小さな粒子径のエアロゾルを発生させ，末梢気道に薬剤を到達させる。

〔写真提供：〔a〕フィリップス・レスピロニクス合同会社，〔b〕アルフレッサファーマ株式会社〕

🔵 図 1-17　ネブライザ

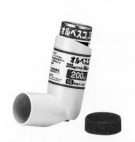
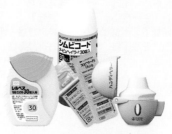
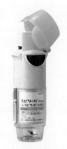

a. 加圧式定量噴霧器(pMDI)

- 充塡ガスにより1回に決められた量をエアロゾル化して放出する。比較的小さな粒子が噴霧されるため、吸入する力が弱くても効率よく下気道へ薬剤が到達する。
- 噴霧と吸息の同期が必要である。
- 同期がむずかしい場合にはスペーサーを利用する。
- 呼吸器回路用スペーサーを使用して、人工呼吸器に接続できる製品もある。

b. ドライパウダー吸入器(DPI)

- 粉末の薬剤を、患者の吸息により微粒子化する。
- 必ず吸息と同期される点では簡便だが、一定以上の吸入速度が必要となるため、幼児や低肺機能患者では使用がむずかしいことが多い。
- 吸入までの操作が各製剤で異なる。
- 必要な吸入速度が得られると笛が鳴る吸入練習器などがある。

c. ソフトミスト定量吸入器(SMI)

- pMDIに似ているが、ガスを使用せずに薬液を細かい霧状にして噴射する。
- 噴射時間が長いため、pMDIに比べて吸息と同期しやすい。
- 操作時にある程度の握力が必要である。

〔写真提供：〔a〕帝人ファーマ株式会社，〔b〕アストラゼネカ株式会社，グラクソ・スミスクライン株式会社，ベーリンガーインゲルハイムジャパン株式会社，〔c〕ベーリンガーインゲルハイムジャパン株式会社〕

◎ 図 1-18 定量噴霧器

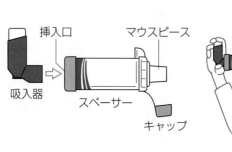
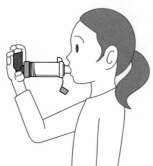

❶吸入器をスペーサーにセットする。

❷スペーサーのマウスピースを口にくわえる。

❸薬剤をスペーサーの中に噴霧する。

❹数秒かけてゆっくり吸い込む。

❺口を閉じ、数秒間息をとめてから、ゆっくり息を吐き出す。

◎ 図 1-19 スペーサーの使用

ソフトミスト定量吸入器(SMI)が使用されている(◎図1-18)。

　小型で携帯しやすいが、正しい吸入手技によらなければ期待した効果が得られにくい。そのため、吸入指導を繰り返すことが重要である。必要に応じて、**スペーサー**などの**吸入補助器具**の使用を指導する(◎図1-19)。

❸ 酸素療法

❶ 呼吸不全

低酸素症● 　吸入気から肺を通じて取り込まれた酸素の大部分は，血液中の赤血球に含まれるヘモグロビンと結合し，ごく一部は血漿中に溶解して血流によって全身の組織へ運搬される。なんらかの原因で酸素の供給が不十分となり，細胞のエネルギー代謝が障害された状態を**低酸素症**という。

　動脈血中の酸素量が低下した状態を**低酸素血症**といい，一般的に動脈血酸素分圧（PaO_2）が 60 mmHg（Torr）以下になる状態をいう。血液中に含まれる酸素量は，動脈血液ガス分析による酸素分圧（PaO_2）と動脈血酸素飽和度（SaO_2）のほか，パルスオキシメータによる経皮的酸素飽和度（SpO_2）として簡便に測定することができる（◎49 ページ）。

　呼吸不全とは，呼吸機能障害のために室内空気を呼吸したときに動脈血酸素分圧（PaO_2）が 60 mmHg（Torr）以下，すなわち低酸素血症となる状態をいう。組織や臓器にさまざまな悪影響が生じる。

　呼吸不全の臨床症状には，動悸・頻脈，血圧上昇，頻呼吸・呼吸困難，意識障害（失見当識・不穏）などがあり，重度の場合には昏睡・徐脈・ショック・心停止などに陥る。

　呼吸不全は病態の経過や換気の状態により分類される（◎表 1-8）。二酸化炭素の排出量は肺胞での換気量によって決まる。

❷ 酸素療法の実際

　酸素療法は，吸入気中の酸素濃度を高めることにより，動脈血中の酸素量を高めて酸素の供給を改善することを目的とした治療である。

◎表 1-8　呼吸不全の分類

分類		状態	原因
経過による分類	慢性呼吸不全	呼吸不全の状態が少なくとも 1 か月以上続く場合。在宅酸素療法の適応となる。	肺線維症，COPD などの慢性呼吸器疾患。
	急性呼吸不全	呼吸不全の状態が比較的短い期間で急速におこった場合。	細菌性肺炎や自然気胸，急性心不全による肺水腫などの急性疾患，慢性呼吸器疾患の急激な悪化。
換気状態による分類	Ⅰ型呼吸不全（換気障害を伴わない）	血液中の $PaCO_2$ が 45 mmHg 以下の場合。	急性呼吸不全の多く，肺線維症，肺高血圧症など。
	Ⅱ型呼吸不全（換気障害を伴う）	血液中の $PaCO_2$ が 45 mmHg をこえる場合。CO_2 ナルコーシスに注意する。	進行期の COPD，重症筋無力症，鎮静剤による呼吸抑制状態など。

◎ 表1-9　酸素吸入器具の機能と特徴

システム	酸素吸入装置	酸素流量	吸入酸素濃度の目安	特徴
低流量システム	鼻カニューレ	0.25〜6L/分	1L/分ごとに吸入酸素濃度は約4%上昇する。	安価で簡便。常時口呼吸の場合は推奨されない。
	簡易酸素マスク	5〜8L/分	40〜60%	マスク内にたまった呼気ガスを再呼吸させないために5L/分以上で使用する。高二酸化炭素血症に注意する。
高流量システム	ベンチュリマスク	設定酸素濃度ごとに推奨酸素流量が決められている。	24〜50%	流量が大きいため騒音が大きく，顔面や眼球への刺激が強い。会話や食事には不便である。マスクの保清を24時間ごとに行う。
	ネブライザ付き酸素吸入装置		35〜60%	
	ネーザルハイフロー	酸素配管に直接接続して使用する。酸素・空気混合ガスとして30〜60L/分。	21〜100%	鼻腔内への高流量酸素ガスで下気道の呼気ガスを洗い出し，呼吸の負担を軽減できる。高い加湿効果がある。会話，飲食，排痰などが可能。
リザーバーシステム	リザーバー付き酸素マスク	6〜10L/分	60〜90%以上	高濃度酸素を吸入させることができる。酸素加湿を要す。
	リザーバー付き鼻カニューレ（オキシマイザー）	0.5〜7L/分	鼻カニューレの2〜9.5L/分に相当。	リザーバー内に水滴がつくと機能しないため，加湿器は使用しない。呼吸同調装置と併用しない。
開放型酸素送流システム	オキシアーム・オキシチン	1〜10L/分	21〜47%	飲食や会話がしやすい。鼻粘膜の刺激が少ない。
	オキシマスク	1〜15L/分	24〜90%	ほかの酸素マスクに比べて，開放部分が大きく，口腔ケアなどの処置がしやすいく圧迫感が少ない。

　酸素吸入器具は，低流量システム，高流量システム，リザーバーシステム，開放型酸素送流システムに大別される（◎表1-9，図1-20）。

　①低流量システム　酸素ガスが吸気より少ない流量で供給されるため，患者は供給される酸素ガスと換気量に応じた室内空気を吸入する。酸素濃度は吸気速度が速いほど低下する。**鼻カニューレ**や**簡易酸素マスク**などがある。

　②高流量システム　酸素ガスが吸気より多い流量で供給されるため，患者の換気量によらず設定した濃度の酸素を吸入させられる。**ベンチュリマスク**や**ネブライザ付き酸素吸入装置**，**ネーザルハイフロー**[1]などがある。

　③リザーバーシステム　呼息時にも供給されている酸素をリザーバーバッグ内にためて，次の吸息時に供給される酸素とたまった酸素を併用すること

1）ネーザルハイフローによる治療を高流量鼻カニュラ酸素療法（HFNC），ハイフローセラピーなどという。

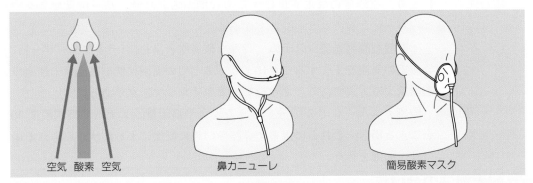

空気　酸素　空気

鼻カニューレ

簡易酸素マスク

a.　低流量システム

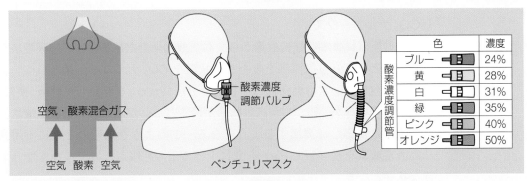

空気・酸素混合ガス

空気　酸素　空気

酸素濃度
調節バルブ

ベンチュリマスク

色		濃度
ブルー		24%
黄		28%
白		31%
緑		35%
ピンク		40%
オレンジ		50%

酸素濃度調節管

b.　高流量システム

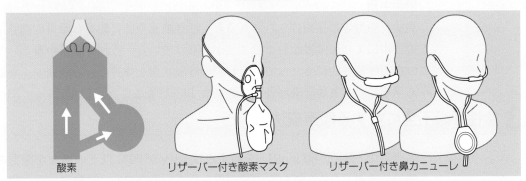

酸素

リザーバー付き酸素マスク

リザーバー付き鼻カニューレ

c.　リザーバーシステム

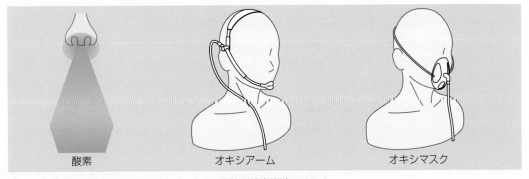

酸素

オキシアーム

オキシマスク

d.　開放型酸素送流システム

⬭ 図 1-20　酸素吸入器具とその構造

により，高濃度の酸素を供給する方式である。リザーバー付きマスクやリザーバー付き鼻カニューレなどがある。

　④**開放型酸素送流システム**　特殊な酸素吹き出し口（ディフューザー）により酸素の気流を工夫することにより，鼻と口の周囲に低〜高濃度の酸素ガスを供給する方式である。オキシアームやオキシマスクがある。

加湿●　酸素カニューレで 3 L/分をこえる場合や高流量システムで酸素濃度 40% をこえる場合，これらに限らず鼻腔や口腔に乾燥による症状がみられる場合には，**加湿**を行う。

③ 酸素療法の合併症

①CO_2 ナルコーシス

　肺胞低換気による低酸素血症から，高二酸化炭素血症となって呼吸性アシドーシスとなり，意識障害をきたした状態を **CO_2 ナルコーシス**という。脳の呼吸中枢は，通常は動脈血二酸化炭素分圧（$PaCO_2$）を感知して呼吸（換気）を調節しているが，$PaCO_2$ が高い状態が続くとこれが麻痺し，動脈血酸素分圧（PaO_2）に反応して調節するようになる。このような状態のときに不用意に高濃度酸素を投与して PaO_2 を急に上げると，呼吸が維持できなくなり危険な状態となる。

②酸素中毒

　高濃度の酸素に長期にさらされると，活性酸素や肺に集まった炎症細胞などの作用により肺障害がおこることが知られている。これを**酸素中毒**という。このため酸素療法にあたっては，目標の呼吸状態を維持できる範囲で，なるべく早期に吸入気酸素濃度（FiO_2）が 50% 以下になることが望ましい。

④ 急性呼吸不全に対する酸素療法

　室内気で PaO_2 が 60 mmHg 未満または SaO_2 が 90% 以下の場合が酸素投与開始の適応となる。これらの値が得られない場合でも，低酸素血症が強く疑われる場合や重症外傷，急性心筋梗塞，短期的治療，外科的処置（麻酔後回復期，骨盤手術など）でも，酸素療法が行われる。

　一般的には PaO_2 60 mmHg 以上または SaO_2 90% 以上を目標に行う。パルスオキシメータが使用可能であれば SpO_2 が 90% 以上となるよう，投与量を調節する。

　Ⅰ型呼吸不全では鼻カニューレから開始し，不十分であれば，ベンチュリマスクやネブライザ付き酸素吸入器といった高流量系システムやリザーバー付き酸素マスクを使用し，さらに不十分であれば人工呼吸管理に移行する。

　Ⅱ型呼吸不全では酸素化の改善だけでなく，換気状態の維持と改善が重要となるため，パルスオキシメータによる酸素飽和度の評価はもちろん，意識状態や呼吸数・呼吸回数，動脈血の pH や $PaCO_2$ などの注意深い観察が必要

である。基本的に鼻カニューレで開始するが，CO_2 ナルコーシスが危惧される場合には，患者の換気状態によらず比較的一定した酸素濃度管理が可能なベンチュリマスクなどの高流量システムを用いて，酸素濃度 24% などの低濃度から開始して上昇させていくほうがよい場合がある。

　酸素化・換気状態の改善が不十分であれば，人工呼吸管理に移行する。CO_2 ナルコーシスを恐れるあまり，呼吸不全への対処が遅れることはあってはならない。

⑤ 慢性呼吸不全に対する酸素療法

　慢性呼吸不全では**長期酸素療法**(LTOT)が行われる。呼吸困難などの症状の改善や QOL の向上，生命予後の改善が期待される。急性呼吸不全と同様，慢性呼吸不全における酸素投与の目標 PaO_2 は 60 mmHg 以上とする。

　急性呼吸不全患者と異なり，慢性呼吸不全患者は生活のなかで酸素療法を継続するため，覚醒安静時のみならず，運動時や睡眠時についても別に評価して酸素流量が決定される。運動時の酸素流量は，医療者が付き添って SpO_2 を監視しながら 6 分間歩行を行い，運動時に SpO_2 が 90% 以上を維持できるように決定する。また睡眠中に換気が低下して低酸素血症となることがあるため，睡眠中にパルスオキシメータを用いた測定を行い，夜間の適切な酸素流量を決定する。Ⅱ型呼吸不全患者では，酸素の過量投与による CO_2 ナルコーシスのリスクがあるため，より慎重に酸素流量が決定され，必要に応じて非侵襲的陽圧換気(NPPV)(◯67 ページ)，ネーザルハイフローが併用される。

⑥ 在宅酸素療法(HOT)

　在宅酸素療法(HOT)によって，かつては長期入院が必要であった慢性呼吸不全患者の自宅療養や社会復帰が可能となった。

　慢性呼吸不全での在宅酸素療法導入の適応基準は，動脈血酸素分圧(PaO_2)が 55 Torr(mmHg)以下の者，および PaO_2 60 Torr(mmHg)以下で睡眠時または運動負荷時に著しい低酸素血症をきたす者であって，医師が在宅酸素療法を必要であるとみとめた者とされる。パルスオキシメータによる酸素飽和度からの判定も可能である。在宅酸素療法を導入後は，月 1 回以上の受診のうえ，PaO_2 または SpO_2 の測定と酸素療法の調整・指導がされなければならない。とくに，①夜間を含めた緊急時や災害時の連絡先と対処方法の確認，②禁煙や火気の管理，といった安全管理の確認は重要である。

　在宅酸素療法での酸素供給装置には，**酸素濃縮装置，液化酸素装置，酸素ボンベ**の 3 種類がある(◯**表 1-10**)。それぞれの利点と欠点を考慮し，患者にあった装置を選択することが重要である。

○ 表 1-10　在宅酸素療法における酸素供給装置

	a. 酸素濃縮装置	b. 酸素ボンベ	c. 液化酸素装置
装置			
一般的な概要	・空気中の酸素を分離・濃縮して最大 7 L/分まで供給する。 ・バッテリー搭載型の携帯型も開発されている。 ・比較的操作が簡便で高齢者向き。	・外出時に携帯用として使用する。 ・呼吸同調装置(デマンドバルブ)の併用により連続使用時間を延長できる。	・液化酸素を充塡した設置型容器(親容器)を家庭に設置する。 ・外出時は携帯型容器(子容器)に酸素を充塡して使用する。 ・活動性の高い若年者向き。
利点	・酸素濃縮装置は家庭用電源があれば連続使用できる。 ・酸素ボンベは長期間保存できる。		・電源が不要。 ・子容器が軽量で酸素ボンベより長時間使用できる。
欠点	・酸素濃縮装置の電気代がかかる。 ・停電時は酸素濃縮器は使用できないため酸素ボンベを使用する。 ・呼吸同調装置付き酸素ボンベの誤使用がおこりやすく,高齢者などでは反復指導が必要。		・定期的な親機交換が必要。 ・子容器への充塡操作がやや煩雑。 ・未使用でも自然蒸発により減少。 ・住宅事情により使用制限あり。

〔写真提供：〔a〕ダイキン工業株式会社,〔b〕大陽日酸株式会社,〔c〕チャートジャパン株式会社〕

❹ 人工呼吸療法

❶ 人工呼吸器のはたらき

　　　　自発呼吸だけでは動脈血の酸素分圧や二酸化炭素分圧を適正な状態に保てない場合には,**人工呼吸器**を用いた呼吸管理が必要となる。

　　　　人工呼吸器のおもなはたらきは,①吸気の酸素濃度を確実に上げること,②不十分な換気量を補うこと,③通常の呼吸では使われていない肺胞を開いてガス交換の効率を上げること,④呼吸筋の仕事量を軽減すること,などである。人工呼吸器による呼吸管理はあくまでも生命を維持するための対症療法であり,人工呼吸器装着の原因となる疾患の治療があわせて行われる。

　　　　機械的人工呼吸には,気管挿管下に行う侵襲的人工呼吸と,気管挿管せずにマスクを使用して行う非侵襲的な人工呼吸(**非侵襲的陽圧換気〔NPPV〕**)がある(○ 図 1-21)。近年,非侵襲的人工呼吸として NPPV の適応が広がりつ

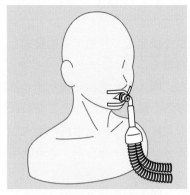
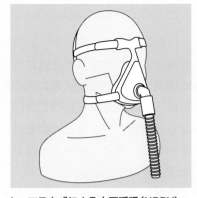
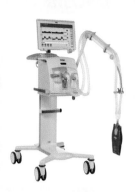

a. 気管挿管による人工呼吸　　　b. マスク式による人工呼吸（NPPV）　　　c. 人工呼吸器

(写真提供：ドレーゲル・メディカルジャパン株式会社)

◯ **図 1-21　人工呼吸の方法**

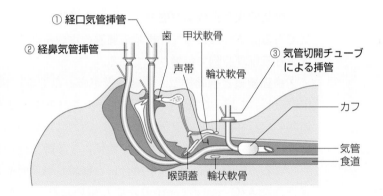

◯ **図 1-22　気道確保の方法**

つあり，慢性閉塞性肺疾患（COPD）の急性増悪などに対して積極的に使用されている。

② 気道の確保

　　侵襲的人工呼吸においては，人工呼吸器を装着するにあたって気道確保のために**気管挿管**や**気管切開**などの処置が通常必要となる（◯図1-22）。気管挿管には鼻孔から挿管する経鼻挿管と，口腔から挿管する経口挿管があり，状況に応じて使い分けられている。

　　緊急時には，最も迅速に行える経口挿管が多用される。また人工呼吸器による呼吸管理が長期にわたることが予想される場合には，気管切開が行われる。これらの処置により，はじめて通常の人工呼吸器を装着することができ，痰などの気道内の分泌物の吸引も効率的に行えるようになる。

③ 換気方法

　　人工呼吸の換気様式は，あらかじめ換気量を設定して作動する**従量式**と，気道内圧を設定して作動する**従圧式**に分けられる。

　①従量式換気　設定した換気量に達すると，吸入から呼出に切りかわるもので，つねに一定の換気量を保つことができる。肺の弾力性がそこなわれてかたくなっている場合や，気道内の分泌物などによって気道抵抗が増大している場合などでも，適切な換気量が得られるメリットがあるが，気道内圧が高くなりすぎる危険がある。

　②従圧式換気　設定した気道内圧に達すると吸入から呼出に切りかわる方法。肺の弾力性がそこなわれている場合や，気道抵抗が増大している場合などでは一定の換気量を維持しにくいが，気道に過大な圧力がかからないように設定することで，人工呼吸器による肺の損傷を少なくすることができる。

換気モード●　人工呼吸器の換気モードの主要なものは以下の通りである。

　①呼気終末陽圧換気（PEEP）　人工呼吸器がその呼出時に陽圧をかける換気である。これによって呼出時の肺胞の虚脱（きょだつ）を防ぐことができ，ほとんどの人工呼吸管理症例で付加されている。

　②調節換気と補助換気　自発呼吸がまったくない状態で，呼吸が機械（人工呼吸器）によって完全にコントロールされる換気法を**調節換気**という。手術時の全身麻酔下での換気法として一般的に用いられる。自発呼吸がある場合には，吸入が引きがねになって機械による換気が開始される**補助換気**が用いられる。呼吸がなくなった場合に自動的に調節呼吸にきりかわるように設定された **A/C**（assist/control）が広く用いられている。また，患者の自発呼吸に同期させて人工呼吸器から設定された回数のみ補助換気を行うものを**同期式間欠的強制換気**（SIMV）といい，後述する人工呼吸器からの離脱（ウィーニング）の過程でよく用いられる。

　③圧支持換気（PSV）　あらかじめ気道内圧の上限（サポート圧）を設定しておき，自発呼吸に同期して吸入を開始し，サポート圧に達するまで気道内圧を上昇させる。そして患者の吸入が続く間はサポート圧を維持するように吸気流量が調節される。吸入の終了を，その吸気流量の減少などから人工呼吸器が認識することにより呼出が開始される。このように患者の1回ごとの自発呼吸を，その吸入の開始から，吸入時間・呼出の開始にいたるまで，すべて機械が合わせて補助してくれる。この方式が利用できるのは，自発呼吸の回数が十分確保できていることが条件になるが，自発呼吸との同調性が非常によいため，後述するファイティング（非同調呼吸）が少なく，最近ではウィーニングの際によく用いられている。

　④持続気道陽圧療法（CPAP）　CPAP は，自発呼吸に PEEP がかけられたものといえる。CPAP では気道内圧がつねに陽圧になっているため，自発呼

吸のみの場合に比べて血液の酸素化が効率よく行われるうえ，患者にとってはいつでも必要なだけ呼吸ができ，肺にとっても生理的な状態に近いため，人工呼吸器からのウィーニングにおいてよく用いられる。

ファイティング●　人工呼吸中，患者の呼吸が機械の設定に同調せず，咳や呼吸困難をおこすことを**ファイティング（非同調呼吸）**という。チューブの位置や気道分泌物が原因となることもある。ファイティングがおこった場合には，人工呼吸器の設定変更が必要になることもある。

❹ 人工呼吸器からの離脱（ウィーニング）

人工呼吸器療法としての最終的なゴールは，人工呼吸器を外した状態でも，患者の自発呼吸のみで生命を維持することができるようにすることである。**人工呼吸器からの離脱（ウィーニング）**を開始する条件は個々の患者の状態によって異なるが，日本集中治療医学会・日本呼吸療法医学会・日本クリティカルケア看護学会による，『3学会合同人工呼吸器離脱プロトコル』[1]などが参考になる。その基準はおおむね以下のとおりである。

(1) 原因となる疾患が軽快したか，あるいは安定している。

(2) 酸素化が十分である（$FiO_2 \leqq 0.5$ かつ $PEEP \leqq 8\ cmH_2O$ のもとで $SpO_2 > 90\%$）。

(3) 循環動態が安定している。

(4) 十分な吸入努力がある。

(5) 異常呼吸パターンをみとめない。

(6) 全身状態が安定している。

❺ 合併症

人工呼吸器療法の合併症には，**圧損傷**や**人工呼吸器関連肺炎（VAP）**など，さまざまなものがある。圧損傷は，気道内圧が上昇することによって気胸などを引きおこすだけでなく，それだけで肺損傷を悪化させる。また長期の高濃度酸素吸入は，無気肺や肺損傷の原因となる。

人工呼吸器●
関連肺炎　人工呼吸器関連肺炎（VAP）は気管挿管による人工呼吸を開始後48時間以降に発症する肺炎のことで，その発症には口腔内の病原微生物が重要視されている。そのため口腔ケアや吸引，体位変換，誤嚥予防などの予防策が重要である。発症した場合には，早期の適切な抗微生物薬の投与が重要である。

❻ 非侵襲的陽圧換気（NPPV）

これまでの人工呼吸器による呼吸管理には，気管挿管や気管切開などの処

---

1) 日本集中治療医学会：3学会合同人工呼吸器離脱プロトコル（http://www.jsicm.org/publication/kokyuki_ridatsu1503.html）（参照 2022-06-03）

置が必要であったが，近年それらの処置を行わずに，顔マスクや鼻マスクを患者に密着させることで，人工呼吸器による補助換気が可能となる装置が用いられるようになってきた。患者への負担が少ないという利点から急速に普及してきている。換気の方式としては，PSV に PEEP を加えたものが主流であるが，患者に与える侵襲がほとんどないことから，**非侵襲的陽圧換気**（**NPPV**）とよばれる。自発呼吸がない場合や，マスクがフィットしない場合には禁忌であり侵襲的人工呼吸が必要である。

　非侵襲的陽圧換気は，とくに慢性閉塞性肺疾患（COPD）の急性増悪において挿管下の人工呼吸療法より有用性が高く，人工呼吸療法が必要な際にまず試みるべき呼吸管理方法である。また，心原性肺水腫（心不全）でも有用性が高いとされる。喀痰が多く喀出困難な症例や重症呼吸不全例にはやや不向きではあるが，会話が可能であり，合併症としての肺炎の発症も少ない。

在宅人工呼吸療法● 　NPPV は小型のものも多く，在宅での呼吸管理にも用いやすい。慢性呼吸不全で，とくに高二酸化炭素血症を伴う結核後遺症，神経筋疾患，一部の COPD 症例に対して，**在宅人工呼吸療法**としても使用されている。

E おもな手術

1 開胸のための体位と切開

　呼吸器の手術では，対象となる病巣の部位や術式などにより，さまざまな種類の**開胸法**が存在する。胸腔鏡下手術は，胸壁の切開創は小さいとはいえ，外気と胸腔内とが交通するという意味において，開胸による手術である。

■体位の工夫

　呼吸器の外科手術は，基本的に全身麻酔下で，患側肺を虚脱させて健側肺のみで換気を維持する**左右分離肺換気**により行われる。また胸腔内の手術は限られた肋間を通して行うため，側臥位での手術の際は，腋窩に枕を敷いたり，手術台を屈曲させたり，患側上肢に可動域を残して，肋間を開大しやすくする体位をとる（◎図1-23）。

　このように開胸手術に有利な体位をとることは，胸腔鏡下手術の際にも必須である。なぜなら，胸腔鏡下手術においても肋間はより広がっているほうが有利であり，安全に手術を行うためには，つねに迅速に開胸手術へ移行できるよう備える必要があるからである。そのため，開胸手術用器具をすぐに使えるように準備しておくことも当然必要である。

　仰臥位の体位での手術では，背部に枕を入れて頸部から前胸部を軽く伸展する。体位のとり方は，それぞれの執刀医により決定される。

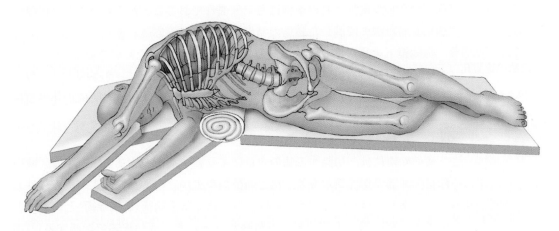

⬭ 図 1-23　開胸における体位の例

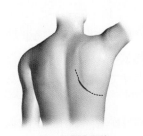

a. 後側方開胸
点線は切開線の範囲

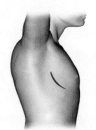

b. 前側方開胸

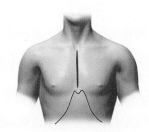

c. 胸骨正中切開

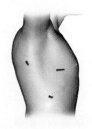

d. 胸腔鏡下手術のための
　処置孔

⬭ 図 1-24　おもな開胸法

■開胸法

後側方開胸 ● 　後側方開胸は，患者を側臥位とし，脊椎 棘 突起と肩甲骨内側縁の中間点から，肩甲骨下縁の約 1 横指下方を通り前腋窩線にいたる弧 状 の皮膚切開を行う（⬭ 図 1-24-a）。従来の定型的な肺切除手術では，25～30 cm にわたって開胸を行うことが標準的であったが，近年では胸腔鏡を用いることにより，6～10 cm ほどの小開胸を行う方法が主流になっている。

　後側方開胸は応用のきく基本的な開胸法であり，たとえば肺尖部の局所浸潤 腫瘍 などのように周囲組織への浸潤を伴う大きな病変を切除する場合には，術野の確保のために，切開線をさらに後上方などへ延長して開胸する。

前側方開胸 ● 　前側方開胸は，患者をやや背側に軽度傾けた側臥位とし，第 4 あるいは第 5 肋間に沿って前腋窩線付近を切開して開胸する方法である（⬭ 図 1-24-b）。

胸骨正中切開に よる開胸 ● 　胸骨正中切開（胸骨縦切開）では，まず患者を仰臥位とし，その背部に枕を入れて頸部から前胸部を軽く伸展させておく。その体勢で胸骨の正中に沿って皮膚を切開し（⬭ 図 1-24-c），胸骨を切開用電動のこぎりで二分して開創す

る。こうした電動工具の準備にも十分慣れておくことが必要である。縦隔腫瘍や縦隔組織へ浸潤した腫瘍の摘出手術などに適応される。

胸腔鏡下手術の● 　胸鏡鏡下手術の際には，胸腔鏡と鉗子を挿入するための処置孔（ポートア
ための処置孔　クセス）が設けられる（⮞図1-24-d）。患者を側臥位にして，側胸壁に1〜数か所の小さな創をつくる。創の部位や大きさ，数などは，執刀医により異なる。

② 肺切除術

　肺切除術には，切除する肺の容量により肺全摘術・肺葉切除術・肺区域切除術・肺部分切除術があり，疾患の種類や広がりによって術式が決められる。

肺全摘術● 　右肺あるいは左肺をすべて切除する術式を**肺全摘術**（**肺摘除術**）という。主気管支，肺動脈，上肺静脈，下肺静脈をそれぞれその根部で切離する（⮞図1-25-①）。とくに右肺全摘術は心機能や呼吸機能に与える影響が大きく，術後の合併症の発生率も高い。

肺葉切除術● 　肺葉切除術は，肺がんの根治目的の標準術式である（⮞図1-25-②〜⑦）。肺葉に分岐する気管支とその肺葉に出入りする肺動脈・肺静脈を切離する。肺がんの場合にはリンパ節郭清も合わせて行う。また病巣が2つの肺葉にまたがって進展している場合には，その2つの肺葉をあわせて切除することがある（**二葉切除術**）。

肺区域切除術● 　気管は左右の主気管支に分かれたあと，葉気管支に分かれ，さらに区域気管支に分かれていく。区域を切除する**肺区域切除術**では，切除予定の区域気管支とその区域に出入りする肺動脈・肺静脈の枝を切離する。肺葉切除よりも肺の切除範囲が狭いため，呼吸機能の損失が比較的少ない。一部の早期の肺がん転移性肺腫瘍に対して行われることがある。

肺部分切除術● 　比較的肺表面に近い病巣に対して，その周辺の肺組織を含めて切除する方法を**肺部分切除術**とよぶ。肺の良性腫瘍や転移性肺腫瘍，自然気胸の原因となるブレブ（⮞107ページ）の切除などで行われることが多い。末梢に発生した

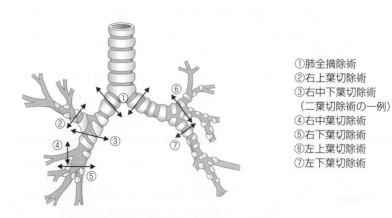

①肺全摘除術
②右上葉切除術
③右中下葉切除術
　（二葉切除術の一例）
④右中葉切除術
⑤右下葉切除術
⑥左上葉切除術
⑦左下葉切除術

⮞ **図1-25　肺摘除の術式と気管支の切除ラインの関係**

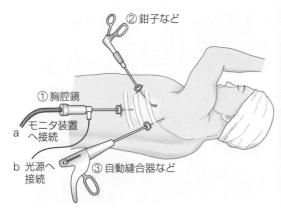

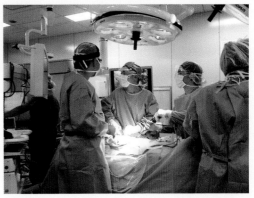

② 鉗子など

① 胸腔鏡

a　モニタ装置
　　へ接続

b　光源へ
　　接続

③ 自動縫合器など

○ 図 1-26　胸腔鏡下手術

孤立性肺病変やびまん性肺疾患などの診断のために，生検として行われることもある。

③ 胸腔鏡下手術

胸腔鏡下手術は，一般的に全身麻酔下で患側肺を虚脱させて片肺換気とし（左右分離肺換気），これにより生まれた胸腔内の空間に胸腔鏡や手術器具を挿入し，テレビモニタに映し出された胸腔内の様子を見ながら，手術操作を行う（○ 図 1-26）。

肺部分切除のみならず，従来では後側方開胸や胸骨正中切開による開胸により行われていた肺葉切除術や縦隔腫瘍の切除術などにも適応されている。肺葉切除や肺区域切除などの場合には，8 cm 程度までの小切開創を追加して行うこともあるが，切開創の部位や大きさ，数などは執刀医により異なる。

胸腔鏡下手術は，胸腔内の操作は従来の直視下の開胸手術と同様で，単にアプローチの手段が異なるだけであり，創部の小さい手術を行うために十分な治療効果が得られない手術になっては本末転倒である。すべての肺がんなどの疾患に胸腔鏡下手術が適応できるわけではなく，進行度や胸腔内癒着（ゆちゃく）などの状態によって適応外となるものもある。

④ ロボット支援下手術

2009（平成 21）年に手術支援ロボットがわが国ではじめて薬事承認された。適応は前立腺手術から拡大し，呼吸器外科領域では，2018（平成 30）年に肺悪性腫瘍と縦隔腫瘍において保険適用となった。

術者は，術野の清潔野から離れた操作用コンソールに座り 3D 画像を見ながら遠隔操作を行い（○ 図 1-27-a），助手は患者の脇でモニターを見ながらアシスタントポート（処置孔）より直接操作を行う（○ 図 1-27-b）。ロボット支援下手術は，三次元のすぐれた視野において，自在に可動する関節をもつ鉗子

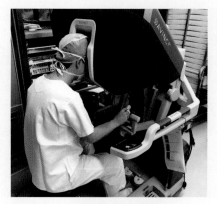

a. 3D画像を見る術者

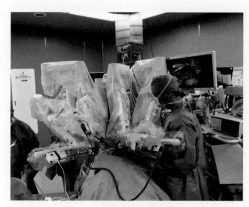

b. 直接操作する助手

（写真提供：東京慈恵会医科大学大塚崇教授）

○ **図1-27　ロボット支援下手術**

を用いた操作が可能であり，これまでの胸腔鏡下手術を含めた手術技術に対しての優位性が期待されている。

まとめ

- 胸膜腔はつねに陰圧に保たれている。
- 呼吸器の外科的疾患のなかで最も重要なものに肺がんがあるが，肺がんの確定診断には病理学的検査が重要となる。ほかにも，胸部X線写真・胸部CT・PET・気管支鏡検査・喀痰細胞診などが行われる。
- 薬物療法では，①去痰薬，②抗アレルギー薬，③鎮咳薬，④気管支拡張薬，⑤副腎皮質ステロイド薬，⑥抗微生物薬，⑦抗悪性腫瘍薬などの薬剤が用いられる。
- 呼吸器疾患の薬物療法では，吸入療法が重要である。吸入手技の指導が不可欠である。
- 酸素療法の合併症として，CO_2ナルコーシスと酸素中毒が重要である。
- 近年，慢性呼吸不全患者に対して，在宅酸素療法（HOT）が行われるようになった。
- 開胸の方法としては後側方開胸が標準的であるが，近年では，胸腔鏡を用いることにより，小切開を行う方法が主流となっている。
- 肺切除の術式には，肺全摘除術・肺葉切除術・肺区域切除術・肺部分切除術などがある。
- 近年では胸腔鏡下手術が盛んに行われるようになってきている。

復習問題

1 下図は胸部の横断面である。次の文章の空欄を埋めなさい。

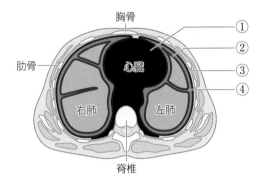

Ⓐ 脈拍数
Ⓑ PaO_2（動脈血酸素分圧）
Ⓒ $PaCO_2$（動脈血二酸化炭素分圧）
Ⓓ SpO_2（経皮的動脈血酸素飽和度）
Ⓔ SaO_2（動脈血酸素飽和度）
Ⓕ VC（肺活量）
Ⓖ pH（水素イオン指数）
Ⓗ FEV_1（1 秒量）
Ⓘ 最大瞬間呼気流速

▶左右を肺で囲まれ，前後は胸骨と脊椎にはさまれた中央の茶色の部分を（① 　　）という。
▶肺をおおう膜を（② 　　），胸壁側を裏打ちする膜を（③ 　　）とよぶ。
▶②と③の間を（④ 　　）とよび，大気圧に比べて（⑤ 　　）に保たれている。
▶④の空間に存在する体液を（⑥ 　　）という。

2 次の①〜④の検査機器で測定されるものをⒶ〜Ⓘから選びなさい。

①パルスオキシメータ　　（　　　　）
②動脈血ガス分析　　　　（　　　　）
③スパイロメータ　　　　（　　　　）
④ピークフローメータ　　（　　　　）

3 次の文章の空欄を埋めなさい。また，〔　〕内の正しい語に丸をつけなさい。

▶（① 　　　　　　）では，呼吸困難の程度がグレード 0 から（② 　　）で評価される。
▶チアノーゼは，〔③ 酸素化・脱酸素化 〕ヘモグロビンが 5 g/dL 以上になると出現する。
▶低酸素血症から高二酸化炭素血症となり，呼吸性アシドーシスから意識障害をきたした状態を（④ 　　　　　　）という。

4 慢性呼吸不全の急性増悪時に高濃度の酸素投与を行うと，呼吸を維持できなくなり，危険な状態となることがある。その理由を答えなさい。

第2章

おもな疾患

A 上気道の疾患

1 かぜ症候群

かぜ症候群は鼻咽頭から喉頭までの上気道におこる急性炎症性疾患の総称である。インフルエンザが流行性感冒とよばれるのに対して，**普通感冒**ともよばれる。

病因● 多くがウイルス感染によりおこる。ライノウイルスによるものは成人に多く，RS ウイルスやアデノウイルス，パラインフルエンザウイルスなどによるものは小児に多い。割合は少ないが，マイコプラズマなどの細菌感染でもおこる。そのほかに寒冷などの刺激やアレルギーなどの非感染性の要因によるものもある。

症状● 鼻汁・鼻閉，咳嗽・痰，咽頭痛などのほか，発熱や全身倦怠感などの全身症状がみられ，腹痛や吐きけ・嘔吐，下痢などの消化器症状を伴うこともある。また他覚所見として咽頭発赤がみられる。発症後，数日から 1 週間程度で治癒する。

診断● 咽頭ぬぐい液や鼻汁などによるウイルスの分離や菌検索が重要であるが，短時間では結果が出ないために，インフルエンザウイルスなどの一部のウイルスを除いて，臨床の場では実施されないことが多い。

治療● 保温・睡眠・安静・水分補給が重要である。発熱・頭痛・咽頭痛には，解熱鎮痛薬などによる対症療法が基本となる。かぜ症候群はウイルス性のものが多いため，多くの場合，抗菌薬は有効ではない。

2 インフルエンザ

インフルエンザは，インフルエンザウイルス(A 型，B 型，C 型)の感染によっておこる伝染性の急性呼吸器感染症である。感染力が強く，**流行性感冒**とよばれる。流行で問題となるのは A 型と B 型である。

インフルエンザの世界的な流行として，1918〜19 年のスペインかぜが知

られており，青年・壮年を中心に 2000 万人以上が死亡したといわれる。ほかにも，1968 年の香港かぜ，1977 年のソ連かぜがある。2009 年春ごろから 2010 年 3 月にかけては，ブタ由来の H1N1 型の感染がヒトの間で広がって世界的に流行し，**新型インフルエンザ**とよばれた。新型インフルエンザは，感染力は強いが致死率は通常の**季節性インフルエンザ**と同等で，現在では季節性インフルエンザと同様の扱いとされている。

　最近では東南アジアを中心に，高病原性の H5N1 型による鳥インフルエンザがトリからヒトへ感染した。このウイルスは致死率が高く，ウイルスの遺伝子の変異によって新たなヒトのインフルエンザが発生することが懸念されている。

流行の時期●　季節性インフルエンザは，国内では例年 11 月下旬ごろから患者数が増加し，年をこして 1～2 月にピークを迎える。シーズンの前半は A 型が流行し，後半は B 型が流行する傾向にある。

潜伏期間と感染経路●　感染後の潜伏期間は通常 1～3 日である。感染経路は，咳やくしゃみなどの際に気道分泌物の小粒子（飛沫）が飛散することによる**飛沫感染**が主体である。発症直前から発症後 3 日程度までが感染力が強いとされている。

症状●　通常，38℃ 以上の高熱と悪寒戦慄，激しい全身倦怠感，筋肉痛・関節痛などの全身症状で始まる。呼吸器症状はやや遅れて出現し，上気道の炎症に伴う咳やくしゃみ，鼻汁・鼻閉，咽頭痛などがあらわれる。ときには腹痛や嘔吐，下痢などの消化器症状を示すことがある。合併症のない場合，1 週間前後で軽快する。

合併症●　インフルエンザが重症化すると，小児では**インフルエンザ脳症**を，高齢者では二次性細菌性肺炎を併発することがある。

診断●　かぜ症候群に比べて全身症状が強いことが特徴であるが，これだけでは鑑別困難なことが多い。インフルエンザウイルスの感染は，迅速診断キットを用いて診断するのが主流となっている。鼻腔から粘液を採取してウイルスの有無を検出する。5 分前後で結果がわかり，A 型と B 型が同時に診断されることから，多くの医療機関が使用している。検査は，高熱や悪寒などの症状が出てから 24 時間以内に受けることが望ましい。

治療●　**抗インフルエンザ薬**により治療を行う。A 型・B 型の両方の治療薬であるノイラミニダーゼ阻害薬には，オセルタミビルリン酸塩（タミフル®）とザナミビル水和物（リレンザ®）がある。最近ではさらに，吸入薬のラニナミビルオクタン酸エステル水和物（イナビル®），注射薬としてペラミビル水和物（ラピアクタ®）が使用可能となった。とくに，イナビル® は，1 回吸入のみで治療が終了するという利点がある。また，成人および 12 歳以上の小児に単回投与するバロキサビル マルボキシル（ゾフルーザ®）が追加された。これらの治療薬は，発症後 48 時間以内に治療を行った場合に有効である。注射薬は，経口薬や吸入薬での治療が困難なときに投与が可能である。

予防● 　高齢者や，呼吸器疾患・腎疾患・悪性腫瘍・関節リウマチなどの基礎疾患
を有する患者の死亡原因の多くは，インフルエンザ後の肺炎の合併症である。
そのため，インフルエンザの流行拡大を防ぐための予防措置が重要である。

　①インフルエンザワクチン　予防には不活化 HA ワクチンの接種を行う。
ワクチンはその年に流行する型を予測して製造される。感染を完全に阻止す
る効果はないが，インフルエンザの発症予防や重症化による死亡を防ぐこと
に有効である。

　②感染経路の遮断　サージカルマスクは本来，手術に用いられる医療用マ
スクであるが，インフルエンザウイルスの飛沫感染対策に用いられる。さら
に，手洗いの励行は手指などを介する接触感染の予防に有用である。また，
流行の拡大を防ぐ目的で学級閉鎖・休校などの措置がとられている。

Ｂ 気管・気管支の疾患

1 急性気管支炎

　急性気管支炎は，比較的太い気管支までの急性炎症で，しばしばインフル
エンザ菌や肺炎球菌などの細菌感染の合併がみられる。臨床症状は，はじめ
は乾性咳嗽であるが，しだいに痰を生じるようになる。有色の粘膿性の痰を
伴うときは，細菌感染の合併を示唆している。通常は 1 週間で症状は消失す
るが喫煙者では長引きやすい。

　治療には，安静と保温を保ち，対症療法として鎮咳薬・去痰薬を投与する。
膿性痰をみとめるときは細菌感染の合併を考えて抗菌薬を投与する。

2 気管支拡張症

　気管支拡張症は，気管支粘膜の炎症によって気管支内腔が不可逆的な拡張
をきたした状態である。

原因● 　気管支拡張症の多くは，乳幼児期に罹患した呼吸器感染症（麻疹・百日
咳・肺炎）により生じるとされている。そのほかには，成人が結核に罹患し
たあとや，肺非結核性抗酸菌症（⊕91 ページ），関節リウマチなどの膠原病に
伴うもの，びまん性汎細気管支炎や慢性気管支炎などに続発するものなどが
ある。気管支拡張症の原因となる疾患の 1 つに原発性線毛機能不全症候群が
あり，なかでも気管支拡張症・慢性副鼻腔炎・内臓逆位を伴うものを**カルタ
ゲナー症候群**という。

症状● 　無症状のことも多いが，感染を合併すると慢性の咳嗽・膿性痰が生じ，血
痰や喀血をみとめることもある。痰の量は 1 日に 50〜100 mL やそれ以上に
なることもある。副鼻腔炎の症状を合併することもある。感染の合併を繰り

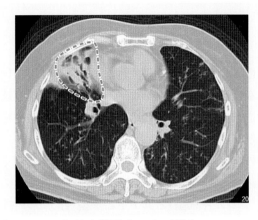

両側に陰影をみとめるが，とくに右中葉に気管支の拡張像がみられる。

⊙ 図 2-1　気管支拡張症の CT 所見

返すことによって呼吸困難がみとめられるようになる。

診断●　胸部 X 腺・CT 所見（⊙ 図 2-1）により確認し，血液検査・喀痰培養検査・呼吸機能検査を行う。なかでも非結核性抗酸菌症の有無は，気管支拡張症の評価として重要である。症状により副鼻腔 X 線検査や動脈血ガス分析を行う。

治療●　喀痰が多い場合は，去痰薬の投与やネブライザによる吸入療法を行う。体位ドレナージによる理学療法も有用である。マクロライド系抗菌薬の長期少量投与が有効な例もある。感染の合併の際には，抗菌薬を投与する。

　　血痰を伴う場合は止血薬を内服し，安静にして様子をみる。大量の喀血時には患側を下にして冷却する。血管を確保して止血薬を注射したり，大量の喀血時には気管支動脈塞栓術を行う。その後も喀血するときは手術を考える。

　　感染を繰り返し，呼吸不全をおこした場合には，在宅酸素療法を行う。

❸ びまん性汎細気管支炎

　　びまん性汎細気管支炎[1]は，発症原因は不明で，わが国を中心に東アジアで多くみられる疾患である。40〜50 代で発病のピークがあるが，男女差なく各年齢層にみられる。また慢性副鼻腔炎の既往があったり合併のある症例が多くみられ，**副鼻腔気管支症候群**の 1 つとされる。

症状●　持続性の咳嗽・痰，および労作時の息切れである。喘鳴を伴うこともある。

診断●　聴診では断続性ラ音をみとめる。胸部 X 線・CT 所見では両肺野にびまん性・散布性の粒状影をみとめる。感染が合併すると喀痰は膿性痰となる。

治療●　去痰薬の内服や吸入療法に加えて，マクロライド系抗菌薬の少量長期療法を行う。びまん性汎細気管支炎は，この療法により予後が著しく改善された。

1）「びまん性」とは，病変が肺全体に広がっていることを意味し，「汎」は炎症が細気管支の全層にみられることを意味している。

④ 気管支喘息

■1 定義と分類

概念● 　気管支喘息は，発作性の気道狭窄によって喘鳴や呼吸困難を生じる疾患である。気道狭窄は可逆的で，自然にあるいは治療により改善する。基本の病態は慢性の気道炎症と気道過敏性の亢進である。気道炎症には，好酸球などの炎症細胞などが関与する。

疫学● 　呼吸器疾患のなかでも気管支喘息の罹患率はとくに高く，今後さらに患者数の増加が見込まれる。一方，死亡者数は順調に減少してきている。

病型分類● 　アトピー型（アレルギー型）と非アトピー型（非アレルギー型）に分類される。アトピー型では環境アレルゲンに対する IgE 抗体が検出され，非アトピー型では IgE 抗体は検出されない。また，小児期に発症する喘息はアトピー型が多いが，成人発症の喘息では非アトピー型が増加する。

■2 喘息発作の誘発因子

　①呼吸器感染症　ウイルス感染はきわめて重要である。原因ウイルスとして，ライノウイルス，RS ウイルス，インフルエンザウイルスなどがある。

　②アレルゲン　ハウスダストやダニ，ペット，花粉などにより誘発される。

　③薬剤　アスピリン喘息は，アスピリンなどの非ステロイド性消炎鎮痛薬（NSAIDs）の投与で発作が誘発される。発症は思春期以降に多く，成人喘息の 5〜10% を占める。

　④運動　冷気や乾燥した空気により，気道の水分が喪失して誘発される。

　⑤食品　食品添加物やアルコールなどで発作が誘発されることがある。

　⑥環境　大気汚染や喫煙なども増悪因子になると考えられている。

■3 症状

　発作性の呼吸困難や喘鳴，咳嗽が夜間から早朝に反復する。発作がひどくなると起座呼吸となり，重篤症状ではチアノーゼを呈し，意識レベルの低下を伴うことがある。

■4 診断

　問診により前述の症状の有無を聴取する。

　①血液検査　末梢血中の好酸球の増加をみとめることが多い。

　②呼吸機能検査　スパイロメータによる呼吸機能検査では，非発作時は正常のことが多いが，発作時には閉塞性換気障害（1 秒率の低下）がみられる（⮥49 ページ）。

　③気道可逆性検査　β_2 刺激薬を吸入して，気道の可逆性の程度を調べる。

　④気道炎症　喀痰や末梢血中の好酸球の増加がある。また，喘息患者では気道の炎症により呼気中の一酸化窒素の増加がみられるため，**呼気中一酸化窒素濃度**（FeNO，フィーノ）**測定法**が実施されている。この検査は喘息の診断と治療効果の指標として用いられる。

⑤**呼吸抵抗測定検査(モストグラフ)** 安静の状態で呼吸機能を調べる。

⑤治療と治療薬

喘息治療は，発作時の急性期の治療と，非発作時の長期管理を明確に分けて行うことが大切である。治療薬も発作治療薬と長期管理薬からなる。長期管理薬は毎日継続する発作予防薬であり，喘息治療の基本となる。

①**発作治療薬(レリーバー)** 短時間作用性 β_2 刺激薬(SABA)のほか，アミノフィリン水和物の静脈内注射や短時間作用性テオフィリン，抗コリン薬などの気管支拡張薬(⊃51ページ)がある。また，副腎皮質ステロイド薬の静脈内注射や経口薬が用いられる。

②**長期管理薬(コントローラー)** 吸入ステロイド薬(ICS)，長時間作用性 β_2 刺激薬(LABA)，吸入ステロイド/長時間作用性 β_2 刺激薬配合薬(ICS/LABA)，ロイコトリエン受容体拮抗薬(LTRA)，テオフィリン徐放薬，長時間作用性抗コリン薬(LAMA)，LTRA 以外の抗アレルギー薬がある。喘息重症例には3剤配合薬(ICS/LABA/LAMA)の使用が可能になった。ICSは気道炎症を抑えるため，長期管理薬として最も有効である。これらの治療薬によっても喘息症状が抑えられない難治症例に対しては，分子標的治療薬が用いられる。

吸入療法● **吸入療法**には，従来から用いられていたジェットネブライザや超音波ネブライザのほかに，定量噴霧吸入器(pMDI)やドライパウダー吸入器(DPI)が用いられる(⊃56ページ)。成人の吸入療法はその簡便性と効果から，おもにpMDI と DPI が用いられる。配合剤は，治療をシンプルにし，コンプライアンスを高める効果がある。

吸入薬は局所性に作用するため，全身性の副作用を回避することができる。吸入ステロイド薬の局所の副作用に口腔・咽頭カンジダ症があるため，予防のために吸入後はうがいを行うように指導する。

治療のステップ● 喘息の治療は4つのステップに分類されている(⊃表2-1)。喘息の症状と現在までの治療状況を総合して決定する。どのステップでも吸入ステロイド薬が基本治療となる。最近は ICS/LABA が使用されることが多い。

⑥喘息症状の急性増悪時の対応

喘息発作は通常は病院外でおこるため，あらかじめ発作に対する処置と受診のタイミングについて十分説明しておく必要がある。来院の前に β_2 刺激薬の吸入と経口副腎皮質ステロイド薬を服用することを指導しておく。

来院後は重症度を評価するために，パルスオキシメータで酸素飽和度を調べる。必要に応じて動脈血ガス分析を行う。血管を確保し，アミノフィリン，および副腎皮質ステロイド薬の点滴静注を行い，低酸素血症があれば酸素療法を開始する。酸素投与後も低酸素血症が改善せず，二酸化炭素の上昇と意識障害を伴うときは気管挿管を行い，人工呼吸器管理の適応となる。

○ 表2-1 喘息治療ステップ

		治療ステップ1	治療ステップ2	治療ステップ3	治療ステップ4
長期管理薬	基本治療	ICS（低用量）	ICS（低〜中用量）	ICS（中〜高用量）	ICS（高用量）
		上記が使用できない場合，以下のいずれかを用いる LTRA テオフィリン徐放製剤 ※症状が稀なら必要なし	上記で不十分な場合に以下のいずれか1剤を併用 LABA（配合剤使用可*5） LAMA LTRA テオフィリン徐放製剤	上記に下記のいずれか1剤，あるいは複数を併用 LABA（配合剤使用可*5） LAMA（配合剤使用可*6） LTRA テオフィリン徐放製剤 抗IL-4Rα抗体*7,8,10	上記に下記の複数を併用 LABA（配合剤使用可） LAMA（配合剤使用可） LTRA テオフィリン徐放製剤 抗IgE抗体*2,7 抗IL-5抗体*7,8 抗IL-5Rα抗体*7 抗IL-4Rα抗体*7,8 経口ステロイド薬*3,7 気管支熱形成術*7,9
	追加治療	アレルゲン免疫療法*1 （LTRA以外の抗アレルギー薬）			
発作治療*4		SABA	SABA*5	SABA*5	SABA

ICS：吸入ステロイド薬，LABA：長時間作用性β_2刺激薬，LAMA：長時間作用性抗コリン薬，LTRA：ロイコトリエン受容体拮抗薬，SABA：短時間作用性吸入β_2刺激薬，抗IL-5Rα抗体：抗IL-5受容体α鎖抗体，抗IL-4Rα抗体：抗IL-4受容体α鎖抗体

＊1：ダニアレルギーで特にアレルギー性鼻炎合併例で，安定期%FEV$_1$≧70の場合にはアレルゲン免疫療法を考慮する。
＊2：通年性吸入アレルゲンに対して陽性かつ血清総IgE値が30〜1,500IU/mLの場合に適用となる。
＊3：経口ステロイド薬は短期間の間欠的投与を原則とする。短期間の間欠投与でもコントロールが得られない場合は必要最小量を維持量として生物学的製剤の使用を考慮する。
＊4：軽度増悪までの対応を示し，それ以上の増悪については「急性増悪（発作）への対応（成人）」の項を参照。
＊5：ブデソニド/ホルモテロール配合剤で長期管理を行っている場合は同剤を発作治療にも用いることができる（本文参照）。
＊6：ICS/LABA/LAMAの配合剤（トリプル製剤）
＊7：LABA，LTRAなどをICSに加えてもコントロール不良の場合に用いる。
＊8：成人および12歳以上の小児に適応がある。
＊9：対象は18歳以上の重症喘息患者であり，適応患者の選定の詳細は本文参照。
＊10：中等量ICSとの併用は医師によりICSを高用量に増量することが副作用などにより困難であると判断された場合に限る。

（日本アレルギー学会喘息ガイドライン専門部会：喘息予防・管理ガイドライン2021. p.109，協和企画，2021による，一部改変）

⑦ 自己管理の方法

携帯型のピークフローメータが市販されており，自宅でも呼吸機能の測定ができる（○図2-2）。とくに，呼吸機能と自覚症状に差があり，喘息の評価が困難な患者には，ピークフローメータと喘息日誌による管理を行う。

⑧ 喘息管理の評価方法

喘息の管理状態を点数により評価する質問票である喘息コントロールテスト（ACT，アクト）が用いられる。日常診療で使用される。

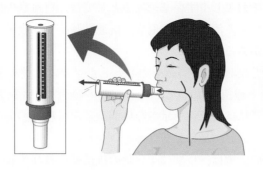

最大限に息を吸った状態から，勢いよく息を吐き出したときの最大瞬間呼気流速がピークフローである。これによって気道狭窄の程度がわかる。
気道狭窄の程度は，1 日のなかでも変動があるため，毎日朝晩，自己測定を行うことが，診断・治療に有用である。

◯図 2-2　ピークフローメータ

C　肺の疾患

1　肺炎

1　市中肺炎，院内肺炎，医療・介護関連肺炎（NHCAP）

　　肺炎は，発症した場所により，市中肺炎，院内肺炎，医療・介護関連肺炎（NHCAP）に大別される。

■市中肺炎

　　一般社会で生活している人に発症した肺炎を，**市中肺炎**という。感冒などのウイルス感染に引きつづいて発症することが多い。

　　起炎菌として，細菌性肺炎では肺炎球菌が最も多く，ついでインフルエンザ菌，モラクセラ-カタラーリスが，非定型肺炎ではマイコプラズマ-ニューモニエが多い。

治療●　市中肺炎は，軽症では外来治療が可能であるが，基礎疾患のある患者や重症患者では入院治療が必要となる。

　　治療は抗菌薬の投与が主体となる。細菌性の市中肺炎では耐性菌の出現を防ぐために，ペニシリン系薬を比較的高用量で用いるのが基本である。高齢者や肺に基礎疾患をもつ患者では，キノロン系抗菌薬（レスピラトリーキノロン）の使用が検討される。非定型肺炎との鑑別が困難な場合には，ペニシリン系抗菌薬にマクロライド系抗菌薬などが併用される。

■院内肺炎

　　入院後 48 時間以上経過してから新たに発症した肺炎を**院内肺炎**とよぶ。入院時には感染のなかった肺炎である。基礎疾患の治療のために入院した際に，院内で発症した肺炎である。

院内肺炎をおこしやすい基礎疾患としては，白血病や糖尿病，副腎皮質ステロイド薬による治療中の膠原病，抗悪性腫瘍薬や放射線による治療中の悪性腫瘍などがある。

起炎菌としては，緑膿菌を中心としたグラム陰性桿菌や，メチシリン耐性黄色ブドウ球菌（MRSA）など，耐性菌や耐性化するリスクの高い細菌が多い。健常者には病原性を示さない弱毒菌が日和見感染症として肺炎を引きおこす場合もあり，**日和見肺炎**ともいわれる。

治療● 院内肺炎の治療は，早期に十分量の抗菌薬を投与するのが重要である。耐性菌のリスクの有無を判断し，抗菌薬が選択される。

■医療・介護関連肺炎（NHCAP）

近年，おもに療養型病床や介護施設における高齢者の肺炎患者が増加しており，従来の市中肺炎や院内肺炎とは別に肺炎の新たな分類として，**医療・介護関連肺炎（NHCAP[1]）**が加えられた。

医療・介護関連肺炎は，①長期療養型病床群もしくは介護施設に入所している患者，②90日以内に病院を退院した患者，③介護を必要とする高齢者・身体障害者，④通院にて継続的に血管内治療を受けている患者に発症した肺炎，と定義されている[2]。

治療● 医療・介護関連肺炎の治療においては，患者・家族の意思を尊重し，いかなる治療が必要かが判断される。また，副作用や耐性菌のリスクも考慮して，抗菌薬が選択される。

② 細菌性肺炎

肺炎は原因微生物によって，細菌性肺炎・非定型肺炎・ウイルス性肺炎・肺真菌症に大別される。**細菌性肺炎**は，肺炎のうちで最も頻度が高い。

■肺炎球菌肺炎

肺炎球菌は，市中肺炎の原因菌として最も頻度が高い。高熱・咳嗽・さび色痰・胸痛がみられる。尿中や喀痰中の抗原を検出する迅速診断キットが普及しており診断に役だっている。また近年では，高齢者に対して23価肺炎球菌ワクチンの定期接種が開始されている。このワクチンは5年間有効で，以降も再接種可能となっている。

■インフルエンザ菌肺炎

インフルエンザ菌は市中肺炎の原因菌の1つである。慢性気道感染の代表

1）NHCAP：nursing and health care associated pneumonia の略。
2）日本呼吸器学会：医療・介護関連肺炎診療ガイドライン，メディカルレビュー社，2012.

的な原因菌である。高齢者，喫煙者，慢性気管支炎患者などでは，かぜ症状
に引きつづく気管支肺炎としてみられる。

■モラクセラ肺炎

モラクセラ-カタラーリスによる肺炎は，冬季の肺炎の原因となる。

■クレブシエラ肺炎

肺炎桿菌(クレブシエラ-ニューモニエ)による肺炎は，アルコール多飲者
や糖尿病患者に発症しやすい。大葉性肺炎を呈することが多い。

■緑膿菌性肺炎

緑膿菌は院内肺炎や医療・介護関連肺炎の原因菌となることがある。ま
た慢性気道感染のある患者では，抗菌薬の長期使用などにより緑膿菌が持続
的に感染しており，病状が進行すると緑膿菌性肺炎を併発する。とくに白血
球数が減少している患者におこりやすい。

■ MRSA 肺炎

メチシリン耐性黄色ブドウ球菌(MRSA)は院内肺炎の原因菌の１つである。
多くの薬剤に耐性があり，いったん発症すると急激な経過をたどることが多
い。早期からショック，播種性血管内凝固症候群(DIC)，心不全を併発し，
死亡率が高い。

③ 非定型肺炎

非定型肺炎は異型肺炎ともいわれる。ペニシリン系抗菌薬やセフェム系抗
菌薬などのβ-ラクタム系薬が無効であり，通常の細菌用の培地では培養で
きない細菌による肺炎である。代表的な非定型肺炎としてマイコプラズマ肺
炎・クラミドフィラ-ニューモニエ肺炎・オウム病・レジオネラ肺炎がある。

■マイコプラズマ肺炎

マイコプラズマ-ニューモニエ(肺炎マイコプラズマ)によるマイコプラズ
マ肺炎は，非定型肺炎のなかで最も頻度が高い。15〜30代の若年者に多く，
60歳以上の高齢者には少ない。4年の周期でオリンピックの年に流行すると
いわれてきたが，最近は職場や学校内で散発的な流行がみられる。細気管支
炎を伴うため，長期にわたるしつこい乾性咳嗽が特徴である。

診断は，発病初期と2〜3週後の回復期で2回抗体検査を行い(ペア血清検
査)，4倍以上の抗体価の上昇，あるいは単一血清で320倍以上の抗体価上
昇で診断される。最近では咽頭ぬぐい液を用いた迅速抗原検出検査や遺伝子
検出検査(LAMP法，Qプローブ法)による診断が普及してきており，広く

用いられる。

　治療にはマクロライド系抗菌薬・テトラサイクリン系抗菌薬・ニューキノロン系抗菌薬が有効である。

■クラミドフィラ-ニューモニエ肺炎・オウム病

　クラミドフィラ-ニューモニエ(肺炎クラミドフィラ)による肺炎は，ヒトからヒトへ飛沫感染する。比較的軽症の肺炎で，発熱と持続する乾性咳嗽をみとめる。

　一方，**オウム病**はオウムやセキセイインコ，ブンチョウなどの鳥類から排泄された**オウム病クラミドフィラ**を吸入することによって発症する。鳥類との接触を確かめることが早期診断に重要である。

　高熱で急激に発症し，乾性咳嗽，頭痛，筋肉痛，消化器症状などがみられる。重症化することもあり，肺炎以外に髄膜炎，心外膜炎，心筋炎，播種性血管内凝固症候群(DIC)などを合併することがある。これらのクラミドフィラによる肺炎の治療には，テトラサイクリンが第一選択薬である。マクロライド系抗菌薬・ニューキノロン系抗菌薬も有効である。

■レジオネラ肺炎

　レジオネラ-ニューモフィラによる**レジオネラ肺炎**は，在郷軍人病ともいわれる。グラム陰性桿菌であることから，細菌性肺炎に分類されることもある。レジオネラ-ニューモフィラは土壌中や水中に生息するので，空調装置や24時間風呂，温泉水などからレジオネラ-ニューモフィラを含む空気を吸入することにより発症する。基礎疾患のある患者におこりやすいが，健康なヒトに市中肺炎として発症することも多い。いったん発症すると，進行が速く重症化することもある。

　症状は，高熱と乾性の咳嗽に引きつづいて，膿性痰・胸痛・呼吸困難・チアノーゼなどが急激に出現し，経過が速い。消化器症状や意識障害がみられることも多い。

　診断には尿中抗原迅速診断キットが用いられている。

　治療にはニューキノロン系抗菌薬とマクロライド系抗菌薬が有用である。

④ 肺真菌症

　わが国でみられる**肺真菌症**としては，肺アスペルギルス症，肺クリプトコッカス症，ニューモシスチス肺炎，肺ムコール症が知られている。健常者にも発症することがあるが，日和見感染症として重要である。

■肺アスペルギルス症

　アスペルギルス属の感染による**肺アスペルギルス症**は，病態によって，侵

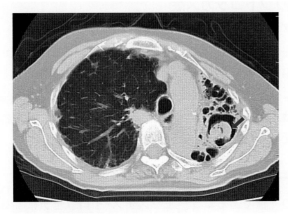

結核の遺残空洞内に菌球がみられる。

◯ 図 2-3　慢性肺アスペルギルス症

襲^{しゅう}性肺アスペルギルス症，慢性肺アスペルギルス症，アレルギー性気管支肺アスペルギルス症に分類される。

　①**侵襲性肺アスペルギルス症**　白血病・がんなどの悪性疾患，エイズ（AIDS）などに続発する。副腎皮質ステロイド薬や抗悪性腫瘍薬の投与は本症の発症を助長する。咳嗽・痰・呼吸困難・胸痛などで発症し，急性の経過をとる。確定診断は，菌体の検出または経気管支肺生検などにより病理組織学的にアスペルギルス属の菌糸が検出されることによる。

　②**慢性肺アスペルギルス症**　結核の遺残空洞^{くうどう}などにアスペルギルス属が定着し，増殖した疾患である。空洞内に菌球を形成するのが特徴である（◯ 図2-3）。**単純性肺アスペルギローマ**と**慢性進行性肺アスペルギルス症**に大別される。症状は咳嗽・痰・血痰・喀血である。血清中のアスペルギルス抗原に対する沈降^{ちんこう}抗体が診断に用いられる。単純性肺アスペルギローマの予後は慢性に経過して良好であるが，ときに大量喀血のため生命の危険をもたらす。一方，慢性進行性肺アスペルギルス症は進行性であり，抗真菌薬による長期の治療を要することが多い。

　③**アレルギー性気管支肺アスペルギルス症**　気管支にアスペルギルス属が感染して発症するアレルギー性の疾患である。症状は繰り返す喘息発作・咳嗽・痰などである。診断は，症状および末梢血好酸球の増加，血清 IgE の増加，血清中の抗アスペルギルス抗体の陽性，画像上の気管支拡張所見などから行われる。

治療●　肺アスペルギルス症の治療は抗真菌薬の投与が中心となる。単純性肺アスペルギローマでは外科的治療も検討される。アレルギー性気管支肺アスペルギルス症はアレルギー疾患であり，副腎皮質ステロイド薬の投与が基本となる。

■肺クリプトコッカス症

クリプトコッカス-ネオフォルマンスは，ハトの糞や土壌などの自然界に広く存在し，経気道的に感染する。中枢神経系に親和性があり，免疫不全患者では脳・髄膜炎を合併することがある。健常者に発症した場合は無症状だが，肺に結節陰影を呈することにより，健康診断で発見されることが多い。

診断は，菌体の検出または経気管支肺生検などの組織診断が主体である。血清診断も有用である。抗真菌薬による治療を行う。

■ニューモシスチス肺炎

真菌の一種であるニューモシスチス-イロヴェチによる感染症である。日和見感染症であり，副腎皮質ステロイド薬・免疫抑制薬・抗悪性腫瘍薬を使用中の患者や，HIV 感染症によって細胞性免疫が低下した患者にみられる肺炎である。わが国では，この肺炎をきっかけに HIV 感染によるエイズ（AIDS）が診断される患者が多い。治療は，ST 合剤の投与が第一選択になる。

■肺ムコール症

ムコールは，土壌や腐敗した木などに存在する真菌の一種である。肺ムコール症は経気道感染と考えられている。白血病や糖尿病などの基礎疾患を有する患者に発症する。咳嗽・痰・発熱・胸痛・呼吸困難などの症状があり，血管への侵襲が強いため，出血性梗塞による血痰がみられることがある。

診断は肺生検によるが，生前診断の困難な真菌症である。抗真菌薬による治療を行う。

⑤ ウイルス性肺炎

ウイルス性肺炎は，健常成人に発症する肺炎と免疫不全患者に合併する肺炎に分けられる。健常成人でウイルス性肺炎を引きおこす頻度が少ないが，新型コロナウイルス感染症（COVID-19）[1]では健常成人でもウイルス性肺炎がみとめられている。

■サイトメガロウイルス（CMV）肺炎

臓器移植後の免疫抑制薬投与中の患者やエイズ（AIDS）患者，血液悪性疾患や膠原病などの基礎疾患のある免疫不全患者では，サイトメガロウイルス（CMV）感染による肺炎が発症する場合がある。ニューモシスチス肺炎に合併する場合もある。

診断は肺胞洗浄液や組織中の CMV 遺伝子の検出と，細胞内のウイルス封

1）新型コロナウイルス感染症（COVID-19）は，新型コロナウイルス（SARS-CoV-2）による感染症で，2019 年 12 月に中国ではじめて報告された。

入体の検出による。末梢血中のウイルス抗原の検出も診断のたすけになる。

治療には，アシクロビルやガンシクロビルなどの抗ウイルス薬を投与する。

⑥ 誤嚥性肺炎

嚥下障害による誤嚥を原因とする肺炎を**誤嚥性肺炎**とよぶ。誤嚥性肺炎は高齢者の肺炎の原因として多く，細菌性肺炎という感染症の側面と，老化や神経疾患に伴う嚥下機能低下という老年病的な側面をあわせもっている。したがって，抗菌薬による治療に加えて，継続的な誤嚥対策が必要となる。なかでも，口腔ケアや嚥下指導，摂食嚥下リハビリテーションが重要である。

⑦ 肺炎の診断と予防の進歩

肺炎の治療には迅速かつ的確な診断が必要となる。肺炎球菌やレジオネラの診断には尿中抗原キットが用いられ，簡便かつ特異性にすぐれている。咽頭ぬぐい液を用いたマイコプラズマの迅速抗原検出検査や遺伝子検出検査（LAMP 法，Q プローブ法）による診断も有用性が高い。

23 価肺炎球菌ワクチンは，肺炎球菌により重篤な肺炎などに罹患する危険が高い心臓・呼吸器の慢性疾患患者，高齢者に有用性が高く，2014 年より 65 歳以上の高齢者に定期接種が開始となった。さらにより免疫原性が高いという 13 価肺炎球菌ワクチンも登場してきている。

② 肺膿瘍

肺膿瘍は，病原微生物の感染により肺実質が壊死し，化膿性空洞をつくり，空洞内に膿の貯留がみられる疾患である。**肺化膿症**ともよばれる。

原因●　肺膿瘍の原因としては，誤嚥が最も重要である。誤嚥により，食物や胃内容物とともに，口腔内細菌である嫌気性菌やブドウ球菌などが呼吸器に入りこむ。そのほかにも，歯周病など口腔内の炎症や他臓器の膿瘍が原因となって，血行性に発症することもある。

症状●　発熱・咳嗽とともに，悪臭のある大量の膿性痰の喀出がみられることが多い。

診断●　胸部単純 X 線検査や胸部 CT 検査で，ニボー像形成（鏡面形成）（◯ 307 ページ）を伴う空洞陰影がみられる。病原体の検出には，経気管支的な検体の採取が有用である。培養検査では嫌気培養を行うことが重要である。鑑別が必要な疾患として，空洞を伴う肺がんに合併した二次感染がある。この場合には気管支鏡による肺生検を行い，診断する。

治療●　嫌気性菌と好気性菌との混合感染が多いため，両方に効果のあるペニシリン系抗菌薬の合剤がおもに用いられる。体位ドレナージや気管支鏡による吸引などの排膿療法も有用である。内科的治療で効果が得られないときには外科的治療を行う。

❸ 肺結核

◼️ 疾患の動向

　結核は，世界３大感染症の１つとされ，世界的に重要な感染症である。わが国においては，2007年４月から，「結核予防法」が「感染症の予防及び感染症の患者に対する医療に関する法律(感染症法)」に統合されてから**２類感染症**に位置づけられており，結核診断後は，医師によりただちに保健所に届け出ることとされている。

　国内の2020年の統計では，患者は年間約１万３千人発生し，約1,900人が死亡している。罹患率はゆるやかな低下傾向にある。患者の高齢化が進行している。一方，若年患者では，外国出生者の割合が増加している。日常の診療のなかで結核患者をみる機会はけっしてまれなことではない。

◼️ 感染

　肺結核は**飛沫核感染(空気感染)**である。排菌している結核患者が咳やくしゃみをすると**結核菌**を含んだ飛沫核(空気中を浮遊する細かい粒子)が飛散する。その飛沫核を別のヒトが吸い込んで，結核菌が肺胞に到達して定着すると，感染が成立する。

初感染● 　結核菌にはじめて感染することを**初感染**という。肺胞に定着した結核菌は，胸膜直下に１cm以内の限局性の病変を形成する。さらに結核菌は肺からリンパ液の流れに乗って肺門リンパ節に到達する。

◼️ 発病

　結核菌に感染したからといって必ず発病するわけではない。大半の感染者は発病することなく一生を過ごす。感染者のうち感染性の結核を発病するのは，生涯を通じて約10%といわれている。さらに発病を予防するために潜在性結核感染症としての治療が行われる場合もある。

一次結核症● 　初感染ののち，結核菌が体内で増殖したり，宿主の免疫が不十分で引き続き発病したりする結核を**一次結核症**という。増殖した結核菌が胸膜に波及すると結核性胸膜炎をおこす。リンパ節から静脈内に結核菌が入れば血行性に播種され，肺では**粟粒結核**となり，髄膜では**結核性髄膜炎**を引きおこす。

二次結核症● 　初感染後にいったん抑え込まれた結核菌が，数年から数十年経過後に引きおこす結核を，**二次結核症**という。高齢者の結核の大半がこのタイプと考えられている。多くが免疫の低下による内因性の再燃である。二次結核症では，病巣部分が壊死し，その部分がやがて融解し，内容物が気管支から排出されると空洞を形成する。空洞は結核菌増殖の格好の環境となり，患者自身の結核病巣の拡大と重症化の原因となり，さらに大量の排菌により周囲への感染源にもなる。

◼️ 症状

　結核の初期症状は咳嗽・痰・発熱・全身倦怠感・胸痛などで，かぜの症状

と類似するが，このような症状が 2 週間以上続く場合には結核を疑い早期に医療機関の受診をすすめる。このほかには血痰・盗汗（寝汗）・食欲不振・体重減少などがある。高齢者の結核では咳嗽が少なく，食欲不振や体重減少が主症状のこともあるので注意が必要である。

5 検査・診断

ツベルクリン反応　ツベルクリン反応による検査は，精製ツベルクリン 0.1 mL を前腕内側に皮内注射し，48 時間後の発赤径もしくは 72 時間後の硬結径を測定する。これは結核菌に対する免疫が形成されているかどうかをみるものであり，結核症の発病の有無を調べるものではない。結核感染や **BCG 接種後**[1]，4～8 週間でツベルクリン反応は陽性となる。わが国では大部分の人が小児期に BCG 接種を受けているため，結核菌に感染していなくても反応を示すことが多い。したがって，ツベルクリン反応が BCG 接種によるものか感染によるものかは判断することがむずかしい。

IGRA 試験　インターフェロン-γ 遊離試験（IGRA[2]）は，血液検査による結核感染の診断方法である。ツベルクリン反応と異なり，BCG ワクチンの影響を受けることなく結核の感染の有無を評価できるため，近年ではツベルクリン反応にかわって結核の感染診断のための検査の主流になっている。結核菌に特異的な抗原でリンパ球を刺激した際に，インターフェロン-γ が遊離することを利用する。結核菌感染から陽性化まで 2～3 か月程度かかる。QFT-plus（Quanti FERON®TB ゴールドプラス）を用いる方法と，T-SPOT（T-スポット®. TB）を用いる方法がある。

結核菌検査　①**喀痰の採取**　結核菌の検出には喀痰検査が重要である。結核が疑われる場合には，1 回だけでなく 3 日連続の喀痰検査がすすめられている。痰の喀出が困難な人には，高張食塩水の吸入による**誘発喀痰**の採取を試みる。どうしても喀痰が採取できない場合には，胃液を採取して喀痰と同様に検査する。気管支鏡を用いた気管支肺胞洗浄液では，さらに高い頻度で結核菌が検出される。結核菌の検出は確定診断につながる。

②**塗抹検査・培養検査**　喀痰の塗抹検査では，痰をガラス板に塗布してから蛍光法もしくはチール-ネールゼン法で染色を行い，鏡検する。従来はガフキー号数 0 から 10 号で評価してきたが，現在は**簡易法**による表記が一般的である（◯ 表 2-2）。

同時に**培養検査**を実施する。培養検査では痰に含まれる菌量が少なくても検出が可能である。結核菌が証明できれば**培養陽性**とよぶ。従来は小川培地

---

1) BCG 接種：BCG ワクチンはウシ型結核菌の培養から得られた弱毒化結核菌である。従来は小児に対して，ツベルクリン反応検査と，その陰性者に対する BCG 接種が実施されていた。しかし，2005 年の法改正により，ツベルクリン反応検査は行わず，生後 6 か月未満の小児に対して BCG を 1 回接種することとなった。
2) IGRA：interferon gamma release assay の略。臨床では「イグラ試験」ともよばれる。

○表2-2　検鏡による検出菌数と記載法の対応

簡易法	蛍光法 (200倍)	チール-ネールゼン法 (1000倍)	相当する ガフキー号数
−	0/30 視野	0/300 視野	G0
±	1~2/30 視野	1~2/300 視野	G1
1+	1~19/10 視野	1~9/100 視野	G2
2+	≧20/10 視野	≧10/100 視野	G5
3+	≧100/1 視野	≧10/1 視野	G9

による培養検査が行われており，菌検出までに4~8週間が必要とされていた。近年では，液体培地を用いた迅速診断法が開発され，これにより2~3週間での菌検出が可能となった。

　培養陽性になった場合には，それが結核菌かそれ以外かを判断するために**同定検査**を実施する。結核菌同定後は，ただちに抗結核薬に対する**薬剤感受性検査**を実施する。

　③**核酸増幅法検査**　結核菌の核酸(DNA または RNA)を抽出し，それを人工的に増幅させて結核菌固有の塩基配列を検出することにより，結核菌を短時間で検出・同定する方法が普及している。この方法には，PCR 法やLAMP 法などがある。

胸部単純X線●　肺結核と診断するうえで，胸部単純X線検査は喀痰検査同様に重要であ
　　　検査　る(○図2-4-a)。結核病巣の有無，病巣の広がり，重症度の評価，治療効果の判定の指針になる。近年では，必要に応じてCT 検査も鑑別診断や治療効果の判定に併用される(○図2-4-b)。

　6治療

　　肺結核の治療は，**抗結核薬**による化学療法が中心である。確実な服薬のために，**直接服薬確認療法(DOTS)** が行われている(○55ページ)。

標準治療●　標準治療では，原則的に以下の①の方法で行うが，副作用などによりピラジナミド(PZA)の投与が不可の場合に限り②を用いる。

　①最初の2か月間はイソニアジド(INH)，リファンピシン(RFP)，ピラジナミド(PZA)，エタンブトール(EB)またはストレプトマイシン(SM)の4剤を用いる。その後の4か月間は，INH と RFP の2剤を投与する。

　②肝機能障害などの理由でPZA が投与できないときには，最初の2か月間は INH・RFP・EB あるいは SM を使用し，あとの7か月間は INH・RFPを用いる。

抗結核薬の●　抗結核薬の服用は長期間にわたるため，副作用について十分に注意する。
　　副作用
　　(1) イソニアジド(INH)：末梢神経障害・肝障害
　　(2) リファンピシン(RFP)：肝障害・胃腸障害
　　(3) エタンブトール(EB)：視神経炎

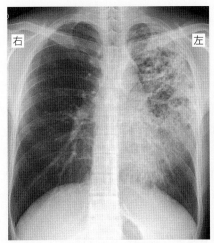
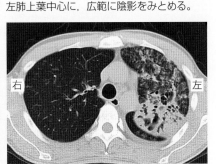

左肺上葉中心に，広範に陰影をみとめる。

a. 胸部単純 X 線検査　　　　　b. CT 検査

◯ 図 2-4　結核症

（4）ストレプトマイシン（SM）：第 8 脳神経障害・腎障害
（5）ピラジナミド（PZA）：肝障害・高尿酸血症

7 感染対策

　結核は飛沫核感染（空気感染）である。したがって排菌があり感染性が消失していない患者の診療のあたっては，感染防止のために，医療従事者はN95 マスクを，患者はサージカルマスクを着用する。

4 肺非結核性抗酸菌症（肺 NTM 症）

　結核菌以外の抗酸菌をまとめて非結核性抗酸菌（NTM[1]）とよび，これらによる呼吸器感染症を肺非結核性抗酸菌症（肺 NTM 症）とよぶ。NTM は水系や土壌などの自然界に生息しており，結核菌と異なって，ヒトからヒトへの感染はない。

　ヒトに病原性のある NTM は，約 30 菌種が報告されている。わが国での肺 NTM 症の約 7〜8 割を，肺 *Mycobacterium avium* complex 症（肺 MAC 症）が占めている。肺 MAC 症は増加傾向にあり，とくに中葉や舌区[2]中心に気管支拡張像を呈する肺 MAC 症が，中年以降の女性に増えている。

　肺 MAC 症では，クラリスロマイシン＋エタンブトール＋リファンピシンで初期治療を開始することが多い。治療期間は，結核よりさらに長期間必要とされている。

1）NTM：nontuberculous mycobacteria の略。
2）舌区：左肺上葉のうち，右肺でいう中葉にあたる部位をさす。

慢性閉塞性肺疾患（COPD）

■1 概念

慢性閉塞性肺疾患（COPD[1]）は，これまで慢性気管支炎や肺気腫の関連疾患とされてきたが，近年，疾患の概念が整理された。タバコの煙を主とする有害物質を長期間吸入すると，肺に慢性的な炎症が発生する。これにより気流制限がおこり，呼吸困難などの症状をみとめる疾患が COPD である。

■2 疫学

COPD による死亡順位は男性で高く，2019（令和元）年では第 8 位であった。今後さらに高齢者を中心に患者数が増加することが懸念されている。

■3 原因

喫煙は COPD の最も重要な原因と考えられている。90% 近くの COPD 患者が喫煙者である。喫煙以外では，大気汚染のほか，職業上で吸入する粉塵や化学物質などが原因となる。

■4 診断

問診・質問表● 慢性の咳嗽と痰，慢性進行性に悪化する労作時の呼吸困難（息切れ）が特徴である。呼吸困難の程度の分類には，**修正 MRC スケール**（◯40 ページ，**表 1-1**）や，**CAT 質問表**[2]が用いられている。

身体所見● 視診では，病状が悪化すると肺の過膨張による胸郭の前後径の拡張がみられる。聴診では，重症化すると呼気の延長と呼吸音の減弱がある。

検査所見● 胸部単純 X 線検査では，COPD の進行例では気腫性病変による肺野透過性の亢進（◯図 2-5-a）や，肺容量の増加による横隔膜の平坦化・低位などがみられる。高分解能 CT（HRCT）は，気腫性病変の発見にきわめて有用であり，低吸収域として描出される（◯図 2-5-b）。病初期の病変を検出することが可能である。

呼吸機能検査● スパイロメータによる呼吸機能検査で，閉塞性換気障害がみられる。気管支拡張薬投与後の 1 秒率が 70% 未満の場合を，気流閉塞の判断基準とする。

■5 治療

COPD の治療は，疾患の進行度および症状の程度を参考にして，段階的に行う（◯図 2-6）。

①**禁煙指導と管理**　禁煙は，COPD の発症と進行を抑制させる最も有効な治療法である。日常診療中に医師が 3 分間程度の禁煙指導を行うだけでも，禁煙率が上昇するとされている。禁煙の薬物療法には，ニコチンパッチやニコチンガムによるニコチン置換療法と，バレニクリン酒石酸塩による内服療法がある。

1）COPD：chronic obstructive pulmonary disease の略。
2）CAT：COPD assessment test の略。

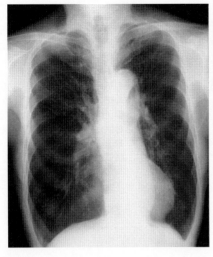
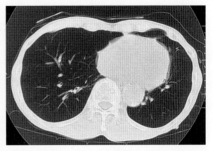

b. CT 所見

a. 胸部単純 X 線
両側中下野中心に透過性の
亢進と過膨張がみられる。

● 図 2-5　気腫性病変の検査所見

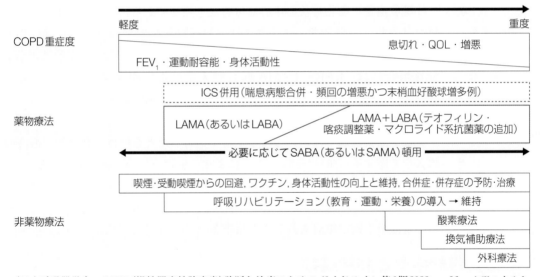

（日本呼吸器学会：COPD（慢性閉塞性肺疾患）診断と治療のためのガイドライン第6版2022．p.96，メディカルレ
ビュー社，2022．）

● 図 2-6　安定期 COPD の重症度に応じた管理

　②ワクチン　インフルエンザワクチンと肺炎球菌ワクチンの接種は，死亡
率の減少や肺炎発症を減少させる効果がある。
　③全身併存症の診断と管理　COPD は全身性疾患でもある（● 図 2-7）。
よって，心・血管疾患や代謝性疾患などの併存症の評価と治療を考慮する。
　④呼吸理学療法　日常の症状を緩和することを目的として，呼吸理学療法
（呼吸リハビリテーション）が行われる。薬物療法とともに，運動療法や栄養

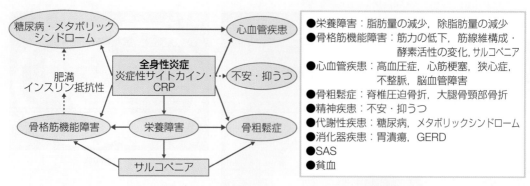

（日本呼吸器学会：COPD（慢性閉塞性肺疾患）診断と治療のためのガイドライン第6版2022. メディカルレビュー社. p.35, 36, 2022.）

○ **図 2-7　全身性疾患としての COPD**

療法を併用した呼吸訓練が重要である。とくに，口すぼめ呼吸が効果的である（○138 ページ）。

⑤**薬物療法**　薬物療法の中心は気管支拡張薬である。気管支拡張薬には，抗コリン薬，β_2 刺激薬，テオフィリン製剤がある（○52 ページ）。中等度以上の症例では，吸入ステロイド薬（ICS）が用いられる。近年は，治療効果が不十分な場合には，LABA/LAMA 配合吸入薬の併用がすすめられている。COPD と喘息を合併した症例には，LAMA あるいは LABA などの気管支拡張薬に加えて ICS が用いられる。

⑥**在宅酸素療法**　Ⅳ期の呼吸不全まで進行したときには，在宅酸素療法の導入を考慮する（○63 ページ）。これにより，生命予後の改善が得られる。

⑦**換気補助療法・外科療法**　呼吸不全の重症例では，非侵襲的陽圧換気療法（NPPV）や，在宅人工呼吸療法が行われることがある。外科療法としては，肺容量減量手術が検討されることもある。

6 間質性肺疾患と肺線維症

間質性肺疾患は，肺の間質[1]におこる病変である。進行すると肺胞の破壊によってガス交換が障害されるほか，肺全体がかたく，ふくらみにくくなって換気が障害され，呼吸不全をきたす（○図 2-8）。血液検査では LDH や KL-6 などが上昇する。低酸素血症は安静時には目だたなくても，歩行などの労作時に顕著となることが多く，注意を要する。また肺がんを合併しやすく，肺表面の組織の破綻による自然気胸をおこしやすい。慢性経過中に，新たな肺浸潤影の出現とともに急速な呼吸不全が進行する急性増悪がみられ

1）吸気から酸素を取り込み呼気に二酸化炭素を排出するガス交換の場（主として肺胞の空気に触れる部分）を肺の実質というのに対し，これを支える周囲の構造を間質という。

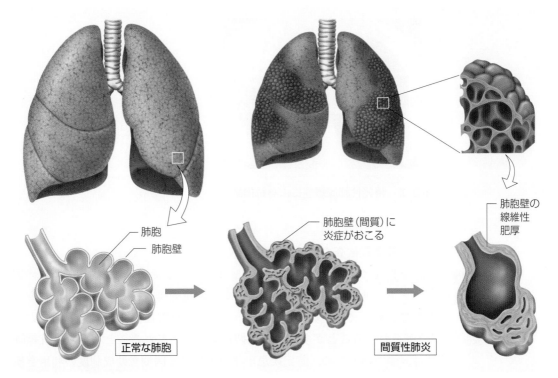

肺胞
肺胞壁

肺胞壁（間質）に
炎症がおこる

肺胞壁の
線維性
肥厚

正常な肺胞

間質性肺炎

◎ 図 2-8　間質性肺炎

ることがある。

　間質性肺疾患は，原因不明とされる特発性間質性肺炎と，膠原病などの全身疾患や吸入物質（粉塵やカビなど），薬剤や放射線照射などのなんらかの原因によるものに大きく分けられる。

1 特発性肺線維症

　原因不明の間質性肺炎，すなわち**特発性間質性肺炎**はいくつかに分類されるが，なかでも代表的なものが**特発性肺線維症**（IPF[1]）である。

症状●　特発性肺線維症は，50 歳以上の男性喫煙者に好発する。数か月から数年の経過で，乾性咳嗽や労作時息切れを主症状とすることが多い。

診断●　約半数でばち指（◎37 ページ，図1-4）がみられ，聴診では両背側の吸気終末に捻髪音が聴取される。胸部 X 線検査では肺野に網状影・線状影，肺野の縮小がみられ，CT では**蜂巣肺**とよばれる蜂の巣状の輪状陰影が特徴的である（◎図2-9）。感冒などをきっかけに急性増悪をきたすことがあり，肺がんや難治性の気胸を合併しやすい。診断後の 5 年生存率が約 50％ と，きわめて予後のわるい疾患である。ほかの間質性肺炎との鑑別のため，必要な場合

1）IPF：idiopathic pulmonary fibrosis の略。

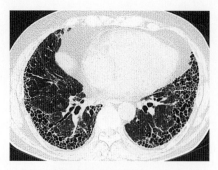

（写真提供：自治医科大学坂東政司氏）

◯ 図 2-9　特発性肺線維症による蜂巣肺

にのみ気管支鏡検査や外科的肺生検が行われる。

治療● 　治癒を期待できる治療はないが，ピルフェニドン（ピレスパ®）やニンテダニブエタンスルホン酸塩（オフェブ®）などの抗線維化薬などが用いられる。急性増悪に対しては，ステロイドパルス療法（副腎皮質ステロイド薬の大量投与）が行われることが多く，免疫抑制薬が併用されることもある。抗線維化薬は高価であるため，特定疾患申請などによる医療費助成制度の利用を検討する。

② サルコイドーシス

　サルコイドーシスは原因不明の全身性疾患で，全身のリンパ系組織を中心に類上皮細胞やリンパ球によって肉芽腫が形成される疾患である。結核では中心部に壊死を伴う乾酪性肉芽腫が特徴であることと区別して，**非乾酪性肉芽腫**ともよばれる。病変は，肺（間質に沿う粒状影），眼（ブドウ膜炎・虹彩炎），心臓（房室ブロックなどの不整脈，心筋症），肺門・縦隔リンパ節のほか，その他の全身のリンパ節，皮膚，脳・脊髄・髄膜・末梢神経などの神経系，肝臓・脾臓，骨・関節・筋肉など，全身に生じうる。

症状● 　20 代と 50 代以降に多く，とくに男性は若年者，女性は高齢者に多い。健診の胸部 X 線検査により両側肺門部リンパ節腫脹（BHL[1]）などの異常所見がみつかったり，視力異常や皮膚症状などをきっかけとして受診することが多い。

診断● 　血液検査ではアンギオテンシン変換酵素（ACE）や可溶性インターロイキン 2（IL-2）受容体の上昇が特徴的で，ガリウムシンチグラフィや PET 検査では病変に集積がみとめられる。診断は，皮膚や表在リンパ節のほか気管支鏡検査で採取された肺組織など，病変のある部分から採取された組織の病理所見によって行われる。

----

1 ）BHL：bilateral hilar lymphadenitis の略。

治療●　自然軽快することも多いが，数年以上にわたって消長を繰り返したり，長期にわたって肺線維症や慢性心不全に進展する場合もある。治療は副腎皮質ステロイド薬が中心となり，生命予後にかかわる心臓や，日常生活への影響が大きい眼，脳神経などに病変が及んだ場合に使用される。

❸ 過敏性肺炎

　　過敏性肺炎は，抗原となる物質を繰り返して吸入することにより感作が成立しておこるアレルギー性の間質性肺炎である。数週間から数か月以内の経過で診断される**急性過敏性肺炎**と，数年の経過をとる**慢性過敏性肺炎**がある。慢性過敏性肺炎は，特発性肺線維症などの特発性肺炎と臨床像がよく似ているため，鑑別が困難なことも多い。急性過敏性肺炎ではカビを抗原とする**夏型過敏性肺炎**が多く，慢性過敏性肺炎では羽毛や鳥の糞などを抗原とする**鳥関連過敏性肺炎**が多い。ほかに住居関連過敏性肺炎，加湿器肺，農夫肺，塗装工肺，キノコ栽培者肺などが知られる。

症状●　症状は乾性咳嗽，息切れ，発熱などで，入院などにより原因となる抗原から離れると軽快し，抗原に曝露すると再燃する。

診断●　夏型過敏性肺炎では抗トリコスポロン-アサヒ抗体が陽性となる。診断には，詳細な問診や CT 検査などの画像所見が重要だが，気管支鏡検査による気管支肺胞洗浄や経気管支肺生検，慢性型では外科的肺生検も考慮される。

治療●　治療は抗原の回避が最も重要である。住居の改善や，鳥飼育の中止，羽毛を含む寝具や衣類の禁止，就業時のマスク着用などを行う。それでも進行・再燃する場合には，転居や転職を考慮せざるをえない場合もある。薬物治療が必要な場合は副腎皮質ステロイド薬や免疫抑制薬，抗線維化薬のニンテダニブエタンスルホン酸塩(オフェブ®)などが使用される。

❹ 塵肺

　　塵肺は，職場などで吸入された無機粉塵が肺に沈着して肺に線維性の変化が生じておこる疾患である。症状は咳嗽・痰・息切れなど非特異的で，聴診では捻髪音を聴取することが多い。結核，慢性気管支炎，気管支拡張症，気胸，肺がんなどを合併しやすい。原因物質によりさまざまな種類がある。

◢珪肺

　　珪肺は塵肺のなかでも最も多くみられ，遊離珪酸が原因となる。石工，隧道工事，鉱山労働，鋳物業，ガラス工場などの従事者に多い。結核の合併が多く，**珪肺結核**といわれる。

◣石綿肺

　　かつて建材や自動車ブレーキなど，幅広い工業製品に使用されていた**アスベスト(石綿)**の吸入によって発生する。アスベストの吸入は自覚されていないことが多く，問診で明らかな粉塵曝露が聴取されないこともある。胸膜プ

ラークや良性石綿胸水といった良性病変のほか，悪性胸膜中皮腫（◎108ページ）や肺がん（◎111ページ）の合併が多い。

1 肺水腫

肺水腫とは，肺胞を取り巻いている毛細血管から血漿成分がしみ出し，肺胞内や肺の間質に液体成分が貯留した状態である。肺胞でのガス交換が阻害されるため，呼吸不全の原因となる。

分類● 肺水腫は，**心原性肺水腫**と**非心原性肺水腫**に大きく分けられる（◎図2-10）。心原性肺水腫は，肺から心臓に還流した血液を全身に送り出す機能がなんらかの原因で低下することにより，肺の毛細血管に血液がうっ滞することによりおこる。

一方，非心原性肺水腫は，なんらかの原因で血漿が血管外へしみ出しやすくなること（血管透過性の亢進）により生じる。後述する急性呼吸窮迫症候群（ARDS）は非心原性肺水腫に分類される。

症状● 主たる症状は呼吸困難であり，咳嗽を伴うこともある。とくに仰臥位で症状が強くなり，座位で軽減するため，起座呼吸となる。両側背側下肺野に水泡音を聴取し，進行するとチアノーゼを呈し，意識障害や血圧低下にいたることもある。心原性肺水腫では，泡沫状のピンク色の痰や喘鳴がみられることもある（心臓喘息）。胸部X線検査で両側肺野の中枢側に浸潤影を呈することが多い。

治療● まずは酸素療法や必要に応じて人工呼吸管理などにより，呼吸不全の改善をはかる。さらに心原性肺水腫であれば利尿薬を中心としたうっ血性心不全（◎211ページ）の治療が行われる。非心原性肺水腫の場合は確立された根本的治療法はなく，誘因となった疾患や病態の治療と合併症の予防を含めた全身管理が主体となる。

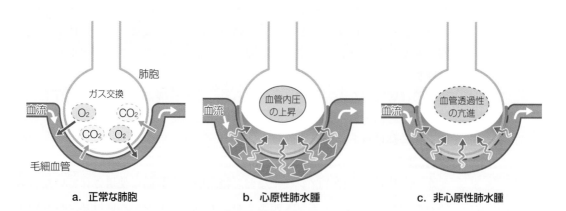

a. 正常な肺胞　　　b. 心原性肺水腫　　　c. 非心原性肺水腫

◎図2-10 心原性肺水腫と非心原性肺水腫

■急性呼吸窮迫症候群（ARDS）

　急性呼吸窮迫症候群（ARDS[1]）は，肺病変や肺以外の病変，外傷などのさまざまな基礎疾患が誘因となって 1 週間以内に発症し，胸部 X 線検査で両側肺野の陰影をみとめ，明らかな呼吸不全を伴う非心原性肺水腫をいう。基礎疾患に伴って好中球が活性化し，好中球から分泌された活性酸素やタンパク質分解酵素により肺胞や肺毛細血管が傷害されて，血管透過性の亢進をまねくと考えられている。

診断●　誘因となる基礎疾患には，肺炎や敗血症，胃内容物の誤嚥が最も多く，感染症が 70% 以上を占めるため，血液・尿・痰などの各種培養検査を行う。肺炎の病原体検索や，ほかの急性肺疾患との鑑別のために，人工呼吸管理下で気管支鏡検査により気管支肺胞洗浄が行われることもある。

治療●　治療は人工呼吸管理による呼吸不全の管理と，感染症などの基礎疾患や播種性血管内凝固症候群（DIC）などの合併症の治療および全身管理である。人工呼吸管理では，過度の肺胞の進展・虚脱による傷害から肺をまもるため，最大吸気圧や 1 回換気量を一定以下に抑え，呼息時にも一定以上の陽圧を保つ肺保護的人工呼吸管理が基本となる。薬物療法としては，副腎皮質ステロイド薬や好中球エラスターゼ阻害薬，抗凝固薬などが検討されているが，有効性が確立された特異的な薬物療法はない。

8 肺循環障害

1 肺血栓塞栓症

　肺血栓塞栓症は，肺動脈が血栓により塞栓されて，血流が途絶えることによりおこる疾患である。塞栓の程度により低酸素血症やショック，突然死の原因となる。骨盤から下肢の静脈に血栓が生じる**深部静脈血栓症（DVT）**が原因となることが多い。

症状●　症状には，突然の呼吸困難や胸痛・冷汗・失神などがあり，Ｉ型呼吸不全を呈する。

診断●　診断には胸部のダイナミック CT による肺動脈造影検査が有用であり，連続して原因となる DVT の検査を行うこともできる。

治療●　できるだけ早期に抗凝固療法を開始し，ショックを伴う重症例では血栓溶解療法を併用する。これらの治療が行えない，または効果が不十分な場合には外科的手術や血管内カテーテル治療，再発予防として下大静脈フィルター留置が行われることもある。

予防●　DVT は通称**エコノミークラス症候群**ともよばれ，長時間の航空機搭乗や避難所などでの不動による血流のうっ滞が原因となる（242 ページ）。また，

1）ARDS：acute respiratory distress syndrome の略。急性呼吸促迫症候群ともよばれる。

血管の損傷，腫瘍や炎症・薬剤による凝固機能の亢進も危険因子となる。

一般に周術期はこれらの危険因子が重なりやすく，とくに産科・整形外科手術，腹部悪性腫瘍の手術などで，死亡率の高い術後合併症として注意が必要である。年齢や患者背景，手術の種類によりリスクを評価し，十分な水分摂取や早期離床をはかるほか，必要に応じて弾性ストッキングや間欠的空気圧迫法(◎400ページ，図3-7)，抗凝固療法などの予防策を講じる。

② 肺性心

COPDや間質性肺炎，肺結核後遺症などによる慢性呼吸不全患者では，心臓から肺に血流を送る負担が増加しやすく，その結果として右心不全となることがある。この状態を**肺性心**という。

症状には，呼吸困難や動悸，下腿浮腫などがあり，心電図や心エコー検査で右房負荷や右室負荷所見がみられる。背景には，病変によって肺の血管が破壊されていること，肺血管には低酸素血症では肺血管が収縮して血液が流れにくくなる性質があること，慢性の低酸素血症が多血症を引きおこし，血液の粘度が高くなることなどがある。慢性呼吸不全に対する適切な酸素療法は，低酸素血症に伴うこれらの現象を改善することにより右心不全の進行を抑制し，生命予後を改善する重要な治療である。右心不全を生じた場合には利尿薬を併用する。

D 呼吸調節に関する疾患

① 睡眠時無呼吸症候群

睡眠時無呼吸症候群とは，睡眠中に無呼吸または低呼吸(正常の50%以下の小さな呼吸)を繰り返す病気の総称である。一般に**ポリソムノグラフィ検査**(◎図2-11)で，睡眠中の10秒以上続く無呼吸または低呼吸が，1時間に5回以上おこることを基準に診断される。

閉塞型睡眠時無呼吸症候群(OSAS)と中枢型睡眠時無呼吸症候群(CSAS)に大きく分けられる。

① 閉塞型睡眠時無呼吸症候群(OSAS)

大きな舌や肥満に伴う首まわりの脂肪，扁桃肥大など，上気道が狭くなる解剖学的要因と，睡眠中に上気道を開いておく筋肉の緊張が低下する機能的な要因が重なって無呼吸・低呼吸がおこるものを**閉塞性睡眠時無呼吸症候群(OSAS)**という(◎図2-12-a)。睡眠時無呼吸症候群のなかで，患者数は最も多い。

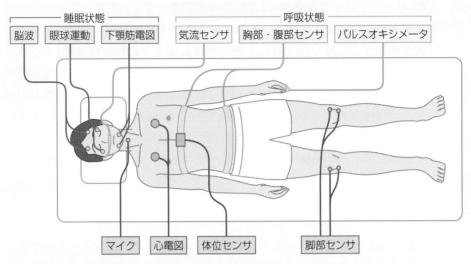

脳波や筋電図で睡眠状態を，口鼻の気流や胸・腹部の運動センサ，パルスオキシメータで呼吸状態を評価し，いびきや体位，心電図も並行して記録する。

➡ **図 2-11　ポリソムノグラフィ検査**

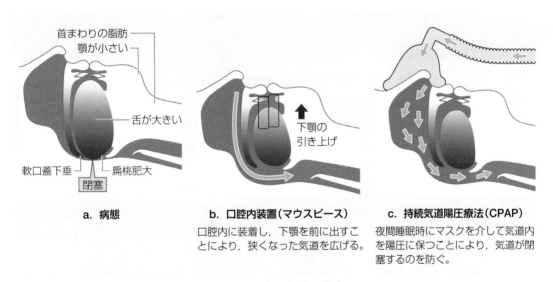

a. 病態

b. 口腔内装置（マウスピース）
口腔内に装着し，下顎を前に出すことにより，狭くなった気道を広げる。

c. 持続気道陽圧療法（CPAP）
夜間睡眠時にマスクを介して気道内を陽圧に保つことにより，気道が閉塞するのを防ぐ。

➡ **図 2-12　閉塞型睡眠時無呼吸症候群（OSAS）の病態と治療**

症状●　自覚症状としては，起床時の熟眠感の欠如，日中の眠けや記憶力・集中力の低下，起床時の頭痛・頭重感，抑うつ，性機能障害，胃食道逆流症，夜間の中途覚醒や，頻尿などがある。睡眠中に繰り返されるいびきと呼吸停止を同室者に指摘されて診断にいたることも多い。高血圧症や，心不全，心房細動，虚血性心疾患，脳血管障害などを合併しやすく，死亡率の増加にも関与する。しかし，適切な治療を行うことにより，自覚症状の改善だけでなく，合併症の改善・予防をはかることができる点は重要である。**肥満低換気症候**

群（ピックウィック症候群）は本疾患の重症型と考えられている。

治療● まず，体位の工夫により，睡眠中の仰臥位を避けるなどして，上気道の気流を確保する。軽症例では，下顎を前方に固定する口腔内装置（マウスピース）を用いる（◉図 2-12-b）。中等症以上では，気道内圧によって気道閉塞を回避する**持続気道陽圧療法**（CPAP）を行う（◉図 2-12-c）。鼻のみをおおうマスクが使用されることが多く，経鼻的持続陽圧療法（nasal CPAP）とよばれる。並行して肥満の改善のほか，飲酒習慣や睡眠薬使用の中止などの生活改善が重要である。扁桃摘出術，口蓋や顎の形成術などの外科手術が行われることもある。

② 中枢型睡眠時無呼吸症候群（CSAS）

心不全の合併症としてみられることの多い**チェーン-ストークス呼吸**（◉38ページ）は，中枢性睡眠時無呼吸症候群の１つである。チェーン-ストークス呼吸は，呼吸の大きさが１〜２分ごとに漸減・漸増を繰り返す呼吸障害で，肥満を伴わず，むしろやせ型の男性に多い。

治療にあたっては，心不全治療が最も重要であり，そのほかにアセタゾラミドなどの薬物療法や，夜間在宅酸素療法，CPAP 療法などが行われる。

② 過換気症候群

過換気とは，肺胞での換気が過剰に行われる状態をさす。過換気状態では呼吸数と１回換気量が増加した結果，二酸化炭素の排出が亢進して $PaCO_2$ が低下し，呼吸性アルカローシスとなる。心肺疾患による呼吸促迫や中枢神経疾患による呼吸調節障害，代謝性疾患での呼吸性代償など，器質的疾患でみられる現象である。

一般に**過換気症候群**とは，それらの器質的疾患によらず，不安やストレスなど心因性の要因によって過換気状態を呈する疾患をさす。若年女性に多いといわれるが中年男性の発症も増加傾向で，夏場の夕方から夜間において発症が多い。

症状● 呼吸困難，動悸・発汗のほか，低二酸化炭素血症による血管収縮の結果，口唇周囲や四肢のしびれ，テタニー症状，狭心症や失神を呈することもある。自然軽快することが多い。

治療● 病気について説明して安心させながら，腹式呼吸を促すなどして，できるだけゆっくりと呼吸するように声をかける。必要に応じ抗不安薬が投与されることもある。過換気後に無呼吸となり，低酸素脳症から死にいたることもあるため，症状改善まで十分なモニタリングと経過観察を行う。発作を繰り返す場合には精神科的な治療が検討される。

E　胸壁・胸膜・縦隔の疾患

1　胸郭の異常

漏斗胸●　胸骨の剣状突起部を中心に，前胸壁が漏斗状に陥凹した胸郭の変形を**漏斗胸**という（⊙図2-13-a）。やや男性に多く，心臓や肺を圧迫するなど，変形が高度の場合には手術の対象となる。

鳩胸●　漏斗胸とは反対に，ハトの胸のように前胸壁が前方に突出した胸壁の変形を**鳩胸**とよぶ（⊙図2-13-b）。身体的な症状を伴うことは少ないが，心理面で問題となる場合には手術の対象となりうる。

2　胸腔への液体の貯留

　胸腔に貯留した液体を広い意味で**胸水**という。生理的にも胸水は少量存在するが，健康な状態ではその産生と吸収のバランスが保たれており，X線検査などでその存在をとらえることはできない。なんらかの原因でそのバランスがくずれたときに病的な意味を持ってくる。

　胸腔に血液が貯留した状態を**血胸**，膿性の液体が貯留した状態を**膿胸**，牛乳のように白濁した液（乳び）が貯留した状態を**乳び胸**という。

1　胸水と胸膜炎

胸水の分類●　胸水にはその外観から，さらさらとした淡黄色の**漿液性胸水**と血液のまじった**血性胸水**とがある。漿液性胸水には，うっ血性心不全や肝硬変，ネフローゼ症候群などの際に貯留する細胞成分の少ない**漏出液（漏出性胸水）**と，

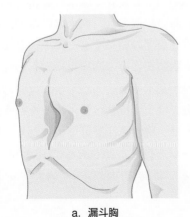

a. 漏斗胸
胸骨部が陥凹しているのが特徴。

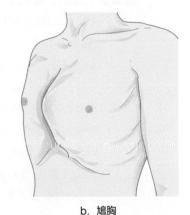

b. 鳩胸
胸骨が前方に突出しているのが特徴。

⊙図2-13　漏斗胸と鳩胸

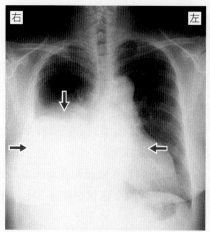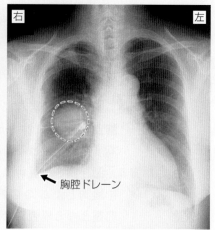

胸腔ドレーン

a. ドレナージ施行前	b. ドレナージ施行後

a. ドレナージ施行前
肺がんのがん性胸膜炎で右側に胸水が貯留している（➡）。

b. ドレナージ施行後
ドレナージによって胸水が抜けたところ。右中肺野に腫瘍影がみとめられる（⋯）。

◯図 2-14　胸水の X 線写真

　結核や肺炎・肺がんなどの際に貯留する**滲出液（滲出性胸水）**とがある。滲出液が胸腔に貯留している場合を**滲出性胸膜炎**といい，結核性胸膜炎をはじめとする炎症性胸膜炎や，がん性胸膜炎・膠原病などさまざまな疾患がその原因となっている。

　血性胸水が貯留している場合には，がん性胸膜炎や結核性胸膜炎などをまず念頭におかなくてはならない。

症状●　咳嗽・発熱・全身倦怠感・体重減少・胸水の増量とともに，息切れや呼吸困難などを自覚することが多い。また炎症性胸膜炎などでは比較的早い時期から胸痛を自覚することがあるが，その程度はさまざまである。

検査●　胸部 X 線検査（◯図 2-14）や CT 検査で胸水の貯留を疑い，胸腔穿刺検査などでその存在が証明される。採取された胸水の性状や，細菌検査，病理検査（細胞診など），生化学検査などの結果をもとに原因となる疾患を診断していく。経皮的な胸膜生検や胸腔鏡による胸膜生検が行われることもある。

治療●　原因となる疾患の治療が基本である。心不全には強心薬や利尿薬の投与が行われる。結核性胸膜炎ではまず抗結核薬の治療を行うが，胸水の量が多く呼吸困難を伴うときなどは，胸水を注射針で抜いたり，胸腔に管を入れて抜いたりする**胸腔ドレナージ**を行うこともある（◯図 2-14）。がん性胸膜炎では，抗悪性腫瘍薬の全身あるいは胸腔内投与や，胸腔ドレナージ，胸膜癒着療法[1]などが行われる。

1）胸水が再び貯留しないように薬剤を胸腔内に投与して臓側胸膜と壁側胸膜を癒着させる方法。

② 血胸

　　血胸とは胸腔に血液が貯留した状態のことで，胸部外傷などによる**外傷性血胸**と，それ以外の原因による**非外傷性血胸**がある。

　　非外傷性血胸には，気胸の際に胸壁と肺の間の血管を含む索状癒着が断裂しておこるものや，肺がんなどの腫瘍性病変からの出血，大動脈瘤などの血管病変からの出血によるものなどがある。これらにはしばしば気胸を伴うことがあり，これを**血気胸**という。

　　胸部 X 線検査や胸部 CT，胸腔穿刺検査などで血胸と診断されたら，通常はただちに胸腔ドレナージを行う。数日間の胸腔ドレナージで治癒する場合もあるが，出血量が多い場合には輸血や緊急手術による止血処置などが必要となる。胸部外傷などによる心臓・大血管の損傷や大動脈瘤の破裂などの場合には，一刻を争う処置が必要になるが，出血多量で死亡することも多い。

③ 膿胸

　　膿胸とは胸腔に膿性の液体が貯留した状態のことで，その性状はやや混濁した膿性の滲出液からどろどろとした膿までさまざまである。その原因として，肺炎・肺化膿症・肺結核，特発性食道破裂などの食道疾患，胸部外傷，肺や食道の手術後などがあげられる。また発病からの期間により**急性膿胸**と**慢性膿胸**に分けられる。

◼急性膿胸

　　急性膿胸の症状は，発熱・胸痛・咳嗽・息切れ・呼吸困難などで，胸腔穿刺検査で膿胸と診断される。穿刺液の細菌検査から原因菌を同定し，有効な抗菌薬を選択する。

　　治療は抗菌薬の全身投与と胸腔ドレナージによる排膿を中心に行い，排膿がほぼ完了した時点で胸腔内の洗浄をあわせて行う。胸腔ドレナージによる効果が期待できない場合には，胸腔鏡下手術などが選択されることがある。

◼慢性膿胸

　　慢性膿胸には，上述の急性膿胸の治療がうまくいかずに慢性化するものや，結核性胸膜炎から移行するものなどがある。症状は全身倦怠感・食欲不振・体重減少などで，経過とともに患側の胸郭の変形・萎縮がみられる。治療は外科手術が中心となり，次のようなものがある。

　　①**肺剝皮術**　膿胸では肺表面に線維性の被膜が生じ，壁側胸膜が肥厚する。それらの間には膿性の液体が貯留しており，この腔を**膿胸腔**という。肺剝皮術は，膿胸腔の壁となる肺表面の線維性の被膜をはぎ取り，肺の膨張をたすけることにより膿胸腔をなくしてしまう手術法である（⤵図 2-15）。また通常は，肥厚した壁側胸膜もけずり取る。

　　②**腔縮小術**　肺の膨張が思うように期待できないとき，内部の膿を排除し

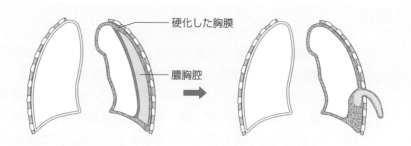

硬化した胸膜

膿胸腔

⇨ 図 2-15　肺剝皮術

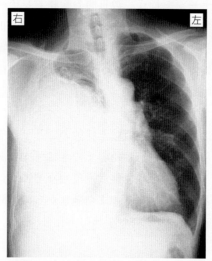

a. 右側の慢性膿胸
膿胸腔に押され，縦隔が左側に偏位し，左肺（健側肺）を圧迫している。

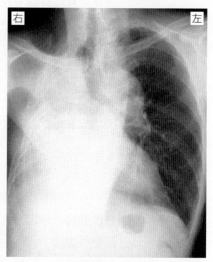

b. 右胸膜肺全摘除術後
本来の左肺の機能が回復し，呼吸困難も改善した。

⇨ 図 2-16　膿胸と胸膜肺全摘除術後の X 線写真

たあと，肋骨を数本切除して胸壁をやわらかくして，外側より膿胸腔を押しつぶしてしまう方法がある。これを**胸郭成形術**といい，文字どおり胸郭を変形させる手術法である。そのほかに膿胸腔を縮小させる方法として，腹膜の一部や筋肉を，それを栄養する血管をつけたまま膿胸腔に詰め込む手術（有茎大網弁あるいは筋弁 充 塡術）などがある。

③**胸膜肺全摘除術**　患側肺の機能がほとんど期待できないとき，膿胸腔の壁となる一側の壁側胸膜と肺を，膿胸腔ごとすべて切除してしまう手術法である（⇨図2-16）。慢性膿胸の根治的な手術法として選択されることがある。

④**開放術（開窓術・開胸排膿法）**　肋骨を1～2本，数 cm ほど切除することで胸壁に穴を空け，膿胸腔を開放して排膿させる方法である。膿胸腔と気管支や肺が交通しているとき（有瘻性膿胸）などでは全身状態がわるいことも多く，まずこの方法で状態を落ち着かせてから腔縮小術などの時期を待つ。

この開放創からガーゼを詰めたり，それを交換したりするなどの処置を行う
ことができる。

❹ 乳び胸

　胸腔に，脂肪滴を含み牛乳のように白濁した液体(乳び)が貯留した状態を
乳び胸という。乳びは腸管から吸収された脂肪とリンパ液がまざったもの
で，本来はリンパ管や胸管を通って静脈内に流れ込み栄養となるが，胸部の
外科手術や外傷・炎症・腫瘍などによりリンパ管や胸管が破綻すると，乳び
が胸腔にもれ出して乳び胸となる。なかには先天性のものもある。

　胸腔ドレナージや食事の脂肪制限，原因となる疾患の治療などで治癒する
こともあるが，手術で破綻したリンパ管や胸管を修復したり，結紮したりし
なければならないこともある。

❸ 気胸

　なんらかの原因で肺の表面に穴が空き，そこから空気が胸膜腔にもれ出す
と，肺が縮んで胸膜腔に空気が貯留する。この状態を気胸という。そのなか
には，きっかけがはっきりせず，ブレブやブラ[1](● 図 2-17-a)などが破れて
おこる自然気胸や，肺気腫・胸部外傷・気管支鏡検査・経皮的肺生検などに

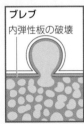
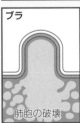

a. ブレブとブラ

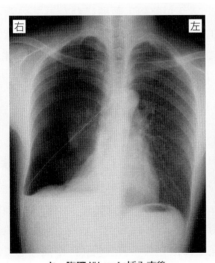

b. 胸腔ドレーン挿入直後

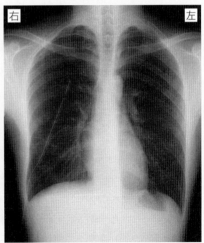

c. 胸腔ドレーンの挿入により右肺が膨張したところ

● 図 2-17　自然気胸の X 線写真

1) ブレブとブラ：肺表面の臓側胸膜直下に小さな気腔を生じたものをブレブとよぶ。また，肺
　　表面近くで肺胞間の膜が破壊されて気腔を生じたものをブラとよぶ。これだけでは治療の対
　　象とはならないが，これらは破れやすい。

合併するもの，女性では月経に一致しておこる**月経随伴性気胸**などがある。

　自覚症状や胸部 X 線検査などで比較的容易に診断がつくことが多い。急速に状態が悪化する**緊張性気胸**の場合は，早急に胸腔ドレナージなどの処置が必要であり，注意が必要である（◯118 ページ）。

■自然気胸

　自然気胸は若い長身の男性に多く，突然の胸痛や呼吸困難で発症することが多い。胸部 X 線検査で縮んだ肺のラインがみとめられることで診断がつく（◯図 2-17-b）。

治療● 　治療は肺の縮み方の程度や，初回か再発かなどで異なる。肺の縮み方が軽度の場合は安静のみで治ることがある。しかし，ある程度以上肺が縮んでいる場合には，胸腔ドレーンを挿入してハイムリッヒ弁（一方通行弁）のついた容器や水封式の容器（◯159 ページ，図 3-10）に接続して，肺からもれ出る空気を体外へ排出させて肺の膨張を促す（◯図 2-17-c）。それでも空気のもれがとまらない場合は外科手術が必要になる。また上述のような方法で治ったとしても再発をおこしやすく，手術が選択されることが多い。

手術● 　手術は原因となるブレブやブラを，周囲の正常な肺組織を含めて切除あるいは縫縮することが基本である。後側方切開などで開胸して行うこともあるが，現在では傷が小さく身体への負担が軽い胸腔鏡下手術として行うことが多い。

　原因となるブレブやブラが肺の広範囲にわたっているときは，それらをレーザーなどで焼灼する方法がとられることもある。また全身状態がわるく手術が困難な場合には，胸腔ドレーンなどから薬剤を注入することで，胸壁と肺を癒着させる方法（胸膜癒着療法）が選択されることもある。

4 胸膜腫瘍

胸膜中皮腫● 　胸膜に原発する腫瘍には**胸膜中皮腫**があり，1 か所にまとまっている**孤立性線維性腫瘍**（SFT[1]）と，胸膜に広範に発生する**悪性胸膜中皮腫**[2]とがある。前者は良性のものが多く，切除すれば予後はよい。一方後者は，いまだに有効な治療法が確立されていない悪性腫瘍で，抗悪性腫瘍薬による治療や，ときに胸膜肺全摘除術などが行われるが，その予後は一般にわるい。

　悪性胸膜中皮腫の発生には**アスベスト（石綿）**が関与しており，その曝露から発症までの期間は平均約 40 年と長い。わが国でも近年増加傾向にある。

転移性胸膜腫瘍● 　そのほかに比較的多くみられる胸膜腫瘍として，肺がんや乳がんなどのほかの臓器に原発する腫瘍が胸膜に転移してできる**転移性胸膜腫瘍**がある。胸

1）SFT：solitary fibrous tumor of pleura の略。
2）胸膜に広範に発生するため，びまん性悪性胸膜中皮腫とよばれることもある。

水を伴うことも多く（**がん性胸膜炎**），抗悪性腫瘍薬の投与や対症的に胸腔ドレナージを行うこともあるが，やはり予後は不良である。

膿胸に合併しやすい腫瘍としては悪性リンパ腫があり，抗悪性腫瘍薬や放射線治療が有効なことがある。慢性膿胸ではつねにこの悪性リンパ腫の合併を念頭におかなければならない。

⑤ 縦隔炎

縦隔炎は，食道穿孔や胸部外傷に伴う気管や気管支の損傷，内視鏡検査や胸部の外科手術などで縦隔が汚染されておこる。胸部 X 線検査や CT 検査で縦隔陰影の拡大や縦隔気腫を呈する。なかでも食道破裂によるものが多く，その原因疾患として食道がん・食道憩室・食道異物・特発性食道破裂などがある。症状は，悪寒・発熱・胸骨後部痛などで，激烈なことが多い。

治療は抗菌薬の十分な投与が基本で，膿瘍が生じた場合には，縦隔のドレナージや洗浄を行う。また穿孔部が大きく，発症からの経過が短ければ，穿孔部を閉鎖する手術が行われる。

⑥ 縦隔気腫

縦隔気腫とは，通常は存在しないはずの空気が縦隔内に入り込み，貯留している状態である（●図2-18）。自覚症状としては，胸痛や頸部痛，呼吸困難などが多くでみられる。胸部 X 線検査や胸部 CT 検査などで，縦隔内の空気の存在により診断される。しばしば皮下気腫を伴い，触診すると頸部から

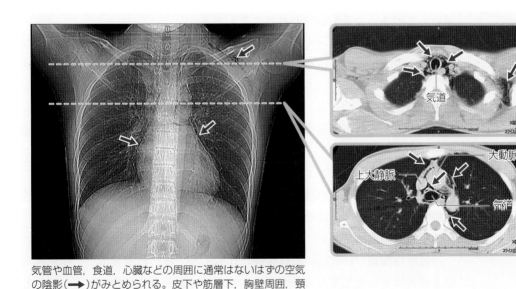

気管や血管，食道，心臓などの周囲に通常はないはずの空気の陰影（➡）がみとめられる。皮下や筋層下，胸壁周囲，頸部組織内にも空気の像が確認できる。

●図 2-18　縦隔気腫

前胸部に握雪感(皮下でぶつぶつと気泡のつぶれる触感)をみとめることがある。

特発性縦隔気腫は明らかな基礎疾患のないものをさし，若い男性にやや多い。安静と強い咳の回避などにより，保存的に治癒することも多い。

基礎疾患に気管支喘息や慢性閉塞性肺疾患(COPD)，間質性肺炎などがある場合や，外傷などによる気管や気管支の断裂，食道破裂などに続発するものは，その基礎疾患の治療が重要となる。抗菌薬の投与や手術による原因の処置，経皮的な縦隔ドレナージなどが必要とされる場合もある。

⑦ 縦隔腫瘍

縦隔に発生する腫瘍をまとめて**縦隔腫瘍**とよび，さまざまなものがある。代表的なものとして，胸腺腫・奇形腫・リンパ腫・神経原性腫瘍などがある。

それぞれ発生する場所に特徴があり，前縦隔には胸腺腫や奇形腫が，中縦隔にはリンパ腫が，後縦隔には神経原性腫瘍が発生しやすい。

症状は腫瘍の発生する場所や性質により異なるが，無症状のことも多く，腫瘍の増大とともに周辺臓器への浸潤や圧迫の症状があらわれることがある。画像検査では，胸部 X 線検査や CT・MRI 検査などが有用であり，それらの検査で偶然に発見されることも多い。確定診断は，手術で切除された腫瘍の病理検査でつけられる。

■1 胸腺腫

胸腺腫は縦隔腫瘍のなかでは最も多いもので，重症筋無力症や赤芽球癆を伴うものがある。治療は手術が基本で，胸骨正中切開下に，腫瘍と胸腺を含めた前縦隔の脂肪組織などをまとめて切除する。最近では胸腔鏡や縦隔鏡を用いてこのような手術が行われることもある。

腫瘍がその被膜を破って増殖したものを**浸潤性胸腺腫**といい，転移や再発をおこしやすいため，抗悪性腫瘍薬や放射線による治療を併用することがある。

■2 奇形腫

良性の成熟型奇形腫と悪性の未熟型奇形腫があり，前者が大部分を占める。治療は手術による切除が基本で未熟型奇形腫には抗悪性腫瘍薬も併用される。

■3 リンパ腫

縦隔に発生する**リンパ腫**は大部分が悪性リンパ腫で，進行が速い。抗悪性腫瘍薬や放射線による治療が中心となる。

■4 神経原性腫瘍

神経原性腫瘍(神経性腫瘍)は縦隔に比較的多くみられる腫瘍で，肋間神経や交感神経から発生することが多く，成人では大部分は良性である。しかし悪性化するものもあり，手術による切除が行われる。胸腔鏡下の手術として行われることも多い。

呼吸器の腫瘍性疾患

　　呼吸器のなかで肺に発生する腫瘍には良性のものと悪性のものがあるが，大部分は悪性腫瘍である。肺の悪性腫瘍には，おもに**原発性肺がん**と**転移性肺腫瘍**がある。

1 原発性肺がん

1 疫学

死亡数●　現在，わが国の死因で最も多いのが悪性新生物である。そのなかで肺がん死亡数でみると 2021（令和 3）年は 76,212 人であった（人口動態統計，2021）。性別の死亡数でみると，男性は 2021 年が 53,278 人で臓器別で 1 位，女性は 2021 年は 22,934 人で大腸がんについで 2 位の死亡数である。

年齢調整死亡率●　年齢構成のゆがみを補正した年齢調整死亡率の推移では，男女とも 1998（平成 10）年まで上昇していたが，近年では微減傾向である。

罹患数●　国立がん研究センターがん対策情報センターの調査によると，1 年間に新たに肺がんと診断される罹患数は，2019 年は 126,548 人で，男女ともにその部位別割合が増加しており，2022 年の肺がん罹患数予測は 128,800 人とされている。

原因●　肺がんの成因についてはいまだ不明な点も多いが，喫煙[1]のほか，アスベストやクロム酸の吸入といった職業的な因子も関係している。また，慢性閉塞性肺疾患（COPD）や肺気腫，慢性気管支炎，特発性間質性肺炎，肺結核などの疾患があると，肺がんが発生しやすいとされている。

男女比●　男女比は 1.6：1 と，やや男性に多く，60 代以降に好発する。

2 転移様式・進展様式

　　肺がんは，リンパ行性と血行性に転移し，また胸膜へ播種する。リンパ行性転移は，肺内リンパ節，肺門リンパ節，縦隔リンパ節，前斜角筋リンパ節，鎖骨上窩リンパ節を中心に転移する。血行性転移しやすい臓器は，脳，肺，肝臓，骨，副腎である。がん腫が臓側胸膜へ浸潤して胸腔内へ露出すると，腫瘍細胞が胸腔内へ散布され，胸膜へ着床する。これを**胸膜播種**とよび，がん性胸膜炎やがん性胸水を生じる。

3 組織型別の特徴

　　肺がんにはさまざまな組織型があり，それぞれ異なった性質をもっている。基本的な組織型として**腺がん・扁平上皮がん・神経内分泌腫瘍・大細胞がん**

1）喫煙の程度を示す指数として**ブリンクマン指数**がある。これは 1 日あたりの喫煙本数と年数をかけた指数で，この値が高いほど肺がんになる可能性が高くなるとされる。たとえば，毎日 20 本のタバコを 30 年間吸いつづけた人のブリンクマン指数は，20×30＝600 となる。

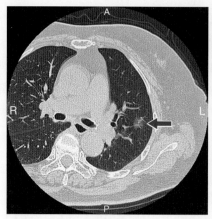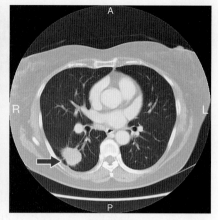

a. 初期肺腺がん
すりガラス陰影がみられる。

b. 進行肺腺がん
境界不整で毛ばだちをともなう充実性陰影が
みられる。

⮕ 図 2-19　肺腺がんの CT 所見

の 4 種類がある。

腺がん●　腺がんは，肺がんのなかで最も多く，半数以上を占める。末梢の肺に発生しやすく，症状があらわれにくく，比較的小さい病変のうちから転移や播種をきたす。一方で，近年の高分解能 CT の普及などによる医療機器や診断能の進歩により，比較的早い時期に偶然発見されることも増えつつあり，外科的治療により良好な予後が期待できる。CT 検査の画像でみられる淡い腫瘍陰影(すりガラス様陰影)のなかには，前浸潤性病変や微小浸潤性がんが含まれる(⮕ 図 2-19)。

扁平上皮がん●　扁平上皮がんは肺がんの約 20% を占め，男性に多く，喫煙との関係が深い。比較的太い中枢の気管支に発生することが多いが，近年では末梢の肺に発生するものもみられる。中枢型では早い時期から咳嗽や血痰などの症状があらわれることがある。また同じ場所にとどまりやすいという特徴もあり，ほかの組織型に比べて予後がよい傾向がある。

神経内分泌腫瘍●　神経内分泌腫瘍は，最近になって肺がんの組織分類の 1 つとされ，小細胞がん，大細胞神経内分泌がん，カルチノイドが含まれている。

　小細胞がんは，その発生に喫煙が強く関与することが知られている。概して悪性度が高く，予後不良である。比較的早い時期から転移を生じるため，全身疾患として化学療法により治療される。

　カルチノイドは低～中間悪性度の上皮性神経内分泌腫瘍である。核分裂像の数によって，定型カルチノイドと異型カルチノイドに分類される。手術治療成績は定型カルチノイドのほうが良好である。

大細胞がん●　大細胞がんは，他の扁平上皮がん，腺がん，神経内分泌がんへの分化を欠く未分化な悪性腫瘍である。しばしば腫瘍が急速に増大することがあり，そ

の予後は腺がんよりややわるい。

4 症状

　肺がんの症状は多岐（たき）にわたる。一般的な全身症状として，全身倦怠感・体重減少・発熱・ばち指などがあり，がんの進行とともに症状が強くなる傾向にある。

　比較的太い中枢の気管支に腫瘍が発生すると，気道を刺激し，比較的早い時期でも咳嗽や痰・血痰などがあらわれることがある。また腫瘍が大きくなって気管支を狭めると，息切れや喘鳴がみられる。さらに腫瘍が拡大して気管支をふさいでしまうと，それより末梢の肺に空気が届かなくなって肺がつぶれ（無気肺），呼吸困難やひいては難治性の肺炎（閉塞性肺炎）をおこすこともある。

　腺がんのように，比較的末梢の気管支や肺に腫瘍ができた場合は無症状のことも多い。しかし，ほかの臓器に転移（遠隔転移（えんかく））をおこすと，その転移部位の機能が障害されて症状があらわれ，頭痛や麻痺，骨の疼痛（とうつう）のほか，ささいなことでも骨が折れてしまう病的骨折をおこすことがある。

　腫瘍が直接的に壁側胸膜に浸潤すると胸痛があらわれ，神経に浸潤するとその神経に特異的な症状があらわれる。反回神経（はんかい）という声帯や喉頭を動かす神経に浸潤すると，声がかすれたり（嗄声（させい）），誤嚥（ごえん）などの嚥下障害（えんげ）がおこったりする。また腫瘍が上大静脈を圧迫すると，顔面や上肢が腫脹してくる（**上大静脈症候群**）。

　さらに腫瘍が胸腔内へ進展してがん性胸膜炎やがん性胸水がひきおこされると，咳嗽や呼吸困難があらわれることもある。

5 診断

画像検査●　上述のように肺がんに特異的な症状はないといってもよい。また早期のがんでは自覚症状がなく，がん健診などにおける胸部X線検査やCT検査が重要である。多くのものはこれらの検査で腫瘍陰影としてとらえられる。とくに高分解能CTでは，腫瘍の良・悪性の質的診断に有用な情報が得られる。

組織検査●　肺がんが疑われた場合，組織学的検査により肺がんの診断を確定する。また，どのような組織型の肺がんであるかを診断する。肺がんはその組織型によって治療法が異なる。そのための検査として，最も患者に苦痛を与えずに行うことのできる方法は喀痰細胞診である。扁平上皮がんなどのように比較的中枢の気管支に発生したものではとくに重要で，これにより組織型の診断までがつけられる場合も多い。

　一方，末梢肺に発生するがんでは，喀痰細胞診のみでは診断がつかないことも多く，気管支鏡検査による肺生検や擦過細胞診，経皮的（きっか）な肺生検（超音波検査やCT検査を併用することもある）などが行われる。それでも診断がつかなければ，手術によって腫瘍を含む肺切除をして検査を行うこともある。

病期診断●　肺がんは他臓器への転移をおこすことも多く，それにより治療法が異なる

ため，進行度の診断(**病期診断**)のために，脳の MRI や，PET-CT 検査などのさまざまな画像検査を行う。

⑥肺がんの進行度分類

肺がんはその進行度によって，潜伏がんから，0，ⅠA1，ⅠA2，ⅠA3，ⅠB，ⅡA，ⅡB，ⅢA，ⅢB，ⅢC，ⅣA，ⅣB 期までの病期に分類される。これは腫瘍の大きさや広がり(T)，リンパ節転移の程度(N)，遠隔転移の有無(M)などにより決められるもので(TNM 分類)，ⅣB 期が最も進行した段階である。

⑦肺がんの治療

肺がんの治療は，**外科療法・化学療法・放射線療法**に大別される。原則として，肺がんが肺内にのみ存在する段階では外科療法または放射線治療が適応され，症例により再発予防を期待して化学療法を併用する。一方，すでに肺外に進展して転移している段階では，全身への治療効果を期待して化学療法が適応される。

このように，肺がんの組織型・進行度，患者の全身状態などから治療手段は使い分けられる。また 1 つの治療法だけではなく，これらを組み合わせた**集学的治療**(⏎24 ページ，**図11**)が行われることが多い。

外科療法●　①**切除術**　外科療法は手術であり，限局した肺がんを切除する局所治療である。現在ではがんを完全に治すことのできる唯一の方法であり，2017 年には約 44,000 例の肺がん手術が行われた。肺葉の切除に加えて，リンパ節転移の経路にしたがったリンパ流路の切除(**系統的リンパ節郭清**)を合わせて行うのが標準手術である。肺がんが，上葉と中葉のように複数の肺葉にまたがっている場合には二葉切除となり，すべての肺葉が分岐するような部分に生じた場合などには肺全摘術となる(⏎70 ページ)。

②**胸腔鏡下手術**　現在肺がんの手術の約 70% を占めている(⏎71 ページ)。

③**ロボット支援下手術**　近年，肺悪性腫瘍と縦隔腫瘍が保険適応となり，今後さらに普及していくと考えられる(⏎71 ページ)。

④**ステント留置術**　気管や気管支に腫瘍が浸潤・圧迫することにより，その内腔が狭窄するなどして喀血や肺炎の原因となっている場合，ステント留置などを行うことがある(⏎193 ページ)。症状を緩和する治療なので姑息的治療となり，ときに放射線治療を併用する。

化学療法●　化学療法は，抗悪性腫瘍薬を血管内や経口で投与して行う全身治療である。作用機序により，細胞傷害性抗がん薬・分子標的治療薬・免疫チェックポイント阻害薬に分類される(⏎55 ページ)。

肺がんは転移や手術後の再発が多いがんであり，全身の疾患と考えるべきものである。外科療法や放射線療法が局所に対する治療法なのに対し，化学療法は全身に対する治療法であり，全身の疾患として肺がんをとらえた場合には合理的な治療法といえる。潜在的に遠隔転移の疑いがある症例に対して

術前に化学療法を行ったり（**術前導入化学療法**），手術後に化学療法を追加したり（**術後補助化学療法**）して，再発を抑えるといった治療も行われている。

放射線療法● 　放射線療法は原則として，外科手術と同じく限局した肺がんの局所治療である。手術が困難な場合などに行われるが，治療成績は外科手術より劣る。近年では，腫瘍にだけエネルギーを集めてより効果的に放射線をあてる定位放射線照射や重粒子線治療，陽子線治療も行われている。骨の転移などで疼痛がある場合に，痛みをやわらげる目的で行われることもある。

緩和的治療● 　肺がん患者では，呼吸苦や痛み，麻痺などの身体的な苦痛だけでなく，精神的な苦痛もはかりしれない。現在では在宅酸素療法や，さまざまな鎮痛薬やモルヒネなどの麻薬製剤が開発されており，これらを組み合わせることで苦痛を緩和できるようになってきた。それと合わせて患者の日常生活がよりよいものになるよう，精神面や環境面での対応にも十分気を配る必要がある。

⑧予後

　肺がん全体としての予後はほかの臓器のがんに比べてわるく，治療がむずかしいがんである。早期診断・早期治療が重要である。

　『がんの統計 2022 年版』（がん研究振興財団編，2022）によると，全病期の肺がん全体の 5 年生存率は約 47.5％ で，組織型別では腺がんが約 58％，扁平上皮がんが約 39％，小細胞がんが約 17％ である。病期別の 5 年生存率は，Ⅰ期が約 85％，Ⅱ期が約 52％，Ⅲ期が約 27％，Ⅳ期が約 7％ である。

② 転移性肺腫瘍

　肺にはすべての臓器からの血液が流れ込むため，さまざまな臓器からの腫瘍細胞が肺でとらえられ，**転移巣**をつくることになる。転移性肺腫瘍は，そのほとんどがこの血行性転移によるものである。したがって肺のなかに複数の転移巣ができることも多い。

　肺に転移をおこしやすい腫瘍としては，大腸がん・肺がん・骨軟部腫瘍・乳がん・腎がん・甲状腺がん・子宮のがんなどがある。

診断● 　転移性肺腫瘍は，比較的肺の末梢にできることが多いため，自覚症状がないことも多い。したがって原発の悪性腫瘍の経過観察中に，胸部 X 線検査や CT 検査などで発見されることが多い（◯ 図 2-20）。腫瘍が呼吸機能を障害するほど増殖したり気管支の内腔に浸潤したりすると，呼吸困難や咳嗽・痰・血痰・発熱などの症状を呈する。また偶然に胸部 X 線検査などにより多発する結節状の陰影がみられたときは，転移性肺腫瘍を疑い，原発巣の検索も合わせて行う。

治療● 　原発している悪性腫瘍によって治療法が異なり，化学療法のほか，男性ホルモンや女性ホルモンを用いたホルモン療法などが行われる。また原発の腫瘍が治療または制御されており，肺以外の臓器にほかの転移巣がなく，転移性肺腫瘍の数も少ないときには，手術で病巣を切除することで長期の生存が

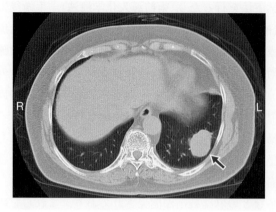

境界明瞭で類円形の充実性陰影
をみとめる。

○ 図 2-20　転移性肺腫瘍

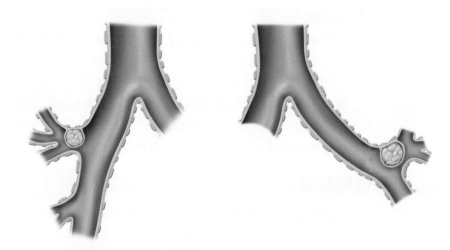

a. 右上葉気管支をふさぐ腫瘤　　　　　b. 左上葉気管支をふさぐ腫瘤

○ 図 2-21　気管支内腫瘤

得られることがある。

3 その他の肺腫瘍

　肺の良性腫瘍は全体の約5%と少ないが，そのなかには肺過誤腫や硬化性
血管腫などさまざまな腫瘍がある。多くの場合，悪性腫瘍との鑑別や治療の
ために，開胸手術や胸腔鏡下手術が行われる。気管・気管支内腔の良性腫瘍
（○図2-21）は，気管支鏡下高周波電気凝固などにより切除されることも多い。
　気管に発生する腫瘍にはその頻度は少ないがさまざまなものがあり，腺様
嚢胞がんや扁平上皮がんなどがあげられる。また甲状腺がんなど周囲の臓器
のがんが気管に浸潤する場合もある。

G 胸部外傷

　　胸部外傷には，刃物や 銃 弾などのような，主として鋭的外力によって胸
壁が損傷を受け，外界との交通ができる**穿通性外傷**（**開放性外傷**）と，転落や
交通事故などのような，主として鈍的外力によって胸部に強い力が加わるが，
胸壁を介した外界との交通のない**非穿通性外傷**（**非開放性外傷**）がある。

　　穿通性外傷では肋間動静脈や肺実質の損傷を受けやすく，血胸（外傷性血
胸）や気胸（外傷性気胸）となることが多い。非穿通性外傷では，肋骨骨折や，
強い圧迫による肺挫 傷，気管・気管支の損傷などをおこすことがある。わ
が国では交通事故や労働災害などによる非穿通性外傷が多い。

1 肋骨骨折

　　肋骨骨折は，胸部外傷としては最もよくみられる骨性胸郭の損傷であり，
複数の肋骨が骨折していることが多い。肋骨の下縁には肋間動・静脈があり，
これが損傷を受けると血胸になることがある。また折れた肋骨が肺を損傷す
ると，そこから出血や空気もれが生じ，血気胸となることもある。

胸壁動揺●　多数の肋骨（通常 3 本以上）がそれぞれ 2 か所以上で折れると，通常では吸
気時に広がるはずの胸壁が，骨折した部分を中心に逆に内側に落ち込み，呼
気時には外側にはり出してしまう。つまり胸壁が通常の呼吸運動とは逆の動
きをするようになる（**奇異呼吸**）。このような状態では肺への空気の流入・流
出がうまくいかず，肺胞でのガス交換が十分に行われなくなる。このような
胸壁の状態を，**胸壁動揺**（**フレイルチェスト**）という（◎図 2-22）。

治療●　肋骨骨折だけであれば，鎮痛薬などで痛みをとり，安静にして経過をみれ
ばよいことが多い。血胸や気胸がおこった場合には，胸腔ドレーンを挿入し
て胸腔内の血液や空気を体外に排出させ，肺の膨 張を促す。このような処
置で軽快することも多いが，とくに血胸の場合には，胸腔ドレーンからの出

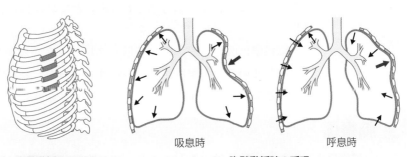

a. 胸壁動揺をおこす
　肋骨骨折のかたち

吸息時　　　　　　　　呼息時

b. 胸壁動揺時の呼吸

◎ 図 2-22　胸壁動揺（フレイルチェスト）

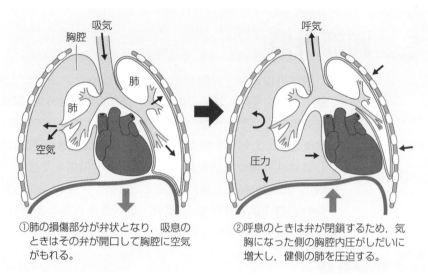

①肺の損傷部分が弁状となり，吸息の　　②呼息のときは弁が閉鎖するため，気
　ときはその弁が開口して胸腔に空気　　　胸になった側の胸腔内圧がしだいに
　がもれる。　　　　　　　　　　　　　　増大し，健側の肺を圧迫する。

○図2-23　緊張性気胸

血の量と速度をみて，輸血や手術による止血を考慮しなければならない。

　フレイルチェストがみられるときは，換気が十分に行われないため，チア
ノーゼや呼吸不全の状態となることがある。このようなときには人工呼吸器
を装着し，気道のなかから陽圧換気を行い，胸壁が十分にそのかたさを取り
戻すまで，人工的に呼吸を管理する必要がある（**内固定**）。また手術により，
折れた肋骨をワイヤーやプレートなどで固定して，胸壁のかたさを取り戻す
こと（**外固定**）が行われることがある。

緊張性気胸● 　ここで注意しなくてはならないのは，気胸が合併しているかどうかである。
肋骨骨折ではしばしば肺の損傷による気胸が合併する。人工呼吸器で気道内
に陽圧をかけて呼吸を管理していると，肺の損傷部から胸腔内へ空気がもれ
続け，患側の肺が縮むだけでなく，患側の胸腔内圧が高まり，**緊張性気胸**と
なる（○図2-23）。縦隔や健常側の肺を圧迫し，換気や循環系に支障をきたす
ことがある。

　このような場合は一刻も早く処置を行わなければ死にいたることもある。
緊張性気胸では胸腔ドレーンを挿入して胸腔内の陽圧を解除することにより，
急速に状態は改善する。胸部外傷でフレイルチェストをみとめた場合に気胸
を合併していることがわかっていれば，あらかじめ胸腔ドレーンを挿入して
おくことで安全に人工呼吸器による管理ができる。

② 肺損傷

肺挫傷● 　主として鈍的外力などにより，臓側胸膜（肺胸膜）は破れていないが，肺に
強い圧力が加わり，肺胞や毛細血管が破壊されて，肺実質内に出血や浮腫が
おこることがある。これを**肺挫傷**といい，軽度のものでは自然に軽快する

が，高度なものでは急性呼吸不全に移行し，生命にかかわる場合もある。通常，外傷後数時間で発症し，呼吸困難や血痰，チアノーゼなどを呈する。診断には胸部 X 線検査や CT 検査がとくに有用である。

治療● 　治療は低酸素血症に対して酸素吸入が行われる。気道内の分泌物や出血を排除するために，鎮痛薬などで痛みをとり，適切な体位変換や排痰を促す。高度の場合には気管挿管を行い，人工呼吸器による呼吸管理を行う。またこのような場合には，肋骨骨折などによる臓側胸膜の損傷を伴うことも多く，気胸や血胸を合併しているときには胸腔ドレナージもあわせて行う。

③ 気管・気管支の損傷

　気管・気管支の損傷には，刃物などの鋭的外力によるものと，交通事故などの鈍的外力によるものがあり，わが国では後者によるものが多い。気管や気管支に小さな傷ができる程度のものから，気管や気管支が断裂してしまうものまで，その程度はさまざまであるが，高度なものでは死にいたることもある。鈍的外力によるものでは，気管分岐部から 2 cm 以内の気管や気管支におこることが多い。

　損傷部から空気がもれ出ると，縦隔に空気が入り込んで**縦隔気腫**(⊃ 109 ページ)を，また空気がさらに皮下組織にまでまわり込むと**皮下気腫**を呈することがある。皮下気腫が高度になると，顔面や頸部，さらには上半身や下半身までふくれてくることもある。

　また損傷部から胸腔内に空気がもれ出すと**気胸**となり，胸腔ドレナージが必要となる。出血した血液が気道内に入り込むと窒息の原因となることもあり，救急処置として気管挿管や気管切開が行われることが多い。程度が軽いものでは気道の確保と安静のみで軽快することもあるが，それ以外のものでは，外科的に損傷部を縫合するなどの処置が必要となる。気管支鏡検査はその程度や場所を観察するためにとても重要である。また縦隔気腫や皮下気腫，空気のもれの多い気胸などをみとめたときには，気管・気管支の損傷をいち早く疑わなければならない。

④ 横隔膜損傷

　刃物などの鋭的外力によるものと，事故などの鈍的外力によるものがある。代表的な**外傷性横隔膜ヘルニア**は，横隔膜損傷部から胃や小腸・大腸・脾臓などの腹腔内臓器が胸腔内に脱出したものである。鈍的外力によるものが多く，左側の横隔膜におこることが多い。受傷直後のものは，手術により脱出した臓器を腹腔内に戻し，横隔膜の損傷部を縫合して修復する。外傷時にはさまざまな臓器の損傷を合併することが多く，それらを見落とさないようにすることも大切である。

まとめ

- インフルエンザは，インフルエンザウイルスの感染によっておこる伝染性の急性呼吸器感染症で，わが国では毎年1〜2月ごろに流行の最盛期を迎える。
- 急性気管支炎は，かぜ症候群，インフルエンザ，マイコプラズマ肺炎などによって引きおこされる。
- 喘息は発作性の呼吸困難と喘鳴を特徴とし，発作がひどくなると起座呼吸となる。
- 慢性閉塞性肺疾患(COPD)は，喫煙と深い関係がある。
- 肺炎は発症した場所により，市中肺炎，院内肺炎，医療・介護関連肺炎(NHCAP)に分けられる。
- 肺がんの罹患数は年々増加しており，がんの部位別死亡順位は，男性では第1位である。
- 胸腔に血液が貯留した状態を血胸，膿性の液体が貯留した状態を膿胸，白濁した乳びが貯留した状態を乳び胸という。

復習問題

❶ 次の各疾患について，文章の空欄を埋めなさい。また，〔　〕内の正しい語に丸をつけなさい。

●結核

▶結核の感染経路は〔① 接触・空気 〕感染である。

▶医療者は〔② N95・サージカル 〕マスクを，患者は〔③ N95・サージカル 〕マスクを使用する。

▶結核の薬物療法で行われている「DOTS」とは，(④　　　　　　　)療法をさし，確実な服薬を目的として行われる。

●慢性閉塞性肺疾患(COPD)

▶最も重要な危険因子は(⑤　　　)である。

▶スパイロメータによる呼吸機能検査で，1秒率が(⑥　　)％未満となる。

▶薬物療法として，〔⑦ コリン作動薬・抗コリン薬 〕が用いられる。

●気胸

▶自然気胸は，〔⑧ 肥満型・細型長身 〕の〔⑨ 男性・女性 〕に多い。

▶肺の表面に穴があき，〔⑩ 腹腔・胸腔 〕内に空気がもれ出し，肺が虚脱する。

●肺がん

▶死亡者数は〔⑪ 男性・女性 〕に多い。

▶肺がんで最も多いのは，〔⑫ 肺腺がん・大細胞がん 〕である。

▶喫煙との関係が深いのは，〔⑬ 肺腺がん・扁平上皮がん 〕である。

▶扁平上皮がんは〔⑭ 中枢側・末梢 〕の気管支に発生しやすい。

▶腺がんは〔⑮ 中枢側・末梢 〕の気管支に発生しやすい。

❷ ①〜⑤の略称について，左右を正しく組み合わせなさい。

①医療・介護関連肺炎・　　　　・Ⓐ NPPV

②人工呼吸器関連肺炎・　　　　・Ⓑ PEEP

③非侵襲的陽圧換気　・　　　　・Ⓒ VAP

④呼気終末陽圧換気　・　　　　・Ⓓ NHCAP

⑤在宅酸素療法　　　・　　　　・Ⓔ HOT

第3章 患者の看護

A 共通する看護

1 呼吸器疾患に特有な症状の把握

呼吸器疾患の急性増悪時には患者の安全・安楽が直接的におびやかされる。症状は多様で，次の観点からの入念な観察が重要になる。

(1) 呼吸困難：呼吸数・起座呼吸・夜間発作呼吸困難・チアノーゼなど
(2) 呼吸のパターン：リズム・数・深さ
(3) 喀痰の性状：色・臭気・量
(4) 咳嗽：湿性咳・乾性咳
(5) 呼吸音：喘鳴，副雑音（断続性ラ音・連続性ラ音など）
(6) 胸痛

2 安静

肉体的に安静を保つことによってエネルギーの消耗を少なくし，体力の保持をはかり，病気の回復を促す。また，不安やストレスなどは酸素消費量を増大し，呼吸困難感を助長するため，心身ともに休息をとりながら安定をはかることが必要である。必要に応じて面会人を制限し，テレビ・読書・PC 作業なども指示を受けて制限するほか，いらいらさせないように不満や不安の解消に努める。

3 環境の整備

呼吸器疾患の療養には，空気の条件が重要となるので，病室内は適切な温度・湿度に保ち，禁煙を厳守させる。また，症状に関連してさまざまな不安を感じることもあり，睡眠障害をおこすことがある。照明や騒音に注意し，清潔で寝ごこちのよいベッドをつくり，休養が十分にとれるよう配慮する。

④ 栄養

　発熱や咳嗽により，全身的な疲労とエネルギー消費量の増加に加えて，体力を消耗するため，全身の栄養状態に注意する。なかでも慢性閉塞性肺疾患(COPD)は慢性的な栄養障害を呈する疾患である。栄養不良は呼吸筋力の低下をまねき，感染症のリスクにもなるため，栄養障害の病態を正しく理解し，適切に介入することが重要である。そのため，食事の摂取量を正しく評価し，記録することは看護師の重要な役割である。

　食事摂取で必要なエネルギーが充足されない場合は，経腸栄養法を併用する。また，**栄養サポートチーム**(NST)などの介入を活用し，栄養ケアプランを見直すことも重要である。しかし，過剰な食事摂取は，胃部の膨満をきたし，横隔膜を圧迫して肺の拡張を妨げるため，注意が必要である。

⑤ 清潔

　発汗や喀痰のため，皮膚・口腔が不潔になりやすい。また，呼吸困難によりセルフケア行為が不十分となるため，清拭や短時間のシャワー浴，口腔ケアなどで清潔を保つ。

口腔ケア●　口腔ケアの役割は，齲歯や歯周病の予防だけではなく，誤嚥性肺炎を予防したり，味覚が鈍くなることを防いだり，唾液腺に刺激を与えて自浄作用を高めたりする効果がある。

⑥ 排便

　ガスや便の貯留は，腹部が挙上することにより肺の拡張を妨げることがあり，呼吸困難の一因となる。また，排便時の努責は胸腔内圧を高め，酸素消費量を増す。排便パターンを考慮した便通があるように調整し，必要があれば指示によって緩下薬の投与などを行う。

⑦ 感染予防

　日常的に罹患するかぜも，免疫機能が低下している患者や高齢者，手術前の患者には重大な結果をもたらす。また，呼吸器感染症のある患者は，他者への感染をおこす危険性があるため，感染予防行動を実施することが必要である。患者がみずからの問題として考えられるような環境を提供し，継続した行動がとれるように指導や説明をしていく。

B 症状に対する看護

1 咳嗽

　本来，咳嗽(がいそう)は生体防御反応の 1 つであるが，長引く咳嗽は体力を消耗(しょうもう)させる(◎37 ページ)。咳嗽の原因はなにか，咳嗽の頻度や開始の時期，持続期間，患者にどの程度の負担を与えているかなどをできるだけ正確に把握(はあく)する。これにより，症状を緩和(かんわ)するための対処方法を導くことができる。

(1) 安静にし，衣服をゆるめ，患者にとって最もらくな姿勢(起座位など)を整える。

(2) 咳嗽が頻発して食事摂取が困難となる場合もある。とくに制限する必要はないが，患者の希望を確認し，食事形態などを工夫する。

(3) 気道への刺激が増加すると咳嗽も増えるので，部屋の温度(冷房)と湿度に注意をはらい，面会の制限，十分な換気，花や植物を室内に置かないなどの環境の調整にも留意する。とくに，喫煙は禁止する。

(4) 咳嗽をする際は，ちり紙などで口をおおったり，マスクの着用を促して，周囲への飛散を防ぐように感染予防行動を指導する。マスクの着用は，保湿・保温効果が得られ，気道への刺激を避けることができる。

(5) 鎮咳薬(ちんがい)を投与する場合，乾性咳嗽は鎮静化されて安楽を得られるが，湿性咳嗽では痰の喀出が抑制されるので留意する。またコデインリン酸塩などの麻薬が用いられる場合は，指示どおり正確に与薬するとともに，吐(は)きけや便秘などの副作用の観察も行う。

(6) 咳嗽が持続することは，患者にとって精神的苦痛や体力の消耗につながるので，精神的苦痛にも配慮する。

2 喀痰

　気道に病原体の感染や化学物質による刺激，喫煙による刺激などのなんらかの異常があると，粘液の分泌が過多になり，痰として喀出される(◎37ページ)。喀痰の色・臭気，粘稠度(ねんちゅう)などの性状および量を注意深く観察し，次の点について指導し，看護する。

(1) 痰は粘稠度が増すと喀出が困難になるため，水分摂取や含嗽(がんそう)を促す。

(2) 痰は飲み込まずにちり紙などに吐き出させ，ビニール袋などに入れて処理をする。口内にためて自己喀出ができない場合は吸引器で吸い取るか，綿棒などを用いて，巻きつけるようにしてぬぐい取り，口腔ケアをする。

(3) 血液や膿がまじっていたら，すぐに報告する。

(4) 喀出困難な場合は，空気の乾燥に起因していることもある。加湿器を用いたり，指示によって粘液溶解薬(ブロムヘキシン塩酸塩)などを加えた

ネブライザを使用したりする。マスクの着用も効果的である。吸引器を使用することもあるので，患者にはあらかじめよく説明して準備し，その介助を行う。喀出困難時の援助として，呼吸介助，体位ドレナージ（⊃140ページ，図3-5）などもある。

③ 血痰・喀血

血痰や喀血（⊃37ページ）がみられた場合はすぐ医師に報告する。患者は強い不安を感じるものなので，安静を促し，看護師は冷静沈着に行動する。

①**安静**　喀血は，患者に明らかに出血していることを知らしめる状態であり，不安や恐怖をいだかせる。患者の行動を観察し，安心感を与え，安静をまもらせる。また必要以上の努責や咳き込みは控えるように指導する。

②**窒息の予防**　出血による気道閉塞がおこりやすいので，顔面を横に向けるなどの誤嚥を予防する体位を維持する。意識レベルや体力の低下による喀出困難がみられる状態では，すみやかに吸引を行う。

③**喀血続発の予防**　出血部位が判明している場合は，患側を下とする側臥位を基本とし，健側への血液の流入を防止する。

④**合併症の予防**　喀血による失血は，血圧低下など循環系に影響を及ぼすため，バイタルサインや酸素飽和度の変化に注意する。大量の喀血は窒息などのリスクとなることを説明し，少量出血はその前徴である場合もあることを理解してもらう。

⑤**治療処置**　医師の指示により，止血薬などの注射，あるいは気管支鏡による止血や輸血なども行われる。

④ 呼吸困難

呼吸困難（⊃40ページ）の看護では，急性期と慢性期では目標や活動が異なる。急性期は原因となっている問題に早急に対応し，低酸素状態への移行を防ぐ。慢性期は，労作性呼吸困難などのように身体活動による酸素消費の増加に伴って症状が強くなるため，在宅酸素療法など患者の自己管理能力を高める援助が必要となる。

（1）突発的な発生，進行が急速な場合は，緊急性や重症度をはかるため，患者の主観的な情報だけでなく客観的な観察を行い，迅速に対応する。

（2）異物による気道閉塞の可能性がある場合は，ただちに気道を確保し，異物の除去をする。

（3）急性期では体位の工夫や感染予防，セルフケア不足への援助を行う。

（4）状態により，酸素療法や薬物療法，気管内吸引，気管挿管，気管切開などが行われる。ときには，緊急に処置を要するため，すみやかに適切な処置を提供できるようにする。

（5）心の安静を保たせる。環境を整えたり，声かけやタッチングをしたりな

ど，看護師は落ち着いた態度で対応し，心理面への配慮も行う。

(6) 呼吸法として，口すぼめ呼吸や深くゆっくりとした呼吸を指導する。

(7) 慢性期では患者の呼吸レベルや体力に応じた生活指導や呼吸療法を行う。

5 胸痛

　胸痛は呼吸器疾患の重要な徴候であるが(●40ページ)，循環器疾患や，消化器疾患(食道)などでもおこりうるため，症状の観察は重要になる。鈍痛か鋭い痛みか，いつも痛むか深呼吸をしたときに痛むか，咳をしたときに痛むかなど，痛みの性質や部位を観察する。指示があれば，鎮痛薬の使用やパップ剤の貼用，温湿布を行う。胸部の動きを制限するため胸帯またはバストバンドをすることもある。

C 診察・検査を受ける患者の看護

　どのような検査であっても，患者が納得して検査にのぞめるように十分説明し，理解を得ることが大切である。

1 喀痰検査を受ける患者の看護

　気道感染や結核が疑われる場合は，痰を採取して細菌学的検査を行う(●41ページ)。また肺がんのスクリーニングでは，3～5日連続して痰を採取し，異型細胞の有無を病理学的検査により観察する。

喀出痰の採取●　通常は，睡眠時には線毛運動が低下し，痰の貯留量が増加するので，朝に喀出される痰に最も多くの細菌が含まれている。よって採痰は起床時に行う。咽頭・口腔内の常在菌の混入を避けるため，含漱のあとに採取する。抗菌薬の投与により細菌培養が困難になるため，喀痰は抗菌薬投与前に採取することが望ましい。痰は，深い咳嗽を2～3回すると喀出しやすくなる。喀出しにくい場合は，高張食塩水(3%)をネブライザで吸入し，咳を誘発する。

非喀出痰の採取●　喀出痰では，吸気に混入している菌や上気道の常在菌の混入が避けられないため，吸引などによって採取することもある。また，睡眠中や早朝は意識的に痰を飲み込んでいることが多いので，胃吸引によって胃内容物を採取することもある。どちらの行為も苦痛を伴うため，患者には説明を行う。

　疾患によって痰の性状に違いがある(●表3-1)。

2 結核菌検査を受ける患者の看護

ツベルクリン●
反応検査　ツベルクリン反応検査は，結核菌感染の既往を調べる検査である。皮内に精製ツベルクリンを注入し，48時間後もしくは72時間後の反応をみる(●89ページ)。注射部位をもんだり，こすったりしないように注意する。注射部位

○ 表3-1 疾患による喀痰の性状

疾患	痰の性状
気管支拡張症，肺化膿症	膿性，鼻をつく悪臭
肺水腫	ピンク色，泡沫
急性・慢性気管支炎	粘性（黄色粘性）または粘膿性
肺炎	血性またはさび色

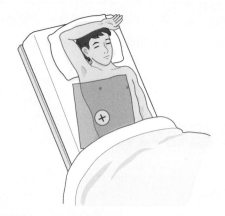

肋間腔が大きく開くような体位にする。上図の半座位のほかに，座位で上半身をベッドテーブルによりかからせるような体位をとることもある。

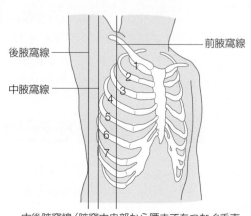

中後腋窩線（腋窩中央部から腰までをつなぐ垂直線）中間の第6～8肋間で行うことが多い。

○ 図3-1 胸腔穿刺の体位

に水疱が生じた場合は，内容液を無菌的に取り除き，ガーゼでおおい，清潔を保つ。

　過去に結核の既往がある場合などは強陽性となることが多く，水疱や壊死を伴うことが多いため，皮膚障害に注意する。また粟粒結核や糖尿病，悪性リンパ腫などを合併している場合は陰性となることがある。

IGRA試験● 　QFT検査やT-SPOT検査といったIGRA試験は，結核感染の診断を，既往のBCG接種の影響を受けずに行うことができる血液検査である（○89ページ）。ほかの検査で結核が確定できない場合や，接触者健康診断として行われる。生きたリンパ球を使うので，採血後6時間以内に培養を始める必要があるため，採血や検体の提出の時間に注意する。

③ 胸水検査を受ける患者の看護

　胸腔穿刺検査（○46ページ）により胸水を採取するときは，超音波検査で胸水の存在部位を確認し，側胸部から背部にかけて穿刺する。患者の苦痛がないように穿刺の体位を整える（○図3-1）。

　合併症として，穿刺部からの空気の逆流による気胸，肺実質の損傷による

血胸, 肋間神経刺激による疼痛がある。排液の量, 性状(混濁の様子, 血性の有無)を観察する。

4 画像検査を受ける患者の看護

　一般的な胸部 X 線検査だけでなく, CT や断層撮影も行われる(●42 ページ)。いずれの検査においても, 妊娠の有無を確認する。また, 造影剤を使用する場合はアレルギーの有無を確認する。

■1 胸部単純 X 線検査

　診療放射線技師の指示に従って, 撮影に際しては身体を動かさないことや十分に息をとめることをあらかじめ患者に理解してもらう。

■2 胸部 CT 検査

　指示に従って, 検査中は十分に息をとめることを患者に説明する。また, 造影剤を用いる検査の場合には, 直前の食事を禁止することと, 静脈内注射が必要であり, 注入の仕方によっては瞬間的に身体全体が熱く感じられる場合があることなどを説明する。

■3 CT ガイド下肺生検

　CT ガイド下肺生検(経胸壁針生検)は, CT 画像を確認しながら表皮から針を刺し, 胸壁を通して病巣の組織を採取する検査である(●43 ページ)。おもな合併症は気胸と出血である。注意点は以下の通りである。

(1) 検査前に抗凝固薬を内服していないかを確認する。
(2) 検査中は, モニタや血圧計を装着して状態を観察する。針を刺している間に動いたり強く咳き込んだりすると空気塞栓の危険性が高まるため, 医師の指示に従うよう説明する。
(3) 検査後は 2〜4 時間の安静臥床が必要である。血痰がみられることがあるが, 長く続かないことを説明する。その後, 気胸の有無の確認のために胸部 X 線検査を行う。医師に指示を確認し, 日常生活について説明する。検査時に気胸がなくても, そのあとに発生することがあるので, 胸痛や呼吸困難が出現したら医師にすみやかに報告する。

■4 MRI 検査

　MRI に非対応のペースメーカ挿入やクリッピング術, インプラント治療などを受けている場合は検査ができないことがあるため, 既往歴や挿入物の確認をする。また, 貼付薬などを使用している場合は, 除去してから検査を行う。

　検査中は狭い筒に入るので圧迫感を感じることがある。閉所に対する恐怖感を確認しておく。また検査中の音が大きいことを事前に説明しておく。検査中は身体を動かさずに, じっとしていることが必要である。

⑤ 気管支鏡検査を受ける患者の看護

気管支鏡検査は呼吸器疾患の臨床において必須の検査法である(◐45ページ)。気管支鏡の先端の吸引鉗子口を使って，生検や洗浄，吸引の処置を行う。気管内に気管支鏡を挿入するため，患者にとっては検査中に気道が狭くなることによる苦痛などが大きい。気管支鏡の使用に絶対的禁忌はないが，患者の同意や協力を得られないときは，検査の適応とならないため，検査の方法をよく説明し，恐怖心を取り除いておくことが大切である。

(1) 反射性嘔吐や麻酔による誤嚥が生じる危険性があるため，医師の指示に従って検査前は絶飲食にする。

(2) 検査中は発声ができなくなるため，事前に患者と相談して苦痛時の合図を決めておく。

(3) 気管支鏡検査前・検査中・検査後のバイタルサインや経皮的酸素飽和度(SpO_2)，血痰，呼吸困難，胸痛などの症状の変化に注意する。

(4) 麻酔によって呼吸機能が低下することがあるので，酸素投与や急変時の対応の準備をしておく。

(5) 検査終了後は麻酔の影響により転倒などがおこりやすいので，患者の状態に注意する。また，誤嚥をきたしやすいため，検査後約2時間は絶飲食にして，最初の経口摂取時に誤嚥がないか確認する。

(6) 検査終了後に咽頭痛や発熱，血痰が出現することがあるが，検査によるものであることを説明する。しかし，発熱が長く続く場合は肺炎の可能性もあるので注意する。

クリニカルパス● 　検査前〜検査後や，手術前〜手術後の行程(処置，使用薬剤，食事，清潔ケア，リハビリなど)を一覧したものを**クリニカルパス(クリティカルパス)**とよぶ。患者用クリニカルパスを用いて経過を説明することにより，患者の理解も深まり，治療やケアをより効率的に行うことが可能である(◐図3-2)。

⑥ 呼吸機能検査を受ける患者の看護

スパイロメータ● 　検査法には多くの種類があり，**スパイロメータ**による1秒量・1秒率・最大換気量の測定が一般的に行われている(◐47ページ)。測定時には患者に最大限の努力で呼吸を行わせるため，患者の負担は大きい。検査結果は，患者の努力に左右されるため，検査中の指示については，わかりやすく説明を行い，効率よく検査が進むように援助する。

ピークフロー● 　気管支喘息の診断・治療上の有用な情報となる**ピークフローメータ**は，最メータ　大呼気流速を自己測定できる簡易機器である(◐81ページ，図2-2)。毎日朝晩に自己測定が必要であることを説明する。

気管支鏡検査を受けられる方の入院診療計画書

患者 ID：
患者氏名：

	月　　　日		月　　　日
	入院日		退院日
	検査当日・検査前	検査後	検査後 1 日目
目標	検査の必要性が理解できる。検査が不安なく受けられる。	息苦しさ，血痰，発熱がなく経過する。	退院後の生活や注意事項が理解できる。
検査・治療・処置	入院当日に採血がある場合があります。検査の前に点滴をします。	点滴をします。食事をとることが可能となったら終了します。必要時に酸素吸入をします。	肺の X 線写真の撮影があります。
薬剤	血液をさらさらにする薬は，医師の指示により検査前から中止となります。持参の薬は医師に確認するため，一度預かります。	夕食後から内服薬が再開となります。抗菌薬の内服を開始します。	お預かりしていた薬を返却いたします。血液をさらさらにする薬は，医師の指示で再開となります。
活動	検査前は制限はありません。検査は車椅子で行きます。	検査直後は車椅子で移動します。検査 2 時間後に，血圧・脈拍数・呼吸数が安定していれば歩行可能となりますが，最初は看護師が付き添います。	制限はありません。
食事	昼食は禁止となります。水分もとれません。	検査後 2 時間は禁飲食です。看護師の見まもりのもと水を飲むテストをします。むせ込みがなければ，水分・食事をとることが可能となります。	制限はありません。
清潔	制限はありません。	点滴終了後に可能となります。	制限はありません。
排泄	制限はありません。検査前に済ませてください。	ふらつきがある場合は看護師が付き添います。	制限はありません。
指導・説明	入院・検査の説明をします。検査の同意書の確認をします。	検査後の注意事項について説明します。	退院後の生活について説明します。次回の外来について説明します。

●●●●病院（電話番号●●●●●）

◯ 図 3-2　気管支鏡検査を受ける患者のためのクリニカルパス

⑦ 動脈血ガス分析を受ける患者の看護

　　動脈血ガス分析によって，動脈血酸素分圧（PaO_2），動脈血二酸化炭素分圧（$PaCO_2$），pH が測定できる（◯ 49 ページ）。このほか計算により，動脈血酸素飽和度（SaO_2），炭酸水素イオン（HCO_3^-）などが求められる。これらの値から，低酸素血症や高二酸化炭素血症の有無，酸塩基平衡（へいこう）の異常がわかる。
（1）経皮的な採血部位は，上腕動脈・橈骨動脈（とうこつ）・大腿動脈（だいたい）が選ばれる。
（2）指示された状態（酸素流量や安静）が 15 分間継続されているか確認する。
（3）採血後に注射器内の気泡を抜き，ゴムキャップをして，すぐに検査室に運ぶか検体を 0〜4℃ で保管する。室温に置くと，代謝が進んで測定値が変化する。

⟳ 表 3-2　血液ガスの基準値（成人）

項目	基準値
pH	7.38〜7.41
動脈血酸素分圧（PaO_2）	約 100 mmHg
動脈血二酸化炭素分圧（$PaCO_2$）	36〜44 mmHg
炭酸水素イオン（HCO_3^-）	24 mEq/L
酸素飽和度（SaO_2）	96% 以上

(4) 採血部位が動脈なので，圧迫止血を5分以上行う。出血傾向のある患者は，長時間止血する必要がある。

(5) 採血した注射器は，凝固を防ぐために，両手手掌にはさんで十分に回転させ，ヘパリンと血液をまぜる。

(6) 血液ガスの成人の基準値は⟳ 表 3-2 のとおりである。加齢によって酸素分圧は低下する。

パルスオキシ●
メータ

パルスオキシメータは，非侵襲的に経皮的酸素飽和度（SpO_2）を測定できる。（⟳ 49 ページ，図 1-14）。ベッドサイドで簡便に利用できる酸素化の指標として幅広く活用されている。使用時は，爪によごれがないか，マニキュアが塗られていないかを確認する。また，プローブは，①循環不全のある側に装着しないこと，②血圧測定をする側に同時に装着しないことに注意する。

D 治療・処置を受ける患者の看護

1 薬物療法を受ける患者の看護

まず看護師は1人ひとりの患者の与薬内容を把握し，薬理作用とくに副作用を理解したうえで与薬にあたることが必要である。また，呼吸器疾患患者の治療に用いられる薬剤は長期に継続される場合が多いので，長期的に一定の時間に指示どおりの量を服用する必要性を説明し，患者に理解させることが大切である。

1 去痰薬

粘液分泌を促進したり痰の成分を分解したりすることによって痰の粘稠度を下げ，痰の喀出をらくにするために用いられる（⟳ 50 ページ）。経口薬のほかに吸入薬があり，気管支拡張薬などとともに吸入されることもある。

副作用には，吐きけ・食欲不振・腹痛・下痢などがあり，疾患によっては禁忌となる薬剤もあるので注意を要する。

2 鎮咳薬

咳嗽は不眠や体力の消耗をきたすので，痰を伴わない乾性の咳には鎮咳

薬が積極的に用いられる（➡51ページ）。

　麻薬性鎮咳薬の副作用として，便秘・眠け・吐きけなどがある。便秘になると，排便時の努責や腹部膨満により呼吸困難が悪化することもあるので，症状に応じて緩下薬を併用する。非麻薬性鎮咳薬の副作用は，口渇・めまい・動悸・食欲不振などがある。十分な観察を要する。

❸気管支拡張薬

　β_2刺激薬やテオフィリン製剤などがあり（➡51ページ），経口薬・吸入薬・貼付薬がある。副作用には，手指の振戦や動悸，頻脈，吐きけなどがみられ，発生頻度は，経口薬＞貼付薬＞吸入薬の順である。β_2刺激薬は，甲状腺機能亢進症，高血圧，心疾患，糖尿病のある患者には慎重に投与する。テオフィリン製剤を過剰に投与すると，吐きけ・嘔吐，不眠，頻脈が生じる。吸収や排泄には個人差が大きく，飲酒，年齢，併用薬なども影響するので，定期的に血中濃度を観察し，訴えに応じて減量や中止の指示を確認する。

吸入薬●　β_2刺激薬の吸入薬は即効性があり，呼吸困難時の頓用として用いられることが多いので，使用方法などを指導する。吸入後は，口腔粘膜に付着した薬物が吸収され，吐きけや動悸などの副作用が出現することもあるので，含嗽を励行する。

貼付薬●　貼付薬は1回の貼付で効果が24時間以上持続するので，1日1回はりかえる。全身に作用するためどこに貼付しても問題ないが，胸部や背部，上腕部に貼付することが多い。貼付薬の副作用として，貼付部位の皮膚の瘙痒感とかぶれがあるので，貼付部位を毎日かえるとよい。

❹副腎皮質ステロイド薬

　副腎皮質ステロイド薬は，治療効果が高い反面，副作用も多いため，副作用の発生を予防し，最大限の治療効果をあげることが重要となる。投与法には，吸入による局所投与と，経口薬や注射薬による全身投与がある。

吸入薬●　吸入ステロイド薬（ICS）は吸収されにくく代謝されやすいので，全身性の副作用は少ない。気管支喘息患者の入院や窒息による死亡頻度は，吸入ステロイド薬の導入により著明に減少した。吸入に際しては，口腔粘膜に付着した薬物が，口腔カンジダ症や嗄声をおこすことがあるため，吸入後は含嗽をする。

全身投与●　全身投与の場合は，その量と投与期間によるが，耐糖能異常，胃潰瘍，易感染症，骨粗鬆症，精神障害などの副作用の可能性があるため，注意する。

❺抗菌薬

　呼吸器基礎疾患に合併した感染症に用いられる。副作用は薬剤によりさまざまであるが，蕁麻疹などは看護師が発見しやすい。清拭時などに観察を怠らないようにすることが大切である。

適性使用●　抗菌薬によりさまざまな感染症の治療が可能となったが，薬剤耐性菌の増加が問題となっている（➡55ページ）。1回でも服薬が中断されると，血中濃

度が下がって，目的とする治療効果が得られないばかりか，耐性菌が出現するリスクも高まる。薬剤耐性菌の拡大を防ぐためにも，医師の指示をまもり，適切な量を適切な期間で服用する指導を行うことが重要である。

2 吸入療法を受ける患者の看護

吸入療法は，薬物を微粒子（エアロゾル）にして，気道局所に投与するものである（◯55 ページ）。吸入療法の目的を明確にし，その目的に合った装置の選択，薬物の種類について，医師と情報を共有することが大切である。そのうえで，患者に吸入方法について十分に説明する。また，効果を上げるために，ゆっくりとした深い呼吸を指導する。

各種吸入器具の●
特徴

①**超音波ネブライザ** 0.5～5 μm のほぼ均一な粒子を大量に発生できる。霧の量や流速によっては苦しさを感じたり，むせたりするため，患者の状態によって調整する。

②**ジェットネブライザ** 圧縮ガス（空気または酸素）によるジェット気流から粒子を発生させる。1～15 μm と粒子の大きさはまちまちである。時間をかけてゆっくり吸入するよう指導する。

③**加圧式定量噴霧器（pMDI）** 代替フロンを利用して，一定量の薬液を微粒子にして吸入させる。粒子は 3～8 μm である。pMDI は吸入の仕方によって吸入量が異なり，治療の効果が左右されるので，高齢者や小児では，吸入補助器具としてスペーサーが広く使用されている（◯58 ページ，図 1-19）。

④**ドライパウダー吸入器（DPI）** 吸気流量により，粒子径 6 μm 未満の粒子をより多く吸入できる。高齢者や小児でもらくに吸入できる。各製剤により使用方法が異なるため，正しい使用法を指導する。薬剤が吸湿しないよう保管に注意する。

吸入療法に●
おける注意点

(1) 使用薬物による副作用や気道攣縮，吸入器の細菌汚染による院内感染，故障による気道熱傷などに注意する。

(2) 長時間あるいは連続的に漫然と吸入療法を続けていると，水分や塩分の過剰投与となる。乳幼児や，腎不全・心不全の患者では注意する。

(3) 吸入終了後は，患者の不快感の除去，薬物による口腔カンジダや嗄声などの予防のために，含嗽を行う。

3 酸素療法を受ける患者の看護

1 医療用酸素

医療用の酸素は純度 99% 以上で，液体または気体の状態で金属容器に保管されている。通常，病院では液体酸素をあたためて気体にかえ，病棟内の酸素用配管を通して病室へ送っている。酸素用ジョイントの色は緑と定められている（◯表 3-3）。

○ 表3-3　気体供給設備の色分け

配管方式		ボンベ	
ガスの種類	色	ガスの種類	色
酸素	緑 ▇	酸素	黒 ▇
人工空気	黄 ▇	二酸化炭素	緑 ▇
笑気（亜酸化窒素）	青 ▇	笑気（亜酸化窒素）	灰＋青 ▇
		ヘリウム	灰 ▇

　　前記の設備のない施設では，酸素ボンベから酸素の供給が行われる。ボンベの容量はおもに 500 L，1,500 L，6,000 L，7,000 L のものが使われており，ボンベの色は黒色と定められている。使用に伴って残量は減るので，使用可能な量を把握（はあく）しておく必要がある。

　　酸素投与の器具は，カニューレ，マスクなどさまざまで，患者の症状によって使い分けられる。

② 在宅酸素療法（HOT）

　　在宅酸素療法は，症状の安定した慢性呼吸不全の患者が自宅で酸素を使用する方法である。生命予後ばかりでなく，呼吸困難の軽減と活動範囲の拡大により QOL の改善が期待できる。QOL の改善といった視点から，在宅での生活を望む低酸素血症をきたした終末期の患者に使用される場合もある。より快適に過ごせるよう，日常生活の管理のしかた，介護保険や福祉サービスなどの社会資源の活用，月 1 回以上の定期的な受診と，夜間を含めた緊急時・災害時の対処法などについて指導する。

　■施行中の注意点，看護

火気に注意●　酸素自体は燃えないが，助燃性があるので小さな火でも爆発的に燃え上がる。火気，とくにタバコの火や発火源となる電気機器などに注意する。中央配管方式では，安全弁がところどころに設置されており，火災や事故の際には責任者が弁を閉じることになっている。

給湿●　『酸素療法マニュアル』（日本呼吸器学会，2017 年）では，鼻カニューレでは 3 L/分まで，ベンチュリーマスクでは流量に関係なく酸素濃度 40% まではあえて加湿する必要はないとしている。ただし，気管チューブや気管切開チューブを留置している患者の場合は，加温・加湿機能を備えている上気道がチューブによってバイパスされているので，加湿もしくは人工鼻が必要である。また，乾燥を訴える患者には，流量にかかわらず加湿を検討し，患者に応じた臨機応変（りんき）な対応も必要である。

合併症●　酸素療法による合併症には次のようなものがある。

　　①**酸素中毒**　60% 以上の高濃度の酸素を 48 時間投与すると，肺胞に浮腫（ふしゅ）

やうっ血などの障害がおこる。

② CO_2 ナルコーシス　慢性閉塞性肺疾患(COPD)で動脈血二酸化炭素分圧($PaCO_2$)の高い患者に高濃度の酸素を投与すると，低酸素による呼吸刺激作用がなくなるために呼吸が抑制され，$PaCO_2$ がますます上昇して昏睡状態となる。

③**吸収性無気肺**　高濃度酸素吸入により肺内の窒素ガスが酸素で洗い出され，肺含気量が減少し，虚脱がおこる。

④**後水晶体線維症(未熟児網膜症)**　未熟児におこる網膜血管病変で，酸素の過剰投与は増悪因子となる。

合併症の予防●　合併症を予防するために，以下のことに注意する。

(1) 定められた流量を，流量計によって正確に投与する。

(2) 呼吸困難の状態の患者が救急外来を受診しても，むやみに高濃度の酸素を投与しない。

(3) 患者の呼吸数・顔色，口唇の色，爪甲の色，意識状態を観察する。呼吸数が減少して，意識がもうろうとしている様子のときは，ただちに医師に連絡する。

(4) 痰の性状の観察，呼吸・脈拍・血圧の変化の観察も重要である。

④ 人工呼吸器装着時の看護

人工呼吸は，肺の換気を機械的に行う方法である(◎64ページ)。人工呼吸が必要となるおもな疾患は，慢性呼吸不全の急性増悪，急性呼吸不全(急性呼吸窮迫症候群・急性肺炎など)，重症心不全，手術後，胸部外傷，急性中毒，神経系疾患などである。

合併症●　自然呼吸では，胸郭を広げて横隔膜を下げ，陰圧をつくって空気を取り込んでいるが，人工呼吸は吸息時に陽圧で空気を肺に送り込むという大きな違いがある(◎図3-3)。このことから，合併症として，①心拍出量の低下，②腎機能の低下，③肺の器質的変化があげられる。

観察●　人工呼吸中は，患者の酸素化の改善と呼吸仕事量の軽減がはかれているかどうか，次の事項を観察する。

①**バイタルサイン**　適切な鎮静が行われなかった場合や呼吸状態によっては，呼吸仕事量の増大により呼吸数が増え，血圧が上昇し，頻脈になる。血行動態が不安定になると酸素化された血液を全身に供給できなくなるため，呼吸数の増加や血圧上昇，頻脈のないことを確認する。

②**総輸液量・総排液量**　人工呼吸は心拍出量を減少させ，体液の貯留を引きおこすため，水分出納バランスに注意する。

③**不安，不穏，興奮**　不安や興奮があると，人工呼吸器と患者の呼吸が同調せず呼吸仕事量が増える。スケールなどを使用して，鎮静や鎮痛が適切に行われているのかを評価する。

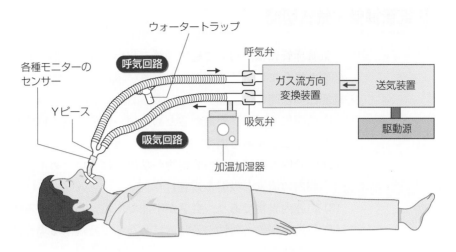

図3-3　人工呼吸器の構造

④**設定条件・作動状態**　不適切な設定は，患者の呼吸仕事量を増大させるため，定期的に設定条件と作動状態を確認する。

⑤**気管チューブの管理**　気管チューブの挿入が深すぎると片肺挿管になり，呼吸音や胸郭の動きに左右差があらわれる。逆に，挿入が浅いと体位変換などの処置で抜けてしまう事故につながる。胸部X線検査などで気管チューブの先端の位置を確認する。また，不適切なカフ圧により気道の損傷や人工呼吸器関連肺炎をきたすため，カフ圧計を用いて適切なカフ圧を保つ。

⑥**ファイティング，バッキング**　ファイティング（非同調呼吸）は，患者の呼吸リズムと人工呼吸器の換気パターンが同調していない状態のことである。バッキングは，なんらかの原因で咳嗽反射がおこり，人工呼吸器と患者の呼吸のリズムが同調しなくなった状態をいう。人工呼吸器と患者の呼吸が同調しないと，十分な換気量が得られないだけではなく，気道内圧を上昇させ，気胸をおこすこともあるので，注意して観察する。

⑦**人工呼吸器関連肺炎（VAP）**　人工呼吸器関連肺炎は人工呼吸管理中におこる院内感染の1つである（●67ページ）。医療従事者の手指衛生は確実か，呼吸回路の汚染はないか観察する。また，過度の鎮静は人工呼吸管理の期間を延長させる原因となるため，過鎮静がないか観察する。

早期リハビリ●
テーション　早期離床や早期からの積極的な運動は，人工呼吸器離脱を促進し，ADLの改善につながる。全身状態の安定が得られたらすみやかに開始する。

RST●　呼吸器ケアサポートチーム（RST）は専門的な知識および技術を習得した多職種からなる医療チームである。おもに人工呼吸器を装着している患者を対象に呼吸ケアをサポートする。RSTのサポートによって人工呼吸器からの離脱を早め，関連したアクシデントを減らすことができる。

❶ 気管挿管・気管切開

　気管挿管には，おもに経口挿管が用いられ，長期にわたる人工呼吸管理が必要な場合には気管切開が行われる（○65ページ，**図 1-22**）。

❶経口挿管時の注意点

（1）口唇にチューブがあたるため，同一部位で長く固定しておくと潰瘍^{かいよう}ができることがあるので，毎日固定し直す。

（2）口腔内の唾液などの分泌物が喀出しにくいため不衛生になりやすい。口腔内の清拭と吸引を適宜行う。

（3）口腔内異物であり，会話が不能であるため患者の不快感が強い。

（4）気道確保の必要性が長時間にわたって持続する場合は，気管切開やほかの方法を検討する。

❷気管切開時の注意点

（1）死腔の減少，分泌物の除去の容易さなどで，長期の人工呼吸管理にはほかの方法より利点が多い。

（2）気管切開後の合併症として，出血・感染がある。

（3）気管切開直後は，カニューレを挿入した周辺の組織がかたまっておらず，カニューレを抜去すると再挿入が困難なため，気管切開口の肉芽^{にくげ}が形成されるまではカニューレ交換は行わない。切開口がかたまったあとは，分泌物が付着して気道の閉塞をおこすのを防ぐため，定期的なカニューレの交換が必要である。

❷ 気道のケア

❶カフ圧

　カフ圧が高すぎると気管の壊死がおこる。低すぎると口腔内の細菌が気管内へ入り込む原因となり，また設定された換気量が肺内に送り込まれない。カフ圧はカフ圧計を用いて適切な圧にする。

❷気管内吸引のポイント

（1）吸引前に用手換気を行い吸入酸素濃度を上げ，酸素化をはかる。

（2）自発呼吸がある場合は，吸息のタイミングで気管分岐部にあたらない位置までチューブを挿入する。

（3）分泌物がたまると狭窄^{きょうさく}音がしたり，圧アラームが鳴ったりする。吸引は 1 回 10 秒以内とし，挿入から終了まで 20 秒以内とする。

（4）高い吸引圧は，気道損傷や低酸素血症，肺胞の虚脱^{きょだつ}をおこすため，一般的に 80〜150 mmHg とする。

（5）開放で吸引を行った場合は，用手的に肺をふくらませる。

（6）気管内吸引の合併症として，低酸素血症，血圧変動，不整脈，頭蓋内圧亢進，気胸，嘔吐^{おうと}などがある。吸引操作中に異常を感じたらすみやかに

操作をやめ，医師に報告する。

3 加温・加湿

　自然呼吸の場合は，鼻腔・口腔で加湿された空気が肺内に入るが，人工呼吸では乾燥した空気が肺内に入るので加湿が必要となる。そのため，ヒーターワイヤー付きの人工呼吸器回路や加温加湿器，または人工鼻を使用する。また，Y ピースで 35〜39℃ になるようにつねに適切な加温・加湿が行われているか注意する。人工鼻の汚染や加湿器の滅菌水の量の確認も重要である。

4 感染防止

　人工呼吸中の患者は一般的に低栄養で，免疫機能も低下しているため，感染をおこしやすい。感染防止のために次の点に注意する。

(1) 吸引時は無菌操作を行う。

(2) 口腔内の清拭を行う。

(3) 回路の消毒や交換の際には，必ず正しい方法で手洗いを行い，ディスポーザブル手袋を着用する。

(4) 回路内の結露（けつろ）を払う際には患者側に流れ込まないようにする。

(5) 加湿器の水は滅菌水を使用する。

(6) ネブライザを使用する場合は，無菌的に薬液を注入し，使用後は残存した薬液を廃棄し，器具は清潔を維持する。

5 ファイティング時の対応

　前述したようにファイティングは，人工呼吸器の設定と自発呼吸のペースが合わず，呼吸がぶつかり合っておこる。気道内圧の上昇などの問題がおこり，患者は苦しい状態になるため，医師に報告する。

6 呼吸理学療法(呼吸リハビリテーション)

(1) 呼吸介助や体位ドレナージなどにより排痰を促す。

(2) 呼吸筋の維持・増強をはかる。腹式呼吸を指導する。

③ 苦痛の緩和

　人工呼吸中の患者は，自由に会話ができず，あらゆる活動が制限され，疾病や予後に対する不安が大きい。また，ICU に入室している場合には特異な環境に対するストレスもある。このように精神的・心理的な負担が大きいので，看護では個々の患者に適した苦痛の緩和と，コミュニケーションをはかることが重要である。

(1) ケアや処置を行うときは必ず声をかけてから行う。

(2) 看護師はできる限りベッドサイドにいるようにして，機会あるごとに声をかけて励（はげ）ます。せん妄（もう）などで，チューブ抜去（ばっきょ）などの事故の可能性が高い場合には鎮静を行い，患者の安全をまもる。

(3) コミュニケーションをとる方法として，筆談・五十音表などがあるが，患者の身ぶり・顔の表情から看護師が推測し，言葉にあらわして確認を

とる方法が最も早く，確実である。看護師もこれらの方法で理解できるよう，能力の開発に励まなければならない。

（4）日常の生活のリズムに近づけるように配慮する。ICUではとくに昼夜の区別がわからなくなりやすい。夜間はできる限り明かりを消し，催眠薬や抗不安薬などの投与も考慮する。窓のない部屋で長く過ごすことがないようにベッドの配置を考える。ラジオ・新聞なども病状がゆるせば積極的に取り入れたい。

④ 体位管理

　呼吸と循環が安定し，治療上の制限がなければ積極的に体位変換や上半身挙上を行うべきである。仰臥位のままでは，褥瘡や背側無気肺，人工呼吸器関連肺炎（VAP）をおこしやすい。

⑤ 呼吸理学療法（呼吸リハビリテーション）

　呼吸理学療法（呼吸リハビリテーション）の目的は，呼吸器疾患により生じたさまざまな障害に対して機能回復をはかることであり，チーム医療として包括的に実施される。急性期では，呼吸不全を改善し，陽圧換気のような非生理的な呼吸から生理的な呼吸への誘導，早期離床が目標となる。慢性期では，呼吸困難の軽減，運動耐容能の改善，ADLの維持・改善とQOLの向上をはかることである。近年，呼吸理学療法は集中治療室から在宅にいたるまでさまざまな場で行われている。

① 呼吸訓練

◼️口すぼめ呼吸

　口すぼめ呼吸は，口をすぼめてフーという音をさせながら息を吐く（◐図3-4-a）。吸息と呼息の長さの比は1：3程度とし，ゆっくり吐く。肺の弾性が低下している慢性閉塞性肺疾患（COPD）患者では，とくに効果が大きい。また，ほかの呼吸器疾患においても，呼吸パターンをコントロールし，ゆっくりとした呼吸の獲得に有用である。

◼️深呼吸

　解剖学的な死腔があるため，1回の換気につき約150 mLの空気はガス交換されない。そのため，呼吸器疾患によって浅く，速い呼吸しかできなくなると，ガス交換の効率はわるくなる。これに対し，**深呼吸**は大きくゆっくりした呼吸である。1回換気量は通常の1回換気量の2倍になり，呼吸回数も減るため，効率的なガス交換ができる。

インセンティブ-●
スパイロメトリ　インセンティブ-スパイロメトリは，手術前後の合併症予防などのために，器具を用いて行う呼吸訓練の1つである（◐155ページ）。取り扱いが簡単で，患者自身が目で見て効果を確認しながら訓練できる。

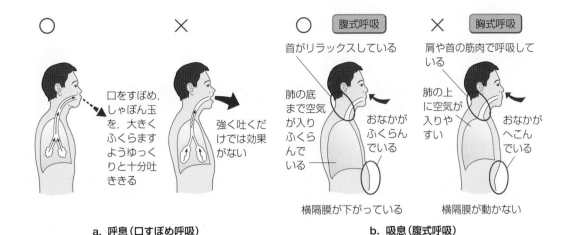

a. 呼息（口すぼめ呼吸）　　　　　　　　b. 吸息（腹式呼吸）

◯ 図 3-4　呼吸訓練

3 横隔膜呼吸（腹式呼吸）

　横隔膜呼吸は，吸息時に横隔膜の運動を増強させ，上腹部を動かすことで，呼吸補助筋の活動を抑制して上部胸郭の運動を減らす呼吸法で，**腹式呼吸**ともよばれる（◯ 図 3-4-b）。効果として，1 回換気量の増加，呼吸数の減少，呼吸困難の軽減などがある。

　横隔膜呼吸はすべての患者に必要かつ効果的な呼吸法とはいえず，原則として横隔膜の収縮力が残存している患者が適応となる。重症の慢性閉塞性肺疾患（COPD）患者は適応とならない。

4 胸郭可動域訓練

　呼吸介助手技や肋間筋のストレッチにより，胸郭の可動性や柔軟性を改善し，呼吸困難の軽減を期待して行われる訓練である。いまだエビデンスは明らかではなく，適応する患者を選択して行う必要がある。

❷ 排痰法・体位ドレナージ

　排痰法は，気道内に貯留している分泌物を移動させ，体外に排出させる方法であり，咳嗽，呼吸介助手技（用手的排痰法），体位ドレナージなどがある。排痰法を行う際には，聴診による気道内分泌物の貯留部位の把握が重要であり，施行前後の評価も大切である。

1 咳嗽

　気道の中央付近に移動してきた分泌物の喀出に最も有効である。ほかの排痰法と組み合わせて行う。

2 呼吸介助手技（用手的排痰法）

　用手的排痰法には，呼息時に胸郭の動きに合わせて用手的に圧迫を加え，吸息時には圧迫を解除する**スクイージング法**がある。

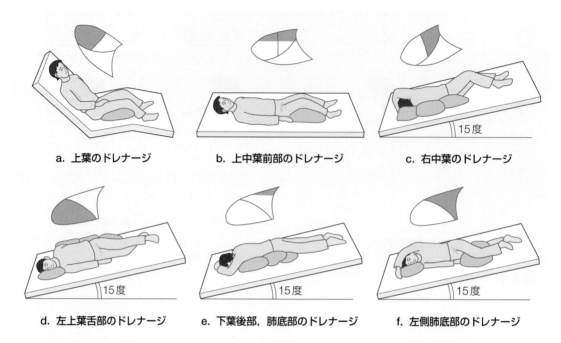

a. 上葉のドレナージ b. 上中葉前部のドレナージ c. 右中葉のドレナージ

d. 左上葉舌部のドレナージ e. 下葉後部，肺底部のドレナージ f. 左側肺底部のドレナージ

○ 図 3-5　体位ドレナージ

ハフィング法は排痰方法の 1 つで，痰を気道の上部に移動させる（○ 155 ページ）。ゆっくりと息を吸い込み，口と声門を開いたまま速く強く「はっはっはっ」と声を出さずに息を吐き出す。これを数回繰り返す。

■3 体位ドレナージ

分泌物の貯留した肺区域を上側として，重力の作用により分泌物の移動を促すように体位をとらせる方法である。ほかの排痰法と組み合わせて実施される。臨床的には修正された体位が有用である（○ 図 3-5）。

3 運動療法

運動療法の目的は，呼吸困難の軽減，運動能力の増大，QOL の向上，うつ気分や不安の軽減である。これらの効果は薬物療法と同様，中断により失われてしまうため，継続することが重要となる。しかし多くの慢性呼吸器疾患患者は，運動による呼吸困難の増悪に不安感や恐怖感をいだく。まずは運動に慣れることが大切であり，運動に対する不安感や恐怖感を解消するために心理的サポートも行う。運動の継続が可能になると，運動がもたらす効果や楽しさを実感できるようになる。

運動療法の実施にあたっては，患者の呼吸困難や運動能力の評価結果に基づいて行うことが大切である。また，運動に伴い低酸素血症をおこす患者は，経皮的酸素飽和度（SpO_2）が 90% 未満にならないように，酸素吸入とその酸素流量の指示を確認しておく。

④ リラクセーション訓練

　　リラクセーション訓練は筋弛緩訓練ともよばれ，らくな体位や呼吸補助筋のマッサージ，ストレッチング，呼吸介助法などがある。首や肩の呼吸補助筋を用いた浅く速い呼吸がみられる場合に適応となる。

　　らくな姿勢である前傾姿勢の座位は，呼吸困難の軽減にも有効である。らくな体位と呼吸介助法は，運動時や喘息発作時の呼吸困難の改善に有用とされているため，これらの手技をあらかじめ患者と家族に指導しておく。

⑥ 胸腔ドレナージを受ける患者の看護

　　胸腔ドレナージは，開胸手術後や気胸・血胸，胸水の貯留した場合に適応となる。胸腔内に貯留した液体または気体を持続的に排除することによって，虚脱した肺の再膨張を促し，呼吸循環状態を維持・回復させるために行われる。胸腔ドレナージには，貯留物を低圧吸引器で吸引する方法と，自然に排出させる方法（ウォーターシール法）がある。

(1) ドレーン挿入時には，あらかじめ処置の必要性，方法，注意事項，ドレナージによる活動制限などを説明し，患者の理解と同意を得る。

(2) ドレーンの皮膚固定とドレナージ装置への連結を確実に行い，不慮の事故を防ぐ。接続部のはずれは急変につながることもある。

(3) チューブの屈曲・閉塞やエアリークの有無，排液の呼吸性移動，量・性状，皮下気腫などの観察を行う。必要時にすぐに使用できるように，ベッドサイドにミルキングローラーやドレーン鉗子を準備しておく。

(4) 吸引装置を使用する場合は，作動状況を確認する。

(5) バイタルサイン，呼吸状態，意識状態などを観察する。

(6) 血性の排液が200 mL/時以上の場合は危険とされるため，医師にすみやかに報告する。

(7) 胸水が大量の場合，一度に排液すると再膨張性肺水腫をきたすことがあるため，医師の指示に従いながら，時間をかけて排液し，排液量を調節する。1回の排液量は1,000 mL以内に抑える。

(8) ドレーンの刺激による疼痛・違和感を緩和し，セルフケア不足を補う。

(9) ドレーン挿入部・接続部は無菌的操作で処置する。ドレーンやドレナージ装置は挿入部より低い位置に保ち，排液が逆流しないようにする。

(10) 活動制限内で運動やセルフケアを実施し，身体の可動性障害を予防する。

呼吸器疾患患者の看護

1 肺炎患者の看護

肺炎では悪寒戦慄とともに高熱を出し，胸痛を訴えることが多い。しかし，衰弱した高齢者や重症患者に併発した場合は，熱が高くなかったり，症状や経過が特徴的でないこともある。したがって身体所見や検査所見から重症度を観察することが重要である。バイタルサインをはじめ，全身状態の観察を十分に行い，また，経皮的酸素飽和度(SpO₂)の測定を適宜行うことによって呼吸不全発生の早期発見に努める。

■1 一般看護

①**安静**　急性期には肺の安静を保つために，不要な会話は避ける。そのため，注意深く患者の気持ちを察しながら看護にあたる。

②**食事**　病状と食欲に応じて，消化・吸収のよいもの，高エネルギーで良質のタンパク質，ビタミン類を含む刺激の少ないものがよく，水分も十分に補給する。食欲のないときは，少量ずつさっぱりした好みのものを与えるが，腹部が膨満するような食品や冷たいものは避ける。

③**清潔**　発汗したときには，乾いたタオルでよくふき，手早く更衣させる。とくに呼吸器疾患は消耗による疲労度が強いので，冬期には寝衣をあたためて更衣時に寒けを感じさせないようにしたり，清拭も指示に基づいて軽く行ったり，部分清拭にとどめたりすることが必要である。口腔内の清潔にも注意をはらう。

④**排泄**　腹部膨満や便秘は胸部圧迫をおこすことがあるので，規則的な排便を促すよう注意する。

⑤**運動**　急性期の体位変換は脈拍に注意し，必ず介助して静かに行う。なお，治療によって高い熱が急に下がると，患者は治ったように感じるが，肺の病変が回復するには約2週間はかかる。したがって，回復期の起床や離床は医師の指示に従って徐々に進める。

■2 症状に対する看護

①**発熱・胸痛・咳嗽・痰**　「症状に対する看護」を参照のこと(➡123ページ)。

②**呼吸困難**　肺のおかされた範囲が広いと低酸素血症に伴うチアノーゼや呼吸困難が生じるので，症状に注意して看護する。

③**誤嚥**　高齢者や脳血管障害の既往など，誤嚥のリスクが高く疑われる場合は，嚥下の評価を行い，食事形態の工夫などが必要である。また，口腔ケアにより口腔内の清潔をはかり，摂食嚥下リハビリテーションを行う。

④**危険な症状**　強度の呼吸困難やチアノーゼ，脈拍の頻数・微弱，異常言

動などは危険な症状である。すぐ医師に報告して応急の処置を講じる。

3 診察の介助

肺炎の治療にはいろいろな化学療法薬が用いられる。

(1) 化学療法薬は，血中濃度を一定以上に保たないと期待する治療効果が得られないので，定められた時刻に確実に服用させる。

(2) 抗菌薬を用いる場合は，アレルギー症状に注意する。

4 感染予防

手指の消毒，含嗽などの院内感染対策を励行し，院内肺炎の予防に努める。

2 肺結核患者の看護

結核(⊃87ページ)と診断され，入院が必要となった場合は，結核病床を有する指定医療機関に入院となる。病棟内の空気管理として，病室はすべて陰圧となっている。治療完遂のためには，患者や家族に結核を正しく理解してもらうことが重要となる。そのため，結核の正しい知識や感染予防策などの

Column

新型コロナウイルス感染症患者の看護

新型コロナウイルス感染症(COVID-19)の病態は，無症状のものから人工呼吸器などを必要とする重篤なものまでさまざまである。とくに，気道などの呼吸器系で感染が生じると炎症がおこり，気道クリアランスの不良や無気肺などが生じる。また，炎症が進むにつれて重度の肺水腫や急性呼吸窮迫症候群(ARDS)をもたらし，血管内では凝固亢進がおこりやすくなり肺塞栓や肺血栓症のリスクが高まる。さらに，自覚症状の乏しさから病状の悪化に気づくのが遅れ，重症化のタイミングを予測するのがむずかしいという特徴がある。

看護師は，異常発生時の第一発見者となることが多いため，呼吸の変化や病状の悪化を見逃さず，急な増悪に備えることが重要となる。また，人工呼吸器を装着した患者に対する看護師の役割は多岐にわたり，ICU に入室する患者への看護とかわりはない。

COVID-19 のパンデミックが追い打ちをかけ，さまざまな機能の崩壊が現実の課題としてつきつけられた。その1つが家族の面会である。オンラインでの面会など，今回の感染拡大によって新たな方法が模索され，家族へのかかわり方も大きく変化した。また自施設だけでなく，社会情勢や行政施策，職員の家庭環境，地域の医療機関との機能・役割などの数多くの要素に左右されるかたちで，状況に応じた適切な判断と対応が求められた。

筆者の施設では感染制御チーム infection control team(ICT)が中心となり，施設内の感染対策やウイルスの変異に対する情報など，毎日のように変化する状況に合わせて情報発信を行っていた。とりわけ感染管理認定看護師からの情報提供は，職員の安心感につながっていた。

私たち医療従事者は不便さの残る日常に不安をもちつつも，病院内に感染を広げないように注意をはらいつつ，いまも最前線で COVID-19 患者に寄り添い，ケアを行っている。業務が落ち着きを取り戻したとしても，今回明らかになった課題や問題点を整理し，次の流行や新たなリスクに対応できる強い組織を再構築していく必要がある。

情報提供が必要となる。また，長期服薬のアドヒアランスや糖尿病などの基礎疾患の管理も治療完遂には重要となる。

■ 一般看護

①**安静**　精神的・肉体的安静によって肺のはたらきを制限し，全身的にエネルギーの消耗（しょうもう）を少なくして免疫能を高める。

安静度は医師によって決められるが，看護師はその病院で用いている安静度表をもとに患者および家族に，安静の必要性をよく説明する。患者にはこれを実行するかたい意志をもたせ，家族には理解と協力を要請して，安静度表のとおりに実行させることが大切である。

また長期の療養では，病気に対する不安，家族のもめごと，経済問題，病院内での対人関係など，精神的な安静を乱すことがしばしば生じる。看護にあたってはこのようなことにも気を配り，その原因をよく聞くとともに，医師や医療ソーシャルワーカーとも連絡をとって，協働してその解決をはかり，患者が安心して療養に専念できるように努める。

②**食事**　各栄養素のバランスがとれ，ビタミン類に富んだ食事が必要なことはいうまでもないが，糖尿病を合併していることも多いので，適切な食事指導も必要となる。また長い療養生活を通じて，抗菌薬の副作用で食欲のないこともあり，ほかの病気を併発して食事が制限されることもある。しかし，栄養状態が低下しないように，患者とともに工夫することが大切である。

③**環境の整備**　空気感染対策のため，HEPA フィルターを介して清浄にした空気を取り入れ，排気は屋外に放出される設備になっている。病室はすべて陰圧管理となっており，窓を開けることはできない。つねに陰圧になっていることをモニタリングする。

■ 症状に対する看護

①**発熱**　熱が高い場合は発熱時の看護に準じて対処するが，肺結核では微熱が持続するため，身体的な苦しみよりも，気に病んだり不安を訴える場合が多い。微熱の場合はとくに検温の方法を正確にし，患者にはあたたかい態度で，安心して療養に専念することの必要性を話す。ときには医師の指示で解熱薬・鎮痛薬も用いられる。

②**咳嗽・痰・喀血・胸痛**　「症状に対する看護」を参照のこと（⟳123 ページ）。

③**盗汗**　寝衣は木綿かガーゼの肌着を重ねる程度とし，湿ったらすぐに取りかえる。この際，蒸しタオルで汗をさっとふいてから取りかえるとよい。

④**不眠**　病勢悪化の直接的な原因とはならないが，患者の精神的なあせりのもとになる。原因について患者の訴えをよく聞き，また観察し，相談相手となって，必要があれば医師に報告する。一般的な対策としては，規則正しい生活の習慣をつけ，気分転換の方法をともに考える。ただし，病気の話はしない。寝る前に身体の清拭や足浴などを試みるのもよい。

③診療の介助

感染症法● 　「感染症法」により保健所に「結核患者発生届」を提出することが義務づけられている。発生届と同時に，「感染症法」第 37 条または第 37 条の 2 による公費負担申請が行われているか確認をする。また，保健所とも連携をとり，支援していく。

DOTS● 　医療従事者の目の前で服薬してもらう**直接服薬確認療法（DOTS）**体制が強化され（◯90 ページ），入院期間も短縮された。入院中から，長期（6〜7 か月）服薬の重要性や主要な薬物の副作用を説明し，外来では生活指導も行う。

副作用● 　最も多くみられる副作用は，食欲不振とその他の胃腸障害であるが，ストレプトマイシンによる難聴・耳鳴り・めまい，エタンブトールによる視力障害などもあり，これらは対処がむずかしい（◯90 ページ）。患者の訴えや症状に注意して早期発見に努め，医師に報告する。

④検査の介助

　肺結核は自覚症状に目だったものがあらわれないだけでなく，聴診や打診でも著明な所見を見いだしにくい。そこで診断や治療効果の判定のために，すでに学んだようないろいろな検査が，一定の期間をおいて何回も実施される。したがって，各検査の意義についても理解しておかなければならない。

⑤感染予防

　喀痰・塗抹検査陽性の患者を収容する病院や療養所では，職員・外来者，あるいはほかの病棟の患者などに感染することがある。これを防ぐために，病棟を清潔区域と不潔区域に分けて管理するとともに，N95 マスクを着用する。使用の際は定期的にフィットテストを行い，リークがないことを確認する。喀痰採取を含め，結核菌を含む検体を取り扱う場合や咳を誘発する処置を行う場合には，予防衣と手袋を装着する。排泄物や物品の消毒方法は「感染症法」の規定に基づいて実施する。

　これらのことは，感染症の看護の一般的事項で学習することとほぼ同じであるが，結核の感染予防において，勤務者の健康管理のために重要な項目は以下の通りである。

（1）ツベルクリン反応が既陽性であること。
（2）数か月ごとに定期的に健康診断を受ける。
（3）身体の調子がわるいときはすぐに健康診断を受けて早期発見に努める。
（4）日常生活でも感染に十分注意する。

③ 気管支喘息患者の看護

　気管支喘息は，基本的に完全治癒が望めない慢性疾患であるが，つねに自覚症状があるわけではない（◯78 ページ）。したがって，患者自身が客観的なデータ（ピークフロー値の測定）から治療の必要性や適切な治療期間の判断基準を知り，治療に参加することが必要である。喘息の自己管理のために，疾

患・治療・環境整備・日常生活の管理を正しく理解させ，実践できるように援助していくことが必要となる。

■1 一般看護

①安静　喘息のある患者は，死を予感させるような呼吸困難や，いつおそってくるかわからない発作による不安などで神経過敏となることが多い。発作は精神的な興奮によっても誘発され，発作が強いときは不安や恐怖感も強い。したがって，信頼される態度と心をこめた看護によって患者の心を落ち着かせるよう調整する。同じ理由から面会人は制限し，興奮するような読みものや会話を避け，夜間の睡眠を十分とらせるようにする。

②アレルゲンの除去　病歴をよく知って，アレルゲンとなる物質を避けるようにする。病室内ではほこりをたてないように注意し，羽ぶとんや羽枕の使用は避け，かおりの高い花や花粉の多い花は病室に持ち込ませないようにする。カやハエに対する殺虫剤も使用しないほうがよい。また日常生活では，ペットを飼わない，禁煙，清掃をこまめに行い，ほこり・ダニ・カビを少なく保つといったことなどを心がける。また，アスピリン喘息の患者は，アスピリンなどの非ステロイド性消炎鎮痛薬（NSAIDs）により発生が増悪するので，治療の前に，既往について本人に確認する必要がある。

③食事　ソバ・牛乳・タケノコ・エビ・カニなどを食べると発作をおこす者もいるので，もしあらかじめわかっていれば，院内の栄養管理部門に連絡して避けてもらうようにする。過食も禁物で，とくに発作をおこしやすい季節には制限する。刺激の強い香辛料を禁じ，禁酒・禁煙を指導する。

④外気温・室温の注意　寒冷な空気を吸うことにより，発作が誘発されることがある。冬季の外出時にはマスクの着用などをすすめる。また季節のかわり目も注意を要する。室内の冷暖房の温度差に注意し，温度管理を行う。

⑤運動　運動により発作が誘発されることがあるので注意する。

⑥患者指導　腹式呼吸・排痰法・口すぼめ呼吸など，必要な呼吸法や体位のとり方について指導する。また，治療の継続，発作初期時の対応の習得などを指導する。

■2 発作時の看護

①体位　発作の激しいときは，**起座位**をとらせると呼吸がらくになる。これは上半身を高くすることによって横隔膜が下がり，呼吸筋がはたらきやすくなるためである。患者は両手をついて前かがみになった体位を好むことも多い。この場合は，身体の前になにか支えとなるものを置き，寄りかからせるとよい。

②着衣　苦しさのあまり，自分で衣服をはぎ取ってしまうこともあるので，衣服は軽いものをゆったりと着せて，圧迫感を除いておくことが必要である。

③呼吸困難　強度の場合は，医師の指示で副腎皮質ステロイド薬などの点滴静注，酸素投与，吸入ステロイド薬や β_2 刺激薬の吸入などが行われる。

　重篤な症状の場合は生命の危機に陥るので，発作の状況（顔色・冷汗・肩呼吸など）を観察し，ただちに医師に報告する。状況によっては気管挿管や非侵襲的陽圧換気（NPPV）などの人工呼吸器が必要となるため，準備する。

　④発汗　発作時に発汗するので，汗をふき取り，更衣させてかぜをひかないように注意する。

　⑤呼吸介助　効率よく酸素を取り入れるために，排痰を促し，腹式呼吸を行うよう指導する。口腔内の乾燥は痰の喀出を困難にするため，呼吸状態をみながら水分摂取を促す。

　⑥薬剤の副作用　治療に使われるβ_2刺激薬は，頻脈や動悸，手のふるえをおこしやすいので，吸入や点滴を行う際には，薬剤の種類と使用した時間を確認しておく。持続して投与される場合は，中毒症状や血中濃度をモニタリングすることにより，副作用症状の出現に注意する。

❸間欠期および退院時の指導

　喘息は再発を繰り返しやすい疾患なので，退院時にはとくに次のような点を指導する。

(1) かぜをひくと喘息をおこしやすいので，用心させる。
(2) アレルゲンの除去に努める。
(3) 規則的な生活をして睡眠を十分にとらせ，適度な運動を行わせる。
(4) 医師に指示された食事や治療法をよく説明し，わからないことがないようにする。
(5) 精神的な安定が大切なので，家族にも協力を求める。
(6) ピークフローメータを用いて，客観的に症状を評価する習慣をもたせる（●81ページ，図2-2）。
(7) 日常の発作が吸入薬で軽快しない場合は，正しい手法で吸入できていないことが多い。吸入手技を確認し，正しく実施できるよう，吸入指導を繰り返す。

④ 慢性閉塞性肺疾患（COPD）患者の看護

　慢性閉塞性肺疾患（COPD）患者は，急性増悪による症状の悪化をきたすことがしばしばある（●92ページ）。呼吸機能の低下やQOLの悪化をまねくため，急性増悪を予防することが重要である。患者本人だけでなく，家族も病気を理解し，治療に取り組むことが大切である。急性増悪の対応から慢性期の管理まで，幅広い知識と患者教育が重要となってくる。

❶急性増悪時の看護

　①安静　急性増悪時は安静を保って呼吸仕事量を減らし，呼吸困難感が増悪しないようにする。

　②栄養・水分管理　発熱などで脱水傾向になっている。また，痰を喀出しやすくするためにも水分摂取を促して脱水の改善をはかる。ただし，心不全

の治療を行っている場合は水分出納バランスに注意する。呼吸困難により体力も消耗しているため，十分な栄養が摂取できるように援助する。

③**呼吸理学療法(呼吸リハビリテーション)**　呼吸困難感の緩和や酸素化の改善をはかるために実施する。COPD 患者ではとくに，口すぼめ呼吸が有効である。

④ **NPPV 装着時の看護**　非侵襲的陽圧換気療法(NPPV)は，患者の理解と協力なしでは治療の継続ができないため，患者・家族に十分な説明を行う必要がある。患者本人の続けようとする意思を尊重し，パニック呼吸のコントロールや呼吸法の指導などを取り入れることで，患者の不安を軽減し，病態への理解を深めていくことが重要である。また，在宅用機種の使用方法，必要物品の確認や回路の組み立てなども患者・家族にあわせて指導していく。

NPPV 装着中の●(1) マスクの装着による皮膚障害
　　注意点　(2) マスク換気による口腔乾燥や，空気の誤嚥
　　　　　　(3) マスク装着による不快感，圧迫感，活動範囲の制限などによる精神的ストレス

②慢性安定期の看護

①**禁煙**　喫煙は COPD の発症・進展のおもな原因であり，禁煙は COPD の進行をくいとめることができる唯一の治療法である。喫煙しない環境をつくり，患者はもちろん，家族も患者の前では喫煙しないように指導する。また，禁煙外来の受診をすすめるなど支援していく。

②**感染予防**　感染をきっかけにして急激に呼吸状態が悪化することがあるため，かぜには注意する。患者だけではなく，家族も含嗽や手洗いを行い，栄養や睡眠を十分とるようにする。さらに，インフルエンザワクチンや肺炎球菌ワクチン接種なども行う。高齢者においては誤嚥の予防も重要である。感染と思われる症状がみられたら，早めに病院を受診するよう指導する。

③**栄養管理**　COPD は努力性呼吸となり，呼吸に伴う消費エネルギーが亢進し，安静時消費エネルギーが亢進する。一方，食事量の低下やタンパク質の代謝障害などから高い確率で栄養障害をきたす。栄養不良は予後因子となるため，栄養管理はきわめて重要である。食事をするだけでも多大なエネルギーを消費するため，少ない食事で効率よくエネルギーを得る必要がある。そのため，エネルギー価が高い脂肪の摂取が推奨されている。また，呼吸筋力を維持するためにもミネラルを十分に摂取する工夫が必要である。経口摂取のみで充足できない場合は，補食として経腸栄養剤の使用も検討する。

しかし，食べすぎは横隔膜の運動を妨げ，呼吸困難をまねくので注意する。なかには，肥満に呼吸困難が加わるために身体を動かさなくなってさらに太り，一層呼吸困難がひどくなるという悪循環に陥る患者もいるので，肥満の患者は減量が必要である。ただし，タンパク質はしっかりとるように指導する。

④**薬物療法**　何種類もの薬剤を長期に服用しなければならない。全身性の副作用が少ない吸入療法が重要な治療である。薬効を理解し，正しい用法・手技を習得できるよう，個々に合った吸入手技(吸入方法)を選択し，指導していく。

⑤**呼吸理学療法(呼吸リハビリテーション)**　呼吸機能だけではなく，ADL や QOL の改善も見すえて運動機能にも着眼することが重要である。運動療法を効率よく実施するためには，呼吸訓練や胸郭可動域訓練などにより体調を整えることが必要である。

⑥**在宅酸素療法**　長期酸素療法は低酸素血症を伴う COPD 患者において生命予後を改善し，日常生活の活動範囲を広げる。最近は，在宅で非侵襲的陽圧換気療法(NPPV)も行われている。導入が決定したら，機器の使用方法や日常生活の注意点について，動画やパンフレットを使用して指導する。

⑦**社交活動**　気分転換や日々の生活にめりはりをつけるためにも，趣味の継続や旅行，買い物などをすすめる。また，患者会に参加するなど社会資源を利用することについても情報提供を行う。

⑤ 間質性肺炎患者の看護

間質性肺炎は組織の線維化を伴うことが多く，肺が広がりにくくなって拘束性換気障害が引きおこされ，また，肺胞壁が厚くなることでガスの拡散が障害される(⊃94 ページ)。進行すると呼吸不全や肺性心などをきたすため，合併症の早期発見と対策が重要となる。なかでも特発性肺線維症は頻度が最も高いが，有効な根治治療がなく，予後不良である。

◼一般看護

肺炎患者の看護と共通である(⊃142 ページ)。予後不良な場合，病名の告知を受けた患者には，がんに準じた精神的なケアが必要である。また，急性増悪を防ぐためにも，含嗽などの感染予防や禁煙などの指導が重要となる。

◼症状に対する看護

肺炎患者の看護と共通である(⊃142 ページ)。

①**咳嗽**　痰を伴わない乾性咳嗽が主症状である。喫煙は促進因子であるため，徹底した禁煙指導を行う(⊃92 ページ)。

②**呼吸困難**　労作時の呼吸困難が徐々に進行し，慢性的な低酸素血症をおこすと，ばち指がみられることもある。呼吸不全の状態によっては，人工呼吸管埋となる。

◼診療の介助

副腎皮質ステロイド薬の副作用 ●　一般的に副腎皮質ステロイド薬の大量投与(ステロイドパルス療法)が行われる。高血糖や免疫機能低下，ステロイド精神病，大腿骨頭壊死，緑内障などの副作用に注意する(⊃53 ページ)。ステロイド薬の急激な減量・中止は急性増悪をきたしやすいので，服薬の自己中断をしないように指導する。

　　慢性的な低酸素血症の場合は，在宅酸素療法が導入されるため，在宅療養に向けた指導が必要である（◯133ページ）。

◢4 感染予防

　　気道感染は急性増悪の引きがねになるので，うがい，手洗いなどの感染予防を徹底し，インフルエンザワクチンや肺炎球菌ワクチンの接種を指導する。

⑥ 肺血栓塞栓症患者の看護

　　肺血栓塞栓症の発症と同時に心停止に陥り救命が困難となる症例も少なくない。そのため，早期発見と迅速な判断，発症予防の対策が重要となる（◯99ページ）。手術では，リスクのレベルに合わせた予防法を実施する。肺血栓塞栓症の発症状況は，安静解除後の起立，歩行，排泄後におこりやすい。

■一般看護

(1) ヘパリンによる抗凝固療法が行われるため，出血傾向に注意する。

(2) 酸素療法や昇圧薬の投与が行われるため，呼吸・循環の管理に注意する。

(3) 内科的治療で血行動態が改善しない場合は，カテーテル治療や外科的処置が行われるため，必要に応じて準備をしていく。

(4) 安定期には経口薬であるワルファリンによる抗凝固療法が行われる。納豆や青菜などのビタミンKを多く含む食品は抗凝固作用を阻害するため，食事指導を行う。

(5) 抗凝固薬の内服に伴う出血傾向に対する注意事項は以下の通りである。

- 歯肉出血を予防するため，やわらかい歯ブラシを使用する。
- ひげそりは電気シェーバーを使用する。
- 転倒や打撲による損傷を避ける。
- 他科受診時に抗凝固薬を内服していることを知らせる。
- 正座や下肢のマッサージはしない。

(6) 下肢深部静脈血栓症の発症予防が重要である。低リスクでは早期離床や歩行，足関節運動，中リスクでは弾性ストッキング（◯図3-6）や間欠的空気圧迫法（◯400ページ），高リスクでは間欠的空気圧迫法とヘパリンの予防投与の併用が行われる。患者のリスクに合わせた対策を実施する。

⑦ 急性呼吸窮迫症候群患者の看護

　　急性呼吸窮迫症候群（ARDS）は，急性呼吸不全の一病態であり，心臓が原因ではない肺水腫が急性発症し，低酸素血症をもたらす（◯99ページ）。根本的な治療法はなく，背景となる疾患の治療が行われる。死亡率も高く，多臓器不全の発生を回避することが重要である。また，重篤な低酸素血症をきたし，人工呼吸管理を受けることが多いため，人工呼吸管理が重要となる。

■一般看護

(1) 水分制限と輸液の管理が重要となるため，水分出納バランスに注意する。

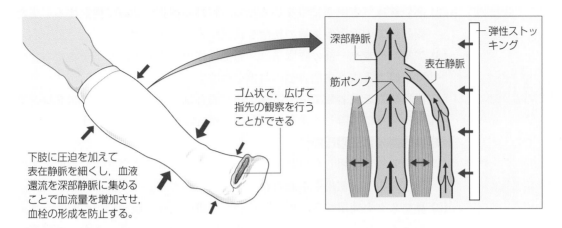

下肢に圧迫を加えて
表在静脈を細くし，血液
還流を深部静脈に集める
ことで血流量を増加させ，
血栓の形成を防止する。

ゴム状で，広げて
指先の観察を行う
ことができる

深部静脈

筋ポンプ

表在静脈

弾性ストッ
キング

○ 図 3-6　弾性ストッキング

(2) 人工呼吸療法を実施する場合は準備をし，人工呼吸管理を行っていく
（○ 134 ページ「人工呼吸器装着時の看護」）。

(3) 治療による気管挿管患者では，人工呼吸器関連肺炎(VAP)を生じる危
険性がある。人工呼吸器関連肺炎は消化管液の逆流，口腔や咽頭に定着
している常在菌の流入，気管チューブ内から気道への直接侵入により発
生する。そのため，適切な口腔ケアやカフ圧の維持，人工呼吸回路内結
露の除去，経腸栄養などの予防対策が重要となる。

(4) 適切な鎮静・鎮痛をはかり，過鎮静を避け，頭位を挙上して，仰臥位で
管理をしない。

(5) 人工呼吸器からの離脱ができるかどうか毎日評価する。

(6) ARDS による肺損傷は，人工呼吸に伴う陽圧換気によって悪化し，人
工呼吸器関連肺損傷とよばれる。これを防ぐためには，PEEP(○ 66 ペー
ジ)を高めに設定する肺保護換気が行われる。胸部 X 線検査と動脈血ガ
ス分析で肺や酸素化の状態を確認していく。

8　睡眠時無呼吸症候群患者の看護

睡眠時無呼吸症候群(○ 100 ページ)は，有効な治療を行えば比較的早期に症
状が改善される。また，治療を継続することで，健常者と同じように生活や
仕事ができる。しかし，さまざまな合併症を引きおこす閉塞型睡眠時無呼
症候群は，完治がむずかしく，経鼻的持続気道陽圧法などの対症療法を半永
久的に使用しなければならない。そのため，病状を正しく認識し，治療に対
するコンプライアンスを維持することが大切になる。

1 閉塞型睡眠時無呼吸症候群の看護

(1) 肥満は増悪因子のため，主原因が肥満の場合には減量が優先される。栄
養士や理学療法士の協力を得て，食事指導や運動療法を指導する。

(2) 高い枕は気道閉塞につながるため，寝具の選択について検討する。また，側臥位での就寝が気道の狭窄を軽減することを指導する。

(3) アルコールや一部の睡眠薬は，筋弛緩作用により舌根沈下をもたらすので，控えるよう生活習慣の改善を指導する。

(4) 歯科装具を装着して気道閉塞を防ぐ場合は，コンプライアンスを維持できるように指導し，歯科医師との連携もはかるように指導する。

2経鼻的持続気道陽圧療法

(1) 半永久的に使用しなければならないため，患者および家族に目的と必要性を説明し，使用を中断しないように指導する。

(2) 鼻マスクを使用するため，圧迫感，皮膚の炎症，眼や咽頭の乾燥，鼻漏などの鼻症状をきたすことがあり，症状の観察を行う。また，使用感のよいマスクを選択する。

(3) 睡眠に関する満足感や自覚症状の程度を確認する。

❾ 肺がん患者の看護

　診断・治療が変化してきているが，肺がんの5年生存率はまだ低く，死亡率は高い（➡111ページ）。治療は病期により外科療法・化学療法・放射線治療などが選択される。看護師は患者の状態を把握し，適切なケアが提供できるよう知識をもつことが必要である。また，患者が有意義な生活が送れるよう治療を円滑に進め，かつ生活上のニードを満たすことができるように援助する必要がある。

1化学療法を受ける患者の看護

　化学療法による完全治癒は期待できないため，化学療法を受けながら，患者の QOL の維持を支援することが重要である。また，近年，副作用を抑えることで外来での化学療法が積極的に行われるようになっているため，合併症の予防や軽減につながるセルフケア教育が必要である。自己管理ノートやパンフレットなどを活用し，患者の不安の軽減や家族などの支援調整をはかることが，セルフケア教育として効果的である。

　手術不能の患者の場合は，化学療法が治療の基本となる。そのため，闘病意欲を失わせないように，副作用の予防や緩和に努め，患者のつらい気持ちを理解するなど，精神的なケアが大切になる。

2放射線療法を受ける患者の看護

　放射線療法自体は，単調な照射の繰り返しであり忍耐を必要とする。また，患者にとって未知のことであるため，放射線に対して恐怖をいだいたり，治療法に不安を感じていることが多い。患者が放射線療法の必要性を理解したうえで，治療に取り組めるように，治療開始前にオリエンテーションを行う。放射線は正常組織にも照射されることがあるため，放射性皮膚炎や放射性食道炎，放射性肺炎をおこすことがある。予測される症状とその予防法につい

ても前もって説明し，患者の不安を軽減する。治療期間中は，病棟や自宅から毎日通わなければならないので，患者にとっての身体的負担への援助も必要である。

❸終末期患者の看護

　終末期において，患者の QOL を向上させるためには，患者や家族を中心とした全人的なチーム医療が重要となってくる。チームメンバーが互いによく話し合い，患者の希望やニーズにそったケアを提供していく。また，苦痛緩和のために十分な症状マネジメントが必要である。患者が生活しやすい環境を整えていくとともに「介護者が介護しやすい環境」という点にも留意し，社会資源を有効活用できるような援助を行う。

⑩ 気胸患者の看護

　気胸とは，なんらかの原因により，壁側胸膜または臓側胸膜が破れることによって胸腔に空気が貯留し，肺が虚脱した状態である（ 107 ページ）。急激に高度な肺虚脱が生じると緊張性気胸となり，呼吸・循環に障害をきたすため，迅速な対応が必要となる。

❶一般看護

　①**安静**　心身の安静により酸素消費量を減少させる。移動時は必要に応じて車椅子を使用し，強い咳嗽や排便時の努責，深呼吸は避けるよう指導する。

　②**酸素療法**　動脈血ガス分析値の結果で実施される。効果的に酸素が供給されるように患者に説明する。

　③**予後**　予後良好であるが，再発する例が多い。再発の可能性，再発の徴候や症状について説明する。また，再発の危険がある行動を避けるよう再発予防のための生活指導を行う。

　④**ドレナージ**　肺の虚脱が中程度の場合や呼吸困難を伴う気胸の場合は，穿刺吸引や胸腔ドレーンによる脱気が行われるため，患者に説明し，準備を行う（ 141 ページ「胸腔ドレナージを受ける患者の看護」）。

　⑤**手術**　繰り返す患者については，外科的手術の適応となるため準備していく（ 次項「手術を受ける患者の看護」）。

❷症状に対する看護

　①**胸痛・呼吸困難・咳嗽**　「症状に対する看護」を参照のこと（ 123 ページ）。

　②**気胸**　チアノーゼ，頻脈，血圧低下，不整脈，不穏などがみられる場合は，緊張性気胸が考えられるため，全身状態を観察し，医師に報告する。

手術を受ける患者の看護

① 術前の看護

近年，医療技術の進歩や在院日数の短縮化の影響などから，術前検査は可能な限り外来で行い，患者は手術の1～2日前に入院するということが多くなってきた。看護師は，患者が自宅で手術に向けたさまざまな準備を整えられるよう，外来受診の機会を効果的に使い，看護を行う必要がある。

① 術前検査にかかわる援助

手術前には，心電図検査，肝機能検査，腎機能検査などの患者の全身状態を評価するための検査や，病変部の状態を評価するために胸部X線検査，CT検査，気管支鏡検査などが行われる。

検査の目的，方法，検査前後の注意事項などについて十分に説明し，患者が不安なく，また，自宅でも間違いなく検査前準備ができるように支援する。

② 術前オリエンテーション

術前オリエンテーションの目的は，情報を提供することにより，手術に対する不安や恐怖を軽減し，手術に対して主体的に取り組むことができるように心の準備を整えることである。術前オリエンテーションは手術を受けることが決定した時点から開始する。

■1 情報の提供

情報提供のおもな内容は，以下の通りである。

(1) 手術そのものに関すること：手術日，手術室の入室時間など
(2) 術前の経過と手術に向けた準備：手術までのスケジュール，中止する必要のある内服薬（抗凝固薬など），感染予防，必要物品など
(3) 術直後の状況と術後経過：術後経過，術後に挿入されるドレーン類，術後疼痛，術後合併症など
(4) 合併症予防のための準備：栄養補給，禁煙，呼吸練習など

情報提供は，自宅で読み返すことができるようパンフレットなどを用いて行う。患者がイメージしやすいようにクリニカルパスを用いて説明されることも多い。

■2 心理的準備

手術や手術後のイメージがふくらむにつれ，患者の心配や不安は大きくなることが予想される。不安に思うことや心配に思うことを話してみるよう励まし，情報を提供するなどして問題解決のための援助を行う。

とくに，肺がんの手術を受ける患者は，肺がんの予後がほかの臓器のがん

に比べてわるいことから，大きな不安をかかえていることが多い。看護師は
このような患者の気持ちに理解を示し，患者が前向きに手術に取り組めるよ
う支援していく。

③ 呼吸状態の改善と支援

禁煙●　喫煙は，気道内の分泌物を増加させたり，気道粘膜の線毛運動を障害した
りして，術後呼吸器合併症のリスクを高める。喫煙習慣のある患者には禁煙
の必要性をよく説明し，手術決定時から禁煙指導を行う。

気道の浄化●　上気道感染を予防するために，歯みがきやうがいによって口腔内を清潔に
保つよう指導する。また，慢性呼吸器系疾患や，長期にわたる喫煙などのた
めに痰が多く出る患者には，気道を清浄化する目的で，医師より去痰薬の吸
入や内服が指示される場合がある。正確に吸入・内服できるよう指導する。

④ 順調な術後回復と術後合併症予防のための術前練習

術後の回復を促進するための行動や，術後合併症を予防するための行動に
ついて，患者に指導する。これらの行動は，苦痛の大きい時期である手術直
後から行う必要があるので，術前に練習しておくことが重要な意味をもつ。

まず，患者に術前に練習する必要性についてわかりやすく説明し，正しい
方法を指導して練習を促す。重要なことは，術後の状態を想定して行うこと
である。たとえば，排痰練習では実際に創部のできる場所を患者に説明し，
その部分に手をあてて排痰する方法を指導する。

❶呼吸訓練

深呼吸●　術後には，気管挿管や麻酔薬の影響で気道内分泌物が増加しやすく，また，
創痛や胸腔ドレーン挿入によって呼吸が浅くなりやすい。無気肺になること
を予防したり，肺の再膨張を促したりするために，深呼吸（腹式呼吸）を練習
する（◎図 3-7）。

インセンティブ-●
スパイロメトリ　呼吸機能があまりよくない患者や，とくに術後呼吸器合併症の予防を強化
する必要のある患者には，器具を用いた深呼吸の訓練（**インセンティブ-スパ
イロメトリ**）が行われる場合がある。その器具である**インセンティブ-スパイ
ロメータ**にはいろいろな種類がある（◎図 3-8）。いずれも練習の成果を視覚
的にとらえることができるため，患者は練習に意欲的に取り組めるようにな
る。

❷咳嗽と排痰の練習

痰を確実に出させるための咳嗽のしかたを練習する。咳嗽時の創痛を少な
くするために，患者の片手または枕などで創部となる箇所を押さえる（◎図
3-9）。患者に 2〜3 回深呼吸させたのちに，最後の呼吸を深く吸い込ませ，
いったん息をとめてから，「はっ」と強く勢いよく息を吐き出すように指導
する（**ハフィング法**）。

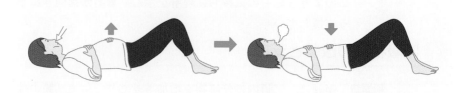

横たわり，片方の手は胸に，もう片方の手はみぞおち付近に置く。鼻から息を吸って腹をふくらませ，次に口をすぼめてゆっくり息を吐く（腹がへこむのを感じる）。

⚫ 図 3-7　腹式呼吸の練習

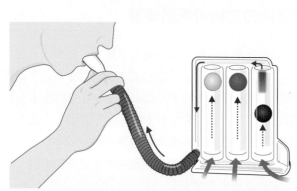

深くゆっくりと息を吸ってボールを浮上させ，それを維持するよう指導する。ボールを上げることを意識しすぎると浅く速い呼吸になってしまうので，ゆっくりとした深呼吸で，より多くのボールを長時間上げられるよう指導する。

⚫ 図 3-8　インセンティブ-スパイロメータの例

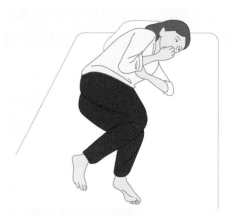

創部を押さえることで咳嗽時の疼痛を抑えることができる。指導にあたって看護師は，術創がどの位置にあるのかを理解しておく必要がある。

⚫ 図 3-9　効果的な咳嗽と喀痰の練習

3 床上運動および離床の練習

回復の促進と術後合併症の予防のために，術後は意識が回復して状態が安定したら積極的に体位変換を行う。循環動態に問題がなければ，手術翌日から，座位→端座位→立位→歩行と離床が進んでいく。患者には，身体を動かすことの必要性・重要性を説明し，介助を受けながらの体位変換方法や，胸腔ドレーンなどが挿入されている状態を想定しての離床方法を指導する。

また，深部静脈血栓症の予防のために，膝や足関節の屈伸運動を指導する。

4 肩関節と上肢の運動の練習

肺切除術では，神経や筋肉に切開が加えられるため，肩関節と上肢の運動機能障害が生じやすい。このため，手術翌日からこれらの機能障害を予防するための運動が開始される。肩関節と上肢の運動の必要性を説明し，運動の

方法を具体的に指導する。

⑤ 手術前日の看護

①**清潔** 皮膚に付着した垢やよごれは、手術部位感染の起炎菌となることが多い。入浴やシャワー浴、洗髪、ひげそり、爪切りを促す。

②**除毛** 手術の支障になる体毛のみ除毛を行う。除毛には除毛クリームや電気クリッパーを用いる。

③**食事** 手術前日まではふつうに食事摂取を促す。麻酔導入時の嘔吐による誤嚥を予防するため、手術当日は飲食と飲水が制限される。制限内容を患者に説明しておく。

④**休息と睡眠** 手術の前日から当日にかけては、術前の処置がつぎつぎと行われるため、患者は落ち着かない状態におかれがちである。十分な休息がとれるよう配慮する。また、希望すれば睡眠薬が処方されることを伝える。

⑥ 手術当日の看護

①**一般状態の確認** 体温・脈拍・呼吸・血圧を測定し、一般状態を観察する。上気道感染やその他の異常があれば、医師に報告する。

②**清潔** 洗面や歯みがきを行うよう説明する。

③**食事** 飲食・飲水の制限がまもられているか確認する。飲食・飲水してしまった場合は医師に報告する。

④**更衣** 手術衣に着がえるよう説明する。義歯や指輪などは外すように、また、化粧やマニキュアなどは落とすように説明する。深部静脈血栓症の予防のために、弾性ストッキングの着用を促す。

⑤**手術室への入室** 患者とともに徒歩で手術室に入室する。手術室では手術室看護師とともに患者本人であるかを確認する。そして、患者に関する基本事項や手術に対する身体的・心理的準備状況などを引き継ぐ。

⑥**家族への配慮** 患者の手術を前に、家族も緊張して不安をかかえている。患者の手術室への入室に付き添うことができるように配慮する。患者の入室後は、手術中の待機場所について説明する。待機中の家族は、手術の進行や患者の安否に不安をいだいているため、適宜家族の不安軽減に努める。

② 肺切除術を受けた患者に対する術後の看護

① 開胸術により肺切除術を受けた患者に対する術後の看護

■1 異常の早期発見

患者が手術室より帰室したら、意識、血圧、呼吸、酸素飽和度(SpO_2)、体温を測定する。同時に、顔色、冷感の有無、創部やドレーンからの出血の有無、尿量、疼痛・苦痛の有無と程度なども観察する。

とくに術後24時間は，麻酔や手術侵襲によって状態が変化しやすいため，患者の状態を詳細かつ継続的に観察し，異常の早期発見に努める。たとえば，帰室後の最初の1時間は15分間隔で，以降は30分間隔，1～2時間間隔というように，患者の状態に応じて観察する。

合併症● 　肺切除後は，術後出血・血胸，不整脈・右心不全・肺水腫，換気不全，気胸・皮下気腫，肺瘻・気管支断端瘻，無気肺・肺炎，創部感染・膿胸などの合併症がおこりやすい。これらの合併症にはそれぞれ出現しやすい時期があるので，それらを熟知して観察することにより，異常を発見しやすくなる。

◻2 深呼吸と排痰の援助

肺切除術後はとくに気道の清浄化をはかり，腹式呼吸による深呼吸で残存肺の再膨張を促すことが大切である。

酸素吸入● 　手術室から帰室したら，医師の指示により酸素吸入を開始する。酸素吸入は，十分なガス交換が行えるようになるまで継続される。

深呼吸と排痰● 　意識が回復して状態が安定したら，腹式呼吸による深呼吸と排痰を定期的に行うよう援助する。咳嗽時には創部を手で押さえて介助し，確実に痰が喀出できるようにする。術前に練習した深呼吸や咳嗽のしかたを思い出してもらい，励ましの言葉をかけながら実施を促す。

肺の再膨張が十分でない場合は，インセンティブ-スパイロメトリが行われることもある。また，痰が粘稠で喀出困難なときは，ネブライザを用いて去痰薬などの吸入が行われる。さらに，痰の喀出が十分にできない場合は医師が気管支鏡を用いて痰の吸引を行ったりすることもある。

◻3 胸腔ドレーンの管理

肺切除術後には**胸腔ドレーン**が挿入される。これは，胸腔内に貯留した空気，血液，胸水などを体外に排出し，肺の再膨張を促すためのものである。帰室後，胸腔ドレーンは，低圧持続吸引器に連結される。看護師は，胸腔ドレーンのしくみをよく理解して，ドレナージが効果的に行われるよう管理する必要がある（○図3-10）。

排液の量と性状● 　胸腔ドレーンを低圧持続吸引器に接続したあとは，時間を追って排液の量と性状を観察する。

(1) 1時間に100 mL以上の血性排液が続く場合は，術後出血の可能性があるため，医師に報告する。

(2) 呼吸性移動（呼吸にあわせて水封室の水位が移動する）が見られない場合は，血塊などでドレーンが閉塞していることも考えられる。体位変換やミルキングを実施する。改善しなければ医師に報告する。

(3) ドレーン挿入部からの排液のもれ，エアリーク（低圧持続吸引器の水封室に気泡が連続的にあらわれる）の有無，皮下気腫（ドレーン挿入部の周囲を指で押すと皮下で小さな空気の粒がぶつぶつとつぶれるような感触がする）の有無などを観察する。

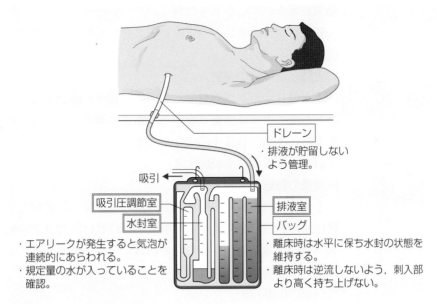

·排液が貯留しない
よう管理。

吸引

吸引圧調節室　　　　水封室

排液室

バッグ

・エアリークが発生すると気泡が
連続的にあらわれる。
・規定量の水が入っていることを
確認。

・離床時は水平に保ち水封の状態を
維持する。
・離床時は逆流しないよう，刺入部
より高く持ち上げない。

ドレーン

○ 図3-10　低圧持続吸引器

離床時の注意●　患者の離床にあたっては，水封の状態を維持するためにバッグを水平に保つこと，逆行性感染を予防するためにバッグは刺入部より高く持ち上げないことなどを指導する。

ドレーン抜去●　エアリークが消失し，排液が漿液性となり，排液量が1日200 mL以下になると，ドレーンが抜去される。患者に呼吸をとめさせ，医師が無菌的に手早い操作でドレーンを抜き，縫合する。患者を支援しながら抜管を介助する。

■4 術後の疼痛

　疼痛はそれ自体が苦痛であるばかりでなく，痛みのために深呼吸や咳嗽がうまく行えなかったり離床を妨げたりと，術後回復に大きな影響を及ぼす。このため術後疼痛は積極的に緩和する。通常，術後は硬膜外カテーテルを用いて持続的に鎮痛薬を投与する除痛対策が行われ，痛みの軽減に伴って内服鎮痛薬へと移行する。看護師は除痛対策の効果を把握する必要がある。また，咳嗽時や離床時の創部の保護方法を指導したり痛みの少ない体位のとり方を指導したりすることも大切である。

■5 早期離床

　意識が回復して状態が安定したら積極的に体位変換を行う。また，循環動態に問題がなければ手術翌日から離床が開始となる。めまいや気分不快などの症状に注意し，術前に練習した起き上がり方を思い出してもらいながら，座位→端座位→立位→歩行の順に段階を追って進める。

　離床に際しては，歩行中に逸脱や抜去がないようにドレーンとカテーテルを整理し，酸素ボンベを準備する。疼痛が強い場合は鎮痛薬を投与し，鎮痛

効果が得られているときに行う。

術後早期は患者にとって苦痛の大きい時期であるので，十分な動機づけと励ましが不可欠である。

◖６◗上肢と肩関節の運動

手術翌日から患側の肩関節と上肢の運動を開始する。ドレーンを引っかけたりしないように注意しながら，術前に練習した方法を思い出してもらい実施する。また，日常生活のなかで患側の上肢や肩関節を意識的に動かすことも訓練になることを説明する。

◖７◗栄養の管理

手術当日は絶食で，輸液により水分・栄養の補給がなされるため，適切に管理する。翌日より吐きけ・嘔吐がなければ流動食が開始され，早期に普通食へ移行する。術後回復のためには十分な栄養が必要であることを説明し，経口摂取を促す。

◖８◗清潔の促進

術後は発汗も多く，滲出液などのために皮膚が不潔になりやすい。爽快感を与え，感染を予防する目的で全身清拭を行う。胸腔ドレーンが抜去されるとシャワー浴が可能となり，抜糸がすめば入浴が許可される。

上気道感染を予防するためには，口腔ケアを十分に行う。

◖９◗不安の軽減

手術により肺の容量が減少しているため，日常生活が拡大するにつれて，歩行や入浴，階段昇降など，さまざまな状況で息苦しさや息切れが生じ，それが不安となってあらわれる場合がある。不安を軽減するためには，まずは，深呼吸を促して呼吸苦を取り去る。そして，患者の訴えをよく聴き，行動に伴う息苦しさは徐々に改善してくることを説明する。

呼吸訓練の継続を促すとともに，どのくらい動くと苦しくなるのか，どのくらい動いたときに深呼吸をする必要があるのかなどの感覚をつかんで，安心して生活行動が拡大できるように援助する。

② 胸腔鏡下肺切除術を受けた患者に対する術後の看護のポイント

内視鏡技術や手術器具の発達に伴い，胸腔鏡を用いた肺切除術が盛んに行われるようになってきた（⏎71ページ）。この術式は，通常の開胸手術と比べると傷口が小さいため，術後の疼痛が少なくてすむ。入院期間も開胸手術よりは短く，早期の退院や社会復帰が可能となる。しかし，肺を切除するということにはかわりはなく，開胸術で肺切除術を受けた患者に対する術後看護と同様の看護が必要となる。

一方，胸腔鏡下手術では，手術中の視野が狭いために，鉗子類の出し入れの際に臓器や血管を損傷する危険性が高く，また，その損傷にも気づきにくいという欠点がある。このため，術後出血や皮下気腫，胸腔ドレーンからの

エアリークの徴候にはとくに注意が必要である。

まとめ

- 在宅酸素療法では，日常生活の管理のしかた，社会資源の活用，定期的な受診と緊急時・災害時の対処法などについて指導する。
- 呼吸理学療法（呼吸リハビリテーション）は，集中治療室から在宅にいたるまでさまざまな場面で行われている。運動療法・食事療法と合わせて行うことが重要である。
- 近年，薬剤耐性菌の蔓延が問題となっており，抗菌薬の服用に際しては，決められた量を決められた時間に，決められた期間，服用することを指導する。
- 肺がんの治療は，外来での化学療法が積極的に行われるようになっており，合併症の予防や軽減につながるセルフケア教育が必要である。
- 呼吸器疾患の手術の術前検査は，可能な限り外来で行われるようになっている。患者が自宅で手術に向けたさまざまな準備を整えられるよう，看護を行う。

復習問題

❶ 次の各項目について，〔　〕内の正しい語に丸をつけなさい。

●呼吸理学療法（呼吸リハビリテーション）

▶口すぼめ呼吸は，口をすぼめてゆっくり息を〔① 吐く・吸う 〕。

▶腹式呼吸は，〔② 吸息・呼息 〕時に腹部をふくらませて横隔膜を〔③ 下げ・上げ 〕，〔④ 吸息・呼息 〕時に腹部をへこませて横隔膜を〔⑤ 下げ・上げ 〕る。

▶体位ドレナージでは，痰が貯留している部分が〔⑥ 上・下 〕になる体位とする。

▶スクイージングでは，〔⑦ 呼息・吸息 〕時に胸郭の動きに合わせて用手的に胸部を圧迫して，排痰を促す。

●気管支喘息患者の看護

▶〔⑧ 持続性・発作性 〕の呼吸困難や咳がみられる〔⑨ 閉塞性・拘束性 〕換気障害で，症状は〔⑩ 昼間・早朝 〕に出ることが多い。

▶喘息発作時は〔⑪ 仰臥位・起座位 〕をとらせ，〔⑫ 胸式・腹式 〕呼吸を促す。

▶吸入ステロイド薬を吸入したあとは，含嗽を〔⑬ 促す・禁止する 〕。

▶発作の早期発見のために，〔⑭ ピークフローメータ・スパイロメータ 〕を用いた呼吸機能の自己測定を指導する。

●手術を受ける患者の看護

▶呼吸訓練は〔⑮ 術前・術後 〕から始める。

▶胸腔ドレーンのドレーンバッグは，刺入部より〔⑯ 高い・低い 〕位置で管理する。

▶ドレーン挿入部の周囲を指で押したとき，小さな空気の粒がぶつぶつとつぶれるような感触がしたら，〔⑰ 膿胸・皮下気腫 〕が疑われる。

❷ Ⓐ〜Ⓙについて，喘息発作を誘発するものと緩和するものに分けなさい。

> Ⓐ アルコール　　Ⓑ ハウスダスト
> Ⓒ β_2 刺激薬　Ⓓ 副腎皮質ステロイド薬
> Ⓔ アスピリン　　Ⓕ 羽毛布団
> Ⓖ ペット　　Ⓗ タバコ　　Ⓘ 冷気
> Ⓙ 乾燥

①誘発するもの（　　　　　　　　　）

②緩和するもの（　　　　　　　　　）

❸ **患者への①～④の指導について，適切なものを記号で選びなさい。**

　64歳の男性。1日30本，40年以上喫煙している。数年前から痰や咳が増え，3か月前に呼吸困難が著しく緊急入院となり慢性閉塞性肺疾患(COPD)と診断された。

① a「タバコの本数を減らしましょう」
　 b「禁煙をしましょう」

② a「口すぼめ呼吸と腹式呼吸の練習をしましょう」
　 b「胸式呼吸の練習をしましょう」

③ a「食事は好きなだけ満腹になるまで食べましょう」
　 b「満腹を避けて，少ない食事で効率よくエネルギーを得るようにしましょう」

④ a「インフルエンザの予防接種は禁止です」
　 b「インフルエンザの予防接種を受けましょう」

①(　　) ②(　　) ③(　　) ④(　　)

循環器疾患患者
の看護

看護の役割

患者の身体的●
特徴　　　循環器系の臓器は，酸素，栄養素，免疫細胞，ホルモン，二酸化炭素，代謝物といった，さまざまな物質を運搬する血液を循環させる臓器である。ポンプ機能としての**心臓**と，血液の通り道である**血管**からなりたつ。

　　循環器疾患は，心臓のポンプ機能と血管の機能低下・障害にとどまらず，脳，肺，腎臓，肝臓など全身に影響を与える。疾患によっては，動悸，息切れ，めまい，浮腫，しびれ，冷感といった症状が出現する。最も重篤な**胸痛・呼吸困難**に代表される症状は，意識のあるなかで激しい苦痛を感じるため，死の恐怖や不安と直結しやすく，生命の危機を伴う。

　　また循環器疾患は，加齢とともに徐々に進行し，生活習慣と密接な関係があることを特徴とする。心臓弁の障害や不整脈といった刺激伝導系の異常や，血管の脆弱化・肥厚といった状態変化は加齢により徐々に進行し，異常を引きおこすが，それらの進行速度は生活習慣により影響を受ける。

患者の心理・●
社会的特徴　　　循環器疾患は加齢とともに徐々に進行することから，壮年期・中年期から老年期に発症が増加する。中年期から壮年期は働き盛りであり，社会的役割が大きいにもかかわらず，疾患により心臓の機能が低下し，仕事が制限されることがある。そのことは生活そのものの再構築を余儀なくされ，社会生活を阻害されることにつながり，その人らしさが失われることになる。

　　また，循環器疾患の終末像である**心不全**は，予後に対する不安を増大させる。循環器疾患患者はその人らしい望ましい生活の再構築のため，過食，喫煙，運動不足などの生活習慣をあらため，**食事療法・運動療法・薬物療法**などにより自己管理をしていかなければならない。

看護の目標●　　　循環器系疾患患者の看護では，以上のことを念頭に看護援助を考える必要がある。看護師は，患者が疾患により生活に制限が生じたとしても，生活者として残された機能を最大限に高め，自己実現を援助する必要がある。そのためには，患者みずからが積極的に治療に参加し，自己管理を行い，アドヒアランスが高められるように，インフォームドコンセントに基づいた情報提供を行う。そのうえで，患者自身で自己決定が行えるように支援していくことが重要である。よって看護目標は，患者の目標と一致するように患者とともに立案することが重要である。

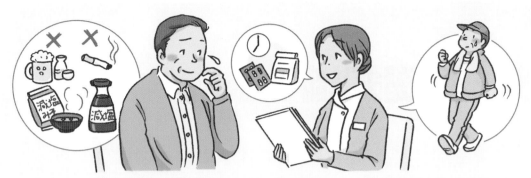

食事や運動などの生活習慣についてのアドバイスのほか，服薬の指導を行う。

◯ 図　循環器疾患をもつ患者の看護

看護のポイント●　循環器疾患の原因となる**動脈硬化**は，高血圧・糖尿病・脂質異常症などにより進行し，肥満・喫煙・運動不足・ストレス・加齢などにより促進される。これらは日常の生活習慣と密接な関係がある。看護の役割として大切なことは，循環器疾患の発症を予防することである。そのためには，患者が適切な生活習慣を獲得するためのはたらきかけが重要となる。

　また，原因となる疾患は，自覚症状に乏しく徐々に進行するため，早期診断・早期治療が重要となる。そのためには，定期的に健康診断を受け，また異和感があるときは早めに受診するように啓発することが，看護師の重要な役割となる（◯図）。

　狭心症や心筋梗塞，心不全を発症すると，胸痛や呼吸困難などの症状が出現する。激しい症状から死の恐怖と強度の不安をもたらす。看護師は一刻も早く症状の緩和に努め，医師から指示された薬物療法・酸素療法・安静療法を確実に行うとともに，患者に寄り添い，訴えを傾聴し，苦痛や不安の軽減に努める必要がある。

　急性期を脱したら，その人らしい望ましい生活の再構築ができるように再発予防への援助と生活習慣改善の教育的アプローチが必要となる。具体的には，薬物療法のために確実な服薬行動が取れる援助を行い，食生活の改善や運動習慣の獲得ができるように患者とともに考え，援助する。

　療養生活を送るなか，生活の再調整をするうえで家族の協力は不可欠である。家族が食事療法・運動療法・薬物療法を理解して積極的に患者を支援できるようにすることと，それに伴う家族の負担や不安を受けとめて支援することも，看護師の重要な役割である。

第1章 基礎知識

A 循環器のしくみとはたらき

1 心血管のしくみ

心臓は手拳大の臓器で，前胸部の中央やや左寄り，左右の肺の間に位置し，全身の諸臓器に血液を送り出すポンプ機能を果たしている。心臓は中隔壁で2つに仕切られ，それぞれ**左心**，**右心**とよばれる。おのおのが異なる血管回路につながっており，それぞれ**体循環**，**肺循環**という（⇨図1-1）。

体循環● 　体循環の回路では，左心から送り出された動脈血が全身の諸臓器に分配される。臓器内の毛細血管を介して，必要な酸素・栄養素・ホルモンなどの液性因子を，組織および細胞に供給する。さらに，組織内で二酸化炭素（炭酸ガス）や老廃物を受け取り，静脈系へ集めて右心に戻る。

肺循環● 　肺循環の回路では，右心が送り出す静脈血が肺に送られ，肺毛細血管と肺

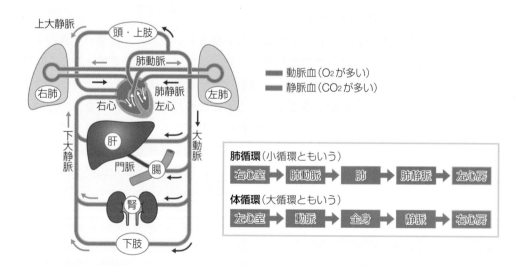

⇨図1-1　血液の循環経路

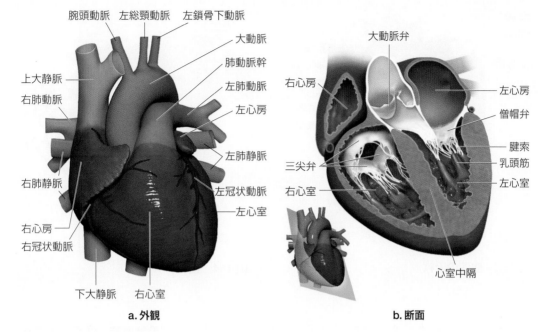

a. 外観

b. 断面

◐ 図 1-2　心臓の外観と断面

胞の間でガス交換がなされる。静脈血は二酸化炭素を排出し，酸素を取り込み，動脈血となって左心に戻る。

2 心臓

　心臓は**心筋**という筋肉組織からなる袋であり，中隔とよばれる心筋壁で左心と右心に分けられている（◐図1-2）。また，それぞれが薄い壁の**心房**と厚い壁の**心室**で構成され，4つの心腔に分かれている。左心は体循環に，右心は肺循環に接続する（◐図1-3）。心筋壁の外側は**心外膜**で，内側は**心内膜**でおおわれている。さらに心臓全体が**心嚢**という袋に包まれている。

弁●　4つの心腔には，血液の逆流を防止する弁がある（◐図1-2-b.3）。心房と心室の間の弁を**房室弁**といい，パラシュートのように心室腔内の腱索と乳頭筋によって吊られている。それぞれの形状から，左心の房室弁を**僧帽弁**，右心の房室弁を**三尖弁**とよび，心室の収縮時には房室弁が閉じて心房へ血液が逆流するのを防ぐ役割を果たす。

　心室から動脈へ接続する心室流出路の弁は3枚の板で構成され，その形態から半月弁といわれる。それぞれ左心は**大動脈弁**，右心は**肺動脈弁**とよばれ，心室から拍出された血流が動脈から心室へ逆流するのを防止する。

3 血管

　血管は構造および機能により3種類に分けられる。①心臓から毛細血管へ

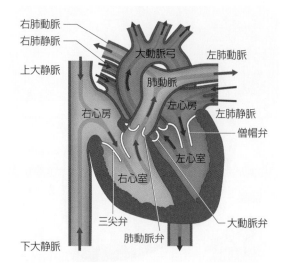

○ 図1-3　血液の流れ

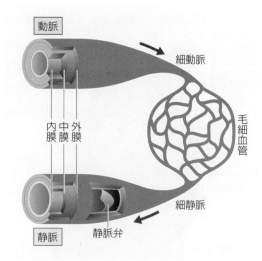

○ 図1-4　血管

血液を運ぶ**動脈**，②組織との物質交換にかかわる**毛細血管**，③毛細血管から心臓へ血液を戻す**静脈**である（○図1-4）。なお，血管以外の脈管として**リンパ管**がある。リンパ管は組織からリンパ液を集め静脈に接続する。

動脈●　体循環の動脈には高圧で**動脈血**が流れている。動脈血は酸素と結合した酸素化ヘモグロビンにより鮮赤色に見える。動脈壁は3層構造で，**内膜**と**外膜**の間に血管平滑筋と結合組織からなる**中膜**がある。動脈は臓器内で枝分かれして細動脈（小動脈）となり，細動脈は中膜平滑筋の収縮または弛緩により血管の内腔径を変化させ，臓器の必要に応じて血流を分配し，血圧を調節する。

毛細血管●　細動脈は毛細血管につながり，各臓器では多数の毛細血管のネットワークが毛細血管床を形成する。毛細血管では血管壁と組織の細胞膜を介して，血液と細胞内液の間で物質の交換が行われる。血液からは酸素や糖質などの栄養素が細胞内へ，細胞からは二酸化炭素やその他の老廃物が血液中に拡散する。こうして動脈血が静脈血にかわる。

静脈●　静脈には低圧で静脈血が流れており，静脈血は酸素と結合していない脱酸素化ヘモグロビンにより赤黒く見える。血液は毛細血管から細静脈へ流れ，融合して静脈へ戻る。静脈血は上半身から上大静脈に，下半身から下大静脈に集まり右心房へ注ぐ。静脈も3層からなるが，壁は動脈よりも薄く，平滑筋や結合組織も少ない。静脈は各所に**静脈弁**をもち，血液の逆流が防止されている。静脈は血管壁の伸展性が高く，血液の貯留が可能である。循環血液量の約70%は静脈系に分布している。

4　血液の循環

　　上大静脈と下大静脈に集められた静脈血は右心房に戻り，右心房から三尖

弁を通って右心室に，右心室から肺動脈弁を通って肺動脈幹へ送り出される（⊃166ページ，図1-1）。肺動脈幹は左右の肺動脈に分かれ，静脈血は肺小動脈を経て肺毛細血管へと流れる。肺毛細血管では，肺胞との間で血液の酸素化と二酸化炭素の排出が行われ（⊃36ページ，図1-3），酸素化された血液は左右4本の肺静脈に集められる。その後，左心房に流れて僧帽弁を通って左心室に送り込まれ，左心室から大動脈弁を通って大動脈へ駆出される。

5　心臓の拍動（心拍動）

心周期●　心房・心室の一連の拍動を**心周期**という。まず心房が収縮して血液を心室へ送り込む。心房収縮の電気シグナルは心電図上**P波**として見ることができる。ついで心室が収縮する。心室収縮の電気シグナルは**QRS波**である。QRS波に続く**T波**は心室の弛緩を反映する（U波の成因は必ずしもはっきりしていない）。1心周期は，心房の収縮，心室の収縮とその後の弛緩で終わる（⊃図1-5）。

心音●　安静時の健常成人の心臓は，1分間におよそ50～100回収縮する。前胸部に聴診器をあてると，心周期に伴い「ド・トン」という2つの心音が聴取される。「ド」はⅠ音で房室弁（主として僧帽弁）の閉鎖する音，「トン」はⅡ音で大動脈弁と肺動脈弁の閉鎖する音である。Ⅰ音は重く「ド」と聞こえ，Ⅱ音は軽く「トン」と聞こえるという音の性状に違いがある。Ⅰ音は頸動脈を触れながら聞くと脈の立ち上がりと一致して聞こえ，Ⅱ音は吸息時に分裂す

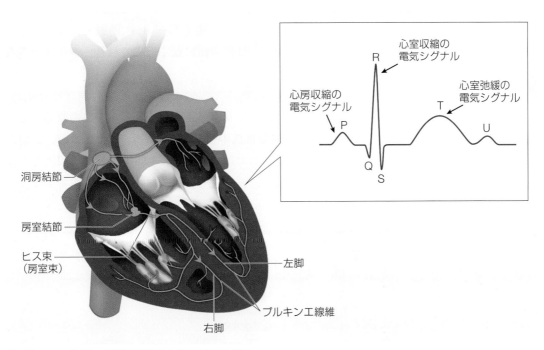

⊃図1-5　心臓の刺激伝導系と心電図の対応

るπ多い。

内因性の自動能●による心拍調節 このように心房と心室が同期した心拍動は，**洞房結節**の自動能に基づく電気シグナルの発生と，そのシグナルを心臓全体の心筋に伝達する**刺激伝導系**のはたらきによる。

洞房結節は右房の上端にあり，およそ1秒間に1回の割合で規則的にシグナルを発生する（◯図1-5）。この刺激は心房に広がり心房筋の収縮をおこす。刺激は心房と心室の境界に位置する**房室結節**に伝わる。房室結節での刺激伝導の時間的遅れが，心房収縮に続く心室の収縮を遅らせる。シグナルは心室中隔の左右の**脚**を伝わって末梢の**プルキンエ線維**へと流れ，心室の筋肉を刺激して心室収縮をおこす。

外因性の●心拍調節 洞房結節による自動能は，延髄の中枢により自律神経系を介して調節される。副交感神経である迷走神経は洞房・房室結節の活動を低下させて心拍を減少させるが，反対に交感神経は活動を亢進して心拍を増加させる。副腎髄質から分泌されるアドレナリンやノルアドレナリンなどのホルモンも心臓を刺激し，心拍数を増し，心収縮力を強める。

6 心血管系と循環動態

1 脈拍

左心室の収縮は血液を大動脈へ駆出する。動脈系は拡張して血液をためる。次の収縮による血液の駆出までの間に，大動脈内にプールされた血液は末梢の動脈を経て徐々に毛細血管床へ流れる。この拍動流が**脈拍**である。脈拍は皮下の動脈を触れて感知できる。頸動脈・上腕動脈・橈骨動脈・大腿動脈・膝窩動脈・足背動脈などは体表面に近く指先で触れることができる。

2 血圧

血圧とは血管内の血液が血管壁に及ぼす圧力のことで，心臓の収縮による血液の拍出量（**心拍出量**）と**血管抵抗**の積であらわされる（◯図1-6）。心拍出量は**1回拍出量**と**心拍数**をかけ合わせたもので，1回拍出量は**心収縮力**と**循環血液量**で規定される。血圧が血液を大動脈，細動脈，さらに毛細血管へと

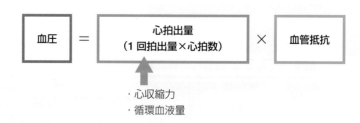

◯図1-6　血圧

運ぶ血流を生む。

　心収縮による動脈系への血液駆出のピークが**最高血圧**で，**収縮期血圧**ともよばれる。駆出が終わり大動脈弁が閉鎖したあとの血圧が**最低血圧**で，心室が拡張する時期なので**拡張期血圧**ともよばれる。健常成人では，正常血圧は収縮期血圧 120 mmHg 未満，拡張期血圧 80 mmHg 未満であり，収縮期血圧 140 mmHg 以上，拡張期血圧 90 mmHg 以上は高血圧（◯202 ページ，**表 2-1**）と定義される。

末梢の血圧●　動脈は末梢にいくにしたがって分岐を繰り返し，分岐後の血管断面積の和はしだいに広がるので，それに伴って血圧は低下し，血流速度も遅くなる。毛細血管内の血流速度が遅いことは，血管内と組織細胞内の酸素を含めた物質交換に適した接触時間を与える。静脈の血圧は低く，心臓に戻る血流は，運動による骨格筋の収縮と静脈の圧迫，静脈弁の逆流防止機能，吸息に伴う胸腔内圧の低下による吸引などにより生じる。

❸ 冠循環

　心臓の収縮・拡張運動に必要な酸素やエネルギーを供給するのは**冠循環**である（◯図 1-7）。**冠状動脈**（冠動脈）と**冠状静脈**（冠静脈）が心臓に冠のようにかぶさっていることから命名された。大動脈の起始部は**バルサルバ洞**（大動脈洞）とよばれ，大動脈弁が逆流をとめる構造になっている。大動脈弁の左右の半月弁から，左冠（状）動脈と右冠（状）動脈が分枝する。それぞれ心臓の表面を走り，心筋層に分布する冠細動脈・毛細血管を経て心筋細胞に血液を分配する。毛細血管からは冠細静脈・冠静脈となり，静脈血は冠静脈洞に集

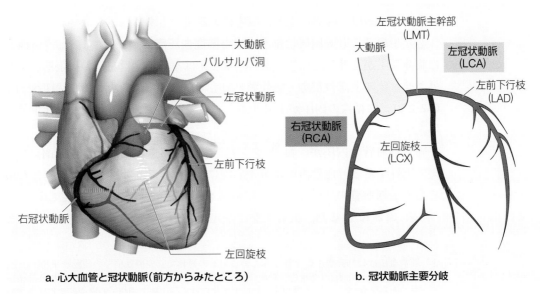

a. 心大血管と冠状動脈（前方からみたところ）　　b. 冠状動脈主要分岐

◯ **図 1-7　冠状動脈**

められて右心房に戻る。

④ 門脈循環

経口摂取されて腸管内で消化により分解された栄養物質は，腸壁の毛細血管に入る。この血液は門脈へ集められ肝臓へ運ばれる。肝臓で栄養物質が処理されたあとに，血液は肝静脈を経て下大静脈から体循環へ流れ込む。この肝静脈までの回路を門脈循環とよぶ。

B 症状とその病態生理

① 動悸

健常者でも，激しい運動や緊張時には，心臓の鼓動を感じる。心拍動を通常よりも強く不快に感じる場合を動悸とよぶ。

心拍動が通常よりも速く感じられる場合として，発熱，貧血，甲状腺機能亢進症，運動その他による洞性頻拍，発作性上室性頻拍症，発作性心房細動，発作性心房粗動などがある。心拍動がときどき不規則に途切れる場合として，期外収縮，房室ブロックなどがある。心拍動がまったく不規則になるのは心房細動である（◎221ページ）。

② 呼吸困難

呼吸困難とは，息切れであったり，または健常時には意識しない呼吸を不快に感じることである。心臓や肺の病気でしばしばみられる。肺疾患や呼吸にかかわる胸壁・呼吸筋などの障害による場合もある。

心疾患患者の呼吸困難は肺うっ血と肺高血圧症[1]に由来する。肺うっ血とは肺静脈圧が上昇した状態である。たとえば左心不全は左室の拡張期圧を上昇させ，その上流の左房・肺静脈・肺毛細血管の内圧を上げる（◎211ページ，図2-2-a）。肺循環の内圧が上昇すると，肺の伸展性は低下し，呼吸仕事量が増大する。

肺毛細血管の内圧が，血漿タンパク質による膠質浸透圧25 mmHgをこえて上昇すると，血管内の水分が肺胞に漏出して，気相である肺胞と液相である毛細血管の間のガス交換に障害をきたし，低酸素血症を生じる（◎98ページ，図2-10）。また，気管支などの気道が収縮して気道抵抗が高くなると

1）肺高血圧症は肺動脈圧の上昇をみとめる病態の総称で，安静臥位での肺動脈平均圧が25 mmHgをこえる場合（肺疾患，睡眠時無呼吸症候群，肺胞低換気症候群などでは20 mmHgをこえる場合）をさす。心臓由来の肺高血圧症には心房中隔欠損症・心室中隔欠損症などの先天性心疾患や，左心不全・僧帽弁狭窄症などの左心系心疾患が含まれる。

● 表1-1　ニューヨーク心臓協会（NYHA）の心機能分類

クラス	定義
Ⅰ	通常の身体活動で疲労・動悸・息切れ・狭心症症状はない心疾患患者（活動制限なし）
Ⅱ	通常の身体活動で疲労・動悸・息切れ・狭心症症状が生じうる心疾患患者（軽度から中程度の活動制限あり）
Ⅲ	安静時には症状がない心疾患患者（高度の活動制限あり）
Ⅳ	安静時にも心不全・狭心症症状が生じる心疾患患者

換気仕事量が増大する。これらの要因により呼吸困難が生じる。

労作時呼吸困難●　心不全患者などでは，労作に見合う心拍出量の増加が得られない。収縮力の低下は左室拡張期圧の上昇と肺のうっ血を生じ，呼吸困難を訴える。臨床の場では，自覚症状を指標としたニューヨーク心臓協会（NYHA）の心疾患重症度を評価する**心機能分類**が広く用いられている（● 表1-1）。

起座呼吸●　心不全患者では，仰臥位になると下半身から右心系に戻る静脈血が増加して肺うっ血を増悪させる。起き上がると，重力により下半身から右心系に戻る血流が減少するため，肺うっ血が軽減し，呼吸困難も軽減する。患者は無意識に起座位をとることから，このような状態での呼吸を**起座呼吸**という。

発作性夜間●　夜間就眠後，数時間して突然呼吸困難を発症することがある。息苦しい
呼吸困難ため目ざめて起き上がったり，立ち上がって歩きまわったり，窓を開けて外気を入れるなどの行動をとる。これは，日中全身に分布していた血液が夜間肺循環に戻り，肺うっ血をきたすためとされている。

心臓喘息●　肺うっ血がおこると，気管支喘息に類似した気道狭窄症状や呼吸困難，喘鳴（「ゼーゼー」という呼吸音）をきたす。これは，肺うっ血による肺毛細血管内圧の上昇を契機として気道過敏性が亢進するため，気管支が収縮し，気道抵抗が上昇することによる。

急性肺水腫●　きわめて重篤な急性心不全では，急速に肺うっ血が進むため，肺毛細血管内から肺胞に水分が漏出し，著しい呼吸困難と喘鳴，チアノーゼ，起座呼吸，ピンク色の泡状痰などの激烈な症候を呈する（● 98ページ）。放置すると進行性に悪化し，死にいたる。

3 浮腫（むくみ）

静脈圧の上昇は，毛細血管内圧と組織圧のバランスを失調させ，組織間質に水分の貯留を生じる。これが**浮腫**（むくみ）である。心不全患者では，心拍出量の低下によって腎血流量が減少し，その結果，尿量が減少し，体内水分量が増加する。一般に，心疾患患者の浮腫は重力の影響を受け，下肢に生じやすい。足背部や下前面などを圧迫したときのくぼみとして知ることができる。ただし，仰臥位の患者では腸骨部分などに浮腫をみることが多い。

通常，浮腫を感知できる水分貯留量は 1〜2 L とされる。組織間質以外に

○ 表1-2 胸痛をおこすおもな疾患

循環器疾患	急性冠症候群(急性心筋梗塞・不安定狭心症)，大動脈解離，肺血栓塞栓症，急性心膜炎・急性心筋炎
呼吸器疾患	気胸，胸膜炎
消化器疾患	逆流性食道炎，胆嚢炎，胃・十二指腸潰瘍
神経・筋・骨格系	肋間神経痛，疲労骨折
その他	過換気症候群(不安神経症・心臓神経症)，帯状疱疹

胸腔や腹腔に水分が貯留したときは，それぞれ**胸水**，**腹水**とよばれる。

4 胸痛発作

　胸の痛みはさまざまな病因によっておこり，判断のむずかしい症状の1つである。突然の発症は急性心筋梗塞，大動脈解離，狭心症の発作，急性心膜炎，急性心筋炎，急性肺血栓塞栓症などの循環器疾患のほか，逆流性食道炎・食道裂孔ヘルニアなどの消化器疾患，胸膜炎・自然気胸などの呼吸器疾患にもみられる。そのほか整形外科的疾患による痛みや，非定型的で病因の特定できない胸痛症候群まで幅広い疾患群を含む(○表1-2)。これらの疾患群において，緊急性の高い心血管疾患による胸痛であるかどうかの鑑別が重要である。

　狭心症発作による胸痛は，不安を伴う前胸部の圧迫感・絞扼感である(○224ページ)。心筋の虚血によって生じる可逆性の胸痛発作で，数分ないし十数分で消失する。痛みが肩から腕，もしくは喉から顎に放散することがあり，これを**放散痛**とよぶ。

　急性心筋梗塞による胸痛は重篤で，虚血心筋が壊死にいたるまで数時間にわたって持続することが多い(○227ページ)。また，大動脈解離は大動脈の内膜に亀裂が生じて中膜が裂けて2腔になり，激烈な痛みを伴う(○238ページ)。胸痛は背部・腰部の痛みを伴い，大動脈に沿って痛みが下方に移動する。

5 失神発作

　失神は，一過性の脳循環障害によって突然意識を消失し，筋緊張の低下によって倒れるが処置を受けずに回復するものをいう(○表1-3)。失神は一過性脳虚血の1つであるが，一過性脳虚血発作(TIA)やてんかん発作とは異なり，局所神経症状を呈さないのが原則である。

　病因としては，緊急度の高い心血管系疾患(不整脈・心筋梗塞・心タンポナーデ・大動脈解離・肺血栓塞栓症など)，および中枢神経系疾患(脳梗塞・脳出血)のほか，急性の消化管出血・低血糖発作・高齢者の著しい脱水など，予後不良な病態も念頭におかねばならない。失神発作の病因の多くは血管迷走神経反射性失神や起立性低血圧などの良性疾患である。

⊃ 表1-3　一過性意識消失発作の原因疾患

心原性	心拍出量低下	大動脈弁狭窄症，急性心筋梗塞，急性大動脈解離，心タンポナーデ，閉塞性肥大型心筋症，左房粘液腫
	調律伝導異常	洞不全症候群，高度房室ブロック・完全房室ブロック，心室頻拍症・心室細動，発作性上室性頻拍症・頻拍性心房細動，QT延長症候群
非心原性	運動血管の緊張不全による低血圧	血管迷走神経反射性失神（排便・排尿，咳嗽，三叉神経痛などによる），起立性低血圧（脱水，出血，降圧薬，神経変成疾患による），頸動脈洞症候群
	薬剤性	インスリン，向精神薬，抗パーキンソン病薬
	頭部疾患	てんかん，もやもや病，脳出血，脳血管循環不全，鎖骨下動脈盗血症候群
	精神神経系	不安神経症，心身症

起立性低血圧●　立位になると全身の循環血液量のうち500〜800 mL が下半身に貯留し，静脈還流量（かんりゅう）が減少する。その結果，心拍出量が減少して血圧が低下する。しかし通常は圧受容体が感知し，交感神経系に作用して心拍数増加・心収縮力増加・末梢血管収縮などの反応がおこり，血圧が維持される。この調節過程に不具合が生じると血圧は下がったままとなり，**起立性低血圧**が生じる。

⑥ めまい（眩暈）

　　めまい（**眩暈**）（げんうん）には，回転性めまい，非回転性めまい（平衡異常），立ちくらみなどがある。循環器異常では立ちくらみが生じるが，徐脈や頻脈，心停止といった，不整脈や心不全由来のものは予後不良である。起立性低血圧・神経調節性失神・体位起立性頻拍などの起立不耐との鑑別が大切である。

⑦ チアノーゼ

　　皮膚・粘膜・爪（ひふ・ねんまく・つめ）などが紫色に見えることを**チアノーゼ**という（⊃図1-8）。酸素と結合していない脱酸素化ヘモグロビン濃度が5 g/dL 以上で生じる。

　　たとえば，手指を冷気にさらすと血流が極端に減少し，末梢性・局所性のチアノーゼとなる。急性肺水腫などによる全身的な酸素の欠乏は**中枢性チアノーゼ**とよばれる。ファロー四徴症や大血管転位症など，慢性呼吸不全をきたすような肺疾患などでもみられる。

　　また，ヘモグロビン自体に異常のある患者でもチアノーゼはみられる。

⑧ 間欠性跛行

　　間欠性跛行（かんけつ・はこう）とは，①安静時には無症状であるが，②歩行時にしだいに下肢の疼痛（とうつう）・しびれ・冷えを感じ，③休息することにより症状が軽減し，再び運動が可能となる症状である。下肢動脈が狭窄（きょうさく）した閉塞性動脈硬化症のほか，

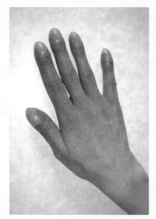

長年のチアノーゼにより，ばち指
（⊃37ページ）もみとめられる。

⊃ **図 1-8　チアノーゼ**

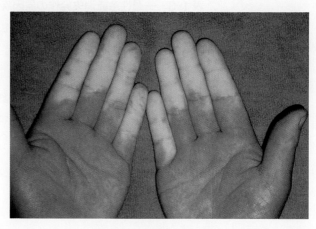

（上野征夫：手で診るリウマチ．医学書院，2005．）

⊃ **図 1-9　レイノー現象**

腰部脊椎管狭窄症でも生じる。

⑨ レイノー現象

　　寒冷や情動的ストレスに反応して手の各部におこる血管れん縮のことをレ
イノー現象とよぶ。蒼白・チアノーゼ・紅斑またはその組み合わせといった
可逆的な色の変化を引きおこす（⊃図 1-9）。
　　基礎疾患のない原発性が 80% 以上であり，二次性の大部分は膠原病由来
である。女性に多くみられる。

⑩ ショック

　　ショックとは，「生体に対する侵襲あるいは侵襲に対する生体反応の結果，
重要臓器の血流が維持できなくなり，細胞の代謝障害や臓器障害が起こり，
生命の危機にいたる急性の症候群」[1] と定義される。機序により①低循環血
液量性ショック，②血液分布異常性ショック，③心原性ショック，④心外閉
塞・拘束性ショックの 4 つに分けることができる（⊃表 1-4）。
　　症状は不穏や昏睡などの意識障害，皮膚冷感・蒼白・チアノーゼなどの末
梢循環障害，脈拍微弱，頻拍，血圧低下，尿量減少などを特徴とする。
　　ショックにはさまざまな原因があることから，すべてを網羅した診断基準
はない。しかし，血圧低下などに基づく診断基準の例がある（⊃表 1-5）。こ
れらを確認しながら，ショックスコアなどを用いた重症度確認を行い，迅速

<hr>

1）日本救急医学会：医学用語解説集．（https://www.jaam.jp/dictionary/dictionary/word/
0823.html）（参照 2022-09-201）

◯ 表 1-4　ショックの原因と分類

分類	発生要因	原因疾患
低循環血液量性	循環血液量の著しい低下	外傷，大動脈破裂，消化管出血，脱水など
血液分布異常性	急激な血管拡張	アナフィラキシー，敗血症など
心原性	心臓自体が原因の心機能低下	心筋梗塞，弁膜症，不整脈など
心外閉塞・拘束性	心外要因による心拍出量低下	肺塞栓，心タンポナーデ，緊張性気胸など

◯ 表 1-5　ショックの診断基準の例

①血圧低下 (収縮期血圧 90 mmHg 以下)	1. 平時の収縮期血圧が 150mmHg 以上の場合：平時より 60 mmHg 以上の血圧下降
	2. 平時の収縮期血圧が 110mmHg 以下の場合：平時より 20 mmHg 以下の血圧下降
②小項目 (3 項目以上を満足)	1. 心拍数 100 回 / 分以上
	2. 微弱な頻脈
	3. 爪床の毛細血管の refilling 遅延(圧迫解除後 2 秒以上)
	4. 意識障害(JCS2 桁以上または GCS10 点以下)，不穏，興奮状態
	5. 乏尿・無尿(0.5mL/kg/ 時以下)
	6. 皮膚蒼白と冷汗，または 39℃ 以上の発熱(感染性ショックの場合)

・血圧低下と小項目 3 項目以上でショックと診断する。
JCS：Japan Coma Scale，GCS：Glasgow Coma Scale

(鈴木昌：ショック．日本内科学会雑誌 100(4)1085，2011．)

な初動を心がけなければならない。

C 診察とおもな検査

1 診察

　診察は，患者の症状・病歴などを詳しく聞きとる**病歴聴取**と，身体の異常を検出する**理学的所見**からなる。診察により，循環器疾患患者の 90% 以上は適正に診断することができる。その他の検査は，おもにその確認と補助のために行う。

■1 病歴聴取

　病歴聴取では，患者の訴え(主訴)，現在の病気の経過(現病歴)，過去のおもな病気(既往歴)，家族構成と病気(家族歴)などを把握する。生活習慣病に関連した循環器疾患では，喫煙，飲酒，高血圧，脂質異常症，糖尿病，慢性腎臓病などの有無も確認する。

◢2◣ 視診・理学的所見

全身所見の視診と，胸部の理学的所見が重要である。

視診● 　視診(視覚的所見)では，眼瞼の黄色腫(高コレステロール血症)，クモ状の長い手足(マルファン症候群)，ばち指，浮腫(心不全)，チアノーゼなどが診察される。

理学的所見● 　理学的所見には，おもに以下の項目がある。
(1) 頸静脈波の圧と波形：心不全では頸静脈圧が上昇
(2) 動脈波の圧と波形：大動脈弁閉鎖不全症では脈圧が上昇
(3) 前胸部の心拍動の異常：左室や右室の肥大・拡張などの徴候
(4) 聴診による心音・心雑音・呼吸音の異常：心臓弁膜症・先天性心疾患などの徴候

❷ 心電図検査

心電図は心筋の活動に際して発生する電気的現象を，四肢および左前胸部に装着した電極により記録したものである。基本となる 12 種類の誘導部位から記録したものを**標準 12 誘導心電図**という(➡図 1-10, 11)。循環器疾患の診断において，多くの重要な情報を簡便に得ることができ，循環器疾患のスクリーニング検査法となっている。調律の異常から不整脈を，また心電図波形の異常から心肥大，心筋虚血などを診断することができる(➡図 1-12)。

安静心電図● 　心電図の基本は安静仰臥位の心電図記録で，不整脈および心電図波形の異常を診断する。急性病態として急性心筋梗塞や不安定狭心症などの急性冠症候群，急性心筋炎，心膜炎などを，慢性病態として左室および右室肥大などを診断することができる。

重症の急性冠症候群患者を心臓集中治療室(CCU)に収容し，致死的な不整脈や心筋虚血の増悪をモニターしながら，適切な治療を行うことができるようになった。これにより急性期の患者の生命予後は著しく改善された。

運動負荷心電図● 　運動負荷心電図では，運動を負荷することによっておこる心電図波形の変化や調律異常，伝導障害，とくに心筋虚血の発生の有無および自覚症状の発生を評価する。運動負荷の方法として，**マスター 2 階段負荷心電図法**や，**トレッドミル検査**(➡217 ページ，図 2-8)・**自転車エルゴメータ**を用いた定量的運動負荷心電図法がある。マスター法には階段の昇降による 1.5 分，3 分，4.5 分間の負荷法がある。3 分間の二重負荷による運動量は，通常の日常生活における運動量の上限(5〜6 METS)に相当する(➡186 ページ，表 1-6)。定量的負荷法では亜最大負荷(推定最大運動可能量の 90％)までが可能である。

負荷によって心仕事量が増加して酸素消費量が増えると，健常人では冠血流予備能を動員して需要と供給のバランスが保たれる。しかし，冠状動脈狭窄などによって冠血流が制約されると，需要に見合う酸素の供給が行われないため心筋虚血をきたし，心電図波形の異常と狭心痛を生じる。

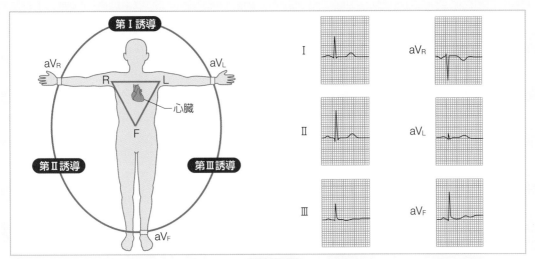

a. 標準肢誘導

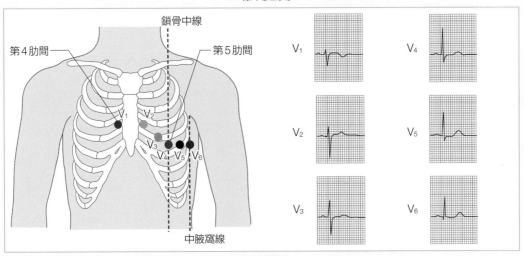

b. 胸部誘導

◯ 図 1-10　心電図誘導子の装着部

ホルター心電図●　ホルター心電図は，携帯型の小型の心電図記録装置で，連続的に 24 時間以上の長時間心電図を記録しつづけることができる（◯ 216 ページ，**図 2-7**）。安静心電図などで捕捉できない不整脈や心筋虚血などによる心電図波形の変化を，患者の行動および自覚症状と関連してとらえることができる。

心電図モニタ●
誘導　　心電図モニタ誘導は，集中治療室や救急病棟に収容されている重症患者，術中・術後患者や緊急搬送中の患者など，急変する可能性のある場合に使用される。心電図データを有線または無線でナースステーションに送り，集中管理する。セントラルモニタとベッドサイドモニタがある。胸部に 3 つの電極を取りつける 3 点誘導法で行われ，誘導は I 〜 III の 3 通りあり， II 誘導が最もよく使用される。心電図モニタ誘導の利点は，長時間にわたり連続的・

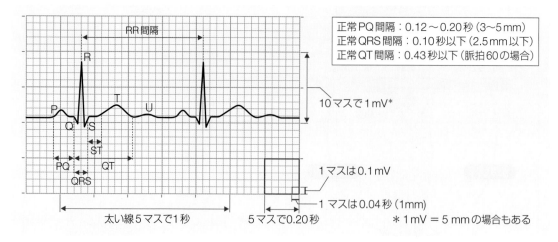

正常PQ間隔：0.12〜0.20秒（3〜5mm）
正常QRS間隔：0.10秒以下（2.5mm以下）
正常QT間隔：0.43秒以下（脈拍60の場合）

10マスで1mV*

1マスは0.1mV

1マスは0.04秒（1mm）

太い線5マスで1秒

5マスで0.20秒

＊1mV＝5mmの場合もある

◯ 図1-11 正常心電図

病的状態	心電図の特徴	
心房の肥大・拡大	P波の増大	
心室の肥大・拡大	QRS波の増大	
狭心症	STの下降 （負荷心電図でわかることが多い）	
心筋梗塞　　発作後	STの上昇	
数時間〜 数日後	Q波の出現 T波の逆転	
心臓の刺激伝導系の異常	P波，QRS波 P-QRSの長 さなどの変化	など
心拍リズムの異常とその診断	P波，QRS波 の間隔が不規 則	

◯ 図1-12 心電図によって得られる情報

継続的に不整脈や心筋虚血などの心電図波形を観察できること，離れた場所から観察でき，危険な波形にはアラームが鳴ること，記録紙などで自動的に波形を記録できることである。

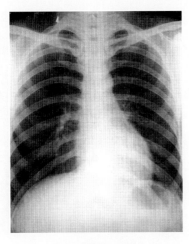

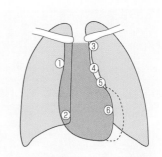

①：上大静脈　④：肺動脈
②：右心房　⑤：左心房
③：大動脈　⑥：左心室

点線は左心室の拡大または肥大を示す。

a. 正常者の心臓　　b. 心臓と血管のX線像（模式図）

◯図 1-13　胸部 X 線検査（正面像）

③ 胸部 X 線検査

　胸部 X 線検査では，吸息の状態で正面および側面の X 線写真を撮影し，心臓・大血管・肺野および胸郭の異常を判定する（◯図 1-13）。心拡大と肺野のうっ血があれば心不全を疑う。心拡大の指標には**心胸郭比**（CTR）が用いられ，個々の心腔の拡大を判定できる（◯212ページ，図2-3）。また大動脈・肺動脈の拡張を知ることもでき，大動脈瘤や大動脈硬化などを判定する。

④ 心臓超音波検査（心エコー法）

目的●　**心臓超音波検査**（**心エコー法**）とは，高周波数の超音波を心臓に発信して，返ってくるエコー（反射波）を受信し，心臓の様子を画像として映し出す検査である。検査を行う目的は 2 つある。1 つは形態的観察で，心室や心房の大きさや壁の厚さ，弁の形態や動き，心臓の先天的な奇形，心囊液の貯留などといった心臓の形の異常を診断する。もう 1 つは心臓の機能的観察である。心臓の動いている状態をそのまま観察できるため，診断に有用である。

検査法（モード）●　心臓超音波検査には，断層法，M モード法，ドップラー法がある。

　①**断層法**　最も基本となる手法で，心大血管を二次元的にスライスした画像として描出し，形態や動きをリアルタイムで観察できる（◯図 1-14-a）。

　②**M モード法**　心臓のある部位が時間でどのように動いているかをあらわしたもので，心内腔の計測や機能評価に有用である（◯図 1-14-b）。

　③**ドップラー法**　血流を映し出すことができる。弁の閉鎖不全や狭窄，壁の孔や，心臓の内圧などの診断に用いられる（◯231 ページ，図2-19）。

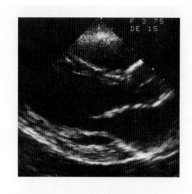

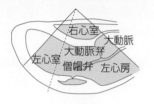

a. 断層法

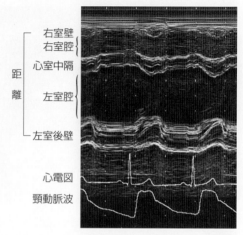

Mモード法は，超音波反射波の胸壁からの距離（Y軸）
と時間（X軸）の関係を表示する。
心腔内径・心室壁厚・弁膜運動などの計測に用いる。

b. Mモード法

◯ 図1-14　心エコー図

経食道心● 　消化器内視鏡の技術を応用した経食道心エコー法では，心臓の背側にある
エコー法　食道壁を通して超音波をあてるため，胸壁や肺の影響を受けず，左心房や僧
帽弁，大動脈弁，心房中隔が明瞭に観察できる。左房内血栓や感染性心内膜
炎を疑う症例の弁の詳細な評価に利用されている。

5 心臓核医学検査

　　心臓核医学検査は，放射性同位元素（ラジオアイソトープ，RI）で標識さ
れた薬剤を静脈内に注射し，その動態や体内分布から心臓の機能を調べる検
査である。おもに，**心プールシンチグラフィ検査**と**心筋シンチグラフィ検査**
がある。心臓のポンプ機能を評価するときは心プールシンチグラフィ検査が
行われ，心筋梗塞の範囲や冠状動脈，心筋内の細い血管の血流の状態を調べ
るときは，心筋シンチグラフィ検査が行われる。

　　また，運動や薬剤を使用した**負荷心筋シンチグラフィ検査**は，狭心症や心
筋虚血の診断に有用である。さらに，特殊な同位元素を用いて心筋の脂肪代
謝や交感神経のはたらきを調べ，心筋虚血部位と治療効果の判定，心不全の
重症度判定に使用される。

6 心臓カテーテル検査・心血管造影法

　　心臓カテーテル検査は，先天性心疾患・弁膜症・狭心症・心筋梗塞・心筋
症に対して，心臓に特殊な細い管（**カテーテル**）を挿入して行う。

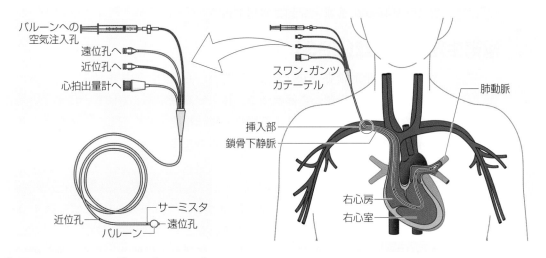

バルーンへの
空気注入孔
遠位孔へ
近位孔へ
心拍出量計へ

スワン-ガンツ
カテーテル

挿入部
鎖骨下静脈

肺動脈

右心房
右心室

近位孔
サーミスタ
遠位孔
バルーン

○図 1-15　スワン-ガンツカテーテル

右心カテーテル●
検査
　右心カテーテル検査は，心臓内の圧や血液の酸素濃度の測定・分析を行う。先端にバルーンのついた**スワン-ガンツカテーテル**を使用する（○図 1-15）。静脈からカテーテルを挿入し，右心房，右心室を経て，肺動脈に留置する。

　カテーテルの近位孔は右心房に留置され，右心房の圧を測定できる。この圧は**中心静脈圧**（CVP[1]）に相当する。カテーテルの先端にあるバルーンをふくらませて右心圧を遮断（しゃだん）すると，肺の毛細管の圧を測定することができる。これが**肺動脈楔入圧**（せつにゅう）（PAWP[2]）であり，左心房の圧に近い。浮腫や胸水を伴う心不全では，中心静脈圧（CVP）や肺動脈楔入圧（PAWP）が上昇している。**心拍出量**（CO[3]）を測定することもでき，通常はそれを体表面積で割った**心係数**（CI[4]）が用いられる。また，カテーテル孔から心臓内の血液を採取して酸素濃度を測定することにより，心室中隔欠損症などのシャントを有する先天性心疾患の重症度や手術の適応などの診断が行われる。

冠状動脈造影●
検査
　冠状動脈造影検査は，動脈から挿入したカテーテルの先端を冠状動脈の入り口まで進め，造影剤を注入して冠状動脈を造影する。動脈硬化により狭窄している部位や閉塞している部位を映し出し，狭心症や心筋梗塞の診断，治療を行う。冠状動脈造影検査を行うことによって，PCI（○193 ページ）かバイパス手術（○197 ページ）を行うかなどを判断する。

左心室造影・●
大動脈造影検査
　左心室造影検査・大動脈造影検査は，動脈から挿入したカテーテルを左心室，大動脈に留置して，造影検査を行う。左心室のはたらきを評価し，弁膜

1 ）CVP：central venous pressure の略。
2 ）PAWP：pulmonary arterial wedge pressure の略。同義語に肺毛細血管圧 pulmonary capillary wedge pressure（PCWP）がある。「楔入圧」は「けつにゅうあつ」とも読む。
3 ）CO：cardiac output の略。
4 ）CI：cardiac index の略。

症や大動脈瘤の診断・評価に有用である。

7 電気生理学的検査(EPS)

電気生理学的検査(EPS)では，血管から心臓内に電極を挿入し，心臓の電気活動を心臓の内側から観察する。体表で記録する心電図以上に多くの情報を得ることができ，徐脈性不整脈や心室頻拍症・心室細動などの危険な頻脈性不整脈を診断し，治療方針を決定するのに役だつ。

8 血液検査

動脈硬化の危険因子である脂質(総コレステロール，HDL コレステロール[1]，LDL コレステロール[2]，中性脂肪など)や空腹時血糖，ヘモグロビン A1c(HbA1c)などを測定する。また，心筋梗塞の指標として心筋逸脱酵素の AST，クレアチンキナーゼ(CK および CK-MB)，心筋のミオグロビンやトロポニンなど，心不全の診断・評価を行うための心房性ナトリウム利尿ペプチド(ANP)，脳性ナトリウム利尿ペプチド(BNP)を測定する。

9 その他の検査

心臓のコンピュータ断層撮影(CT)，磁気共鳴画像撮影(MRI)，ポジトロン断層撮影(PET)などが行われる。

心臓 CT 検査● 心臓 CT 検査では，カテーテルを使用せずに末梢から造影剤を注射することによって冠状動脈の評価が可能である。冠状動脈の走行や狭窄を評価でき，心臓カテーテル検査と違って患者に負担が少なく，外来で行うことができる。狭心症の診断に有用である(◎226 ページ，図 2-16)。

PWV，ABI● 動脈硬化症の診断には，**脈波伝播速度**(PWV)や**足首−上腕血圧比**(ABI)が測定される。PWV は，両上肢と下肢の血圧を同時に測定し，心臓から出て動脈を伝わっていく速度を測定することにより，動脈のかたさを測定する。また，同時に足首と上腕の血圧を測定して求めた ABI から，足に向かう動脈の詰まりぐあいを推定することができる(◎240 ページ，図 2-28)。

D おもな治療・処置

1 安静度

病態に応じ，適正な安静度が必要である。急性期と慢性期(回復期)の患者

---

1) HDL コレステロール：高比重(高密度)コレステロールのこと。
2) LDL コレステロール：低比重(低密度)コレステロールのこと。

では考え方が異なる。

１　急性期

　急性の心不全患者では肺うっ血をまねき，しばしば起座呼吸・心臓喘息をおこす。上半身を起こしたファウラー位ならば下半身からの静脈血の還流を抑制できる。心原性ショックなどの極端な心拍出量低下による血圧低下例では，脳循環を維持するために頭部を低くし，下肢を挙上する。

　急性期の患者で病態の不安定な時期，たとえば不安定狭心症や心筋梗塞の急性期，急性心不全などでは，ベッド上安静を必要とする。運動労作や精神的ストレスを制限し，ベッド上の安静を保持することにより，心臓への負荷や血圧上昇，心拍数増加を軽減することができる。負荷の軽減は心仕事量や心筋酸素消費量を低下させる。安静の程度は病態の重症度と関連する。

　心筋梗塞の急性期の患者であっても，心不全・心室性不整脈などの合併症がない症例では，数日後に軽度の身体活動が可能となる。

２　慢性期（回復期）

　心不全・狭心症・心筋梗塞慢性期の患者で，急性期のあと病態が安定している時期を**回復期**という。自転車エルゴメータやトレッドミルで，１人ひとりの体力や病態に応じた適正な運動強度を評価する。その結果により，適正な運動処方を作成し，安全な運動を定期的に行わせる。

METS 表示法●　日常生活活動による負荷の程度を比較換算する方法に，**METS 表示法**がある（○表 1-6）。循環器疾患の再発予防とスムーズな社会復帰を目標として，運動療法に食事療法や禁煙などを含む生活習慣の改善を加えたプログラムを**心臓リハビリテーション**といい，積極的に取り組まれている（○280 ページ）。

２　酸素投与（吸入）

　心不全などにより肺うっ血や肺水腫をきたすと，肺におけるガス交換が阻害され，肺毛細血管で十分な酸素の取り込みができなくなる。血流も低下し，末梢組織まで十分な血液を運ぶことができない。このようなときに吸入により酸素を投与すると動脈血の酸素濃度が高くなり，病態の改善が期待できる。とくに心筋梗塞症などの心筋の虚血がある患者では，空気に比べて高濃度の酸素を吸入することにより，肺における酸素の取り込みを増化させ，減少した血流を補って，末梢組織に酸素を供給することができる。

　酸素療法は 95% 以上の血中酸素飽和度（SpO_2）と，80 mmHg 以上の酸素分圧（PaO_2）を目標とする。通常は鼻カニューレやフェイスマスクを用いた酸素投与が行われるが，改善が得られないときは非侵襲的陽圧換気（NPPV）による呼吸管理を開始する。

３　食事

　肥満者では，循環系の負荷が大きく高血圧の合併などもみられるので，体

○ 表1-6　METS表示法による運動負荷試験および各種日常労作の運動強度一覧表

METS	リハビリ労作	運動負荷試験	日常労作および家事	職業労作など	レクリエーションなど
1〜2	臥床安静 座位，立位 ゆっくりとした歩行 　（1〜2km/h）	———	食事，洗面 編み物，裁縫 自転車の運転 乗り物に座って乗る	事務仕事 手先の仕事	ラジオ，テレビ 読書 トランプ，囲碁，将棋
2〜3	ややゆっくりした歩行 　（3km/h） 自転車（8km/h）	ステージ0(2.2)	乗り物に立って乗る 調理，小物の洗濯 床ふき（モップで）	守衛，管理人 楽器の演奏	ボウリング 盆栽の手入れ
3〜4	ふつうの歩行 　（4km/h） 自転車（10km/h）	マスターテスト 1/2 25W(3.6)	シャワー 荷物を背負って歩く 　（10kg） 炊事一般，洗濯，ア イロン，ふとんを敷 く，窓ふき，床ふき （膝をついて）	機械の組立て 溶接作業 トラックの運転 タクシーの運転	ラジオ体操 バドミントン（非競技） 釣り ゴルフ（バッグを持た ずに）
4〜5	やや速めの歩行 　（5km/h） 自転車（13km/h） 柔軟体操	ステージ1(4.3) 50W(4.7)	荷物をかかえて歩く 　（10kg） 軽い大工仕事，軽い 　草むしり 床ふき（立て膝） （入浴）	ペンキ工	園芸 卓球, テニス（ダブルス） バドミントン（シング ルス） キャッチボール
5〜6	速めの歩行（6km/h） 自転車（16km/h）	マスターテスト Sステージ2 (5.7) 75W(6.0)	荷物を片手にさげて 　歩く（10kg） 階段昇降，庭堀り， シャベル使い（軽い 土）	大工 農作業	アイススケート 渓流釣り
6〜7	ゆっくりしたジョギン グ（4〜5km/m） 自転車（17.5km/h）	マスターテスト Dステージ3(7.0) 100W(7.3)	まき割り シャベルで掘る 雪かき，水くみ	———	テニス（シングルス）
7〜8	ジョギング（8km/h） 自転車（19km/h）	ステージ4(8.3) 125W(8.7)	———	———	水泳 エアロビクスダンス 登山，スキー
8〜	ジョギング（10km/h） 自転車（22km/h）	ステージ5(10.2) 150W(10.0)	階段を連続して登る （10階）	———	なわとび 各種スポーツ競技

注：METSとは，安静座位を1として，その何倍の酸素消費量にあたるかを示した指標である。
　運動負荷試験欄のステージは，NCVCプロトコールによるトレッドミル試験のステージを示している。（　）内は
　METSである。

　　　　重の減少が必要である。

塩分制限●　　日本人の標準的な塩分摂取量は1日約10gであるが，重症心不全では1
　　　　日3〜5gの厳格な塩分制限が必要である。軽症心不全では過度な塩分制限
　　　　は必要でなく，1日6g程度の減塩食とする。とくに高齢者では，過度の塩
　　　　分制限は食欲を低下させて栄養状態を悪化させるので，注意が必要である。

水分摂取●　　水分摂取量については，不感 蒸 泄や尿量，体温などを考慮しなければな

らないが，心不全患者では1日1,000〜1,500 mLを目安とする。軽症心不全では水分制限は必要としないが，利尿薬などの影響により口渇(こうかつ)が生じ，過剰に水分を摂取している場合があるため，飲水量には注意が必要である。重症の心不全で低ナトリウム血症をきたしている場合は，水分制限が必要である。

❹ 薬物療法

❶ 強心薬

強心薬は心筋の収縮力を強める薬物である。急性のうっ血性心不全などの心臓の収縮機能が低下した症例の治療に使用する。重要な副作用として，不整脈や心筋虚血の増悪があり，心電図モニタ下などで慎重に使用する。

強心薬にはカテコールアミン製剤，ホスホジエステラーゼ(PDE)阻害薬，カルシウムイオン感受性増強薬(ピモベンダン)などがある。ジギタリス製剤は古くから用いられてきた強心配糖体で，現在では生命予後には影響を及ぼさないとされているが，うっ血性心不全によく使用される。

■1 カテコールアミン製剤

カテコールアミン(カテコラミン)は，ドパミン，ノルアドレナリン，アドレナリンの総称で，アドレナリン受容体(α_1, α_2, β_1, β_2)と結合して，さまざまな生理作用を示す。心筋のβ_1受容体に結合すると心筋収縮増強作用や心拍数の増加を示す。血管の平滑筋には，β_2受容体とα_1受容体があり，カテコールアミンが結合するとそれぞれ血管拡張作用と血管収縮作用を示す。カテコールアミン製剤には，ドパミン，ノルアドレナリン，アドレナリン製剤のほかに，合成されたイソプレナリン塩酸塩(イソプロテレノール塩酸塩)とドブタミン塩酸塩などがある。心筋交感神経を刺激し，強力な心筋収縮増強作用を示すが，心拍数も増加する。

急性期の重症心不全の治療に用いられるが，過剰投与はしばしば致死的不整脈や心筋虚血を誘発する。

■2 ホスホジエステラーゼ(PDE)阻害薬

ホスホジエステラーゼ(PDE)阻害薬にはミルリノンやオルプリノン塩酸塩水和物などがある。心筋中のホスホジエステラーゼ(PDE)を阻害することにより，心筋収縮性の改善のみならず，血管拡張作用により血管抵抗を下げ，心負荷を軽減する。β受容体を介さずに効果を発揮するため，カテコールアミン不応性の症例などに有用性が高い。不整脈誘発や血小板減少などの副作用に注意する。

■3 ジギタリス製剤

ジゴキシンなどのジギタリス製剤は強心配糖体ともよばれる。心筋細胞膜に作用し，細胞内のカルシウムイオン(Ca^{2+})濃度を高めることにより心筋収縮力を増強する。迷走神経の緊張を高め，房室伝導を抑制するなどの効果

によって心拍数を抑制する。

　副作用として**ジギタリス中毒**がある。食欲不振，吐きけ・嘔吐などの消化器症状，徐脈，房室ブロック・心室性不整脈などの不整脈をきたす。神経系の副作用もあるので，投与量は厳密に管理されねばならない。腎臓から排泄されるため，腎機能が低下している患者では投与量の調節が困難である。

② 降圧薬

　降圧薬は血圧を低下させる作用のある薬剤である（◎表1-7）。尿量を増やして循環血液量を減少させることで血圧を低下させる**降圧利尿薬**と，血管を拡張して血管抵抗を減少させることにより血圧を低下させる**血管拡張薬**に分けられる。

■1 降圧利尿薬

　降圧利尿薬の代表はサイアザイド（チアジド）系の薬物である。腎臓からナトリウムイオン（Na^+）と水の排出を促進する。副作用として，血中尿酸濃度の上昇や血中のカリウム値の低下があり，また血糖値を上げて糖尿病を悪化させる。

■2 血管拡張薬

　①**アンギオテンシン変換酵素（ACE）阻害薬**　強力な昇圧系である血中および組織中のレニン-アンギオテンシン（RA）系を抑制し，降圧効果を発揮する。**空咳**の副作用が特徴的である。高カリウム血症に留意する。

　②**アンギオテンシンII受容体拮抗薬（ARB）**　アンギオテンシンII受容体に結合して，アンギオテンシンIIによる強力な血管収縮作用，体液貯留作用，交感神経活性化作用を抑制することにより，降圧効果を発揮する。

　③**カルシウム拮抗薬**　血管平滑筋のカルシウムイオンチャネルを遮断することで平滑筋を弛緩させて血管を拡張させる。グレープフルーツジュースなどの柑橘類との併用で作用が増強されるものがあるため，注意が必要である。

　④**α遮断薬**　末梢血管交感神経のα受容体を遮断して血管を拡張させる。

　ACE阻害薬やARBは，血管拡張作用と細胞増殖の抑制などの効果により，高血圧のほか心不全の治療にも有効である。副作用として血管浮腫，腎機能低下，高カリウム血症がある。

③ 利尿薬

　心不全などによりナトリウムイオンと水の貯留を生じた場合には，利尿薬を用いる（◎表1-7）。

　①**ループ利尿薬**　広く用いられる。下部尿細管におけるナトリウムイオンおよびカリウムイオン（K^+）の再吸収を抑制し，強力な利尿効果を示す。

　②**抗アルドステロン薬**　抗アルドステロン作用によって利尿効果を示す。心不全患者の予後を改善するが，スピロノラクトンなどのカリウム保持性利

○ 表 1-7　おもな降圧薬

分類		薬物名	商品名	副作用
利尿薬	ループ利尿薬 チアジド系利尿薬 抗アルドステロン薬 バソプレシン拮抗薬	フロセミド	ラシックス®	高尿酸血症，低カリウム血症，低カルシウム血症
		トリクロルメチアジド	フルイトラン®	高尿酸血症，低カリウム血症，高血糖症
		スピロノラクトン	アルダクトン®A	高カリウム血症，女性化乳房
		トルバプタン	サムスカ®	腎機能障害，高ナトリウム血症
交感神経抑制薬	β遮断薬	メトプロロール酒石酸塩 カルベジロール ビソプロロールフマル酸塩	ロプレソール® アーチスト® メインテート®	心収縮力低下，徐脈，心拍出力低下
	α遮断薬	プラゾシン塩酸塩 ドキサゾシンメシル酸塩	ミニプレス® カルデナリン®	起立性低血圧
カルシウム拮抗薬		アムロジピンベシル酸塩 ニフェジピン ジルチアゼム塩酸塩	アムロジン® アダラート® ヘルベッサー®	頭痛，紅潮，動悸，房室伝導障害，便秘
ACE 阻害薬		カプトプリル エナラプリルマレイン酸塩	カプトプリル レニベース®	空咳，血管浮腫，発疹，腎機能低下，高カリウム血症
アンギオテンシン II 受容体拮抗薬（ARB）		ロサルタンカリウム オルメサルタン メドキソミル イルベサルタン アジルサルタン	ニューロタン® オルメテック® イルベタン® アジルバ®	血管浮腫，腎機能低下，高カリウム血症（空咳は ACE 阻害薬に比べて少ない）

尿薬では高カリウム血症や女性化乳房などの副作用に注意を要する。

　③バソプレシン受容体（AVP）拮抗薬　バソプレシン受容体を阻害することにより集合管での水分吸収を抑制し，尿量を増やす。低ナトリウム血症を伴う難治性心不全の治療薬として期待されている。

④ β遮断薬

　β遮断薬は，心筋の β 受容体を遮断する作用により，血圧低下，心拍数減少，不整脈防止の効果をもたらす。β遮断薬を少量より使用することで，慢性心不全に対する有用性も証明されている。気管支喘息・徐脈性不整脈・レイノー症状・褐色細胞腫の患者への使用は禁忌である。

⑤ 抗不整脈薬

　抗不整脈薬は電気生理学的な作用特性から 4 群に分けられ，I 群をさらに a～c の亜群に分類する。これをヴォーン（ボーン）-ウィリアムズ分類という（○ 表 1-8）。また，近年の電気生理学検査の発展により，各抗不整脈薬の薬理作用が詳細に検討され，新しい抗不整脈薬の分類がつくられた。この分類に基づいた病態生理学的アプローチにより，それぞれの不整脈患者に対して，

◯表 1-8　抗不整脈薬の分類（ヴォーン-ウィリアムズ分類）

分類	薬物名	商品名	副作用
Ⅰa	キニジン硫酸塩水和物 プロカインアミド塩酸塩 ジソピラミド	キニジン アミサリン® リスモダン®	催不整脈作用，心筋抑制作用
Ⅰb	リドカイン塩酸塩 メキシレチン塩酸塩	キシロカイン® メキシチール®	吐きけ，嘔吐，痙攣，錯乱
Ⅰc	プロパフェノン塩酸塩 ピルシカイニド塩酸塩	プロノン® サンリズム®	催不整脈作用，心不全
Ⅱ	プロプラノロール塩酸塩 メトプロロール酒石酸塩 ビソプロロールフマル酸塩	インデラル® セロケン® メインテート®	心不全，徐脈，喘息
Ⅲ	ソタロール塩酸塩 アミオダロン塩酸塩 ニフェカラント塩酸塩	ソタコール® アンカロン® シンビット®	催不整脈作用，肺線維症 甲状腺機能異常
Ⅳ	ベラパミル塩酸塩 ジルチアゼム塩酸塩	ワソラン® ヘルベッサー®	房室伝導障害，低血圧

より的確な薬剤の選択が可能となった。この分類は，提唱された会議がイタリアのシシリー島で開かれたため，**シシリアンガンビット**とよばれている。

⑥ 抗狭心症薬

　①硝酸薬　ニトログリセリンなどの硝酸薬（しょうさん）は，冠状動脈の拡張だけでなく，全身の末梢血管を拡張し，心臓の負荷を軽減する効果がある。狭心症発作の際に，硝酸薬の舌下・スプレー投与などを行うと，口腔粘膜からすみやかに血中に吸収され，数分以内に効果を発揮して心筋虚血を軽減する。副作用として，軽度の血圧低下と頭痛などがある。

　②β遮断薬　血圧低下，心拍数減少，心筋収縮力の低下などを介して，心筋の酸素消費量を抑制し，労作性狭心症に効果を発揮する。

　③カルシウム拮抗薬　心筋のカルシウムイオンチャネルを遮断することによる強力な血管拡張作用によって血圧を低下させ，心負荷を軽減する。とくに冠状動脈の攣縮による冠攣縮性狭心症患者では，特効的に予防効果を示す。グレープフルーツなどの柑橘類（かんきつ）のジュースを飲むと作用が強く出すぎることがあり，注意が必要である。

⑦ 抗凝固薬と血栓溶解薬

■ 抗凝固薬

　急性期の肺血栓塞栓症（そくせん）などでは，血栓の増大を防止するためにヘパリンナトリウム（ヘパリン）などの抗凝固薬の静注が行われる。

　慢性的な病態や心房細動，左室内血栓，慢性肺血栓塞栓症，人工弁置換術

後などにおける血栓症の予防には，ワルファリンカリウム（ワルファリン）などの経口抗凝固薬が投与される。ワルファリンの効果は，トロンボテストやプロトロンビン時間[1]（PT）などにより判断し，投与量を調節して出血などの副作用も防止しなければならない。ワルファリンは，肝臓におけるビタミンK依存性の凝固因子を阻害して抗凝固作用を発揮する。食品のうち，納豆やクロレラはビタミンKを多く含むため，ワルファリンの効果を減弱させる。

新しい抗凝固薬として，直接トロンビン阻害薬（ダビガトランエテキシラートメタンスルホン酸塩）や合成Xa阻害薬（リバーロキサバン，アピキサバン，エドキサバントシル酸塩水和物）がある。これらは，PT-INRの調節の必要がない経口薬で，ワルファリンと同等の効果で，大出血を発症するリスクはワルファリンより低い薬剤である。

❷血栓溶解薬

急性心筋梗塞，急性肺血栓塞栓症などにおける血栓溶解を目的として用いられる。血栓溶解作用を有するウロキナーゼや組織プラスミノゲンアクチベータ（t-PA）を静注投与，あるいは冠状動脈内投与する。

副作用として出血があるので，活動性の消化性潰瘍や出血性血液疾患，管理されていない高血圧症の患者では禁忌となる。

⑧ 抗血小板凝集薬

動脈血栓の形成に関与する血小板の凝集を抑止する薬物である。心筋梗塞・脳梗塞などの再発防止を目的として用いられる。アスピリンなどの非ステロイド性抗炎症薬（NSAIDs）には抗血小板凝集作用があり，抗血栓療法に用いられる。そのほかにも，シロスタゾール，クロピドグレル硫酸塩，プラスグレル塩酸塩などがある。

⑨ その他の薬

新しい心不全治療薬として，HCNチャネル遮断薬（イバブラジン塩酸塩），ARNIと略されるアンギオテンシン受容体ネプリライシン阻害薬（サクビトリルバルサルタンナトリウム水和物）や，もともと糖尿病の治療薬であったSGLT2阻害薬（ダパグリフロジンプロピレングリコール水和物，エンパグリフロジン）が使用され，心不全治療に効果をあげている。

⑤ 電気的除細動

電気的に心臓に通電を行い，危機的な不整脈を取り除く（**除細動**）方法を，**電気的除細動**という。脈拍150以上であったり血行動態が破綻している不整

1）PT：prothrombin time の略。測定値の国際的な表記法は INR（PT-INR）である。

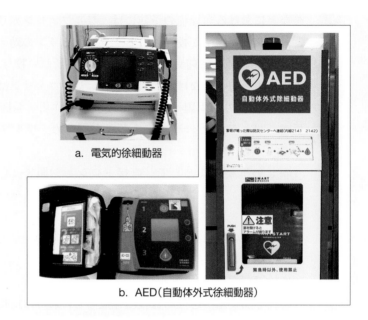

a. 電気的徐細動器

b. AED（自動体外式徐細動器）

⊃ 図1-16　電気的除細動器と AED

脈に対しては，電気的除細動によりすみやかに心臓に通電してもとのリズム
に戻す必要がある。近年では少ないエネルギーで除細動できる（50-70-120-
150-170 J）のものが主流である（⊃図1-16-a）。

■自動体外式除細動器（AED）

　自動体外式除細動器（AED）は，専門知識がなくとも器械の指示通りに操
作すると除細動ができる誰でも安全に扱える器具である（⊃図1-16-b）。市街
や主要建物内に設置されている。目の前に人が倒れていて，意識・呼吸・脈
がなければ迷わず使用すべきである。

使用方法● 　使用方法は簡単である。AED の電源を入れ（機種によっては自動的に電源
が入るものもある），倒れている人の胸を開け，心臓をはさむようにパッド
をはりつけて器具の指示通りに操作すると，AED が除細動適応か否かを判
断してくれる。適応の場合は指示に従って除細動を行うことになる。

除細動と● 　除細動の適応は，心室細動か脈のない心室頻拍であり，心停止や無脈性電
初期蘇生活動　気活動（PEA）では AED は除細動を行わない。どちらの場合も心肺蘇生は救
急隊が到着するまで続けることが救命のためには大切である（⊃表1-9）。救
急隊員が到着するまでに平均8.3分かかるといわれているが，心室細動で脳
死にいたるのは3分であり，救急隊がかけつける前の初期蘇生活動が重要で
ある。1分以内に除細動すると9割が，3分以内に除細動すると7割が社会
復帰できるといわれている。また毎日約100人が突然死していることを考え
ると AED の果たす役割は大きいといえる。

○ 表 1-9　『JRC 蘇生ガイドライン 2020』（日本蘇生協議会）の要点

1）意識があるか，反応を確認する。
2）反応なし・判断に迷うときは応援をよび，119 番通報と AED の手配をする。
3）119 番で蘇生の指示をあおぐ。
4）呼吸の確認を行い，確実な呼吸が確認できなければ胸骨圧迫を開始する。
5）胸骨圧迫は，5〜6 cm の深さで毎分 100〜120 回行い，10 秒以上の中断をしない。
6）AED を装着し，器械の指示に従う。
7）可能なら人工呼吸を行う。
8）胸骨圧迫と AED を繰り返す。

6 インターベンション治療

1 経皮的冠状動脈インターベンション（PCI）

　経皮的冠状動脈インターベンション（PCI[1]）は，動脈硬化性冠状動脈疾患における治療法の 1 つである。冠状動脈入口部にカテーテルを留置し，ガイドワイヤーを冠状動脈内に進める。さらに 狭 窄部を通過させて末梢部位まで挿入して留置し，このガイドワイヤーに沿ってバルーンカテーテルを進め，狭窄部位でバルーンを拡張させる（○ 図 1-17）。この手技が原型であり，その後いろいろな応用器具が開発された。

ステント●　ステントはその最たるものであり，バルーンに金属の筒を折りたたんでかぶせておき，病変部位で拡張するものである。この手技により治療成績および安全性が格段に向上した（○ 図 1-18）。さらに DES[2]とよばれる薬剤溶出性ステントが開発され，世界で急速に普及している。シロリムスやパクリタキセルといった血管平滑筋細胞の増殖を抑制する薬剤を塗布したステントがおもに用いられており，再狭窄率が従来のステントより低率である。

　このように手技が複雑になるにつれ，従来のバルーン拡張術を単純バルーン血管形成術（POBA[3]）とよぶようになり，また冠状動脈内手技が多種多様になってきたために，これらを総称して PCI とよぶようになった。手技とデバイスの進歩によって PCI の適応が拡大している。

PCI の禁忌●　PCI は，①左冠状動脈主管部病変，②閉塞血管に側副する血管での狭窄，③出血性素因を有する患者，④ PCI 手技や術後の安静に従えない患者では禁忌である。患者の命がかかった危険な手技であることを忘れてはいけない。

1）PCI：percutaneous coronary intervention の略。もともと心臓カテーテル検査の手技を応用したものであり，PTCA（経皮経管冠状動脈形成術 percutaneous transluminal coronary angioplasty）とよばれていた。
2）DES：drug-eluting stent の略。上述のとおり従来のステントよりも再狭窄率が改善されたが，ステント部血管内皮細胞被覆化の遅延による血管内血栓閉塞のリスクがあるため，長期間の抗血小板薬 2 剤投与（おもにアスピリンとクロピドグレル硫酸塩）が必要となった。
3）POBA：plain old balloon angioplasty の略。

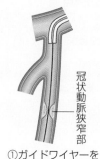 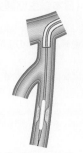 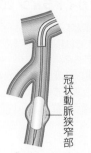 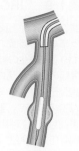 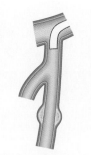

①ガイドワイヤーを　②バルーンカテーテル　③バルーンをふくら　④拡張終了。　⑤バルーンカテーテ
　挿入する。　　　　　を挿入する。　　　　　ませて狭窄部を拡　　　　　　　　　ルを抜去する。
　　　　　　　　　　　　　　　　　　　　張する。

◐ 図 1-17　バルーンカテーテルによる拡張術（POBA）

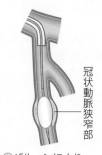 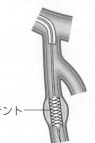 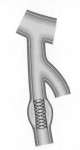

①バルーンにより　②ステントを狭窄部　③バルーンを拡張してス　④システムを
　狭窄を拡張する　　に運ぶ。　　　　　　テントを留置する。　　　抜去する。

◐ 図 1-18　ステントによる治療

② アブレーション

　　アブレーションとは不整脈回路を切断することで，主として WPW 症候群（◐220 ページ）においてケント束を切断するために行われていた。近年では**カテーテルアブレーション**が主流となっている。これはカテーテルによる電気生理学的検査の応用で，カテーテルを用いて回路を焼灼するものである。上室性頻拍症（房室結節性頻拍症・WPW 症候群）の治療のほか，現在では心房粗動・心房細動や心室頻拍症の治療にも応用されている。

③ ペースメーカ

　　ペースメーカ治療は，失神を主訴とする徐脈性不整脈に対して心臓の心拍数を維持するために行う。緊急時には体外式ペースメーカリードを経静脈的に右室（および右房）に挿入して心臓を刺激する。**植込み型（恒久的）ペースメーカ**は現在小型化が進み（約 4×5 cm 程度），局所麻酔下で鎖骨下前胸部皮下に植え込むことが可能である（◐図 1-19）。心房・心室への刺激の仕方で

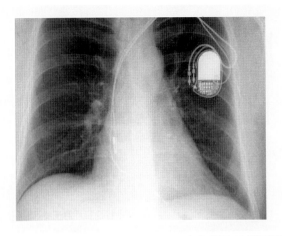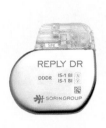

⟳ 図 1-19　小型になったペースメーカと術後 X 線写真

心室刺激型，心房刺激型，心房・心室刺激型などの種類がある。

④ 植込み型除細動器（ICD）

　　植込み型除細動器（ICD[1]）は，コントロール不良の心室頻拍症，心室細動やブルガダ症候群（⟳ 223 ページ）などが適応である。最近は小型化し（6×7 cm 程度），鎖骨下前胸部皮下や大胸筋下に植え込むようになった。近年，低心機能症例への両心室ペーシング機能付き植込み型除細動器（CRT-D）移植術が適応となった。

⑤ その他のカテーテル治療

PTMC●　　近年，各方面でカテーテル治療が盛んになっている。古くから行われているものとして僧帽弁狭窄症のカテーテル治療がある。イノウエバルーンを用いた経皮経管僧帽弁交連切開術（PTMC[2]）は，合併症としては僧帽弁逆流があるが，適応を遵守すれば安全な方法である（⟳ 図 1-20）。

ASD 閉鎖術●　　心房中隔欠損症（ASD）に対して，カテーテルによる ASD 閉鎖術も行われている（⟳ 図 1-21）。

TAVI●　　経カテーテル大動脈弁留置術（TAVI[3]）は，手術不能な高齢者の大動脈弁狭窄症の患者にカテーテルを用いて大動脈弁を移植するものである（⟳ 図 1-22）。心臓外科・循環器内科・麻酔科などの連携（ハートチーム）が重要となる大がかりな治療であり，施設基準を満たした施設でのみ行われている。

1）ICD：implantable cardioverter defibrillator の略。
2）PTMC：percutaneous transvenous mitral commissurotomy の略。
3）TAVI：transcatheter aortic valve implantation の略。

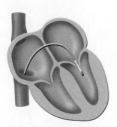

①システムを左心室まで
持っていく。

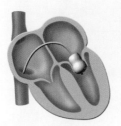

②バルーン全体をふくらま
せ僧帽弁を拡張する。

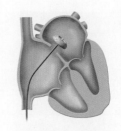

①下腿静脈からカテーテル
を挿入し，右心房側から
欠損孔を通じて左心房に
入れ，傘状部を開く。

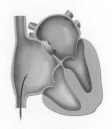

②閉鎖栓を留置して，カ
テーテルを抜き取る。

⬥ 図1-20　PTMC

⬥ 図1-21　カテーテルによるASD閉鎖術

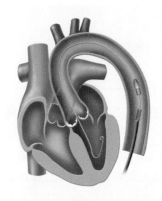

①折りたたまれた生体弁を装着
したカテーテルを大腿動脈か
ら挿入して心臓まで運ぶ。

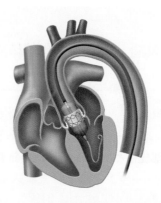

②大動脈弁の位置でバルーンをふく
らませて生体弁を広げて留置し，
カテーテルを抜き取る。

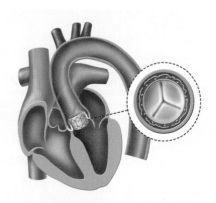

③生体弁は留置された直後から
機能する。

⬥ 図1-22　経カテーテル大動脈弁留置術（TAVI）

**MitraClip®（マ
イトラクリップ）**　経皮的僧帽弁接合不全修復術のためのデバイスである。心不全の増悪によ
る僧帽弁閉鎖不全の増悪（二次性僧帽弁閉鎖不全）を改善するため，経カテー
テル的に治療をする。「2020年改訂版弁膜症治療のガイドライン」で治療選
択肢として加わった。

Watchman　左心耳[1]閉鎖システムのことである。非弁膜症性心房細動患者の脳梗塞リ
スクに対する血栓予防治療の1つであり，2019年に保険適用となった。出
血のリスクが高く，抗凝固薬の服用が困難な症例に用いて左心耳由来の血栓
症を防ぐのに用いられている。

　このようにインターベンション治療は日進月歩であり，今後ますます低侵
襲な手技が主になっていくであろう。

1）左心房の外側より前側方にのびた嚢状の突起をさす。

❼ 外科的治療

❶ 人工心肺装置と体外循環法

　心臓手術の際には，心筋保護液を用いて心臓をいったん停止させ，心停止の間は，**人工心肺装置**を用いて血液を酸素化し，全身に灌流させる（**体外循環法**）。また，心機能が著しく低下したときには，大動脈内バルーンパンピングや経皮的心肺補助装置，補助循環用ポンプカテーテルなどの**補助循環装置**を用いる（◎ 図 1-23）。しかし，補助循環装置は全身への侵襲が大きく，脳障害や多臓器不全の生じる可能性が低率ながら報告されている。

　①**大動脈内バルーンパンピング**（**IABP**[1]）　胸部下大動脈に 30 〜 40mL のバルーンを留置して，膨張と収縮を繰り返して圧補助を行う。拡張期の冠状動脈血流の増加と脳血流の増加のほか，収縮前の後負荷の減少が期待できる。簡便に導入できるが，大動脈弁閉鎖不全症や大動脈瘤では禁忌である。

　②**経皮的心肺補助装置**（**PCPS**[2]）　閉鎖型人工心肺を経皮的に装着することにより，流量補助と酸素供給を行う。原理は人工心肺と同じであり，強力な補助効果をもたらすが，人工肺の定期的な取りかえが必要である。

　③**補助循環用ポンプカテーテル**（**IMPELLA**）　急性心筋梗塞などによる心原性ショックに対して使用される。先端に軸流ポンプを装着したカテーテルを経皮的に左室に挿入し，左室から血液を大動脈にくみだすことで，低下した心ポンプ機能を補助する装置である。

❷ 人工弁置換術

　僧帽弁・大動脈弁の狭窄症や閉鎖不全症では，内科的にコントロールできなくなると外科的な人工弁置換術の適応となる。1950 年代より各種人工弁が開発されてきた。可動形態からボール弁・ディスク弁などに分けられる。

　現在ではカーボンを用いた**機械弁**と，ブタの大動脈弁やウシの心膜から作製した**生体弁**が主流である（◎ 図 1-24）。両者の違いは，耐久性と術後の抗凝固療法の必要性である。生体弁は機械弁より寿命が短く，約 10 年といわれているが，機械弁と違い，術後にワルファリンを服用する必要がない。そのため妊娠の可能性のある女性や高齢者では生体弁を使用することが多い。

❸ 冠状動脈バイパス術（CABG）

　冠状動脈バイパス術（CABG[3]）は，人工心肺下に狭心症や心筋梗塞患者を

1）IABP：intra-aortic balloon pumping の略。
2）PCPS：percutaneous cardiopulmonary support の略。
3）CABG：coronary artery bypass grafting の略。

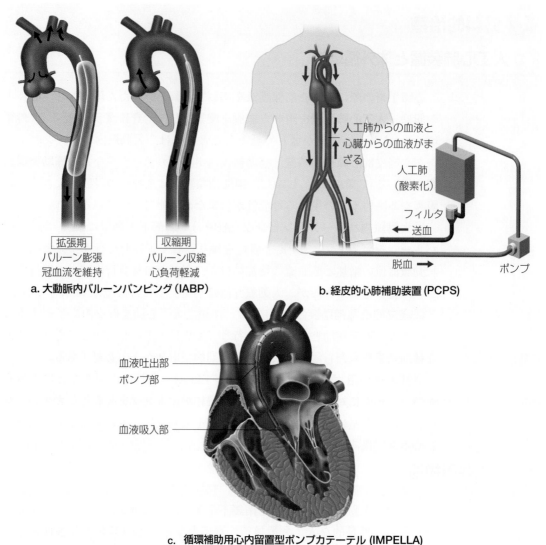

拡張期
バルーン膨張
冠血流を維持

収縮期
バルーン収縮
心負荷軽減

a. 大動脈内バルーンパンピング（IABP）

人工肺からの血液と
心臓からの血液がま
ざる

人工肺
（酸素化）

フィルタ
← 送血

脱血 →

ポンプ

b. 経皮的心肺補助装置（PCPS）

血液吐出部
ポンプ部

血液吸入部

c. 循環補助用心内留置型ポンプカテーテル（IMPELLA）

🔵 図 1-23　IABP と PCPS，IMPELLA

　　治療する方法である。具体的には，冠状動脈と大動脈間を動脈や静脈でバイ
パス（側副路）をつくるものである（🔵図 1-25）。古くは下肢から大伏在静脈を
採取し，冠状動脈・大動脈と端側吻合してバイパスを作製していたが，近年
は遠隔開存率のよい内胸動脈などの動脈を用いるようになった。

　　一部の症例では，人工心肺を使用せずに，拍動下冠状動脈バイパス術
（OP-CAB）が行われている。

④ 血管再建術

　　大動脈瘤や閉塞性動脈硬化症などでは，人工血管置換術が用いられる。閉
塞性動脈硬化症におけるステント療法や腹部大動脈瘤におけるステントグラ

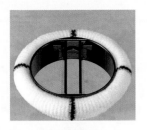

a. 機械弁

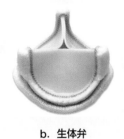

b. 生体弁

⬤ 図1-24　人工弁

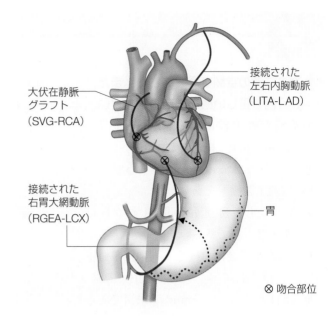

⬤ 図1-25　冠状動脈バイパス術（CABG）

フトなどといったカテーテルを用いた手技が開発されている。

⑤ その他の外科的治療

　　わが国でも心臓移植が行われているが，まだ一部の症例にとどまっている。その他の心不全の治療として，拡張型心筋症に対して，心筋の一部を切除するバチスタ手術などがある。

まとめ

- 循環器は，心臓・動脈・静脈・毛細血管などから構成されている。心臓から出て組織に分布するまでの血管を動脈といい，心臓に戻るまでの血管を静脈とよんでいる。
- 心臓は4つの部屋からなるポンプで，拍動は洞房結節がペースメーカとして命令を出す。
- 心臓は主要な3本の血管（冠状動脈）によって栄養されている。
- 循環器疾患の薬物療法として，強心薬，降圧薬，利尿薬，β遮断薬，抗不整脈薬，抗狭心症薬，抗凝固・血栓溶解薬，抗血小板凝集薬などの薬剤が用いられる。
- 冠状動脈の狭窄に対しては，PCIや冠状動脈バイパス手術が行われる。
- 心臓の弁の狭窄や閉鎖不全に対しては，人工弁の置換術・留置術が行われる。
- 近年では，僧帽弁狭窄症や大動脈弁狭窄症などに対しても，カテーテルを用いた治療が行われるようになってきた。

復習問題

❶ 次の文章の空欄を埋めなさい。また，〔 〕内の正しい語に丸をつけなさい。

▶心電図上の T 波は〔① 心房・心室 〕の〔② 収縮・弛緩 〕をあらわす。

▶心電図上の P 波は〔③ 心房・心室 〕の〔④ 収縮・弛緩 〕をあらわす。

▶心音のうち，房室弁の閉鎖する音は〔⑤ Ⅰ・Ⅱ 〕音である。

▶日本高血圧学会における成人の正常血圧は，収縮期血圧（⑥　　　　）mmHg 未満，拡張期血圧（⑦　　　　）mmHg 未満である。

▶チアノーゼは，〔⑧ 酸素化・脱酸素化 〕ヘモグロビン濃度が（⑨　　　　）g/dL 以上になると出現する。

▶β 遮断薬は，血圧の〔⑩ 低下・上昇 〕や心拍出量の〔⑪ 低下・増加 〕をもたらす。

▶ジギタリス服用中は，〔⑫ 頻脈・徐脈 〕の出現に注意する。

▶ ACE 阻害薬は，〔⑬ 高カリウム血症・低カリウム血症 〕を引きおこす。また，〔⑭ 空咳・痰 〕が多くなることがある。

▶抗凝固薬服用中は，〔⑮ 出血・貧血 〕に注意する。

▶ワルファリン内服中は，〔⑯ ビタミン A・ビタミン K 〕含有量の多い食品の摂取を禁止する。

❷ 次の①〜⑤の疾患のおもな治療法として考えられるものを，Ⓐ〜Ⓔから選んで記号で答えなさい。

①完全房室ブロック（　　　　）

②狭心症（　　　　）

③ WPW 症候群（　　　　）

④大動脈弁閉鎖不全症（　　　　）

⑤胸部大動脈瘤（　　　　）

Ⓐ 経皮的冠状動脈インターベンション（PCI）
Ⓑ 恒久的ペースメーカー植込み術
Ⓒ 人工弁置換術
Ⓓ 人工血管置換術
Ⓔ カテーテルアブレーション

第2章

おもな疾患

A 生活習慣病（動脈硬化の危険因子）

生活習慣病とは，長年の生活習慣の乱れにより発病する高血圧症，脂質異常症，糖尿病，メタボリックシンドローム，高尿酸血症，慢性腎臓病（CKD）などの総称である。これらを放置すると動脈硬化による致命的な病気を引きおこすため，循環器疾患を学習するうえで生活習慣病の理解は欠かせない。わが国では，近年の生活習慣の欧米化により生活習慣病が増加し，脳卒中や心臓病などによる死亡は全体の 2/3 近くとなり，問題となっている。

ここでは，生活習慣病のなかから循環器疾患とかかわりの深い高血圧症，脂質異常症，メタボリックシンドローム，糖尿病，CKD について学ぶ。

1 高血圧症

高血圧症とは，血圧上昇により腎臓，心臓，脳などの諸臓器障害を生じる危険性が増加する病態である。日本人においては，収縮期血圧が 10 mmHg 上昇すると，脳卒中の発症の危険率が男性で 20%，女性で 15% 上昇し，虚血性心疾患の発症危険率も約 15%（男性）上昇するといわれている。

高血圧の定義は，日本高血圧学会の 2019 年ガイドラインでは，収縮期血圧 140 mmHg 以上，拡張期血圧 90 mmHg 以上である（→ **表 2-1**）。収縮期血圧 120 mmHg 未満，拡張期血圧 80 mmHg 未満が正常血圧であり，収縮期血圧 120〜129 mmHg，拡張期血圧 80 mmHg 未満を正常高値血圧，収縮期血圧 130〜139 mmHg，拡張期血圧 80〜89 mmHg を高値血圧としている。血圧の値だけでなく，ほかの危険因子や合併症の有無により，リスクを層別化して評価することが重要である（→ **表 2-2**）。

1 本態性（一次性）高血圧

診断● **本態性高血圧**は，原因（基礎疾患）が明らかでなく遺伝的因子や環境因子が関与した生活習慣病で，高血圧患者全体の 90% を占める。診断上重要な点は二次性高血圧の除外と予後評価のためのリスク層別化である。血圧ととも

表2-1 成人における血圧値の分類

分類	診察室血圧(mmHg)			家庭血圧(mmHg)		
	収縮期血圧		拡張期血圧	収縮期血圧		拡張期血圧
正常血圧	<120	かつ	<80	<115	かつ	<75
正常高値血圧	120-129	かつ	<80	115-124	かつ	<75
高値血圧	130-139	かつ/または	80-89	125-134	かつ/または	75-84
Ⅰ度高血圧	140-159	かつ/または	90-99	135-144	かつ/または	85-89
Ⅱ度高血圧	160-179	かつ/または	100-109	145-159	かつ/または	90-99
Ⅲ度高血圧	≧180	かつ/または	≧110	≧160	かつ/または	≧100
(孤立性)収縮期高血圧	≧140	かつ	<90	≧135	かつ	<85

（日本高血圧学会高血圧治療ガイドライン作成委員会編：高血圧治療ガイドライン2019. p.18.）

表2-2 診察室血圧に基づいた脳心血管病リスク層別化

リスク層 ＼ 血圧分類	高値血圧 130-139/80-89 mmHg	Ⅰ度高血圧 140-159/90-99 mmHg	Ⅱ度高血圧 160-179/100-109 mmHg	Ⅲ度高血圧 ≧180/≧110 mmHg
リスク第一層 予後影響因子がない	低リスク	低リスク	中等リスク	高リスク
リスク第二層 年齢(65歳以上)，男性，脂質異常症，喫煙のいずれかがある	中等リスク	中等リスク	高リスク	高リスク
リスク第三層 脳心血管病既往，非弁膜症性心房細動，糖尿病，蛋白尿のあるCKDのいずれか，または，リスク第二層の危険因子が3つ以上ある	高リスク	高リスク	高リスク	高リスク

JALSスコアと久山スコアより得られる絶対リスクを参考に，予後影響因子の組合せによる脳心血管病リスク層別化を行った。層別化で用いられている予後影響因子は，血圧，年齢(65歳以上)，男性，脂質異常症，喫煙，脳心血管病(脳出血，脳梗塞，心筋梗塞)の既往，非弁膜症性心房細動，糖尿病，蛋白尿のあるCKDである。

（日本高血圧学会高血圧治療ガイドライン作成委員会編：高血圧治療ガイドライン2019. p.50.）

に，喫煙，糖尿病，脂質異常症，メタボリックシンドローム，CKD，高齢，若年発症の心血管病の家族歴などの危険因子や高血圧性臓器障害，心血管病の有無を評価するために，詳細な病歴，家族歴，既往歴の聴取・診察を行う。

　診察では，血圧測定を座位または臥位で行い，はじめて測定するときは両上肢で行う。家庭で血圧を測定する場合は，朝は起床後1時間以内，排尿後，降圧薬服用前，朝食前座位1～2分後の安静時に，晩は就寝前，座位1～2分の安静後に測定する。測定回数は，1機会原則2回測定してその平均をとるか，1回のみ測定した場合はその1回の測定値を血圧値とする。

治療●　本態性高血圧と診断されると，まず生活習慣の修正から始める。体重減少，禁煙，節酒，運動，減塩を遵守させ，しばらく経過観察を行い，降圧効果

が不十分な場合は降圧薬の適応となる(◎189ページ，**表1-7**)。

①**ACE阻害薬・ARB**　心不全・心筋梗塞，糖尿病性腎症を合併した症例に有用である。中程度以上の腎機能障害以外ではとくに禁忌とはならない。効果は緩徐であり，ACE阻害薬ではときに空咳を生じる。

②**カルシウム拮抗薬**　狭心症，高齢患者，収縮期高血圧などに有用である。ジルチアゼム塩酸塩やベラパミル塩酸塩などの非ジヒドロピロリン系カルシウム拮抗薬は心不全や徐脈・洞不全症候群・房室ブロックの患者では禁忌である。

③**利尿薬**　サイアザイド系利尿薬が使用される。食塩感受性が亢進した高血圧に有効であり，減塩が困難な患者や浮腫を有する高血圧患者に効果的である。高尿酸血症，耐糖能異常・低カリウム血症患者などには用いにくい。

④**交感神経抑制薬(α遮断薬・β遮断薬)**　狭心症・頻脈性不整脈を有する患者に有用である。喘息・慢性閉塞性肺疾患(COPD)・房室ブロック患者には禁忌である。

⑤**合剤**　配合剤の使用により，服薬錠数を少なくし，処方を単純化することは，アドヒアランスの改善に有効である。ARBと利尿薬，ARBとカルシウム拮抗薬の合剤も使用されている。

❷ 二次性高血圧

二次性高血圧とは，生活習慣病ではなく基礎疾患により生じる高血圧である。若年性，血圧コントロール困難例，重症(加速型)高血圧症では，二次性高血圧を考える。これらの疾患では基礎疾患の治療が優先される(◎**表2-3**)。

①**腎実質性高血圧**　腎実質の疾患に基づく腎機能の異常が原因となっておこる高血圧で，二次性高血圧のなかでは最も頻度が高い。

②**腎血管性高血圧**　腎動脈の狭窄で生じる。若年では，線維筋性異形成や動脈炎症候群(とくに女性)による腎動脈の狭窄が，中高年では動脈硬化症が原因となることが多い。四肢・頸部の動脈拍動の有無，血管雑音，上腹部血管雑音の有無に注意する。腎動脈狭窄の非侵襲的評価法として，超音波ドップラーを用いて腎動脈血流の左右差を測定する方法が行われている。

③**原発性アルドステロン症**　アルドステロンが過剰に産生されることに

◎**表2-3　二次性高血圧**

	原因
腎性	腎実質性，腎血管性
内分泌性	原発性アルドステロン症，クッシング症候群，褐色細胞腫，甲状腺機能亢進症
神経性	心因性
その他	大動脈縮窄症

より，高血圧，高ナトリウム血症，低カリウム血症，代謝性アルカローシスをきたす。症状として，脱力発作，四肢麻痺，テタニー，多尿多飲，頭痛などがある。本疾患を疑うときは，まずスクリーニングとして血中レニンおよびアルドステロン値を測定する。レニン低値・アルドステロン高値で疑いがあるときは，ACE 阻害薬であるカプトプリル 50 mg を内服させ，1 時間後の血中レニン活性増加を調べるカプトプリル負荷試験がある。一側性のアルドステロン産生副腎腺腫による場合は手術適応となる。

④**クッシング症候群**　副腎皮質ホルモンであるコルチゾルの分泌過剰によっておこる。症状としては，満月様顔貌，中心性肥満，月経異常，皮膚線条，浮腫，糖尿病，うつ病などがある。スクリーニングテストとして，迅速デキサメタゾン抑制試験がある。副腎腫瘍による場合は手術適応となる。

⑤**褐色細胞腫**　副腎髄質や傍神経節などのクロム親和性細胞腫瘍である。アドレナリンやノルアドレナリンなどのカテコールアミンが過剰分泌されることに伴い，頻脈発作，頭痛，発汗，顔面蒼白などの症状がみられる。疑われる場合は，尿中のメタネフリンやバニリルマンデル酸(VMA)を測定する。腫瘍は手術適応となる。

❷ 脂質異常症

病態●　血中の脂質が増加する病態を**脂質異常症**といい，動脈硬化の重要な危険因子である。まず，動脈内膜にコレステロールが蓄積したあと(脂肪斑)，マクロファージなどの炎症細胞が集積し，粥状変化(プラーク形成)をきたす。これが動脈硬化の始まりである。進行すると，血管内膜は粥状硬化によって徐々に厚くなり，血管の狭窄が生じる。脂質異常症を治療することにより，この進行を抑制することが重要である。

日本動脈硬化学会が診断基準を示している(○表 2-4)。

種類●　リポタンパク質の含有量の違いによる分類が用いられる。Ⅱa 型とⅡb 型が多い。Ⅱa 型は，LDL が上昇してコレステロールが高値となる。Ⅱb 型は，LDL と VLDL が上昇して，コレステロールとトリグリセリド(トリグリセライド)の両方が高値になる。また，リポタンパク質(a)の上昇とレムナント様リポタンパク質(RLP)の上昇も危険因子とされる。

病因●　**原発性脂質異常症**と**二次性脂質異常症**に分けられる。原発性は，なんらかの疾患がもとになっておこる脂質異常症(二次性脂質異常症)に対して，原病なく発症する脂質異常症である。そのなかで，遺伝関係がはっきり立証できるものを家族性脂質異常症という。二次性脂質異常症は成人の脂質異常症の 40％ を占める。糖尿病，肥満，甲状腺機能低下症，腎炎，アルコール多飲，副腎皮質ステロイド薬の内服などで生じる。

治療目標●　治療は，血中の低比重リポタンパク質(LDL)を減少させ，高比重リポタンパク質(HDL)を増加させることを目標とする。冠状動脈疾患やほかの動

○ 表 2-4　脂質異常症診断基準

LDL コレステロール	140 mg/dL 以上	高 LDL コレステロール血症
	120〜139 mg/dL	境界域高 LDL コレステロール血症 **
HDL コレステロール	40 mg/dL 未満	低 HDL コレステロール血症
トリグリセライド	150 mg/dL 以上（空腹時採血*）	高トリグリセライド血症
	175 mg/dL 以上（随時採血*）	
Non-HDL コレステロール	170 mg/dL 以上	高 non-HDL コレステロール血症
	150〜169 mg/dL	境界域高 non-HDL コレステロール血症 **

*基本的に 10 時間以上の絶食を「空腹時」とする。ただし水やお茶などカロリーのない水分の摂取は可とする。空腹時であることが確認できない場合を「随時」とする。

**スクリーニングで境界域高 LDL-C 血症，境界域高 non-HDL-C 血症を示した場合は，高リスク病態がないか検討し，治療の必要性を考慮する。

・LDL-C は Friedewald 式（TC−HDL-C−TG/5）で計算する（ただし空腹時採血の場合のみ）。または直接法で求める。

・TG が 400 mg/dL 以上や食後採血の場合は non-HDL-C（TC−HDL-C）か LDL-C 直接法を使用する。ただしスクリーニング時に高 TG 血症を伴わない場合は LDL-C との差が＋30 mg/dL より小さくなる可能性を念頭においてリスクを評価する。

・TG の基準値は空腹時採血と随時採血により異なる。

・HDL-C は単独では薬物介入の対象とはならない。

（日本動脈硬化学会編：動脈硬化性疾患予防ガイドライン 2022 年版. p.22.）

脈硬化の危険因子の有無によっても治療目標値は異なってくる（○ 表 2-5）。

治療　食事療法と薬物療法，透析の一種である LDL 吸着療法がある。

①**食事療法**　脂質・飽和脂肪酸・コレステロールを制限する。

②**薬物療法**　強力なコレステロール降下作用を有する HMG-CoA[1] 還元酵素阻害薬（**スタチン類**）が中心である。この薬剤には副作用として横紋筋融解がある。とくに，高トリグリセリド血症を治療するフィブラート系薬剤と併用すると危険性が増すので，慎重な投与が必要である。HMG-CoA 還元酵素阻害薬などの内服治療のみで効果が不十分な家族性脂質異常症に対しては注射薬である PCSK9 阻害薬（エボロクマブ，アリロクマブ）で治療する場合もある。

3　メタボリックシンドローム

メタボリックシンドロームは内臓脂肪の蓄積だけでなく，高血圧，高血糖，高トリグリセリド血症・低 HDL 血症といった異常が重なったマルチプルリスクファクター症候群である。

病態　肥満は以前から生活習慣病の危険因子とされてきたが，単に太っていることが問題なのではなく，内臓脂肪の蓄積が最も注意しなければならない危険因子として重要視されるようになった。過剰に栄養をとると，余ったエネル

1）HMG-CoA：ヒドロキシメチルグルタリル-コエンザイム A。コレステロールの前駆物質。

⤴ **表2-5　リスク区分別脂質管理目標値**

治療方針の原則	管理区分	脂質管理目標値(mg/dL)			
		LDL-C	Non-HDL-C	TG	HDL-C
一次予防 まず生活習慣の改善を行った後薬物療法の適用を考慮する	低リスク	<160	<190	<150(空腹時)*** <175(随時)	≧40
	中リスク	<140	<170		
	高リスク	<120 <100*	<150 <130*		
二次予防 生活習慣の是正とともに薬物治療を考慮する	冠動脈疾患またはアテローム血栓性脳梗塞(明らかなアテローム****を伴うその他の脳梗塞を含む)の既往	<100 <70**	<130 <100**		

*糖尿病において，PAD，細小血管症(網膜症，腎症，神経障害)合併時，または喫煙ありの場合に考慮する。(第3章5.2参照)

**「急性冠症候群」，「家族性高コレステロール血症」，「糖尿病」，「冠動脈疾患とアテローム血栓性脳梗塞(明らかなアテロームを伴うその他の脳梗塞を含む)」の4病態のいずれかを合併する場合に考慮する。

・一次予防における管理目標達成の手段は非薬物療法が基本であるが，いずれの管理区分においてもLDL-Cが180mg/dL以上の場合は薬物治療を考慮する。家族性高コレステロール血症の可能性も念頭においておく。(第4章参照)。

・まずLDL-Cの管理目標値を達成し，その後non-HDL-Cの達成を目指す。LDL-Cの管理目標を達成してもnon-HDL-Cが高い場合は高TG血症を伴うことが多く，その管理が重要となる。低HDL-Cについては基本的には生活習慣の改善で対処すべきである。

・これらの値はあくまでも到達努力目標値であり，一次予防(低・中リスク)においてはLDL-C低下率20～30%も目標値としてなり得る。

***10時間以上の絶食を「空腹時」とする。ただし水やお茶などカロリーのない水分の摂取は可とする。それ以外の条件を「随時」とする。

****頭蓋内外動脈の50%以上の狭窄，または弓部大動脈粥腫(最大肥厚4mm以上)

・高齢者については第7章を参照。

(日本動脈硬化学会編：動脈硬化性疾患予防ガイドライン2022年版．p.71.)

ギーは脂肪につくりかえられ，肝臓や腸間膜にたくわえられて内臓脂肪となる。内臓脂肪の蓄積による肥満を，皮下脂肪蓄積型の洋ナシ型肥満と比較して，リンゴ型肥満という。内臓脂肪は皮下脂肪に比べて合成と分解が多いので，たくわえすぎるとトリグリセリドやLDLコレステロールが増加し，動脈硬化を進行させる。また，脂肪細胞から分泌されて動脈硬化を予防するアディポネクチンという生理活性物質が減少することもいわれている。

診断基準● 　わが国のメタボリックシンドロームの定義を⤴ 表2-6 に示す。腹部CT検査で内臓脂肪面積を調べると，内臓脂肪が$100\ cm^2$以上の人は，未満の人より耐糖能異常，脂質異常症，高血圧の頻度が高いことが知られている。$100\ cm^2$に相当する腹囲は男性85cm，女性90cmであるため，腹囲が基準として用いられるようになった。

発症リスク● 　メタボリックシンドロームでは，血圧，糖尿病，脂質異常症などのそれぞれの疾患が軽症や予備群であっても，動脈硬化症が相乗的に進行する可能性がある。メタボリックシンドロームの人は，そうでない人に比べて，狭心

◯ 表2-6　メタボリックシンドロームの診断基準

腹部肥満
ウエスト周囲径：男性 85 cm 以上〕（内臓脂肪面積 100 cm^2 以上に相当する） 　　　　　　 女性 90 cm 以上

上記に加え以下の 3 項目のうち 2 項目以上に該当
①高 TG 血症：150 mg/dL 以上 　低 HDL コレステロール(HDL-C)血症：40 mg/dL 未満 　のいずれか，またはいずれも満たすもの
②収縮期血圧：130 mmHg 以上 　拡張期血圧：85 mmHg 以上 　のいずれか，またはいずれも満たすもの
③空腹時血糖：110 mg/dL 以上

1) CT スキャンなどで内臓脂肪量の測定を行うことが望ましい。
2) ウエスト径は立位，軽呼気時，臍レベルで測定する。脂肪蓄積が著明で臍が下方に偏位している場合は，肋骨下縁と前上腸骨棘の中点の高さで測定する。
3) メタボリックシンドロームと診断された場合，糖負荷試験がすすめられるが診断には必須ではない。
4) 高 TG 血症，低 HDL-C 血症，高血圧，糖尿病に対する薬物治療を受けている場合は，おのおのの項目に含める。
5) 糖尿病，高コレステロール血症の存在は，メタボリックシンドロームの診断から除外されない。
（メタボリックシンドローム診断基準検討委員会：メタボリックシンドロームの定義と診断基準. 日本内科学会誌 94：794-809，2005 をもとに作成）

症や心筋梗塞の発症リスクが 1.7 倍も高まるといった研究報告もあり，ただちに改善が必要な段階ととらえるべきである。

④ 糖尿病

　糖尿病は血液の中に含まれるグルコース(ブドウ糖)濃度の高い状態が長く続く状態をいい，放置しておくと動脈硬化症を進展させて，脳卒中，網膜症，心筋梗塞，閉塞性動脈硬化症，末梢神経障害などのさまざまな合併症をおこす疾患である。

病因●　グルコースの血中濃度(血糖値)は，膵臓のランゲルハンス島 B（β）細胞から分泌されるインスリンにより調節されている。糖尿病は，インスリンの分泌の低下や，インスリンのはたらきが低下することにより発症する。

種類●　1 型と 2 型の 2 つの病型がある。1 型糖尿病は，自己免疫疾患，ウイルス感染，特発性(原因不明)により，膵臓の B 細胞が破壊されて膵臓からインスリンが分泌されなくなることによる。2 型糖尿病は，遺伝や過食，肥満，運動不足により，インスリンの分泌やはたらきが低下することにより発症する。中年以降の発症例のほとんどは 2 型糖尿病で，糖尿病全体の 90% を占める。

診断●　糖尿病は自覚症状がないことが多い。

糖尿病の診断は血液検査で行う。①早朝空腹時の血糖値が 126 mg/dL 以上，②随時（食後）血糖値が 200 mg/dL 以上，③ 75 g 経口ブドウ糖負荷試験の 2 時間値が 200 mg/dL 以上のいずれかの基準をこえると糖尿病と診断される。また，過去 1～2 か月間の血糖値の推移を反映する HbA1c 値が 6.5% 以上で糖尿病と診断される。

治療● 糖尿病の治療は，食事療法・運動療法・薬物療法である。薬物療法には，経口血糖降下薬による治療と，インスリン製剤による治療（インスリン療法）がある。経口血糖降下薬には，スルホニル尿素薬（SU 薬），速効性インスリン分泌促進薬，αグルコシダーゼ阻害薬（α-GI），インスリン抵抗性改善薬，DPP-4 阻害薬，SGLT2 阻害薬などがある。最近では，インスリン以外の糖尿病注射薬として，2 型糖尿病患者に使用する GLP-1 受容体作動薬がある。

5 慢性腎臓病（CKD）

慢性腎臓病（CKD）とは，腎臓のはたらきが健康な人の 60% 未満に低下するか，タンパク質尿などの腎臓の異常が 3 か月以上持続する状態をいう。

腎臓の機能を示す指標として，血清クレアチニン値をもとに，腎臓の糸球体濾過量を推定した推算 GFR（eGFR）が用いられる。GFR は糸球体が 1 分間に濾過した血液の量を示す数値で，健常人の GFR は 100 mL/分/1.73 m^2 前後であるが，60 mL/分/1.73 m^2 未満が持続すると CKD と診断される。

腎機能は 30 代から年間 1 mL/分ずつ低下し，高齢者になるほど CKD が多くなる。また，これまで解説してきた高血圧，脂質異常症，メタボリックシンドローム，糖尿病などがあると，腎機能低下の速度は増加する。CKD は脳卒中や心筋梗塞などの心血管病発症の重大な危険因子であり，早期発見，早期対策が必要である。

B 心不全

1 心不全の病態

心不全とは，心臓の不具合により生じる身体の不調を意味し，複数の症状・徴候・検査所見の組み合わせによって定義される症候群である（◯表 2-7）。一般的には，さまざまなリスクにより増悪していく（◯図 2-1）。心臓の不具合の生じる速さにより**急性心不全**と**慢性心不全**に分けられる。また，不具合の生じる場所により**左心不全**と**右心不全**に分けられる。

さらに，2017 年に改訂された『急性・慢性心不全診療ガイドライン』（日本循環器学会／日本心不全学会合同ガイドライン）では，心不全の多くが左室機能障害によることが多いため，左室収縮能にもとづく分類が提唱された。

○ 表 2-7　フラミンガムうっ血性心不全診断基準

大項目	小項目	大項目あるいは小項目
• 発作性夜間呼吸困難あるいは起座呼吸 • 頸静脈怒張 • ラ音聴取 • 心拡大 • 急性肺水腫 • Ⅲ音奔馬調律 • 静脈圧上昇＞16 cmH₂O • 循環時間≧25 秒 • 肝頸静脈逆流	• 足の浮腫 • 夜間の咳 • 労作時呼吸困難 • 肝腫大 • 胸水 • 肺活量最大量から 1/3 低下 • 頻脈(心拍≧120 拍/分)	治療に反応して 5 日で 4.5 kg 以上体重が減少した場合

大項目 2 項目，あるいは大項目 1 項目＋小項目 2 項目を有するものを心不全と診断

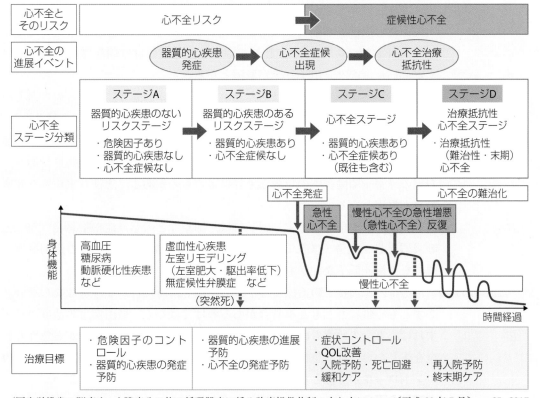

(厚生労働省：脳卒中，心臓病その他の循環器病に係る診療提供体制の在り方について〔平成 29 年 7 月〕．p. 35，2017 による，一部改変)

○ 図 2-1　心不全とそのリスクの進展ステージ

　これによると，心不全は，**左室駆出率**(LVEF)が低下した心不全(**HFrEF**)と，左室駆出率が保たれた心不全(**HFpEF**)に分類される。

■急性心不全と慢性心不全

◤1◢急性心不全

なんらかの原因を契機に，急激に心臓に器質的もしくは機能的異常が生じて身体の不調を呈するものが**急性心不全**である。著しい呼吸困難，起座呼吸，ピンク色の泡状の痰（泡沫痰），不穏状態，脱力，チアノーゼがみられる。さらに重症化すると，血圧低下，乏尿，意識混濁など**心原性ショック**となる。心室の血液駆出量が減少（拡張期圧が上昇）して肺循環系にうっ血をきたすことで心臓喘息をおこしたり，しばしば肺毛細血管から肺胞に水分が漏出して**急性肺水腫**となる。この病態には以下の5種類がある。

①**急性非代償性心不全**　心不全の症状が比較的軽微な新規発症の心不全や慢性心不全が急性増悪することによる。頻脈性心房細動・急性僧帽弁閉鎖不全が原因となる。

②**高血圧性急性心不全**　高血圧が原因で肺うっ血を生じる。

③**急性心原性肺水腫**　呼吸困難や起座呼吸がみられ，動脈血酸素飽和度が90％以下に低下していることが多い。急性冠症候群や劇症型心筋炎，タコツボ心筋症，心タンポナーデが原因となる。

④**高拍出性心不全**　四肢はあたたかいにもかかわらず，肺うっ血をみとめる。甲状腺中毒症や貧血，敗血症が原因となる。

⑤**急性右心不全**　心不全の大部分は左心不全であるが右心不全もある。静脈圧の上昇や肝腫大を伴った低血圧・低心拍状態を呈している病態であり，右室の障害や肺動脈圧の急激な上昇によるものがある。急性右室梗塞や肺塞栓症が原因となる。

その他，心不全が増悪する因子には，肺炎などの感染症や喘息発作などの呼吸器疾患，疲労・ストレス，アルコールの過剰摂取，水分の過剰摂取，急激な腎機能低下などがある。

治療の方針●　治療は，原因疾患の治療と心不全の治療を同時に行わなければならない。必ずしも心臓にもともと不具合があるわけではなく，原因疾患の治療が終了すれば心不全の治療も終了する場合がある。たとえば，高血圧から急性心不全を生じた場合は，急性期は高血圧の治療と心不全の治療を行うが，血圧のコントロールが可能となれば，心不全の治療を継続する必要はない。

◤2◢慢性心不全

慢性心不全は，心臓自体に不具合があり，慢性的に身体の不調を呈する病態である。たとえば心筋梗塞の急性期を過ぎると壊死した心筋は瘢痕化する。残存する心筋量は減少しているので，生体が代償機構をはたらかせて心臓のポンプ機能を維持しようとする。その結果，**心筋リモデリング**とよばれる心室の拡張が進むなど，心筋への負担が増加して慢性的に破綻する。慢性心不全の原因疾患を，◯表2-8にまとめた。

治療の方針●　身体の不調を改善するために，継続的に心臓の不具合に対して治療を行わ

表 2-8　慢性心不全の原因疾患

1)**虚血性心疾患**：陳旧性心筋梗塞	5)**内分泌異常**：甲状腺ホルモン異常，副腎ホルモン異常
2)**高血圧**：高血圧性心筋症	6)**栄養異常**：ビタミン B$_1$ 不足(脚気心)
3)**心筋症**：肥大型心筋症，拡張型心筋症，拘束型心筋症，不整脈原性右室心筋症，緻密化障害	7)**摂取**：アルコール・コカイン・水銀
4)**全身性疾患**(難病指定)：サルコイドーシス，アミロイドーシス，ライソゾーム病(ファブリー病・ポンペ病)	8)**弁膜症**：僧帽弁狭窄症・閉鎖不全症，大動脈弁狭窄症・閉鎖不全症
	9)**不整脈**：心房細動，心室頻拍，完全房室ブロック
	10)**収縮性心膜炎**
	11)**肺動脈性高血圧症**

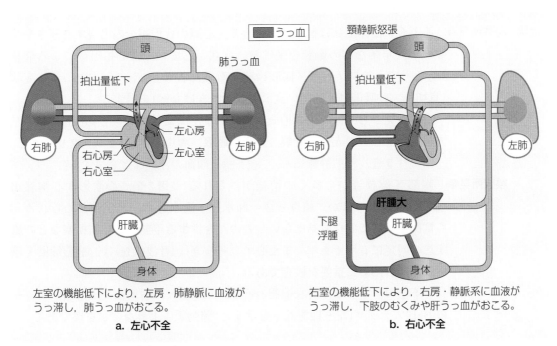

左室の機能低下により，左房・肺静脈に血液がうっ滞し，肺うっ血がおこる。

a. 左心不全

右室の機能低下により，右房・静脈系に血液がうっ滞し，下肢のむくみや肝うっ血がおこる。

b. 右心不全

図 2-2　左心不全と右心不全

なければならない。たとえば拡張型心筋症の患者では，つねに利尿薬を含めた内服管理が必要であり，治療を中断すると心不全は悪化する。また，治療コントロールが良好でも急性心不全の原因疾患のような疾病が生じることにより心不全は悪化する。このような慢性心不全患者の悪化は**慢性心不全の急性増悪**とよび，急性心不全の病態の 1 つである。

■左心不全と右心不全

左心不全●　**左心不全**は，機能的もしくは器質的に左室が障害されることにより生じる全身失調であり，**うっ血性心不全**ともよばれる(◯ 図 2-2-a)。機能的な障害には，急激な血圧上昇，頻脈性心房細動などがあり，器質的な障害には急性心筋梗塞などがある。

　　肺うっ血により，労作時息切れや呼吸困難，心拍出量低下による易疲労

感・動悸などを生じる。

右心不全● 　**右心不全**は，機能的もしくは器質的に右室が障害されることにより生じる全身失調である（○図2-2-b）。機能的障害には急性肺塞栓症があり，器質的な障害には急性右室梗塞がある。

　右心不全では最初に静脈圧が上昇するため，頸静脈の怒張や下肢の浮腫，肝腫大・肝機能障害などを生じる。機能的障害の場合は収縮力が保持されていることが多く，器質的障害の場合は収縮力が低下している。

② 心不全の診断

症状・身体所見● 　心不全の臨床症状は個人差が大きく，心臓の代償不全の出現する速さや基礎疾患，年齢などの影響を受ける。症状としては，低心拍出量による症状（易疲労感・チアノーゼ・四肢冷感・意識障害など）や，うっ血による症状（息切れ・呼吸困難・浮腫・食欲不振・吐きけなど）を呈する。

　身体所見としては，①脈拍微弱で頻脈または交互脈，②左室心尖拍動の左方移動，③Ⅱ音の亢進や分裂，Ⅲ音の聴取，奔馬調律（ギャロップリズム），④肺湿性ラ音，⑤頸静脈怒張，⑥下腿・顔面の浮腫などを呈する。

検査所見● 　胸部X線検査から多くの情報が得られる（○図2-3）。心陰影や心胸郭比（CTR）の拡大のほか，肺うっ血・肺水腫・胸水貯留などがみとめられる。心電図では特徴的な所見はないものの，合併する不整脈や心筋梗塞などの原疾患の同定に有用である。また心エコー検査（超音波検査）は，病態診断・原疾患診断のために重要な検査である。

　心不全の診断では左室収縮能の低下，左室拡大，右室拡大，僧帽弁エコーのB-B'ステップ（左室機能低下を示す），肺動脈圧上昇などが重要である。

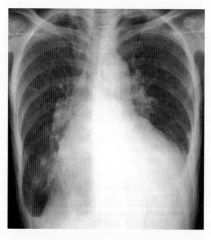

a. 心不全患者の胸部X線写真

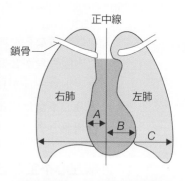

心臓の横径（*A+B*）と胸部の横径（*C*）の比が心胸郭比である。成人では50%以下，小児では55%以下が正常値である。

b. 心胸郭比（CTR）の測定

○ 図2-3　心不全患者の胸部X線写真

　　　　血液ガス検査では低酸素血症が確認される。一般血液検査では，心房性ナトリウム利尿ポリペプチド（ANP）および脳性ナトリウム利尿ポリペプチド（BNP）の上昇，うっ血肝による AST，ALT の上昇などがみられる。最後に右心カテーテル検査により，右房圧・肺動脈圧・肺動脈楔入圧・心拍出量などを調べ，以上の情報を検討して，心不全の原因診断や重症度診断をする。

❸ 重症度の評価と治療

NYHA 分類●　自覚症状（労作時呼吸困難・動悸・浮腫・全身倦怠（けんたい）など）から運動耐容能の低下を評価する方法として，前述の **NYHA の心機能分類**がある（◎173 ページ，**表 1-1**）。自覚症状には個人差があるため，NYHA 分類での評価がむずかしいケースもあるが，Ⅳ度症例では予後不良である。

キリップ分類●　聴診により，心筋梗塞急性期の循環動態を推測し，心不全の重症度を決める方法として，**キリップ分類**が用いられてきた（◎表 2-9）。クラス Ⅰ 以上では酸素投与を行い，クラス Ⅲ 以上では利尿薬とカテコールアミン製剤の投与，クラス Ⅳ ではただちに気管挿管することが推奨（すいしょう）されている。

フォレスター●
分類　　　　キリップ分類のみでは，CCU で管理する重症心不全の評価法として不十分であるため，スワン-ガンツカテーテルを経静脈的に挿入して心拍数・肺動脈圧・肺動脈楔入圧を直接測定することによって重症度を評価する。これらのデータを用いた急性心不全の重症度評価法として，**フォレスター分類**がある（◎図 2-4）。この分類では Ⅰ 群は正常な心臓，Ⅱ 群は肺うっ血を伴う左心不全で，治療法として利尿薬・血管拡張薬が必要になる。Ⅲ 群は肺うっ血を伴わない循環不全例（脱水・右室梗塞）で輸液の適応となり，Ⅳ 群は心原性ショックとされる。Ⅳ 群ではすみやかに利尿薬・血管拡張薬・カテコールアミン製剤を投与し，場合によっては大動脈内バルーンパンピング（IABP）を

◎ 表 2-9　キリップ分類

クラス	定義
Ⅰ	肺野にラ音なく，心臓Ⅲ音も聞こえない
Ⅱ	肺野の 50% 以下でラ音を聴取し，心臓Ⅲ音が聴取される
Ⅲ	肺野の 50% 以上でラ音を聴取
Ⅳ	ショック状態

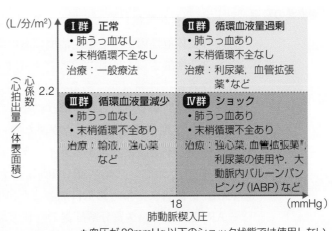

◎ 図 2-4　フォレスター分類

選択する。

ノーリア-スチー● フォレスター分類に準じた４分割分類を，身体所見に基づく低灌流所見と
ブンソン分類 うっ血所見により行ったものが**ノーリア-スチーブンソン分類**で，非侵襲的
なリスク評価としてすぐれている。

(1) 低灌流所見：小さい脈波，四肢冷感，傾眠，腎機能の悪化，低ナトリウ
ム血症

(2) うっ血所見：起座呼吸，頸静脈怒張，浮腫，腹水，肝頸静脈逆流

④ 急性心不全の治療

急性心不全では，臨床的な重症度と循環動態はほぼ一致する。治療の目標
は循環動態の改善であり，救命と症候の回復に直結する。このためには安静，
利尿薬の投与，酸素療法，硝酸薬・強心薬の投与，大動脈内バルーンパン
ピング，経皮的心肺補助装置，経皮的補助循環用ポンプカテーテルなどを用
い，同時に誘因の除去や原疾患に対する治療を行う。スワン-ガンツカテー
テルを用いると，簡便にフォレスター分類に従って心不全の治療効果を評価
することができ，生命予後や治療効果の判定に有用である。

⑤ 慢性心不全の治療

従来は，慢性心不全でも急性例と同様に心ポンプ機能を回復することが治
療の主たる目標であった。しかし慢性例では，交感神経系やレニン-アンギ
オテンシン-アルドステロン系などが代償機転として複雑に関与することか
ら，治療目標は循環動態の改善に伴う症候の回復だけでは不十分で，生活の
質（QOL）の向上や生命予後の改善も重要となる（●209ページ，図2-1）。まず
基礎疾患の治療と心不全増悪因子の除去を行い，非薬物療法として安静・塩
分制限・水分制限を行う。

慢性心不全● 薬物療法は，18世紀以降ジギタリス製剤と利尿薬の投与が主であった。
治療薬の変遷 しかし，1990年代にレニン-アンギオテンシン-アルドステロン系を中心と
した神経体液性因子の心不全治療における重要性が認識され，①アンギオテ
ンシン変換酵素（ACE）阻害薬やアンギオテンシンⅡ受容体拮抗薬（ARB）と，
カリウム保持性利尿薬であるスピノラクトン（MRA），②交感神経活性を抑
制するβ遮断薬が用いられるようになった。

これら3剤が薬物療法の治療法となっていたが，その後2021年に『急
性・慢性心不全診療に対するガイドライン』において，アンギオテンシン受
容体ネプリライシン阻害薬（ARNI）とナトリウム/グルコース共輸送体2
（SGLT2）阻害薬が第一選択に加わった（●図2-5）。

ARNIはタンパク質分解酵素の一種であるネプリライシンおよびアンギオ
テンシンⅡのはたらきを抑えることで，血圧を下げ，過度な水分貯留などを
改善し，心臓への負担を軽減する薬である。また，SGLT2阻害薬は糖を尿

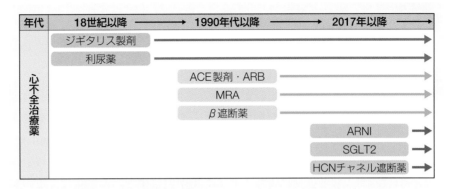

◯ 図 2-5　慢性心不全治療薬の変遷

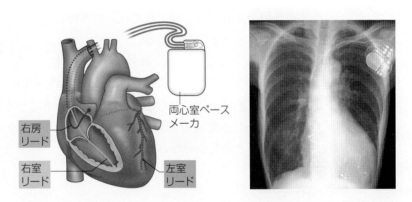

右心房に加え，右心室と左心室をペーシングすることで，左右心室の収縮同期性を改善させる。

◯ 図 2-6　両心室ペースメーカと術後 X 線写真

として排出することで血糖を下げる糖尿病薬であったが，心血管イベントを改善することで注目されていた。さらに頻脈性心不全の症例には，選択的洞結節抑制薬であるイバブラジン塩酸塩（HCN チャネル遮断薬）が選択肢になった。

　非薬物療法としては，重症心不全の患者の QOL の改善のために両心室ペーシングによる心臓再同期療法（CRT）も行われる（◯ 図 2-6）。2020 年にはマイトラクリップが弁膜症治療ガイドラインで心不全治療の選択肢になった（◯ 196 ページ）。

睡眠時無呼吸●
症候群
　最近は睡眠時無呼吸症候群（◯ 100 ページ）と心不全の関係が注目されている。気道閉塞によっておこる閉塞型睡眠時無呼吸症候群（OSAS）は，心不全の発症に強く関与している。一方，呼吸中枢の障害でおこる中枢型睡眠時無呼吸症候群（CSAS）は心不全の結果としておこる無呼吸であり，心不全を進展・悪化させると考えられている。海外の報告では，心不全患者の約 7 割がこれらのうちいずれかを合併しているといわれている。

C 不整脈

1 不整脈の病態

心収縮を起動するのは右心房壁に存在する洞房結節である。自動能により毎分60〜70回の電気シグナルを発生する。シグナルは刺激伝導系を経て個々の心筋細胞に伝わる。心房収縮についで心室の収縮が生じ，収縮後の弛緩と拡張により1サイクルが完結する。不整脈は，このシグナルの①発生異常，②伝導障害，③発生異常と伝導障害の併存，のいずれかによって生じる。

症候● 無自覚で健康診断などで偶然に見つかる不整脈もあるが，不整脈の症候は，動悸や脈拍の乱れ，めまい，息切れ，労作時の息苦しさ，胸痛発作，失神発作，突然死などさまざまである。

脈拍● 脈拍を触れることにより，脈拍が速い（**頻脈**），遅い（**徐脈**），脈が飛ぶ（**欠滞**），脈がつまずく，脈拍がバラバラ（**絶対性不整脈**），脈拍なしなどを認識できる。脈拍ばかりでなく心臓の聴診によりさまざまな不整脈診断も可能である。しかし不整脈の確定診断には，心電図検査やモニタリング，ホルター心電図などが欠かせない。

2 不整脈の検査法

①**標準12誘導心電図** 最も基本となる検査である。心房細動や房室ブロック，頻発する期外収縮を発見し，P波，QRS波，ST波形の分析が可能である。ただし，頻度の低い不整脈はとらえることができない。

②**ホルター心電図（連続心電図記録）** 24時間以上の連続した心電図を記録できる（●図2-7）。発作性不整脈の診断には欠かせない。記録中に失神発

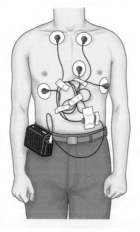

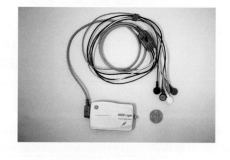

心電図の電極をつけて24時間モニタリングする。モニタリング中は通常の生活を過ごしてもらう。

● 図2-7 ホルター心電図検査

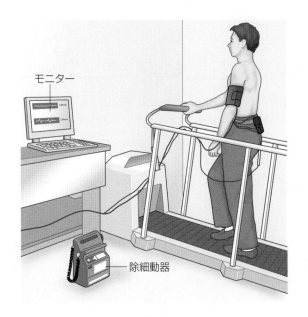

モニター

除細動器

12誘導の心電図電極をつけてベルトの上を歩行してもらう。徐々に（ベルトのスピードや角度を変化させて）運動量を増加して心電図変化を調べる。つねに医師が心電図の監視を行っている。

⇒図2-8　トレッドミル検査

作・頻拍発作などが生じれば，発作時の心電図波形を確定することができる。

③**トレッドミル検査**　ベルト上を患者に歩いてもらい，運動負荷をかけることによって不整脈が誘発されるかどうかを調べる（⇒図2-8）。本来は虚血性心疾患の鑑別に用いられる。

④**チルト試験**　血管神経系の反射による失神発作（神経調節性失神）を調べる検査である。傾斜台を用いて迷走神経反射による失神を誘発する。

⑤**電気生理学的検査（EPS）**　カテーテル電極を心臓内に数本配置して心内各所の電位記録を行い，興奮順序・伝導時間を測定する。また，電気刺激を加えることによって不応期の測定および不整脈の誘発を行う。これらの測定によって正確な診断を下すことができる。

③　不整脈の種類と治療法

■徐脈性不整脈

1 洞不全症候群

心房・心室の機能は正常であるが，洞機能が低下（洞房結節の自動能，あるいは洞房結節から心房への伝導性が低下）している状態を，**洞不全症候群**という（⇒図2-9-a）。原因としては迷走神経の緊張，抗不整脈薬の内服，心筋虚血などがあげられる。無症状の場合は無治療で経過を観察する。

洞房ブロックや洞停止で補充調律が生じない場合は，6〜7秒以上心室が収縮しないと脳への血流が途絶え，失神・痙攣に陥る。このように心室が有効にはたらかず，失神発作を生じる病態を**アダムス-ストークス症候群**と

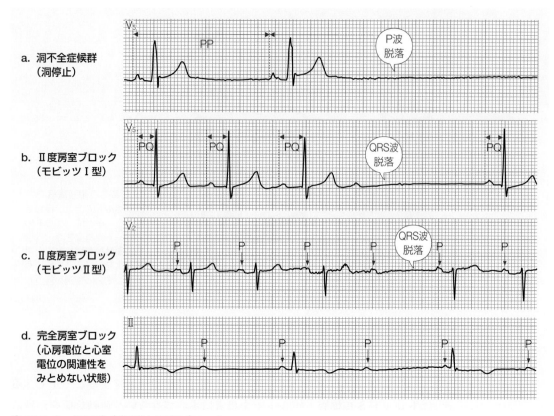

a. 洞不全症候群
（洞停止）

b. Ⅱ度房室ブロック
（モビッツⅠ型）

c. Ⅱ度房室ブロック
（モビッツⅡ型）

d. 完全房室ブロック
（心房電位と心室
電位の関連性を
みとめない状態）

○ 図 2-9　洞不全症候群と房室ブロック

いい，房室ブロックでもおこることがある。

2 Ⅰ度房室ブロック

Ⅰ度房室ブロックは，房室接合部の伝導が正常より遅い状態である。房室結節内での伝導遅延により生じる。原因としては，迷走神経の緊張，抗不整脈薬の投与，電解質異常，心筋虚血，伝導系障害などがある。無症状の患者には無治療で経過を観察する。

3 Ⅱ度房室ブロック

Ⅱ度房室ブロックは，心室への伝導がときどき途絶える状態である。

モビッツⅠ型●　モビッツⅠ型（ウェンケバッハ型）では，徐々に房室伝導時間（PQ 間隔）が延長し，その後房室ブロックを生じる（○図 2-9-b）。原因としては，迷走神経の緊張，抗不整脈薬の投与，電解質異常，心筋虚血，下壁の心筋梗塞などがあげられる。完全房室ブロックに進展することはまれであるため，通常ではペースメーカ植込み術の適応とはならない。

モビッツⅡ型●　モビッツⅡ型では先行する伝導遅延がなく，突然房室ブロックとなる（○図 2-9-c）。原因としては伝導系の障害，抗不整脈薬の投与，前壁の心筋梗塞などがある。とくに脚ブロックを伴う場合は，完全房室ブロックの前兆であることが多く，予後不良である。このタイプのブロックの患者には，恒久

的ペースメーカの植え込みを検討すべきである。

4 Ⅲ度房室ブロック（完全房室ブロック）

Ⅲ度房室ブロックは完全房室ブロックともよばれ，心房・心室間の伝導が完全に途絶えた状態である（⟳図2-9-d）。通常，薬物中毒や心筋梗塞，サルコイドーシス，アミロイドーシス，多発性筋炎・強皮症，ジフテリアなどで生じる。洞機能の低下に伴い，洞房結節より下部から刺激が発生する（**補充調律**）が，不安定で，倦怠感や息切れを生じやすい。

P波は60〜120/分くらいで，QRS波は幅が広ければ20〜40/分，幅が狭ければ40〜60/分である。後者は房室接合部での補充調律と考えられており，一般に予後良好である。めまい・失神・息切れなどの症状をみとめる場合や，QRS波の幅が広く，40/分以下の場合はペースメーカの植え込みの適応となる。

■頻脈性不整脈

1 期外収縮

規則的な脈に別の脈が割り込んでリズムを乱す不整脈を**期外収縮**という。

上室性期外収縮● 上室性期外収縮（心房性期外収縮および房室接合部性期外収縮）は，心臓自体に異常がなくても，感染症や炎症，心筋虚血，薬物中毒，カテコールアミンの過剰分泌，電解質異常，喫煙・飲酒などによって生じる（⟳図2-10-a）。通常，治療は必要としないが，症状がある場合は基礎疾患の治療を中心に行う。内服療法としてⅠa群の抗不整脈薬が有用であるが，慎重な投与が必要である（⟳190ページ，**表1-8**）。

心室性期外収縮● 心室性期外収縮の大部分も，器質的心疾患がみとめられなくても，上室性期外収縮と同様の誘因や加齢によって生じる（⟳図2-10-b）。器質的心疾患を

a. 心房性期外収縮
次の洞結節由来の脱分極の前に心房性の脱分極（P波）が生じる（①）。

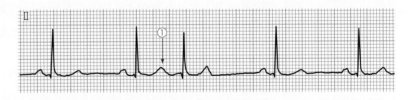

b. 心室性期外収縮
次の洞結節由来の脱分極の前に，心室性の脱分極（QR3波）が生じる（②）。右脚ブロックもみとめられる。プルキンエ線維のうち，右脚枝が障害され，右脚の伝導が遅れるためQRS波が2つに割れている（③）。

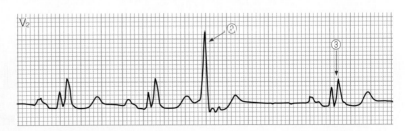

⟳**図2-10 心房性期外収縮と心室性期外収縮**

有する場合は，数の増加や多形態・連発の出現が予後を予測するうえで重要である。とくに急性心筋梗塞後の心室性期外収縮は，予後不良因子である。

治療では，抗不整脈薬のⅠb・Ⅰc群，β遮断薬，アミオダロン塩酸塩の投与によりある程度抑制が可能であるが，遠隔予後については不明である。

❷頻拍症

頻拍症は，その出現部位により**上室性**（心房性）と**心室性**とに分類されるが，予後が大きく異なるので鑑別が重要である。QRS波の幅が狭い場合は上室性起源と考えてよく，器質的な心疾患はなく予後も良好である。一方，幅の広いQRS波を有する頻拍症には上室性のものと心室性のものがあり，やはり鑑別が重要である。上室性頻拍症としては，脈拍依存性の変行伝導を伴ったものや，WPW症候群に心房細動を併発した場合の偽性心室頻拍症の鑑別が重要である。心室性の頻拍症は重症のものばかりであり，瞬時に判断が必要とされる。

発作性上室性
頻拍症

心筋に異常な閉鎖型電気回路が生じ，刺激がぐるぐると伝導しつづけることを**リエントリ**という。**発作性上室性頻拍症**の多くはリエントリが原因である。房室結節性リエントリ性頻拍症は，右房と房室結節の間に速伝導路と遅伝導路の2つの伝導路が存在するために，この間で回路を形成して頻拍を生じる。心房性期外収縮を契機とすることが多い。発作性上室性頻拍症の原因の50％を占め40歳以下の女性に多い（◯図2-11）。

発作時の治療としては，迷走神経刺激を行っても無効な場合は，アデノシン，ベラパミル塩酸塩，ジルチアゼム塩酸塩などを投与して房室伝導を遮断する。再発性の慢性期治療にはアブレーション治療が適切とされている（◯194ページ）。

WPW症候群

房室結節以外に副伝導路が存在し，電気信号が先まわりして心室を早期に興奮させる疾患群を**早期興奮症候群**という。副伝導路として，心房筋と心室筋を直接連絡する**ケント束**がよく知られている。ケント束による心室早期興奮や上室性頻脈性不整脈を，**WPW（ウォルフ-パーキンソン-ホワイト）症候群**とよぶ。

顕性WPW症候群では，早期興奮波形（PQ間隔の短縮＋QRS波の直前デルタ〔Δ〕波）をみとめる（◯図2-12）。ケント束という副伝導路が存在するた

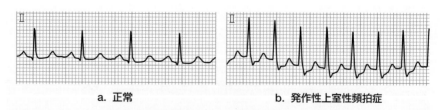

a. 正常　　　　　　　　b. 発作性上室性頻拍症

◯ **図2-11 発作性上室性頻拍症**（同一人物の正常波形との比較）

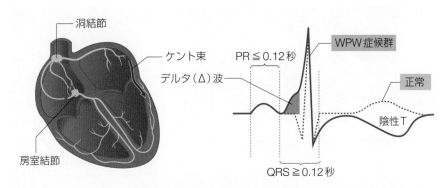

ケント束からの早期興奮部位により，QRS 波の直前にデルタ（Δ）波が生じる。

◯ 図 2-12　WPW 症候群

めに，洞調律時に電気信号がケント束を伝わって心房から心室へと伝導する
際に，心電図上でデルタ（Δ）波を生じる。

　また，房室結節とケント束の間にリエントリが生じた場合には，上室性頻
拍症をみとめる。まれに心房細動を合併した場合に，幅の広い QRS 波で
RR 間隔の不整な心電図波形をみとめることがある。これは心房細動の心房
興奮が，すべてケント束を通じて心室に達するために生じるが，波形からは
偽性心室頻拍症とよばれ，心室細動を誘発するため危険な徴候である。

　安易にカルシウム拮抗薬やジゴキシン，β遮断薬などの房室結節伝導抑制
薬を用いることは禁忌で，血行動態がわるい場合はすみやかに除細動を行う
べきである。慢性期にはアブレーション治療の絶対適応となる。

　発作時の治療法は，房室結節性リエントリ性頻拍症に準じる。慢性期の治
療ではケント束の伝導抑制のために I a，I c，III 群の薬剤を用いるが，現在
ではアブレーション治療に移行しつつある。

心房細動●　心房細動は加齢とともに発症頻度の増える不整脈であり，心原性の脳卒中
や末梢動脈血栓症の多くはこの不整脈に起因する。原因としては，甲状腺機
能亢進症などの内分泌疾患，心膜炎，僧帽弁狭窄などの弁膜症，高血圧，ア
ルコール中毒などである。心電図所見としては，基線が細かく動揺している
波形（f 波）で，RR 間隔が不整である（◯図 2-13-a）。未治療症例では脈拍が
100/分以上のことが多い。

　治療としては，はじめての心房細動や発作性心房細動で 48 時間以内なら
ば除細動を行う。除細動には薬物的除細動と電気的除細動がある。薬物的除
細動は I a 群の薬剤を用いて施行するが，成功率は約 30％ である。一方，
電気的除細動（◯191 ページ）は出力 100 J から始める。両者とも左房内血栓に
よる脳梗塞の可能性があるので，施行前にヘパリンを投与し，施行後最低 4
週間はワルファリンなどによる抗凝固療法を施行する。まれに，血栓が冠状
動脈を閉塞して心筋梗塞をおこすことや，腸間膜動脈の閉塞による急性腹症，

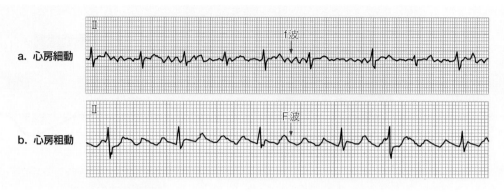

a. 心房細動

b. 心房粗動

○ 図 2-13　心房細動と心房粗動

下肢動脈の閉塞による急性下肢動脈閉塞症をおこすことがある。

　心房細動になって 48 時間以上経過した場合はすでに左房内血栓が生じている可能性が高いので，脈拍のコントロールをジゴキシンやカルシウム拮抗薬，β 遮断薬で行いつつ，最低 3 週間のワルファリン療法を施行し，そのうえで除細動を行う。さらに，施行後最低 4 週間のワルファリン療法を施行する。3 か月以上続く心房細動では，除細動を施行しても洞調律に戻る可能性が低いため，脈拍コントロールと脳梗塞予防のワルファリン療法を中心に行う。

　また，器質的心疾患がみとめられない場合や 60 歳以上の場合には，ワルファリン療法を施行するとされているが，75 歳以上の高齢者では脳出血の可能性が増加するので，ワルファリンの投与は慎重に行うことが望ましい。

心房粗動●　心房粗動では，心房内に大きな伝導系の回旋回路が形成されるため，あらい基線のブレ（F 波）が生じる（○図 2-13-b）。RR 間隔は規則正しく，通常 2：1 ないし 3：1 くらいの房室ブロックで心室に伝導する。自然に洞調律に戻ることは少なく，頻拍が続くと心不全を生じる可能性がある。

　治療は心房細動に準じ，脳梗塞予防のためワルファリン療法が推奨されている。最近では典型的な心房粗動（通常型）には，アブレーション治療で回路を切断することが推奨されている。

心室頻拍症●　心室頻拍症は最もよく見かける重症不整脈で，3 連発以上の心室性期外収縮のことをさす（○図 2-14-a）。30 秒以内のものを**非持続型心室頻拍症**といい，30 秒以上持続するものを**持続型心室頻拍症**という。原因としては心室内リエントリ回路の形成が大部分を占めるが，興奮の異常発生によって生じることもある。直接的な原因では心筋梗塞後の心室頻拍症が最も多く，そのほか心筋症や弁膜症，アミロイドーシス，サルコイドーシス，QT 延長症候群（○Column）などでも生じる。放置していると心室細動に移行して死にいたるため，すみやかな治療が必要とされる。

　治療としては，血行動態が不良の場合は，すぐに電気的除細動が必要とな

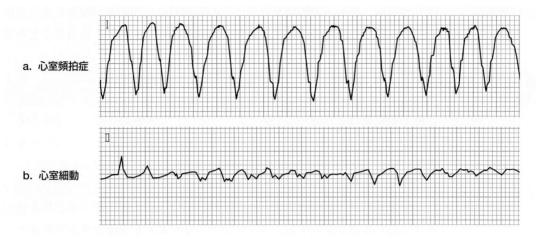

I

a. 心室頻拍症

II

b. 心室細動

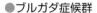

◐ 図 2-14　心室頻拍症と心室細動

る。ただし血行動態が安定している場合、心機能が正常ならばプロカインアミド塩酸塩やソタロール塩酸塩などによる薬物的除細動を施行する。低心機能ならばアミオダロン塩酸塩かリドカイン塩酸塩を用いる。再発予防には、特発性心室頻拍症や脚枝間リエントリ性心室頻拍症にはアブレーション治療を施行するが、それ以外の症例ではⅢ群の抗不整脈薬を投与するか、これらでコントロールがつかない場合は植込み型除細動器手術を施行する。

心室細動●　血行動態が保てなくなり、放置すると死亡する危険な不整脈である。QRS 波ははっきりせず、基線の揺れしか同定できない（◐図 2-14-b）。すみやかな除細動が必要である。原因としては急性心筋梗塞、心筋症、心筋炎などの器質的心疾患を有するもの、QT 延長症候群・ブルガダ症候群などの特発

Column

QT 延長症候群とブルガダ症候群

●QT 延長症候群

　先天性と後天性がある。QT 延長をみとめ、トルサード-ド-ポアント（右図）とよばれる特殊な心室頻拍症や心室細動などの重症心室性不整脈を生じる。

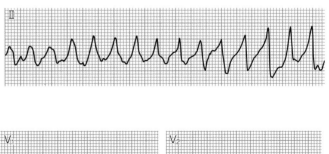

II

●ブルガダ症候群

　器質的疾患はないが、右脚ブロックに加え V$_1$～V$_3$ の ST 上昇という特徴的な心電図（右図）を呈し、左脚ブロック型の期外収縮を契機に心室細動を生じる。

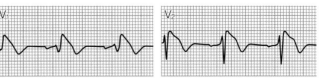

V$_1$　　　　　V$_2$

性心室細動，薬剤・電解質異常による心室細動などがある。改善可能な要因のみとめられない場合は，アミオダロン塩酸塩，ソタロール塩酸塩などのⅢ群の内服療法を行うか，植込み型除細動器手術を施行する。

❹ 抗不整脈薬

抗不整脈薬は，**ヴォーン(ボーン)-ウィリアムズ分類**によって分類され，Ⅰ群はナトリウムイオンチャネル遮断薬，Ⅱ群はβ遮断薬，Ⅲ群は再分極延長薬(カリウムイオンチャネル遮断薬)，Ⅳ群はカルシウム拮抗薬である(◯190ページ，**表1-8**)。

Ⅰ群はさらにⅠa，Ⅰb，Ⅰc群に分かれる。Ⅰa群は心室の不応期を延長させてQT時間を延長する。Ⅰb群はナトリウムイオンチャネル遮断薬としては作用が弱いが，組織集積性が良好で，活動電位持続時間と不応期を短縮させる。Ⅰc群はナトリウムイオンチャネル遮断作用が強力で，再分極相をほとんど変化させずに著明に心筋の興奮伝導性を遅くする。

重要なことは，これらの薬剤は抗不整脈作用とともに催不整脈作用を有することである。つまり，治療中に不整脈の増悪を生じる可能性もある。一般的にはⅠa群，Ⅰc群，Ⅲ群の薬剤で生じやすいといわれている。とくに心筋梗塞後や低心機能症例に生じやすい。このため，抗不整脈薬の長期投与は慎重に検討しなければならない。

Ｄ 虚血性心疾患

❶ 労作性狭心症

心筋への酸素供給が不足することによって生じる胸痛発作を主徴とした症候群を，**狭心症**とよぶ。その誘因から，労作性(安定)狭心症と安静(不安定)狭心症に分けられる。

労作性狭心症とは，一定以上の運動負荷では胸痛を生じるが，それ以下の運動量では胸痛を生じず，胸痛の頻度も変化がないような状態であり，**安定狭心症**ともよばれている。動脈硬化による冠状動脈の狭窄(75%以上の高度狭窄で症状が出現する)によって生じる。血管壁のプラーク(粥状変化の部分)は安定しており血管内に血栓は生じていない(◯図2-15)。

❶危険因子

動脈硬化によるプラークは血管内皮での炎症がきっかけで生じるとされる。動脈硬化を増悪する危険因子として，加齢，高血圧，脂質異常症(高LDLコレステロール血症，高トリグリセリド血症，低HDLコレステロール血症)，耐糖能異常，喫煙，肥満，虚血性心疾患の家族歴，メタボリックシンドロー

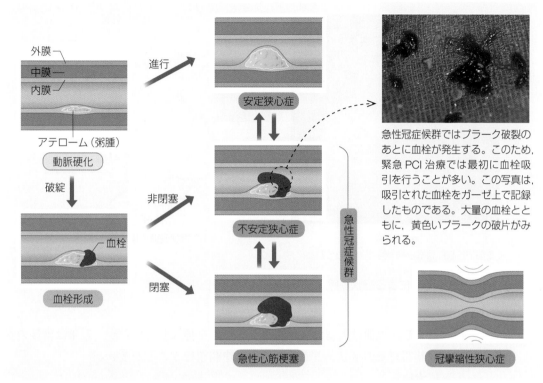

外膜
中膜
内膜

アテローム（粥腫）

動脈硬化

破綻

血栓

血栓形成

進行

非閉塞

閉塞

安定狭心症

不安定狭心症

急性心筋梗塞

急性冠症候群

急性冠症候群ではプラーク破裂の
あとに血栓が発生する。このため，
緊急 PCI 治療では最初に血栓吸
引を行うことが多い。この写真は，
吸引された血栓をガーゼ上で記録
したものである。大量の血栓とと
もに，黄色いプラークの破片がみ
られる。

冠攣縮性狭心症

○ 図 2-15　心筋虚血時の血管の変性

ム，ストレスなどがあり，これらを**冠危険因子**とよぶ。また狭心症発作の誘因として，労作，寒冷，食事，興奮，疲労などがあげられる。

■2 症状・診断

労作時に通常 2～3 分間（30 分以内）の胸部絞扼感が生じ，安静にすると症状が軽快する。胸痛発作時には心電図の II，III，aV_F，V_5-V_6 誘導などで ST 低下をみとめる。糖尿病患者では胸痛症状が軽微であることがある。診断には下記の検査を用いる。

①**ホルター心電図検査**　24 時間の心電図変化をみることにより，虚血による ST 変化をみる。

②**運動負荷心電図**　マスター負荷心電図法，トレッドミル検査，自転車エルゴメータなどにより運動負荷をかけて心電図変化を評価する。

③**心臓核医学検査**　負荷テトロホスミン（TF），負荷タリウムなどの心筋シンチグラフィ検査を施行することにより，虚血部位を同定する。

④**冠状動脈 CT**　64（16）列以上の高性能 CT では造影剤を用いて冠状動脈の狭窄の程度を非侵襲的に評価することができる。16 列 CT では検査時に β 遮断薬を用いて徐脈にする必要があるが，256 列の高速 CT では β 遮断薬は不要であることが多い（○ 図 2-16）。

⑤**心臓カテーテル検査**　冠状動脈の器質的狭窄部位を造影所見によって判

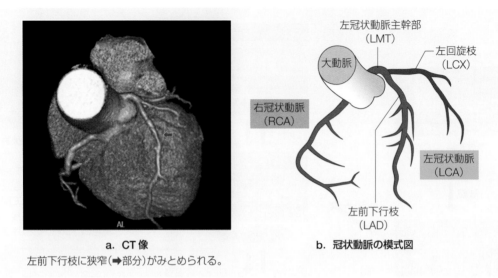

a. CT像
左前下行枝に狭窄(➡部分)がみとめられる。

b. 冠状動脈の模式図

◯ 図2-16　256列 CT による冠状動脈左前下行枝の狭窄所見

断する。以前は大腿動脈からカテーテルを挿入していたが，近年は術後の安
静時間短縮のメリットから橈骨動脈穿刺を行うことが多い。

3 治療

　病状により，内服療法・インターベンション治療・外科的バイパス手術の
なかから治療法が選択される。一般的には，左冠状動脈主幹部病変・左前下
行枝近位部病変を含む多枝病変，完全閉塞血管に栄養している冠状動脈の狭
窄病変，低心機能症例などはバイパス手術が適切であり，左前下行枝近位部
を含まない一枝病変では内服療法が適当と考えられている。

インターベン● 　狭窄部分のバルーン拡張やステント植込みなどの経皮的冠状動脈インター
ション治療　ベンション(PCI)が行われる(◯ 193 ページ)。

バイパス手術● 　冠状動脈バイパス術(CABG)では，動脈もしくは静脈を用いて，狭窄部位
を迂回する血行路を作成する(◯ 198 ページ)。

薬物療法● 　薬物療法では症状を完全に抑えられる量が必要であり，適切な量の持続的
硝酸薬(冠状動脈拡張)やβ遮断薬(心筋酸素消費量減少)・カルシウム拮抗
薬を投与し，必要に応じてアスピリンなどの抗血小板薬を追加する。発作時
にはニトログリセリンの舌下・スプレーによる投与が有効である。

　労作性狭心症の治療目標は，いかにして患者の胸痛発作を軽減するかであ
り，必ずしも狭窄の解除ではない。さらに，最近では心臓リハビリテーショ
ンによる長期予後改善効果が注目されており積極的な運動療法が行われてい
る。

2 急性冠症候群(ACS)

　不安定狭心症と心筋梗塞は両者ともに，冠状動脈内のやわらかいプラーク

が破裂することにより，血栓が局所的に生じる病態であり，**急性冠症候群**（ACS[1]）とよばれる（⊃**図 2-15**）。

1 不安定狭心症

プラークが破裂して血栓が生じた際に，血栓の量により血管が完全閉塞^{へいそく}をおこした場合は心筋梗塞となり，不完全閉塞の場合は不安定狭心症となる（⊃ 225 ページ，**図 2-15**）。不安定狭心症の場合は，症状と心電図変化から判断がつく。ただし運動負荷心電図検査は禁忌である。

治療●　不安定狭心症の分類（**ブラウンワルドの分類**）で，クラス 2 以上では入院加療が必要である（⊃**表 2-10**）。入院により，安静，疼痛^{とうつう}の改善，酸素投与，モニタリング，ニトログリセリン点滴，カルシウム拮抗薬や β 遮断薬の投与，ヘパリン点滴，アスピリン投与などが行われる。

入院後，再発作が生じるか，もしくは 24〜48 時間安定している場合は，加療目的で心臓カテーテル検査を施行することが多い。不安定狭心症では原則的に心筋障害は生じていないので，血中クレアチンキナーゼ値（CK）や心筋クレアチンキナーゼ値（CK-MB）は上昇しない。不安定狭心症の治療目標は労作性狭心症と異なり，心筋梗塞と同様に患者の救命にある。

2 心筋梗塞

血管の動脈硬化壁のプラークが破裂し，生じた血栓が冠状動脈を完全閉塞することにより，心筋虚血・心筋壊死^しが引きおこされたのが心筋梗塞である（⊃ 225 ページ，**図 2-15**）。心筋梗塞は，不安定狭心症とともに急性冠症候群とよばれている。

◾ 症状・診断

特徴的な所見として，30 分以上続く胸部不快感，心電図上の尖鋭^{せんえい} T 波の出現と ST の上昇，異常 Q 波の出現（⊃**図 2-17**），血液検査による白血球数の

⊃ 表 2-10　不安定狭心症におけるブラウンワルドの分類

	重症度
クラス 1	新規あるいは増悪する狭心症 発作が 1 日 3 回以上あるいは発症後 2 か月以内の狭心症。あるいは以前より狭心症の頻度が増加。ただし，最近 2 か月間の安静時狭心症はない。
クラス 2	安静時狭心症（亜急性） 過去 48 時間以内に狭心症をみとめないが，最近 1 か月以内に安静時狭心症発作をみとめる。
クラス 3	安静時狭心症（急性） 過去 48 時間以内に安静時胸痛を有する。

1）ACS：acute coronary syndrome の略。

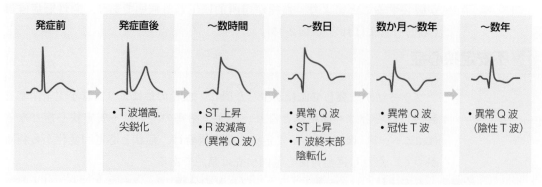

発症前	発症直後	～数時間	～数日	数か月～数年	～数年
	・T波増高, 尖鋭化	・ST上昇 ・R波減高 （異常Q波）	・異常Q波 ・ST上昇 ・T波終末部 陰転化	・異常Q波 ・冠性T波	・異常Q波 （陰性T波）

○ **図2-17　急性心筋梗塞時の心電図の変化**

上昇，クレアチンキナーゼ（CK），AST，LDHの上昇，C反応性タンパク質（CRP）の上昇，心筋由来のトロポニン反応陽性，心エコー検査での心筋壁運動の限局性低下などによって判断する。ただし，発症後1〜2時間の超急性期では，白血球数を除くと血液データ上の異常をみとめないことが多いので注意を要する。また，胸痛をみとめて心筋マーカーが陽性である場合にST低下・陰性T波もしくは正常心電図である場合，非ST上昇型心筋梗塞と診断し，不安定狭心症に準じた治療を行う。

2治療

STEMI●　持続性ST上昇や新たな完全左脚ブロックをみとめた**ST上昇型心筋梗塞**（STEMI）においては，発症後6時間以内では，閉塞を解除する**再灌流療法**が有効である。2週間以内の外科手術や6か月以内の脳血管発作と，活動性の潰瘍病変などの禁忌がなければ，積極的に再灌流法による治療を行う。

　①**血栓溶解療法**　再灌流法として，欧米では血栓溶解療法が主流である。血栓溶解薬の使用では禁忌に注意が必要であるが，ウロキナーゼによる再開通率は40〜50%，組織プラスミノゲンアクチベータ（t-PA）を用いると70%の再開通率が報告されている（○**表2-11**）。

　②**PCI**　わが国では，閉塞血管を急性期にバルーンで広げるダイレクト経皮的冠状動脈インターベンション（PCI）に対応できる施設が短時間での搬送可能圏内にあるため，PCI療法が盛んに行われている。

NSTEMI●　**非ST上昇型心筋梗塞**（NSTEMI）では，不安定狭心症に準じて虚血に対する抗血小板薬などの薬物療法を優先させ，リスク評価を行う。ハイリスク患者には緊急カテーテル検査を検討する（○**表2-12**）。

　治療目標は患者の救命であり治療は診断と並行して行われる。鑑別診断としては，心筋炎，心膜炎，胸膜炎，食道炎，胃十二指腸潰瘍，胆嚢疾患，膵炎，大動脈解離，関節炎などがある。患者はCCUにて絶対安静とし，酸素，ニトログリセリン，ヘパリンを投与する。治療上の注意点は，心筋梗塞に起因する合併症を生じないこと，合併症を早期に治療して管理することである。

○ 表 2-11　ST 上昇型心筋梗塞における血栓溶解薬使用に関する禁忌と注意点

絶対禁忌	相対的禁忌
• 頭蓋内出血の既往 • 脳動静脈奇形などの脳血管異常 • 頭蓋内の悪性腫瘍（原発性，転移性とも） • 3 か月以内の虚血発作（3 時間以内は除く） • 大動脈解離が疑われる場合 • 3 か月以内の活動性出血（月経を除く） • 3 か月以内の重篤な頭蓋内あるいは顔面外傷	• 慢性的に経過したコントロール不良の重症高血圧 • 来院時点でコントロール不良な重症高血圧患者（収縮期血圧 180 mmHg 以上あるいは拡張期血圧 110 mmHg 以上） • 外傷性心停止，長時間の心肺蘇生後あるいは大手術施行後（3 週間以内） • 2～4 週以内の内出血 • 圧迫不可能な部位の血管穿刺後 • 妊娠中 • 活動性消化性潰瘍 • 抗凝固療法施行中患者

○ 表 2-12　非 ST 上昇型心筋梗塞ハイリスク患者

• 65 歳以上
• 冠状動脈疾患の危険因子が 3 個以上
• 7 日以内にアスピリン使用
• 最近発症の重症の胸痛
• 心筋マーカーの上昇
• 0.5 mm 以上の ST 変化
• 50% 以上の冠状動脈閉塞の既往

（5 個以上をハイリスクとする）

3 合併症

　①**不整脈**　徐脈性不整脈は下壁の心筋梗塞で生じやすく，一時的ペースメーカが必要な場合がある。心室性不整脈では心室性期外収縮が高頻度にみられ，おもに I b 群の抗不整脈薬（リドカイン塩酸塩）かアミオダロン塩酸塩で治療する。

　②**心不全**　心不全をみとめたらスワン-ガンツカテーテルを留置し，フォレスター分類（○ 213 ページ，**図 2-4**）に準じて治療する。一般に IV 群では予後不良（死亡率 50% 以上）である。

　③**心室中隔破裂・心室自由壁破裂**　左前下行枝の梗塞で多い。緊急手術の適応で予後不良である。

　④**急性僧帽弁逆流**　下壁梗塞で乳頭筋断裂により生じる。緊急手術の適応である。

　⑤**心膜炎**　心筋梗塞発症後 10 日以内の胸痛時に疑う。診断に際しては，心膜摩擦音の存在が重要である。心液貯留や心破裂など梗塞後の合併症の有無を調べるが，心膜炎そのものは良性であり，アスピリンで対症療法を行う。心筋梗塞後 2～10 週で生じるものとして，ドレスラー症候群（心筋梗塞後症候群）とよばれる原因不明の心膜炎，胸膜炎，肺炎の合併症がまれにあるが，予後は良好である。アスピリンや副腎皮質ステロイド薬で対症療法を行う。

　⑥**心室瘤**　梗塞により心筋が線維化して収縮期にふくらむため，ポンプ機能が低下する。心不全のコントロール不良時には手術が必要である。

4 心臓リハビリテーション

　急性期のリハビリテーションは，以前では 4 週間後を基本としていたが，最近では合併症のない予後良好な症例では，早期離床・早期リハビリテー

ションの基本方針のもとに，1週間程度で退院が可能となっている（ →280ページ）。心筋梗塞後は退院後の管理が重要であり，冠危険因子の管理と薬物療法（アスピリン，ACE阻害薬，β遮断薬など）によって予後改善に努める。

3 冠攣縮性狭心症（異型狭心症）

冠攣縮性狭心症は冠状動脈の攣縮（スパズム）により生じると考えられており，**異型狭心症**ともよばれる。通常は明け方の安静時に生じることが多い。誘発因子としてストレス，寒冷，コーヒー，喫煙などがある。

診断● 診断にはたんねんな問診と，発作時の心電図上のST上昇が重要である。確定診断のために，心臓カテーテル検査でのエルゴメトリンマレイン酸塩やアセチルコリン誘発試験を行うことがある。検査中，冠状動脈の攣縮によりブロックが誘発されるので，必ず一時的ペースメーカを留置する。

治療● 治療は内服療法でカルシウム拮抗薬を用い，β遮断薬の使用は避ける。

E 心臓弁膜症

心臓弁膜症とは，心臓の弁膜に異常が生じ，血流が障害されて心機能に影響を及ぼす疾患である。以前は僧帽弁狭窄症を中心としたリウマチ性弁膜症が多かったが，現在では加齢による大動脈弁狭窄症が増加している。

1 大動脈弁狭窄症

症状● **大動脈弁狭窄症**は，若年では先天性弁異常（二尖弁）によるものが多く，高齢では加齢による動脈硬化が原因であることが多い。進行は緩慢であるが，左室圧負荷により心肥大が進行する（ →図2-18）。狭窄が高度になると狭心痛，失神，心不全を生じる。弁口面積が $0.7\ \mathrm{cm}^2$ 以下のものを**重症狭窄症**，$0.8～1.0\ \mathrm{cm}^2$ のものを**中程度狭窄症**とし，中程度まで進行すると症状が出やすい。

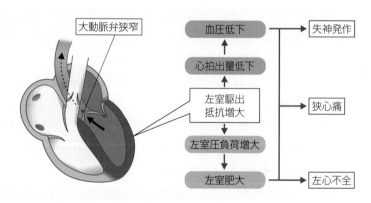

● 図2-18 大動脈弁狭窄症の病態生理

狭心痛が生じると予後 5 年，失神をみると予後 3 年，心不全を呈すると予後 1 年といわれており，加療しなければ症状発現から平均 2〜5 年で死亡する。

診断・治療●　聴診と定期的な心エコー検査などが重要であり，症状が軽度でも大動脈弁の圧較差が 50 mmHg 以上で，弁口面積が 0.8〜1.0 cm² 以下の場合は手術が推奨される。手術前には心臓カテーテル検査により冠状動脈を含めて評価することが望ましい。

　人工弁置換術ではおもに機械弁が用いられ，術後ワルファリン内服が必要となるが，ワルファリンには易出血性・催奇形性があるので，高齢者や妊娠の可能性のある人にはワルファリン内服の必要のない生体弁を用いる（◎ 199 ページ，図 1-24）。さらに，80 歳をこえる超高齢者や通常手術をのり切る体力のない虚弱（フレイル）な患者に対しては，人工心肺を用いないで経カテーテル的に弁留置を行う低侵襲の TAVI（◎ 196 ページ，図 1-22）が選択肢となる。

　なお，経過観察中に心内膜炎を生じる可能性があるので，とくに齲歯の治療に注意し，抜歯時には抗菌薬の予防的投与を行う。

❷ 大動脈弁閉鎖不全症（AR）

　大動脈弁閉鎖不全症（AR）では，拡張期に大動脈弁が閉鎖せず，大動脈から左室内へ血液が逆流する。原因は，リウマチ熱，二尖弁，感染性心内膜炎，加齢などさまざまである。

症状・診断●　無症状の期間が長いが，左室容量負荷のため徐々に心拡大が進行し，心不全症状を呈する。重症化すると手術適応を逸するので心エコーなどの定期的な検査が必要である（◎ 図 2-19）。最終的には心臓カテーテル検査を施行する。

治療●　逆流が中等度以上の場合は，症状の有無にかかわらず手術適応となるが，

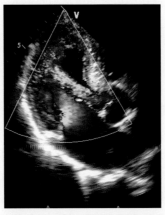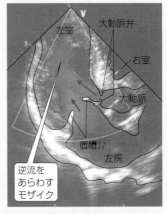

カラードップラー像で大動脈から左室への逆流（右図オレンジ部分）がみられる（右図ピンク部分は左房→左室の正常血流）。

◎ **図 2-19　大動脈弁閉鎖不全症の心エコー所見**

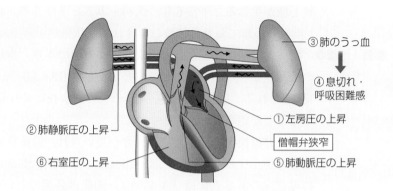

③肺のうっ血

④息切れ・呼吸困難感

①左房圧の上昇

僧帽弁狭窄

②肺静脈圧の上昇

⑥右室圧の上昇

⑤肺動脈圧の上昇

○ 図 2-20　僧帽弁狭窄症の病態生理

少なくとも心不全症状をみとめたら手術が望ましい。手術では弁置換術が行われる。また，大動脈弁狭窄症と同じく，心内膜炎を生じる可能性があり，齲歯の治療と，抜歯時の抗菌薬の予防的投与が必要である。

③ 僧帽弁狭窄症

症状・診断●　**僧帽弁狭窄症**の病因の大部分はリウマチ性心内膜炎である。初期には肺うっ血による階段昇降時の息切れ・呼吸困難感がみられ，進行すると心房細動を生じる。定期的に心エコーなどで弁口面積・左房内血栓の有無などを検査する（○ 図 2-20）。弁口面積が 1.5 cm^2 以下になると症状が出現しやすいが，本人が無意識のうちに運動制限をしている可能性があるので注意を要する。肺うっ血・右心不全は進行するが，左心不全は進行期まで生じにくい。

治療●　内科的治療には，肺うっ血のある患者への利尿薬投与や，心房細動のある患者へのジギタリス製剤・抗凝固薬（ワルファリン）投与，カテーテルによるPTMC がある（○ 196 ページ，**図 1-21**）。

外科的治療には，交連切開術と弁置換術がある。

④ 僧帽弁閉鎖不全症

僧帽弁閉鎖不全症は，以前はリウマチ性心内膜炎に伴うものが多かったが，現在では僧帽弁逸脱や感染性心内膜炎，虚血性心疾患，心筋症によるものなどが増加している（○ 図 2-21）。急性僧帽弁閉鎖不全症の代表的なものは心筋梗塞による乳頭筋断裂で，緊急手術が必要になるが，その他の一般的な僧帽弁閉鎖不全症では経過が緩徐で，数十年間，無症状に経過する。経過中に心房細動を合併し，左室容量負荷のために左心不全が進行する。

内科的治療として，肺うっ血のある患者には利尿薬，心房細動患者にはジギタリス製剤・抗凝固薬などの投与を行う。最終的には弁の修復を行う僧帽弁形成術や人工弁に取りかえる僧帽弁置換術を行う。感染性心内膜炎を生じる危険があるので，とくに抜歯時には抗菌薬の投与が必要である。

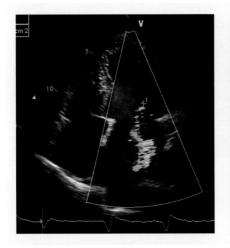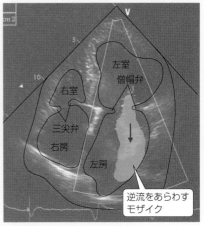

⤳ 図 2-21　僧帽弁閉鎖不全症の心エコー所見

F 心筋疾患と心膜疾患

1 心筋症

心筋症は心筋原発の疾患であり，まだ不明な部分が多い。このため病因による分類や病理学的な分類などさまざまな分類が存在する。

病因● 原因不明の**特発性心筋症**と，基礎疾患や毒性物質によって生じる**二次性心筋症**に分けられる。特発性心筋症は，二次性心筋症の除外診断によるが，遺伝の関与が注目されている。二次性心筋症の病因には，以下のものがある。

(1) 拘束型：ヘモクロマトーシス，アミロイドーシス，サルコイドーシス（⤳96 ページ），糖尿病など

(2) 拡張型：アルコール，膠原病，感染症，筋ジストロフィー症，フリードライヒ運動失調，ビタミン B_1 欠乏（脚気）など

症状・治療● ここでは，心筋症の形態学的分類に従って述べる。

①**肥大型心筋症**　心室筋が肥厚するが，収縮能はよく保たれている（⤳図 2-22）。非対称性中隔肥大（ASH），肥大型閉塞性心筋症（HOCM）などのように，非対称性心肥大を伴うことがよくある。肥大型閉塞性心筋症では，ジギタリス製剤のような強心薬は左室流出路の狭窄を増悪させるので禁忌であり，β遮断薬を用いる。自然歴として，拡張型心筋症に移行することがあり，死因の約半数は突然死である。

治療目標は，激しい運動を避けるといった生活指導や内服療法（β遮断薬，カルシウム拮抗薬，心室細動・心室頻拍に対する抗不整脈薬など）による自覚症状の改善，突然死の防止，心不全対策である。

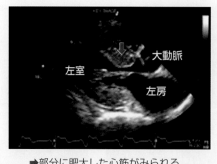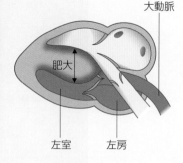

➡部分に肥大した心筋がみられる。

⬭ 図2-22　肥大型心筋症

　②**拡張型心筋症**　心室は拡大し，収縮能は低下する。心筋症の末期状態として心不全のコントロールを行う。外科的には心移植の適応を検討する。

　③**拘束型心筋症**　心筋線維内や線維間に物質が沈着し，心筋がかたくなる。心筋症の一病期とも考えられる。すなわち，心筋症は病期によって肥大型になったり，拘束型になったり拡張型になったりする。病態は収縮性心膜炎に似ており，右室不全と左室拡張障害を生じる。一般的には，右心不全の症状のために左室拡張障害が発見されにくい。

2 心筋炎（急性，亜急性）

病因・症状 ●　炎症性疾患である**心筋炎**は，数日から数か月の経過で症状もさまざまである。劇症型では，急性期に心不全の増悪から死亡することもある。

　初発症状としては，発熱，咳，咽頭痛，消化器症状，関節痛がある。原因としてはウイルス感染（コクサッキーウイルスB群，アデノウイルスやヒトパルボウイルスB19）の頻度が多い。その他，膠原病性心筋炎，薬剤性心筋炎などがある。また，類縁疾患として心臓サルコイドーシス[1]がある。

診断・治療 ●　診断は，炎症反応（白血球増加，赤沈亢進，CRP陽性），CKなどの心筋逸脱酵素の上昇，心電図での非特異的ST変化や房室ブロック，胸部X線上の心陰影拡大・肺うっ血像，心エコー検査での左室びまん性壁運動低下や心液貯留，心臓MRIでのT1早期の強調画像・T2強調画像，テクネチウムピロリン酸心筋シンチグラフィ，心筋生検での心筋壊死，リンパ球やマクロファージなど炎症細胞の浸潤などによって行う。

　治療は心不全や不整脈に対する対症療法が主で，急速に重症化する症例でも急性期をのりきると予後は良好である。

　なお，慢性心筋炎の疾患概念は統一されていない。ほとんどは不顕性に発

1）サルコイドーシスが心臓に出現した場合，高度房室ブロック，心室中隔基部の菲薄化，クエン酸ガリウムシンチグラフィでの心臓への異常集積，左室収縮不全などの症状を呈する。

病して慢性の経過をたどるが，急性心筋炎からの移行はきわめてまれである。

❸ 急性心膜炎

　急性心膜炎は，胸痛，心膜摩擦音，連続性の心電図変化を特徴とする疾患である。原因は主としてウイルス感染(コクサッキーウイルス B 群，エコーウイルス 8 型など)であり，心筋炎と同様に対症療法が治療の主体となる。

　ウイルスによる心膜炎では，発症 1〜2 週間前に上気道炎の既往があり，発症 3 週間で中和抗体価[1]が 4 倍以上に上昇するので診断される。経過中に心嚢液貯留，心電図の多誘導にわたる ST 上昇や低下，心筋炎の併発などをみとめる(➡図 2-23)。予後は多くの場合良好であるが，遠隔期に収縮性心膜炎への移行や心膜炎の再発がみとめられることがある。

❹ 収縮性心膜炎

　心臓の外側の心膜が肥厚・癒着して，心臓の拡張障害を生じる病態を**収縮性心膜炎**という。急性心膜炎の原因となるすべての疾患が原因となりうる。以前は結核によるものが多かったが，現在はその割合は低下している。

　右心不全の症状が主である。X 線所見では心膜の石灰化が約半数にみとめられる(➡図 2-24)。心電図では低電位・右軸偏位・非特異的 ST 変化などがみとめられる。心エコーでは肥厚心膜の輝度亢進をみとめる。

　最も重要な検査は心臓カテーテル検査で，これにより血行動態が評価され

Column

たこつぼ型心筋症

　急性発症の原因不明の左室心尖部無収縮をみとめ，左心室の収縮期像がたこつぼ様形態であることから命名された。冠状動脈の有意な器質的狭窄または攣縮をみとめず，左室無収縮部と冠状動脈走行に相関がないことで診断する。高齢女性に多く，ストレスが契機となることが多い。

　心電図では広範な T 波の陰転化をみとめ，心筋逸脱酵素が上昇する。大部分の症例は 1 か月以内に正常化するが，重症化して心不全から死亡にいたることもある。

　下の心電図は東日本大震災のストレスにより発症した患者のものである。

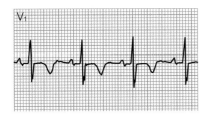 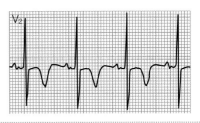

---

1) 中和抗体価：微生物，とくにウイルスと特異的に反応して病原性を死活させる抗体の量のことであり，この量を測定することによりウイルス感染を推測できる。

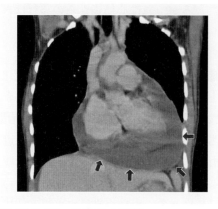

急性心膜炎では，しばしば心嚢水の貯留がみとめられる（➡部分）。心嚢水の大量貯留により心臓が圧迫されて拡張障害をきたした状態（心タンポナーデ）をきたすこともある。

○ **図 2-23　心嚢水の貯留**

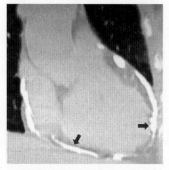

心臓周囲に白く石灰化した心膜がみとめられる（➡部分）。

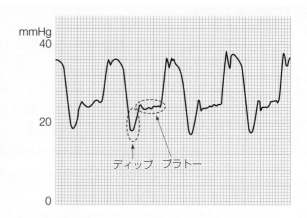

○ **図 2-24　心膜が石灰化した収縮性心膜炎と右室圧曲線**

る。特徴的な所見として右室圧曲線のディップアンドプラトー dip & plateau（平方根記号型）がある（○ **図 2-24**）。

5 感染性心内膜炎

　弁を主とした心内膜に感染巣を生じ，弁破壊や主要臓器への塞栓症を生じたものを**感染性心内膜炎**といい，おもに細菌感染により生じる。早期診断・早期治療が重要であり，コントロールが不良な場合は手術も検討する。

症状・診断● 　感染性心内膜炎を疑う所見としては，以下の項目がある。

（1）血液培養が持続的に陽性（12 時間間隔で 2 回以上陽性など）

（2）心エコーによる心内膜の破壊所見：弁の破壊や疣贅，新たな弁逆流など

（3）感染性心内膜炎を生じやすい素因：僧帽弁逸脱，大動脈弁二尖弁，リウマチ性弁膜症など

（4）発熱

（5）血管異常：血管塞栓症，四肢の点状出血，細菌性動脈瘤，頭蓋内出血

（6）免疫学的異常：糸球体腎炎，オスラー結節（手足や足趾の有痛性発赤），眼底ロス斑（眼瞼結膜の点状出血）など

（7）血液培養陽性（非持続的）

（8）心エコー所見では破壊所見がないが，心内膜炎を否定できない

　これらの所見をどの程度みとめるかにより診断する。通常（1）と（2）がみとめられれば確定診断となるが，どちらか 1 つと（3）以降の 3 つ，あるいは（3）以降の 5 つでも本疾患を疑う。

　起炎菌としては，自己弁についてはレンサ球菌属が多く，人工弁ではブドウ球菌属が多い。最近はメチシリン耐性黄色ブドウ球菌（MRSA）による感染性心内膜炎が問題になっており，予後不良である。

治療●　それぞれの細菌に感受性のある抗菌薬治療を行うが，感染巣には新生血管などもなく浸透しにくいため，4〜6 週間の長期間の治療を要する。

　内科的にコントロール不良な場合は，外科的治療となる。

　このような感染を防ぐために，大動脈弁閉鎖不全症，僧帽弁閉鎖不全症，心室中隔欠損症などの感染性心内膜炎になりやすい基礎疾患を有する患者には，抜歯や上気道処置などの菌血症になりやすい手技・手術を行う際に，アモキシシリン水和物の予防的投与が行われている。

Ｇ　血管疾患

1　真性大動脈瘤

　動脈壁の内膜・中膜・外膜が 3 層構造を保ったまま動脈が拡張したものを**真性大動脈瘤**という。原因としては動脈硬化による中膜の脆弱化によることが多い。発生部位から**胸部大動脈瘤**と**腹部大動脈瘤**に分けられる。

胸部大動脈瘤●　胸部大動脈瘤の発生箇所は上行・弓部・下行大動脈であるが，弓部の発生頻度が最も高い。この部位では人工心肺下での人工血管置換術が必要であるが，手術リスクが高い（●図 2-25）。通常，手術適応は瘤径が 6 cm 以上（6 cm 以上では破裂しやすい）か，それ以下でも囊状で破裂しやすい形の場合である。弓部の動脈瘤では，瘤径が増大すると反回神経を障害し，嗄声を生じる。

腹部大動脈瘤●　腹部大動脈瘤は動脈硬化によるものがほとんどである。通常は無症状であるが，拍動性腫瘤をみとめたり，健康診断で腹部エコーを施行して発見されることが多い。確定診断は CT によって行う（●図 2-26-a）。手術適応は一般的には瘤径 5 cm 以上であるが，この部位の動脈瘤を有する患者は 20〜30％の割合で冠状動脈疾患を合併しているので，手術前に心臓カテーテル検査を施行することが望ましい。手術としては Y 字人工血管置換術が行われることが多いが，近年はカテーテルによるステントグラフト療法が施行されてい

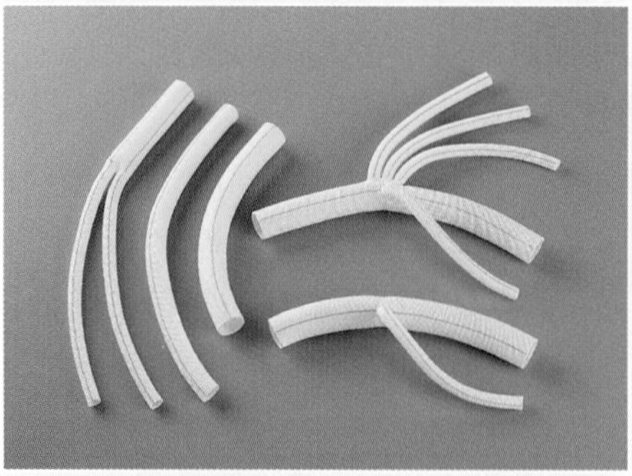

（写真提供：日本ライフライン株式会社）

a．人工血管

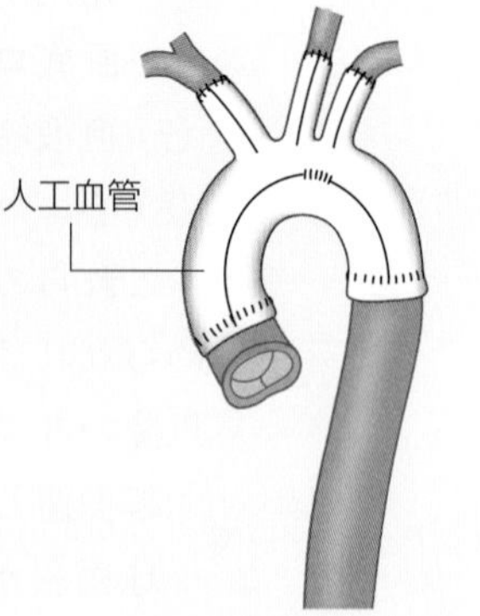

b．手術後の大動脈（弓部）

➡ 図 2-25　人工血管置換術

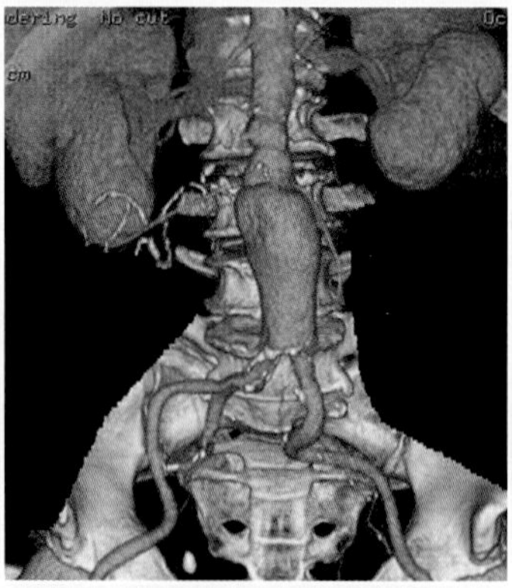

a．腹部大動脈瘤 3DCT 像

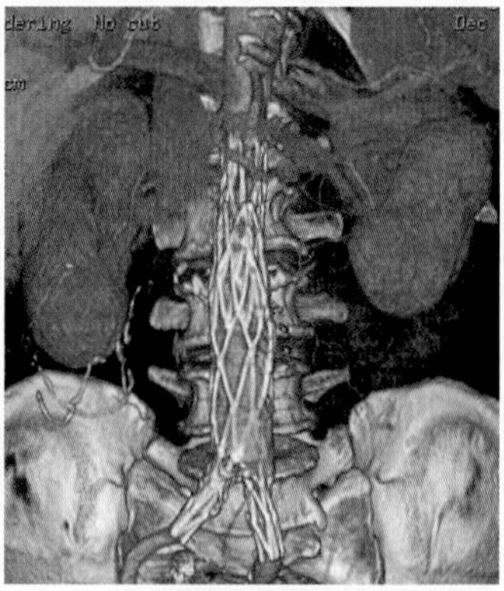

b．ステントグラフト術後

➡ 図 2-26　腹部大動脈瘤 3DCT 像

る（➡ 図 2-26-b）。このような治療が適応でないときは，血圧コントロールが重要となる。

大動脈瘤の破裂● 胸部大動脈瘤では破裂すると 90% 以上が死亡するが，腹部大動脈瘤の破裂では緊急手術により 50% の生存率が得られるといわれている。

2 大動脈解離

大動脈解離とは，大動脈の中膜が壊死・変性をおこすことによって内膜に亀裂（**エントリー**）を生じ，そこから中膜内に血液が流れ込むために，大動脈壁が内膜側と外膜側に裂けることである。危険因子として高血圧があるが，その他，マルファン症候群や原因不明の中膜壊死，高齢者の動脈硬化などで生じる。

以前は，エントリーの位置によるド=ベーキーの分類が用いられていたが，

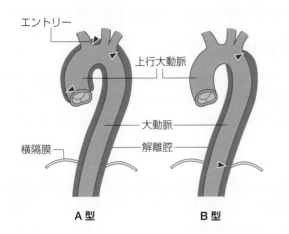

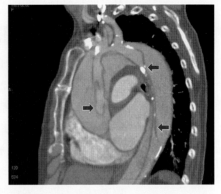

上行から下行大動脈にかけての大動脈解離

◯ 図 2-27　スタンフォード分類と大動脈解離の CT 像

　最近は解離が上行大動脈に及んでいるか（A 型）否か（B 型）で分類する**スタンフォード分類**がよく用いられる（◯図 2-27）。

　発症時には背部痛を主とした激痛が続く。解離が疑われたら，ただちに造影 CT が行われる。大動脈弁近くまで解離が及ぶ場合には心エコーでも診断が可能である。A 型では大動脈弁閉鎖不全，心筋梗塞，心タンポナーデなどの合併症が生じやすい。そのため緊急手術の対象となる。

　現在，A 型の手術死亡は 5〜10% である。B 型は A 型よりも自然予後がよく，主要動脈分枝の虚血が著明でない場合は降圧療法が主となる。

③ 高安動脈炎（大動脈炎症候群）

　高安動脈炎は，動脈外膜側より内膜側に進展する血管炎症候群[1]であり，全身の炎症，血管炎による疼痛と血管狭窄・閉塞・拡張による症状をみとめ，血流障害による各種臓器障害，動脈瘤を生じる。**脈なし病・大動脈炎症候群**ともよばれる。20〜40 代の女性に好発する。

　以下の 4 つに分類される。

（1）大動脈弓部と弓部動脈がおかされるもの

（2）胸部腹部大動脈がおかされるもの

（3）大動脈全体がおかされるもの

（4）肺動脈がおかされるもの

　臨床症状としては，発熱，倦怠感に加え①脈拍・血圧の左右差，②血管雑音，③大動脈弁閉鎖不全による雑音，④頭部乏血症状が特徴的である。治療は副腎皮質ステロイド薬による療法が主であり，必要に応じて血行再建術を

1）血管に炎症が生じておこる病態の総称で，高安動脈炎，閉塞性血栓性血管炎（バージャー病），結節性多発動脈炎，顕微鏡的多発血管炎，多発血管炎性肉芽腫症（ウェゲナー肉芽腫症），悪性関節リウマチの 6 疾患が厚生労働省特定疾患として研究対象になっている。

行う。最近は，早期発見・早期治療により，予後はかなり改善している。

4 閉塞性動脈硬化症と閉塞性血栓性血管炎

　閉塞性動脈硬化症（ASO）と閉塞性血栓性血管炎（バージャー病）は，下肢動脈慢性閉塞性疾患の代表である。

　①**閉塞性動脈硬化症**　動脈硬化が下肢に生じたものである。比較的高齢で発症し，喫煙により増悪する。

　②**閉塞性血栓性血管炎**　以前はバージャー病とよばれていた。20～40 代の青・壮年男性にみられる四肢動静脈の分節的病変である。罹患部の血管全層がびまん性・炎症性・増殖性・非化膿性に変化し，その部分が血栓により閉塞することが特徴である。血管炎症候群の 1 つである。わが国では 1970 年後半以降，急速に減少している。喫煙が増悪因子となる。

　症状は間欠性跛行や冷感，しびれ感である。これらの虚血の程度は**フォンテーン分類**で評価する（⇒表 2-13）。一般に，Ⅱ度は血行再建術の相対適応，Ⅲ度は絶対適応とされており，内服療法・運動療法を組み合わせて治療する。

　最近では，血圧脈波検査装置で **ABI**[1]（足首-上腕血圧比）と脈波伝播速度（**PWV**[2]）により，動脈硬化と下肢動脈狭窄の程度が簡便に測定できるようになり，閉塞性動脈硬化症が容易に評価できるようになった（⇒図 2-28）。ABI の標準値は 0.9～1.3 であり，0.9 以下では閉塞性動脈硬化症を疑う。PWV は動脈のかたさをあらわすといわれており，1,400 以上で動脈硬化を疑う。

⇒ **表 2-13　フォンテーン分類**

分類	症状
Ⅰ度	無症状，冷感，しびれ感
Ⅱ度	間欠性跛行，安静時無症状
Ⅲ度	安静時疼痛
Ⅳ度	潰瘍・壊死

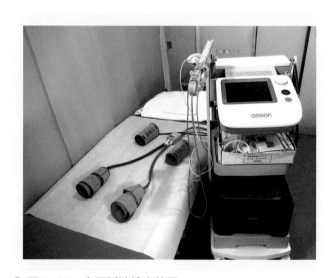

⇒ **図 2-28　血圧脈波検査装置**

1）ABI：ankle-brachial pressure index の略。
2）PWV：pulse wave velocity の略。

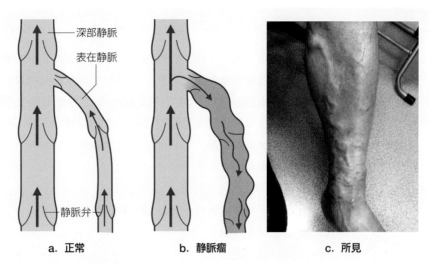

a. 正常　　　　　　b. 静脈瘤　　　　　　c. 所見

○図 2-29　下肢静脈瘤

5　下肢静脈瘤

　　下肢静脈弁の異常により逆流が生じ，静脈が瘤化したものを，**下肢静脈瘤**という（○図 2-29）。圧倒的に女性に多く，遺伝の関与が指摘されている。軽度の場合は弾性ストッキング（○151 ページ，図 3-6）を着用したり，長時間の立ち仕事を避けたりすることにより軽減される。痛み，浮腫，潰瘍形成，感染などの症状があれば手術適応となる。

　　手術は，静脈を取り去るストリッピング療法や軽症の場合は硬化剤を注入する硬化療法が主流であり，血管をしばる高位結紮術を併用する。最近は，低侵襲な高周波治療やレーザー治療などの血管内治療が行われるようになった。

6　肺性心

　　肺性心とは，肺病変などにより生じた肺高血圧症による右室肥大および拡張のことである。

　　症状は，頻呼吸，チアノーゼ，頸静脈怒張，肝腫大，浮腫などである。心電図上，右室肥大・右房負荷の所見（V_1 誘導での R>S，Ⅱ誘導での高尖 P 波）をみとめる。胸部 X 線写真では肺性心の基礎疾患の所見，肺動脈主幹部の拡張，肺動脈の急速な先細りなどがみとめられる。血液ガス検査では低酸素血症，高二酸化炭素血症をみとめ，肺機能検査では閉塞性・拘束性病変をみとめる。通常，慢性閉塞性肺疾患，原発性肺高血圧症などのように徐々に症状が進行する。肺高血圧の原因疾患の治療を優先し，呼吸困難が高度になった場合には，酸素吸入を行う。

7 肺血栓塞栓症

　肺血栓塞栓症は，下肢・骨盤内静脈の血栓や塞栓が肺動脈に流入して突発的に生じる致命的な疾患であり，特異的な理学所見はない。このため，診断は深部静脈血栓症（DVT）の有無を疑うところから始まる。素因としては，以下のような深部静脈血栓をおこしやすい背景がある。

(1) 長期ベッド上安静，もしくは長時間の飛行機・バス・自動車旅行
(2) 高齢・重病による衰弱
(3) 心疾患・心不全
(4) 直近の下肢整形外科手術，婦人科手術の既往
(5) 妊娠・ピル内服
(6) 下肢外傷の既往
(7) 自然災害などの際の避難生活

　このような患者に突然発症した呼吸困難，低酸素血症・低二酸化炭素血症，ショック，胸痛の場合は本疾患を疑い，診断と治療を同時に開始する。

診断・治療● 　診断としては，心エコー検査により右室・右房拡大をみとめ，肺血流シンチグラフィと心臓カテーテル検査で確定診断される。診断がつくまではヘパリンによる抗凝固療法を継続する。急性期が過ぎたあと，予防療法としてワルファリン投与を行う。ワルファリン療法が禁忌の場合は下大静脈へのフィルターの植え込みなどを行う（◯ 図 2-30）。

■急性肺血栓塞栓症（エコノミークラス症候群）

　突然死の 1 つとして，エコノミークラス症候群がよく知られるようになった。狭い飛行機内に長時間じっと着席していたあとに突然の呼吸苦を生じて

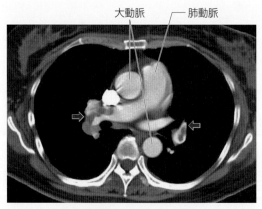
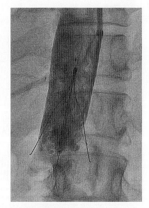

大動脈　　肺動脈

a. 両肺動脈にみとめる血栓の CT 像
肺動脈に造影欠損（➡部分）がみとめられる。

b. 下大静脈に挿入したフィルター

◯ 図 2-30　肺血栓塞栓症の CT 像とフィルターでの予防的処置

死亡する報告が一時続いたためである。とくに座席の狭いエコノミークラスの座席の乗客に多く発症したためエコノミークラス症候群と命名されたが，ビジネスクラス座席などの乗客でもみられる。

　また，わが国は自然災害が多く，被災により避難（ひなん）生活を余儀（よぎ）なくされる場合もある。災害派遣医療チーム（DMAT）の医師の調査によると，災害などによる避難生活は，下肢の外傷の放置，水分を控えることによる脱水，慣れない環境での睡眠（すいみん）障害，ストレスといったDVTのハイリスクな環境であり，6～7％と高率に静脈内血栓がみとめられ，肺血栓塞栓症を発症する可能性が高いことがわかった。

予防●　DVTを防ぐために，まずは歩行が重要である。飛行機内での長時間の同じ姿勢や，避難所での座ったままの生活，術後の安静などが，下肢静脈の血栓の原因となる。下肢を積極的に動かすことにより下腿の筋ポンプ機能を活性化させ，下肢の静脈のうっ滞を減少させることができる。とくに下肢静脈瘤患者の静脈のうっ滞を防ぐためには，弾性ストッキング（○151ページ，図3-6）の装着が推奨（すいしょう）される。ハイリスクの患者の術後は，低分子ヘパリンや抗凝固薬の投与による血栓予防も有用である。

H　心臓の腫瘍

　心臓の腫瘍（しゅよう）には，粘液腫，横紋筋腫，肉腫，転移性腫瘍（肺がん，乳がんなどからの転移）などがあり，粘液腫が原発性心腫瘍の半分以上を占める。粘液腫は形状が不規則なゼリー状の良性腫瘍で，約75％が左心房中隔側に発生する。

　症状は，全身の塞栓症のほか，呼吸困難，咳，血痰，めまい，突然死である。呼吸困難は体位変換により突然おこり，仰臥位で軽快することが特徴的である。診断は心臓超音波検査で確定し，外科的切除により完治可能である。

まとめ

- 高血圧症や脂質異常症などは，虚血性心疾患の危険因子である。
- 心不全の重症度を評価する方法としては，NYHA分類，キリップ分類，フォレスター分類，ノーリア-スチーブンソン分類などがある。
- 不整脈の種類には，洞性徐脈，房室ブロック，期外収縮，頻拍症などがあり，さらにその原因などによって細かく分類される。
- 虚血性心疾患には狭心症と心筋梗塞があり，不安定狭心症と心筋梗塞をあわせて急性冠症候群とよぶ。
- 心臓弁膜症は，以前はリウマチ性のものが多かったが，現在ではその他のものも多い。
- 血管の疾患には，真性大動脈瘤・大動脈解離・高安動脈炎・閉塞性動脈硬化症・バージャー病・下肢静脈瘤・肺性心・肺血栓塞栓症などがある。

復習問題

❶ 次の①〜③心電図の特徴を, Ⓐ〜Ⓒから選びなさい。

① ( )

② ( )

③ ( )

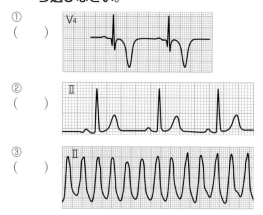

Ⓐ 正常　　Ⓑ 心室頻拍症

Ⓒ 巨大な陰性 T 波

❷ 右心不全と左心不全でみられるおもな症状を, Ⓐ〜Ⓕからすべて選びなさい。

①右心不全　(　　　　　　)

②左心不全　(　　　　　　)

Ⓐ 頸静脈怒張　　Ⓑ 呼吸困難　　Ⓒ 血痰

Ⓓ 肝腫大　　Ⓔ 下腿浮腫　　Ⓕ 心臓喘息

❸ ①〜④の疾患の診断・治療に用いられるものを, Ⓐ〜Ⓔから選びなさい。

①自覚症状による慢性心不全の心機能評価

(　)

②スワン-ガンツカテーテルを用いた心筋梗塞による急性心不全の重症度評価

(　)

③聴診を用いた心筋梗塞における急性心不全の重症度評価　　　　　　(　)

④抗不整脈薬の分類　　　　　　　(　)

Ⓐ キリップ分類

Ⓑ NYHA 心機能分類

Ⓒ フォレスター分類

Ⓓ ヒュー-ジョーンズの分類

Ⓔ ヴォーン-ウィリアムズ分類

❹ 次の文章の空欄を埋めなさい。また, 〔 〕内の正しい語に丸をつけなさい。

▶完全房室ブロックは,〔① Ⅰ度・Ⅲ度 〕房室ブロックのことである。

▶心室が有効にはたらかず, 不整脈発作により失神発作をきたすものを(② 　　　　　)症候群という。

▶ケント束からの早期興奮によりデルタ波をみとめ, 頻脈性不整脈を生じるものを(③ 　　　　)症候群という。

▶重症不整脈の心室細動に対して,(④ 　　　　)を行う。

▶不安定狭心症と急性心筋梗塞は, 両者の病態が同じであることから,(⑤ 　　　　)とよばれる。

▶異型狭心症は,〔⑥ 明け方・夕方 〕の〔⑦ 安静・労作 〕時におこることが多い。

▶不安定狭心症では,〔⑧ 運動負荷・ホルター 〕心電図検査は禁忌である。

▶狭心症発作には,〔⑨ ニトログリセリン・ループ利尿薬 〕の舌下投与が有効である。

▶下肢静脈瘤の患者は, 圧倒的に〔⑩ 男性・女性 〕に多い。

第3章 患者の看護

A 共通する看護

1 観察と記録

循環器疾患を有する患者は，心筋梗塞や不整脈など突然の発症・急変をおこしやすく，適切な対処・治療が行われない場合には，死にいたることも少なくない。そのため，患者のささいな変化をみきわめ，感じとるための観察能力が求められる。そして，観察した事実や患者の訴えを正確に記録し，継続した看護ができるようにしていく。

1 観察

循環器疾患を有する患者は，糖尿病・腎疾患など複数の既往歴をもっていることが多い。また，動脈硬化により新たに脳梗塞を発症するなど，合併症を引きおこす危険性も高い。動悸や呼吸困難感などの循環器疾患に特徴的な症状だけではなく，以下のような全身の観察を行うことが重要である。

(1) 心臓：動悸，息切れ，呼吸困難感，疲労感，血圧，心電図など
(2) 脳：意識消失，麻痺，頭痛，めまいなど
(3) 腎臓：尿量，血糖値，電解質バランスなど
(4) 消化器：腹痛，吐きけ・嘔吐，便性状など

高齢の患者も多いため，身体機能の低下や誤嚥性肺炎，せん妄などの高齢者に特徴的な変化や疾患も考慮し，観察を行っていく。

観察は，血圧・心電図などの客観的な評価と，患者の訴えのような主観的な評価がある。客観的な評価は，同一条件で測定し，評価できるようにする。主観的な評価は，患者によって表現が異なる。医療者と患者・家族が同じ認識となるように，具体的な症状を引き出せるように質問する能力も重要である。

現代の医療は，電子化されたさまざまな医療機器に囲まれて行われる。そのため，測定数値ばかりに意識が向いてしまう傾向にあるが，実際に患者に触れ，五感を活用した観察が大切である。

2 記録

　記録は，患者の症状や変化について，ルールにそって経時的に記載する。とくに動悸や不整脈が出現した場合は，症状の程度や持続時間だけでなく，発生要因なども確認して記載する。また，記録は実施した看護や治療を評価する際の材料にもなるため，誰が読んでもわかるように記載する。

2 日常生活の援助

　循環器疾患の患者への日常生活の援助は，症状の維持・改善ならびに悪化予防のためにとても大切である。とくに急性期は，臥床から座位になるような軽労作でも症状の悪化をまねくため，日常生活動作（ADL）を制限し，心臓への負担を減らすために，看護師の介入が必要となる。しかし，ADLの制限は患者にとって，羞恥心やストレスをまねくことがあるため，精神面への配慮も必要である。

1 食事

　食事摂取により，消化器への血液が多く分配されることで心臓への血流が減少し，負荷が増す。そのため急性期には禁食になることがある。食事再開後はバイタルサインの変調がないか注意する。

塩分制限● 　循環器疾患患者では，食事療法として塩分制限が重要である。摂取カロリーや塩分制限などは，疾患・体格・栄養状態などにより異なるため，医師の指示のもと行われる。退院後も食事療法は必要となるため，栄養士と協働して患者や家族に指導を行い，必要性を理解してもらうようにはたらきかける。

2 清潔

　急性期は入浴・シャワー浴が制限されるため，安静度を考慮して，清拭や足浴，洗髪を行う。中心静脈カテーテル，動脈ラインなどの侵襲性の高いルート類が挿入されている場合も多く，事故抜去がないように安全に配慮して行う。

　循環器疾患患者の感染は病状を劇的に悪化させることも多く，感染対策としても清潔を保つことは重要である。膀胱留置カテーテルを挿入している場合は，陰部洗浄を毎日行い，尿路感染症の予防に努める。

入浴● 　入浴は，爽快感が得られるが，心臓への負荷によりショックをおこすことがあるため，医師の許可を確認するとともに，さまざまな配慮が必要である。熱いお湯により交感神経が緊張して血圧が上昇するため，40〜41℃程度のぬるま湯にする。また，静水圧により心臓へ負担がかかるため，事前に浴室をあたためておき，肩にタオルをかけるなどして寒さに配慮し，鎖骨下までの深さの半座位浴とし，入浴時間は10分程度になるように指導する。

③ 排泄

　排泄動作は心臓へ負荷がかかるため，医師の指示を確認し，排泄方法を選択する。

　利尿薬の調整のためには，水分出納バランスの確認が必要となるため，急性期には膀胱留置カテーテルを挿入し，時間尿の把握を行う。膀胱留置カテーテル挿入中は，逆流性感染による尿路感染を防止するため，カテーテルバッグを膀胱より低い位置に保つ。

　活動制限や水分制限，入院による環境の変化やストレスにより便秘になりやすい。排便時の過度な努責は，血圧を上昇させて心臓への負荷が増強するため，緩下薬の服用や腹部マッサージを行い，便秘を予防する。

　心臓への負荷を減らすため，ベッド上での排泄を余儀なくされる場合，プライバシーや臭気，寝衣のよごれに配慮する。看護師に対する遠慮から，おむつが汚染されていても自分から言わない患者も少なくない。看護師から声をかけて，定期的におむつのよごれの有無を確認することも必要である。

④ 安楽

　急性期は安静を保持することが重要であるが，患者にとっては大きなストレスとなって不穏行動をおこしたり，高齢者ではせん妄を発症することがある。制限以上に動くと病状を悪化させるため，安静の必要性が理解できるように説明を行う。

廃用症候群の ●
　　　予防　　過度の労作は，心臓への負担をまねいて病状を悪化させる要因となる。一方で長期間の安静では，筋力の低下から ADL が低下する。とくに高齢者は褥瘡や肺炎などの廃用症候群をまねくおそれもある。そのため，医師の指示を確認しながら理学療法士と協働し，臥床中でも可能な運動を行う。

③ 循環器疾患の経過と看護

① 一次予防

　健康診断や人間ドックによって高血圧・脂質異常症・肥満などを指摘されても，自覚症状を伴わないことが多い。これらは心疾患の危険因子であるため，規則正しい生活や禁煙などの予防行動が必要であり，生活習慣を修正できるようにはたらきかける必要がある。

② 急性期の看護

　心筋梗塞，急性心不全，慢性心不全の急性増悪，症状のある不整脈，肺塞栓症，大動脈解離，心臓・大血管手術後などは急性期となる。胸痛や意識消失などの自覚症状を伴って急激に発症し，生命の危機状態にあるため，すみ

やかに治療を行う必要がある。生命の維持が最優先されるため，安静の保持，薬剤の投与，呼吸状態の維持が重要である。ICU や CCU に入室し，動脈ラインやスワン-ガンツカテーテルなどを挿入し，全身状態を細かく観察し，異常の早期発見に努める。また，急変やショックをおこしやすいため，さまざまな事象に対応ができるよう準備する。

患者は，胸部症状や呼吸困難感などの苦痛により，生命の危機を感じ，死の恐怖や今後の生活への不安を強くいだきやすい。患者に寄り添い，思いや訴えを受けとめる。病状説明や今後の見通しを説明し，不安の軽減に努める。また，突然の入院・治療による環境の変化に適応できず，パニックやせん妄を発症することがあるため，患者の安全の確保も大切である。

患者だけではなく，家族も不安な気持ちを強くいだいており，家族にも配慮が必要である。

③ 回復期の看護

治療が奏功し，生命の危機を脱すると，社会生活への復帰に向けて心臓リハビリテーションを行う（◑280 ページ）。また，再発予防のため生活習慣の修正ができるようにはたらきかける。

心臓リハビリ● 心臓リハビリテーションは，病状や基礎体力・運動能力などを考慮しなが
テーション ら，医師の指示による運動負荷を実施する。血圧変動や不整脈が出現しやすい時期であるため，異常の早期発見と安全に留意しながら行っていく。

生活習慣の修正● 生活習慣の修正は，食事指導・内服管理・血圧管理・運動指導など病状に合わせて再発予防に向けた指導を，栄養士や薬剤師と協働して行っていく。また，心臓・大血管の手術後の場合，創傷管理についても指導を行う。

④ 慢性期の看護

病状が安定し，胸部症状や呼吸困難感などの自覚症状がなくても，加齢変化などにより心機能はゆるやかに低下していくため，日常生活の管理は重要である。とくに，自覚症状がないことで内服を自己中断してしまうことがあるため，長期にわたる自己管理の必要性を説明して理解してもらう必要がある。患者・家族の生きがいを考慮しながら，循環器疾患とうまく付き合う方法を話し合う。

⑤ 終末期の看護

循環器疾患患者は，がん患者などとは異なり，終末期であると判断することがむずかしい。寛解と増悪を繰り返しながら確実に心機能が低下して治療が難治性となっていくが，医療の進歩による積極的治療によって，病状が回復することも少なくない。一方で，不整脈による突然死の危険性もあり，予後予測の困難さから医療者と患者・家族との認識のズレも生じてくる。その

ため，病状が悪化したときに治療方針を話し合って決定するのではなく，患者・家族と信頼関係を築き，回復期や慢性期のうちから話し合うこと（アドバンスケアプランニング），患者・家族がその人らしく終末期をすごせるようにかかわることが重要である。

B　症状に対する看護

1　呼吸困難

心不全や虚血性心疾患などの患者の多くが呼吸困難感を自覚する。意識があるなかで苦痛を感じるため，死の恐怖と直結しやすく，その恐怖や不安が呼吸回数や呼吸仕事量を増大させ，さらに呼吸困難を増幅させる。症状の緩和とともに，恐怖や不安をやわらげるための精神的な援助も必要である。呼吸困難は単に呼吸が苦しいだけではなく，コミュニケーションが妨げられ，食欲低下や睡眠障害にもつながる。少しでも効率のよい呼吸ができ，また酸素の消費が少なくなるように，援助を行う。

◼1観察

呼吸困難の出現時期（労作時・安静時・就眠時），咳嗽・喀痰の有無やその性状など，患者の自覚症状を聴取する。努力呼吸，肺音（肺雑音・喘鳴の有無，肺音が聴こえる範囲），胸郭の動きなどの胸部の状態に加え，意識状態，精神状態，およびチアノーゼ・浮腫・体重増加の有無などを観察する。

◼2安楽

呼吸困難感が強い場合，患者は仰臥位では苦痛を感じ，自然に起座呼吸をとるようになる。座位をとることにより横隔膜が下がり，肺活量が上がる。また，座位では下肢や腹部の静脈に血液がたまり，心臓に戻る血液（静脈還流）が減るため，肺うっ血が軽減して呼吸はらくになる。起座位やファウラー位などの苦痛が緩和される体位をとり，患者の安楽に努める。

長時間の同一体位は患者に苦痛を与えるだけでなく，褥瘡やうっ血の危険性が高まるため，苦痛の有無を確認しながら定期的に体位変換を行う。

①起座位　上半身を挙上し，オーバーテーブルにうつぶせになってからだを支える。枕などを使って，患者のらくな姿勢を保つ（◌図3-1-a）。

②ファウラー位　ベッドの頭部を45〜60度挙上し，ベッドの下方に滑らないように膝を15度ほど屈曲させる。両脇に枕などをあて，肘がかけられるようにすると，姿勢が安定する（◌図3-1-b）。

◼3精神的援助

呼吸困難のある患者は非常に強い苦痛とストレスを感じているため，できるだけ静かで落ち着ける環境を整える。患者のそばに付き添い，おだやかな口調で話しかける。患者の苦痛や不安を傾聴するなど，患者が安心でき，苦

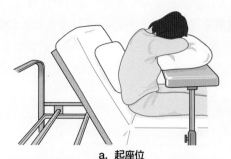

a. 起座位

ベッド上で座位をとる際には，オーバーテーブル
の上に置いた枕をかかえるとらくである。

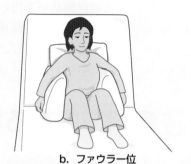

b. ファウラー位

上半身挙上の際には背や腋窩に枕をあてると，
呼吸面積が広がる。

⊃ **図 3-1　呼吸困難時の体位の工夫**

痛や恐怖・不安が軽減できるよう心がける。

▲酸素投与

　呼吸困難が持続すると，動脈血酸素飽和度を上げて呼吸困難感を改善する
目的で，医師の指示で酸素投与が行われる場合がある。その際は指示通りの
器具が使用されているか(鼻腔カニューレかマスクかなど)，酸素投与量の確
認，呼吸困難感改善の有無について，確認する。

② 浮腫

　浮腫とは，間質液が血管に戻らず，組織に余分な水分が過剰にたまった
状態である(⊃173ページ)。心不全，静脈血栓症，静脈瘤のほか，さまざま
な疾患や生活習慣，ストレスが原因で発生する。原因の改善はもちろんのこ
と，痛みやだるさなどの症状のほか，皮膚損傷やそれに伴う感染の危険があ
り，患者の状態に合わせた観察や予防などの援助を行う。

■観察

　どの部位に生じているのか，浮腫の程度，痛みの有無，皮膚損傷の有無，
皮膚の弾力性の低下・乾燥，皮膚温の低下などの皮膚の観察を行う。さらに，
倦怠感，疲労感，食欲不振，尿量減少，体重増加，腹部膨満感，呼吸数増加，
動悸，息切れ，喘鳴といった随伴症状の有無や，食事の摂取量，水分出納バ
ランス，体重増加の有無などを観察する。また，心拍出量の減少と静脈の
うっ血が進行すると，腹水や胸水の貯留がおこるため，消化器症状や呼吸器
症状の観察も必要である。

■皮膚保護

　長時間，同じ体位をとっていると，重力により下部(仰臥位の場合は背中
など)に浮腫が発生する。また，長時間の同一体位による圧迫は褥瘡発生の
危険がある。浮腫の軽減や褥瘡の予防のために，こまめに体位変換を行う。
　血流のうっ滞との関係が深いため，マッサージを行ったり，毛布や枕など

を用いて下肢を心臓より高く上げたりして血流の改善を促す。また，浮腫が
発生する部位の皮膚は血行がわるく，冷感を伴うことがある。血行をよくす
るために適度な保温を行う。

　浮腫が発生している皮膚や粘膜は薄く，摩擦や圧迫により傷つきやすい。
傷口から細菌感染をおこしやすくなるため，皮膚状態を清潔に保ち，やわら
かく清潔なリネン類を使用して感染予防に努める。皮膚に傷を発見した場合
は，医師の指示に従ってすみやかに消毒や皮膚保護などの処置を行う。

■3 食事指導

　塩分制限や水分制限が行われるため，その必要性について説明・指導を行
う。浮腫に伴い末梢循環が悪化することで，酸素・二酸化炭素や栄養素・老
廃物の運搬がスムーズにいかず，また消化管の機能低下による腹部緊満で食
欲不振となる場合がある。食欲不振により体力低下をおこさないよう，栄養
価の高い食事を提供・提案することも必要である。

C 診察・検査を受ける患者の看護

1 検査前の患者の看護

　診察・検査における看護師の役割は，医師・臨床検査技師・臨床工学技
士・診療放射線技師などの多職種メンバーと協力し，患者に必要な検査や治
療が安心・安全・スムーズに実施できるように環境を整え，患者の身体的・
精神的な負担を最小限にすることである。患者と接するなかで，既往歴や服
用している薬剤，アレルギー歴，患者の全身状態など，検査・治療に必要な
情報を得た場合には，医師やほかの医療従事者に報告し，連携をはかる。

　検査が決まると，医師から検査目的や実施方法について説明されるが，検
査に対して不安をいだく患者は多い。看護師は，説明の終了後に内容の理解
度を確認し，必要に応じて補足したり，場合によってはあらためて医師から
の説明を求めるなど，検査への不安が少しでも軽減され，信頼関係が深まる
ように支援する。

　緊急入院をした患者は，痛みや不安の真っただなかで検査が行われること
も多い。このような状況の患者には，「これを行うと，○○がらくになりま
すよ」などと伝えて，状態の改善を保証し，安心感を与えるような声かけを
優先する。そのあとで，病状の安定に合わせて検査や処置についての説明を
追加していくなど，段階を追った配慮も必要である。

　循環器系の検査は，患者にとって身体的・精神的な苦痛が強いものが多い。
看護師は実施される検査の内容やそのリスクについて十分な知識を得て，
ショックや心停止，心室細動などの急変時にもすばやく，確実に対処できる
ようにしておく必要がある。

② 心電図検査を受ける患者の看護

心電図検査（→178 ページ）は通常は臨床検査技師が行うが，緊急時や病棟などでは看護師が行うこともある。

① 標準 12 誘導心電図

(1) 患者に心電図検査に関する説明をする。
- 心臓の動きを調べる検査で，からだに電極をつけるが痛みはないこと。
- 測定は患者の安楽な体位である 仰臥位で行うこと。
- 記録中はリラックスし，会話や体動，深呼吸をしないこと。
- 胸部吸着電極を装着した跡は，時間がたてば消失すること。

(2) 心電図検査の環境を整備する。
- プライバシー保護のため，カーテンを閉める。
- 上半身は脱衣しているため，室温を保って寒くないようにする。

(3) 心電図検査の準備をする。
- 心電計，電極，ペースト，ティッシュペーパー，記録用紙を患者のそばに設置する。
- 近くにある医療機器や電気製品は，検査に影響をあたえるため電源を切る。
- 皮膚のよごれや汗は基線の揺れの原因になるので，アルコール綿や蒸しタオルでふく。
- 胸部と四肢の誘導部位にペーストを塗り，電極をつける。

(4) 心電計の電源を入れ，心電図を記録する。
- 患者のからだに触れたり，話しかけたりしない。
- 呼吸が深く胸郭の動きが大きいときは，自然な呼吸をしてもらう。もしくは息をとめてもらう。
- 心電図を記録する場合はオート設定で記録するが，記録中に不整脈が出現した場合はマニュアル設定に切りかえ，必要な部分の記録をする。
- 心電図波形の記録用紙には，月日，時間，氏名を必ず記入する。
- 緊急を要する不整脈や ST の異常が出現した場合は，ただちに医師に報告する。

(5) 心電図検査後にあとかたづけを行う。
- 電極を外してペーストをよくふき取る。
- いつでも使用できるように，心電計を整備・充電しておく。
- 結果について関心が高い患者が多いため，結果の説明を医師から受けられるように調整する。

❷ 心電図モニタ誘導

　心電図モニタ誘導(➡179 ページ)は，現時点の心拍数・リズム・波形を知ることができ，不整脈の観察のために使用される。アースを含む 3 つの電極を患者の胸にはり，送信機からの電波をモニタに映し出す。

　患者には，生活に支障がなく，安全な機器であることを説明する。

　電極を長時間同一部位につけていると，皮膚のかぶれが生じることがあるため，電極をつける部位を毎日少しずつかえて，皮膚トラブルを予防する。同時に付着したペーストをふき取り，皮膚を清潔に保つ。

　異常波形の出現や胸部の違和感を訴えた場合は，記録用紙に記録する。また，ただちに 12 誘導心電図を装着して記録し，医師に報告をする。

❸ 心臓カテーテル検査を受ける患者の看護

　心臓カテーテル検査(➡182 ページ)には，冠状動脈造影検査や右心カテーテル検査(スワン-ガンツカテーテル検査)，電気生理学的検査などがある。

　おこりうる合併症としては，出血，血栓，不整脈，ショック，心タンポナーデ，血管内膜損傷，造影剤のアレルギー反応，感染などがあるため，患者のバイタルサインや全身状態の観察，自覚症状の有無の確認，医療器具の清潔操作が必要である。

◼1 検査前の看護

　目的や検査方法，検査後の入院中の経過などを患者や家族の理解度に合わせて説明をする。内容に応じたクリニカルパスを用いて説明することもある(➡図 3-2)。必要に応じてカテーテルの刺入部を除毛(剃毛(ていもう))する。

　カルシウム拮抗薬，硝酸薬(しょうさん)，糖尿病薬といった中止が必要な薬剤を服用していないか，検査時に必要な抗血小板薬を内服しているかといった患者の服薬状況を確認する。また，喘息(ぜんそく)の既往を確認し，造影剤アレルギーの危険性がないかどうか確認しておく。

　造影剤の副作用や緊張による迷走神経反射により嘔吐(おうと)がおこることがあるため，検査直前は食事や飲水が禁止となる。また低血糖に注意する。

◼2 検査中の看護

　検査中は造影剤によるアレルギー反応や危険な不整脈の出現，ショック状態など，多様な急変があるため，患者の全身状態と生体モニタの観察と記録を頻回に行い，手技の進行を確認する。急変時の対応がすみやかに行えるよう，医療機器や薬剤投与の準備をしておく。検査中は患者の肌(はだ)を露出するため，羞恥心(しゅうち)や寒さへの配慮を行う。

　検査は局所麻酔(ますい)で行われるため，患者は不安やストレスを感じやすい。患者の表情やモニタから精神状態を察知し，現在の状況を説明し，体調や苦痛の有無について声をかけ，患者の不安やストレスを軽減する。

冠状動脈造影法（CAG）・経皮的冠状動脈インターベンション（PCI）入院診療計画書

患者ID：●●●●
発行日：●年●月●日
患者氏名：●●●●●●

経過（月日）	月　　日	月
おもな予定 （手術・退院・転院）	入院日	入院2日目（検査・手術前）
目　標	・入院中の経過がわかる。	・不安なく，検査手術が受けられる。
治療・処置 （点滴・内服含む）	・ネームバンドを装着します。 ・内服中の薬を確認します。 ・続行，中止薬について説明します。 ・検査手術時間は別紙でお知らせします。 ・検査手術部位の毛をそります。	・検査手術時間は予定の時間と多少前後することがあります。あらかじめご了承ください。 ・点滴を挿入します。 ・検査着に着がえます。 ・抗菌薬を点滴します。 ・糖尿病の薬を服用中のかたは，中止となる場合があります。 ・時計，眼鏡，コンタクトレンズ，入れ歯，指輪などは，あらかじめ外しておいてください。
検　査	・必要に応じて採血・レントゲン・心電図などの検査を行います。	・血管造影室（地下1階）で行います。
検　温	・入院後行います。	・（起床後・10時頃・14時ごろ）に行います。 ＊時間はあくまで目安です
安静度 （リハビリ含む）	・（病棟内・病院内）は原則として自由です。	・検査着に着がえたあとは，病棟内で待機してください。 ・血管造影室へは車椅子またはストレッチャー（簡易移送ベッド）で移動します。
食　事	・（　　　　kcal，塩分　　　　g/日） 持ち込みはご遠慮ください。	・午前からの場合，朝食が禁食となります。 ・午後からの場合，昼食が禁食となります。
清　潔	・毛をそったあとにシャワーを浴びてください。	・原則として実施しません。
排　泄	・トイレまで歩行可能です。	・あしの付け根からカテーテルを入れる場合，尿の管を入れることもあります。
書　類	・入院生活および検査手術についての説明があります。家族のかたは帰らずに病室でお待ちください。同意書にサインをしましたら，看護師にお渡しください。	
看　護 その他	・病棟事務員に入院書類を提出し，入院手続きを行ってください。 ・心配事や症状があるときは，医師や看護師にお伝えください。 ・あしの付け根から行う場合，T字帯を1枚ご用意ください（地下のコンビニで販売しています）。	

注1）病名などは，現時点で考えられるものであり，今後検査などを進めて行くにしたがってかわりうるものです。
　　なお，診療報酬の算定方法は，診断群分類区分の名称ごとに決定されます。
注2）入院期間については，現時点で予想されるものです。

＿＿＿＿年＿＿月＿＿日　循環器内科　医　師：＿＿＿＿＿＿＿＿＿＿＿＿＿＿　＿＿＿＿＿＿＿＿＿＿＿＿＿＿
　　　　　　　　　　　　　　　　看護師：＿＿＿＿＿＿＿＿＿＿＿＿＿＿　＿＿＿＿＿＿＿＿＿＿＿＿＿＿

◐ 図3-2　心臓カテーテル検査・PCIを受ける患者のためのクリニカルパスの例

入院病棟：＿＿＿＿＿＿＿＿＿＿　　特別な栄養管理の必要性　　有　・　無
病名，診断群分類区分の名称など：

日	月　　日	
入院 2 日目（検査・手術後）	**入院 3 日目（退院日）**	

・検査手術後の決められた安静度がまもられる。
・自分の判断でシーネ（添え木）や固定用のテープ，装具を外さない。

・心電図を装着します。 　（CAG の場合は必要に応じて装着） ・病衣に着がえます（準備は不要です）。 ・点滴は翌朝まで留置となりますが，消灯 　（21 時）前に終了する場合もあります。 ・医師より手術後の説明があります。 ・医師や看護師が穿刺部を観察します。	・医師や看護師が穿刺部を観察します。 ・医師が固定用テープまたは装具を外し 　ます。 　（安静解除といいます。）	**＜退院後の注意点＞** ＊次回外来まで重いも 　のを持つことは避け 　てください。 ＊穿刺したところを強 　くこすらないでくだ 　さい。
	・必要に応じて採血を行います。	＊激しい運動は避けて 　ください。
・帰室直後のほか，状態に応じて適宜行いま 　す。	・起床後に行います。	＊退院当日はシャワー 　で，翌日から入浴が 　できます。
・あしの付け根から行った場合，6 時間は 　ベッドの上で寝たままの姿勢となります。 　その後，寝返りをしてもかまいませんが治 　療側のあしは曲げないようにして下さい。 ・手からの場合，添え木か装具がつきます。	・安静解除後は自由です。	＊穿刺部からの出血や 　痛みが出現した場合 　は，下記までご連絡 　ください。
・あしの付け根から行った場合，ベッド上で 　寝た姿勢で召し上がっていただきます。		**＜退院後の連絡先＞** ●●●●●病院 △△△△-△△△△
	・皮膚についているテープのよごれを看 　護師がベンジンで落とします。 　その後，私服に着がえてください。	＊平日の 　8：00〜16：00 第 1・3 土曜日
・あしの付け根からの場合，ベッドの上で尿 　器を使います。 ・手からの場合，トイレまで歩行可能です。	・安静解除後は，トイレまで歩行可能で 　す。	8：00〜14：00 　循環器内科外来 ＊夜間・休日 　救命救急センター
	・退院に際して説明があります。 　事務員から：再診票，念書（当院は，後 　日会計となります） 　看護師から：退院処方	
・痛みが強いときや出血しているときは，医 　師や看護師に伝えてください。	・退院に際し不明な点は遠慮なく医師や 　看護師に聞いてください。 ・念書記載のため，印鑑を持参してくだ 　さい。	

【患者署名欄】
私は，担当医から入院診療計画に基づく検査・治療などの説明を受け，その内容を十分理解しました。入院診療計画に変更が生じることなく退院となる身体条件をみたした場合は，すみやかに退院（転院）の準備を進め，指示に従い指定日に退院いたします。

患者名：＿＿＿＿＿＿＿＿＿＿＿＿＿＿＿＿

代諾者：＿＿＿＿＿＿＿＿＿＿　（患者さんとの間柄：　　　　　）

（東海大学病院作成，一部改変）

3 検査後の看護

検査終了後は安静とし，検査後 2 時間は 30 分ごとにバイタルサインをチェックする。

専用の圧迫器具や固定テープで穿刺部を圧迫していても，動脈に穿刺しているため出血しやすい。穿刺部の安静が保持できるように患者へ説明し，出血がないか頻回に観察を行う。手首に穿刺している場合の行動制限はないが，重たい物を持ったり腕枕にして寝るなど，屈曲させる動作をしないように説明する。鼠径部に穿刺している場合は，ベッド上安静を保持できるように食事や排泄の介助を行う。

造影剤の蓄積は腎臓に負担がかかるため，造影剤の排出を促すために，水分制限がなければ水分摂取を促す。

床上安静が必要な患者の場合は，定期的に体位変換を行ったり，日常生活の援助を行ったりして，安全・安楽に過ごせるように努める。

D 治療・処置を受ける患者の看護

1 食事療法時の看護

1 摂取エネルギー制限

1 日の摂取エネルギーは，体重 1 kg あたり 20〜25 kcal を目標にする。肥満，糖尿病，腎機能低下を合併している場合は，それらを考慮した食事制限が必要である。また，栄養士と協働し，患者の食生活のスタイルに合わせて繰り返し指導を行うことも大切である。

2 塩分制限

減塩は循環器疾患患者において必須である。塩分（NaCl）の摂取は体液量を増加させるため，心臓への負荷を増大させる。塩分制限は疾患によりガイドラインが異なるが，慢性心不全患者の目標食塩摂取量は 6 g/日未満とされている。医師の指示を確認し，患者・家族への指導を行う。

高齢者に対する過度の塩分制限は，食欲が低下し，栄養不良となる場合があるため，味つけを工夫する必要がある。

3 水分管理

水分出納バランスや体重変動を観察しながら飲水制限を行う。高齢者はもともと口渇を感じにくく，利尿薬を内服している場合はとくに脱水になりやすい。そのため，飲水摂取を促すこともあり，注意が必要である。

2 安静・酸素療法時の看護

安静● 急性期には，活動制限を行い，安静を保持することで，心臓への負荷を軽減させる。軽労作でも病状が悪化する場合があるため，患者に安静度の説明

を十分に行う必要がある。ベッド上での排泄を余儀なくされる場合も多く、羞恥心や臭気への配慮も行い、ストレスが増大しないようにする。

　病状や血圧変動、不整脈の有無などを確認しながら、段階的に安静を解除していく。高齢者や、長期にわたる安静臥床（がしょう）により筋力低下をきたしている患者では、転倒に注意する。

酸素療法●　患者の呼吸状態に合わせて、人工呼吸器や非侵襲（しんしゅう）的陽圧換気（NPPV）、酸素マスク・カニューレといった酸素投与の方法が選択される（◐59, 64ページ）。指示通りに投与できるように管理する。また、それぞれの利点・合併症を理解し、観察を行う。

③ 薬物療法時の看護

　循環器に作用する薬剤は微量で投与されるものも多く、患者の状態（血圧・尿量・採血データなど）に合わせて頻回に投与量が調整される（◐187ページ）。医師の指示通りに確実に与薬するとともに、作用・副作用を理解し、患者の状態を観察する必要がある。

　点滴中は、挿入部の感染徴候の有無の観察を行い、事故抜去がないように固定を確認し、ベッド周囲の環境を整える。また、点滴により拘束感（こうそく）をいだき、ストレスを感じるため、患者に必要性を説明する。

強心薬●　血圧低下や心拍出量低下時に使用される。微量で作用するため、シリンジポンプを使用する。血圧変動や頻脈などの不整脈の有無を観察する。

利尿薬●　心不全などの体液貯留に対して用いられ、うっ血や浮腫を改善させる。しかし、脱水や電解質異常をおこすこともあるため、水分出納バランス、口渇感、皮膚性状の観察や採血データを確認する。

血管拡張薬●　虚血性心疾患などに使用される。副作用として、血圧低下や頭痛に注意する。ニトログリセリンの舌下錠（ぜっかじょう）やスプレーは、胸痛発作時に使用できるように、患者や家族に使用方法と注意点を説明する。

抗凝固薬●　血液凝固能を低下させるため、採血後などの止血を確実に行い、出血傾向に注意する。急激なヘモグロビン（Hb）値の低下は消化管出血の可能性もあるため、下血の有無など便の性状も確認する。ビタミンK拮抗薬であるワルファリンを服用する際は、薬剤の効果が弱まるため、ビタミンKを多く含む納豆やクロレラを摂取しないように説明する。

④ インターベンション治療を受ける患者の看護

　インターベンション治療は、手術室や血管造影室（カテーテル室）にて、緊急的に行われることも多く、侵襲的な治療であるため、患者や家族は不安な気持ちをいだく。目的や検査方法、検査後の入院中の経過などを患者や家族の理解度に合わせて説明する。クリニカルパスを用いるとよい（◐254ページ、図3-2）。

治療中は、動悸や胸部違和感などの自覚症状とともに、安静を保持しなければならないために苦痛を生じやすい。看護師は、患者が苦痛や不安を訴えやすいように、適宜声をかけていくことが大切である。

治療後は、心電図モニタを装着し、不整脈の観察や自覚症状の有無、血圧変動の有無を観察する。また、カテーテル穿刺部の止血確認、末梢動脈の拍動やしびれの有無、尿量などを観察する。造影剤を使用するため、皮疹や発赤、呼吸状態など、アレルギー症状の有無を観察する。

カテーテル穿刺部位により安静指示が異なるため、安静度や排泄方法の説明を行うとともに、介助を行う。

■経皮的冠状動脈インターベンション（PCI）を受ける患者の看護

PCI（⟳193ページ）では、カテーテル操作により遊離した血栓が末梢の冠状動脈を閉塞することがある。そのため、自覚症状の有無や心電図変化に注意する。

また、疼痛や不安がきっかけにより迷走神経反射をおこすことがあるため、徐脈や低血圧、冷汗、吐きけなどの症状に注意する。

❺ 補助循環装置を装着する患者の看護

補助循環装置には、IABP や PCPS、IMPELLA などがある（⟳197ページ）。

補助循環装置を装着した際の合併症には、カニューレ挿入部の出血や損傷、バルーン穿孔とヘリウムガスのリーク、下肢虚血、大動脈解離、感染、出血、神経障害、脳出血、消化管出血、浮腫などがある。これらの合併症は患者の生命をおびやかす危険が非常に大きいため、患者の全身状態の観察や生体モニタ類の確認はもちろんのこと、医療機器が正常に作動していることの確認も必要である。

■観察

バイタルサイン、心電図モニタやスワン-ガンツカテーテルモニタなどによる循環動態の観察、呼吸状態の観察（呼吸回数、呼吸音、副雑音の有無）、血液ガス値、酸素飽和度、両下肢の温度差、足背動脈の血流、後脛骨動脈の触知、チアノーゼ、疼痛、カテーテル刺入部からの出血や血腫などの観察を行い、患者の全身状態や合併症の有無を把握する。

■精神面への対応

補助循環装置装着中の患者は、機械音が聞こえる環境下での床上安静をしいられるため、精神的な苦痛が大きい。患者の苦痛を緩和できるよう、精神面の支援が非常に重要である。必要時は人工呼吸器を使用した鎮痛・鎮静管理などが行われることもある。

■安静保持と位置確認

補助循環装置装着中の患者は、カテーテル位置にずれが生じたり、循環動

態が変化する危険性があるため，床上安静が必要である。体位変換は看護師2 名以上で行い，カテーテル挿入部の下肢の屈曲を防ぐなど，患者に安静の必要性を説明し，安静の保持に努める。必要に応じて医師の指示により，薬物を使用した鎮痛・鎮静管理を行う。その場合は過鎮静にならないよう，意識状態などを確認する。

また，カテーテルの固定状況の確認や胸部 X 線検査などで，カテーテル位置を確認する。

◢4 身体的苦痛の軽減と褥瘡予防

定期的な体位変換や耐圧分散マットの使用，枕による除圧，マッサージなどで，患者の身体的苦痛の軽減と褥瘡予防に努める。必要時は医師の指示により，湿布薬・鎮痛薬を使用する。

E 循環器疾患患者の看護

心疾患は，主要死因別にみた死亡率の第 2 位であり，全体の約 15% を占めている。超高齢化が進むわが国において，今後も循環器疾患患者の増加が見込まれ，入院・外来を問わず心疾患に罹患した患者や循環器疾患を既往歴にもつ患者と接する機会は多い。そのため，病気と長い付き合いとなる患者が安心して日常生活を送ることができるように，個々の患者の生活をふまえた指導ができるように理解しておく必要がある。

1 高血圧症患者の看護

高血圧(● 201 ページ)は，症状がほとんどみられず，気づかないうちに進行していく。また，さまざまな疾患の危険因子でもあるため，血圧の管理が重要となる。高血圧の治療は，生活習慣の是正と薬物療法が主である。

■症状の観察

高血圧自体では，自覚症状はほとんどない。しかし，高血圧が長く続くことによって，動脈硬化が進行し，さまざまな症状があらわれることがある。

①心臓　高血圧性心不全，心筋梗塞，狭心症により，動悸，息切れ，疲労感などがあらわれる。

②脳　一過性脳虚血発作(TIA)，脳出血，脳梗塞により，頭痛，めまい，肩こり，意識障害などがあらわれる。

③眼底　高血圧性網膜症，眼底出血により，眼性疲労，視力障害などがあらわれる。

■看護の視点

血圧管理は，高血圧治療ガイドライン(● 202 ページ，表 2-1)や，疾患ごと

⤵ 表3-1 降圧目標

	診察室血圧 (mmHg)	家庭血圧 (mmHg)
75歳未満の成人*1 脳血管障害患者 　（両側頸動脈狭窄や脳主幹動脈閉塞なし） 冠動脈疾患患者 CKD患者（蛋白尿陽性）*2 糖尿病患者 抗血栓薬服用中	<130/80	<125/75
75歳以上の高齢者*3 脳血管障害患者 　（両側頸動脈狭窄や脳主幹動脈閉塞あり，または未評価） CKD患者（蛋白尿陰性）*2	<140/90	<135/85

*1　未治療で診察室血圧130-139/80-89 mmHgの場合は，低・中等リスク患者では生活習慣の修正を開始または強化し，高リスク患者ではおおむね1ヵ月以上の生活習慣修正にて降圧しなければ，降圧薬治療の開始を含めて，最終的に130/80 mmHg未満を目指す。すでに降圧薬治療中で130-139/80-89 mmHgの場合は，低・中等リスク患者では生活習慣の修正を強化し，高リスク患者では降圧薬治療の強化を含めて，最終的に130/80 mmHg未満を目指す。

*2　随時尿で0.15 g/gCr以上を蛋白尿陽性とする。

*3　併存疾患などによって一般に降圧目標が130/80 mmHg未満とされる場合，75歳以上でも忍容性があれば個別に判断して130/80 mmHg未満を目指す。

降圧目標を達成する過程ならびに達成後も過降圧の危険性に注意する。過降圧は，到達血圧のレベルだけでなく，降圧幅や降圧速度，個人の病態によっても異なるので個別に判断する。

（日本高血圧学会高血圧治療ガイドライン作成委員会編：高血圧治療ガイドライン2019. p.53.）

の降圧目標をもとに考慮される（⤵表3-1）。

　　大動脈解離などを発症した場合は，注射薬を使用して早急に血圧を下降させるが，急激な降圧治療は他臓器（脳・腎臓）への血流を低下させるため，意識レベルや尿量の観察が必要である。

　　また，内服の降圧薬でも起立性低血圧をおこすことがある。内服量を調整している際は，日中の血圧変動とともに，離床時に意識消失や転倒がないように注意する。

■自己管理に向けた指導

生活習慣の修正●　高血圧は完治する疾患ではなく，生涯付き合っていく疾患である。そのため，個々の患者に合った血圧目標を維持できるように自己管理をしていくことが大切である（⤵表3-2）。患者が生活習慣を修正し，自己管理できるよう，看護師は支援していく。

血圧測定●　生活習慣の修正とともに，自宅での継続した血圧測定が重要である（⤵図3-3）。自分の血圧の傾向を知り，みずから治療に参加する意識をもてるように支援する。

② 心不全患者の看護

　　心不全では，肺や静脈系にうっ血をきたしている（⤵208ページ）。すべての心臓疾患によっておこりうる終末像でもあるため，看護師はよく理解しておく必要がある。

◯ 表 3-2　生活習慣の修正項目

1. 食塩制限 6 g/日未満
2. 野菜・果物の積極的摂取*
   飽和脂肪酸，コレステロールの摂取を控える
   多価不飽和脂肪酸，低脂肪乳製品の積極的摂取
3. 適正体重の維持：BMI(体重 [kg] ÷身長 [m]²)25 未満
4. 運動療法：軽強度の有酸素運動(動的および静的筋肉負荷運動)を毎日 30 分，または 180 分/週以上行う
5. 節酒：エタノールとして男性 20-30 mL/日以下，女性 10-20 mL/日以下に制限する
6. 禁煙

生活習慣の複合的な修正はより効果的である。

*カリウム制限が必要な腎障害患者では，野菜・果物の積極的摂取は推奨しない。
　肥満や糖尿病患者などエネルギー制限が必要な患者における果物の摂取は 80 kcal/ 日程度にとどめる。

（日本高血圧学会高血圧治療ガイドライン作成委員会編：高血圧治療ガイドライン 2019．p. 64.）

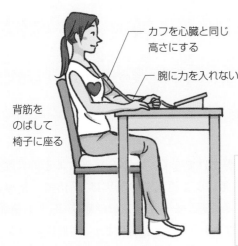

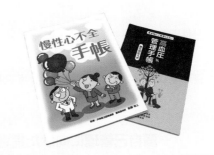

《血圧測定のポイント》
①毎日同じ条件(朝，座った状態)で測定する。
②手首より腕で測定するタイプの血圧計を使用する。
③血圧手帳に記録をつける。
④血圧の記録は，外来受診時に医師に確認してもらう。

カフを心臓と同じ
高さにする

腕に力を入れない

背筋を
のばして
椅子に座る

◯ 図 3-3　血圧測定のポイント

■症状の観察

左心不全●　心拍出量の低下により，易疲労感，全身倦怠感，乏尿・夜間多尿，チェーン-ストークス呼吸などがみられる。また，肺うっ血により，息切れ，咳嗽・喀痰(肺水腫)，呼吸困難，発作性夜間呼吸困難，起座呼吸，喘鳴(心臓喘息)などがあらわれる。

右心不全●　静脈のうっ血により，体重増加，浮腫，全身倦怠感などがあらわれる。腹部諸臓器のうっ血により，食欲不振，吐きけ・嘔吐，腹部膨満感などがみられる。

　自覚症状は，NYHA 心機能分類を用いて評価する(◯ 173 ページ，表 1-1)。自覚症状以外にも，バイタルサインの測定や尿量・顔面蒼白・末梢冷感などから心原性ショックの有無を観察する。

また，以下の項目も観察し，心不全の重症度や治療効果などを評価する。

(1) 胸部 X 線検査：肺うっ血や心拡大，胸水貯留

(2) 肺音：湿性ラ音や連続性ラ音

(3) 血液データ：BNP 値，ジギタリスの血中濃度

(4) 酸素飽和度

(5) 心エコー：左室駆出率

■看護の視点

　心不全は基礎心疾患の新規発症から改善と悪化を繰り返しながら時間が経過していく（◯図3-4）。原因となる病態と重症度の把握を行う。各期によって看護の視点が異なる。

急性期●　急性期は安静保持を説明し，全身状態の観察を行いながら症状の緩和に努める。

慢性期●　慢性期は，再入院を予防するためにも，自己管理ができるように患者や家族に教育を行う。

終末期●　終末期になると，治療抵抗性が生じてくる。今後の治療方針などの意思決定支援を行う。

■自己管理に向けた指導

　心不全の治療では，死亡率の改善だけでなく，心不全増悪による再入院を防ぐことが重要である。心不全増悪による再入院の誘因は，「治療・指導に対するコンプライアンス低下」が半数近くを占め，次に「感染症」「不整脈」が多く，ほかにも，「身体的精神的ストレス」「心筋虚血」「高血圧のコント

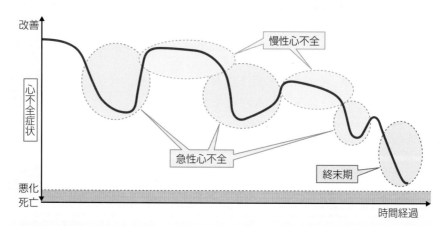

（眞茅みゆき編：心不全ケア教本．メディカル・サイエンス・インターナショナル，2012 による，一部改変）

◯ **図3-4　心不全患者の人生**

ロール不良」があげられている[1]。予防可能な因子が多くを占めるため，次の指導を行う。

①**体重測定**　毎朝，排尿後に測定する。1週間で体重が2kg以上増加した場合は，急性増悪が強く疑われる。

②**浮腫の観察**　足背部や前脛骨部を指でしっかりと5秒間以上押さえたのちに指を離して，皮膚に指のあとが残っているかを観察する。

③**塩分・食事の制限**　重症心不全では，1日3〜5gの厳格な塩分制限を行う。軽症心不全では，厳格な塩分制限は不要であり，1日7g以下程度が推奨されている。高齢者は，塩分制限により食欲低下をきたし，低栄養になる場合があるため，味つけを工夫する。

④**血圧測定**　高血圧症患者の看護を参照のこと（⊕259ページ）。

⑤**内服管理**　内服の自己中断は，心不全増悪の誘因である。自覚症状が改善すると，心不全が完治したと思い，内服を自己中断したり減量したりすることがある。とくに利尿薬はトイレの回数が増加するため，外出時に自己中断・減量する患者が少なくない。薬剤により症状をコントロールしていることを理解してもらい，服薬の必要性を十分に説明する。

またジギタリスは，血中濃度の上昇により，徐脈や食欲不振，消化器症状などがあらわれる。このような状態は**ジギタリス中毒**とよばれ，副作用への注意が必要である。

③ 不整脈のある患者の看護

不整脈治療の目的は，不整脈による突然死を防ぎ，合併症を予防して自覚症状を緩和することである。治療には薬物療法と非薬物療法（アブレーション治療，デバイス治療）がある（⊕216ページ）。デバイスには，ペースメーカや植込み型除細動器（ICD）などがある。

■症状の観察

1分間の脈拍数，リズム，脈の強弱，自覚症状の有無，失神（アダムス-ストークス症候群）の有無，意識レベルの確認を行う。心電図モニタを装着している場合，波形の種類を観察する。

不整脈が出現した場合，バイタルサインの測定とともに，不整脈を誘発した誘因も明らかにする。不整脈により血栓が形成され，血栓が遊離した場合，塞栓症をおこすこともある。とくに脳梗塞では，麻痺の有無も観察する。

1）M. Tsuchihashi et al.: Clinical characteristics and prognosis of hospitalized patients with congestive heart failure: a study in Fukuoka, Japan. *Japanese Circulation Journal*, 64(12): 953-959, 2000

■看護の視点

不整脈は，徐脈性不整脈(洞不全症候群，房室ブロックなど)と頻脈性不整脈(心室頻拍，心室細動，心房粗動，心房細動など)に分けられる。また，緊急を要する不整脈と，経過観察でよい不整脈があるため，心電図波形を読み，ただちに医師へ報告できるようになる必要がある。

不整脈は失神や心停止を引きおこすことがあり，いつでも心肺蘇生法を実践できるように，講習会などで練習をしておく(⊙193ページ，**表1-9**)。

繰り返し不整脈発作を経験した患者は，不安や死の恐怖をいだくことにより，抑うつ傾向となることがある。患者の話を傾聴し，思いを受けとめる。

デバイス治療後には，機械や電池，拍動回数，刺激などの情報が記載された専用の手帳が渡されるため，つねに携帯するように指導する。また，患者・家族に対しては，脈拍の自己測定の必要性や，電磁干渉(⊙266ページ，表3-3)などの日常生活上の注意点を説明し，理解してもらう必要がある。とくに，創部の感染をおこさないようにすることが重要である。

■自己管理に向けた指導

不整脈管理のポイントは，①確実な内服管理，②異常時の早期発見・早期受診，③家族への心肺蘇生法の指導である。

1 確実な内服管理

抗不整脈薬や抗凝固薬は，継続的に飲みつづける必要がある。不整脈発作があらわれなくなると，自己中断してしまう患者もいるが，薬効と副作用を理解してもらい，飲み忘れや過剰与薬がないように説明していく。

ワルファリンを内服中は，納豆などのビタミンKを多く含む食材により作用が低下するため，摂取を制限するように指導する。

2 異常時の早期発見・早期受診

不整脈発作を自覚した場合，失神することもあるため，横になるかその場に座り，安静の保持に努める。患者や家族で自己検脈(脈拍の自己測定)ができるように指導を行う。また，自覚症状がなくても自己検脈で異常を感じた場合は，医療機関に早期受診するように指導する。

3 家族への心肺蘇生法の指導

心室頻拍や心室細動などの致死性不整脈が3~4分持続すると，脳血流が途絶え，脳に不可逆的な変化が生じて死亡することがある。そのため，一刻も早く致死性不整脈をとめる必要がある。万が一の場合に備え，患者のそばにいる家族が心肺蘇生法を習得できるように指導する。

④ ペースメーカ植込み術を受けた患者の看護

刺激伝導系の異常により徐脈性不整脈となり，失神やめまいなどが出現する場合には，ペースメーカ植込み術の適応となる(⊙194ページ)。適応となる

疾患には，アダムス-ストークス症候群を呈する洞不全症候群，モビッツⅡ型房室ブロック，Ⅲ度房室ブロック（完全房室ブロック）がある。

■症状の観察

1分間の脈拍数，リズム，脈の強弱，自覚症状の有無，失神（アダムス-ストークス症候群）の有無，意識レベルの確認を行う。心電図モニタを装着している場合，波形の種類を観察する。

ペーシング不全● ペースメーカが適切にペーシング（刺激）を送っているにもかかわらず，心房あるいは心室が興奮できない状態のことを**ペーシング不全**とよぶ。観察時にはとくに注意する。

センシング不全● ペースメーカのセンサーの異常を**センシング不全**とよび，おもに以下のものがある。

①**オーバーセンシング** 体外からの電磁波や筋電位などを自己脈と感知することによりペーシング（刺激）を抑制すること。

②**アンダーセンシング** 自己脈があるにもかかわらず，それを感知できずに不適切なタイミングでペーシング（刺激）を行うこと。スパイク波がT波に重なると（スパイク on T），心室細動を誘発する場合もある。

■ペースメーカの種類と看護

ペースメーカ治療には，一時的ペースメーカと，恒久的ペースメーカがある。

①**一時的ペースメーカ** 経皮的パッチ電極によるペーシング・経静脈的ペーシングである。心停止や，極度の徐脈などの緊急時に使用される。リード線の位置のずれにより，ペーシング不全や心室細動をおこすことがあるため，確実な固定を行うとともに，活動制限が必要となる場合もある。

②**恒久的ペースメーカ** 体内にペースメーカを留置する。植え込み直後は，リード線が安定するまで，医師の指示により挿入側の上肢の挙上制限を行う。また，創部の腫脹や感染徴候がないか注意する。

■自己管理に向けた指導

日常生活を送るうえで，次の項目を指導する必要がある。

①**ペースメーカ手帳の携帯** 植え込み後には，ペースメーカ手帳が渡される。機械の機能や種類，電池，拍動回数，刺激などに関するさまざまな情報が記載されているため，つねに携帯する。とくに他科を受診する場合は，医師に提示する。

②**自己検脈** 電池消耗や電磁干渉により誤作動をおこす可能性があるため，毎日脈拍を測定し，設定通りに作動しているか確認するように指導する。

③**植え込み部位の観察** 挿入部の感染徴候の有無や電池（ジェネレータ）の

○ 表3-3　電磁干渉のある電気製品

家庭，車両，生活その他	一般的に影響がない，影響が少ない	冷蔵庫，電子レンジ，掃除機，電気毛布，こたつ，ホットカーペット，パソコン，テレビ，家庭用コードレス電話
	一般的に注意が必要なもの	IH調理器，炊飯器，携帯電話，盗難防止装置(EAS)，配電盤，分電盤，自動車のエンジン，自動車のスマートキーシステム
	影響があるもの	全自動麻雀卓，金属探知機，体脂肪計，マッサージチェア，アマチュア無線，電気風呂，各種溶接機，発電，変電施設内
医療機器	一般的に影響がない，影響が少ない	超音波診断装置，X線，心電計，血圧計
	影響があるもの	MR，放射線治療器，CT装置，体外式除細動器，電気メス，低周波治療器

露出がないように日々観察し，異常時は早期受診するように指導する。とくに車のシートベルトは，ペースメーカ挿入部への圧迫や摩擦により電池（ジェネレータ）が露出し，感染をおこす原因となるため，タオルなどをはさむように指導する。

④**電磁干渉**　患者が日常生活で遭遇するものを確認し，指導を行う（○表3-3）。強力な磁場が発生することにより，ペースメーカの誤作動やリード線のずれなどがおこる危険性があるため，ペースメーカ植込み患者のMRI撮影は原則禁忌である。最近は，条件付きMRI対応ペースメーカが開発され，使用されはじめている。

⑤**外来受診の継続**　恒久的ペースメーカは設定などにより異なるが，およそ5〜10年で電池交換が必要となる。そのため，外来受診時に電池消耗の有無を確認する。

⑥**身体障害者手帳の申請（任意）**　ペースメーカを挿入すると，居住地域の福祉事務所で身体障害者手帳の申請を行うことができる。以前は，ペースメーカを挿入すると身体障害者1級の認定がされていたが，2014（平成26）年より制度が改定されたため，ペースメーカへの依存度や日常生活上の活動の程度に応じて1級，3級，4級のいずれかが認定されるようになった。

⑤ 虚血性心疾患患者の看護

虚血性心疾患は，心筋の虚血により引きおこされる疾患群である。安定狭心症と急性冠症候群（心筋梗塞・不安定狭心症）に大きく分けられる。とくに急性冠症候群は突然死の原因として最も多く，病院到着前に死亡する場合も少なくない。

■症状の観察

虚血性心疾患は，動脈硬化によって冠状動脈に粥腫（プラーク）ができ，そのプラークが不安定化して破綻したり，冠状動脈内に血栓が形成されたり

することにより発症する。冠状動脈の 狭 窄や閉塞がおこると，心筋への血
流が途絶えるため心筋虚血や壊死をおこし，重 篤なダメージが引きおこさ
れる。

　胸痛や動悸，胸部絞扼感などの胸部症状は，虚血性心疾患の代表的な症状
である。発作部位(放散痛の有無)，持続時間，強度(10 段階で評価)，胸部
症状を誘発した要因を明らかにする。同時にバイタルサインの測定や 12 誘
導心電図を測定し，ST 変化の有無を確認し，緊急度や重症度を判断してい
く。また，意識レベルの確認や，吐きけ・嘔吐，冷汗なども観察する。

　自覚症状の訴えは，患者によってさまざまであり，ていねいに聴取する必
要がある。とくに高齢者や糖尿病患者の場合，無症候性の場合もあり，注意
が必要である。

■看護の視点

　患者の訴えにより虚血性心疾患が疑われた場合，安静を保持し，12 誘導
心電図とバイタルサインの測定を行い，ただちに医師に報告する。電極は正
確に装着し，ST 変化から冠状動脈の虚血・閉塞部位の判断を行う。

　また，医師の指示のもと，ニトログリセリンの舌下 錠やスプレーを使用
する。ニトログリセリンは，冠状動脈を拡張するため，狭心発作には有効で
ある。2～3 分で効果があらわれなければ，急性冠症候群の可能性が高い。
医師の指示に従い再度使用する。それでも効果がない場合は，酸素投与，モ
ルヒネによる疼痛管理，アスピリンの投与などが行われる[1]。緊急カテーテ
ル治療を行うことも想定する。

　患者は，胸痛発作により苦痛や不安をいだくため，症状の緩和とともに，
看護師はそばに付き添い，気持ちを落ち着かせることも重要である。また，
症状によっては，心臓への負担を減らすために，医師の指示により，床上安
静や禁食となることがある。

■自己管理に向けた指導

　虚血性心疾患は，内服治療や経皮的冠状動脈形成術を行っても再狭窄をお
こすことも少なくない。冠状動脈狭窄の原因となる動脈硬化の原因は，高血
圧，喫煙，脂質異常症，糖尿病，肥満などの冠危険因子である。生活習慣を
見直すことで再発を予防することができるため，食事内容の見直しや心臓リ
ハビリテーションによる運動量の増加，内服の継続，怒責による血圧上昇を
防ぐための排便コントロールなど，心臓に負担をかけない生活を患者みずか
らが行うことができるように支援する。

1)　虚血性心疾患への応急処置は，①モルヒネ morphine による疼痛管理，②酸素 oxgen 投与
　　(SpO_2>90% 以上)，③硝酸薬 nitrate 投与，④アスピリン aspirin 投与が中心に行われる。そ
　　れぞれの頭文字をとって，「MONA(モナー)」とよばれることもある。

　健康診断の心電図所見により虚血性心疾患が発見された場合でも，自覚症状が乏しいため，生活習慣を見直す動機づけにいたらないこともある。患者本人だけでなく，家族を含めた教育的かかわりが必要になってくる。

F 手術を受ける患者の看護

1 心臓の手術を受ける患者の看護

　心臓の手術を受ける患者は，疾患により心機能が低下しているうえに，手術そのものや手術時の人工心肺装置などの影響から，循環動態が変動しやすい。そのため，疾患の特徴や重症度，術式，術後の一般的な経過と合併症などを理解しておく。

1 手術前の看護

1 術前オリエンテーション

　心臓の機能は手術中の血行動態の変化に大きく影響する。また，心臓の手術は生命の危機に直結しやすく，患者は手術に対して強い不安やストレスをいだくことが多く，このことは術後の回復にも影響する。術前に手術についての正しい認識をもち，術後の経過を知ることで，回復に対する肯定的なイメージがもてるよう，患者と家族に対して術前オリエンテーションを行う。

　術前オリエンテーションは患者の精神状態や理解の程度に合わせて，わかりやすい言葉を使い行う。

(1) 術後には集中治療室(ICU)や術後回復室に入室することや，生体情報モニタ類の装着やドレーン類の挿入などの入室時の状態について，イラストなどを用いてイメージ化をはかる。

(2) 術後は創部痛が生じ，またドレーン類が挿入されているため，胸式呼吸は抑制される。腹式呼吸で換気ができるよう，インセンティブスパイロメトリを使用して吸息を長く持続させるなど，術前の呼吸訓練を行う。

(3) 術後合併症で最も多いのは，気道分泌物の貯留による無気肺や肺炎である。痰の喀出の必要性を説明する。十分に深呼吸をしたあとに口をすぼめて強い咳をして痰を喀出するよう指導する。喫煙者はリスクが高いため，気道浄化と呼吸機能改善のために，手術日の決定と同時に禁煙をさせる。

(4) 手術後は循環動態が安定するまでは体位変換を行わない。術後は，生体情報モニタ類，各種ドレーン，輸液ラインなどが装着され，また，鎮静薬も投与されていることから，動きが制限されることを伝える。肺合併症や褥瘡を予防するために，看護師が体位変換を行うことを説明する。

②患者情報と検査データの確認

心臓の手術は合併症発生のリスクが高い。術前に生じている症状，既往歴，内服中の薬剤や休薬中の薬剤，心臓機能・肺機能や血液検査データなどを確認し，患者のもつ危険因子を把握しておく。

③術前全身状態の観察

バイタルサイン，循環状態(不整脈，徐脈，頻脈，動悸，息切れ，チアノーゼ，浮腫，尿量，安静時心電図)，呼吸状態(呼吸のリズム，呼吸困難，喘鳴の有無)，疼痛，腹部膨満，吐きけ・嘔吐，排便状況，栄養状態などを確認し，手術に耐えられる全身状態であるかを観察する。

④身体の調整

長い経過をたどり，貧血，心不全，肺機能・腎機能・肝機能障害などがある場合は，術後の予後に影響を及ぼす。手術までにそれらを治療し，手術に耐えられるように身体を調整する。

(1) 運動により症状があらわれる患者は十分に安静を保つように指導する。

(2) チアノーゼがある患者は安静を保ち，医師の指示により酸素療法を行う。

⑤精神的援助

患者の表情や言動，睡眠状態，食欲などを観察し，患者や家族が感じている不安の強さやその内容を把握し，軽減・緩和できるよう援助する。医師よりどのように説明され，どう受けとめているか，手術に対する期待や不安，現在の症状や苦痛に感じていることはあるかなど，患者が表現できるよう励まし，患者の思いを傾聴する。

⑥血液の準備

人工心肺を使用する手術では多くの輸血が必要となる。手術が決定したら，医師が患者・家族に輸血の必要性と副作用について説明し，同意を得る。貧血などがない患者の場合は，手術前に患者自身の血液を採取し，手術時に使用する自己血輸血を準備しておく。

⑦同意書類の確認

手術に必要な同意書(手術内容と合併症，輸血・血液製剤の使用，中心静脈カテーテル挿入，術中・術後の身体抑制など)について，日付や患者署名などの必要事項が記載され，不足がないことを確認し，手術室に持参する準備をする。

❷ 手術後の看護

■病室の準備

手術後は，ショックや出血，心停止，呼吸障害などに対して細心の観察と管理が必要である。生体情報モニタ，人工呼吸器，低圧持続吸引器，輸液ポンプ類，気道吸引器具，酸素吸入器具，血圧計，酸素モニタ，電子体温計，尿量測定器具，救急セットなどを準備し，患者の入室に備える。

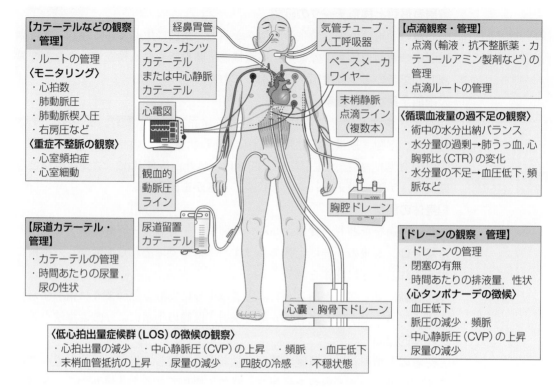

【カテーテルなどの観察・管理】
・ルートの管理
〈モニタリング〉
・心拍数
・肺動脈圧
・肺動脈楔入圧
・右房圧など
〈重症不整脈の観察〉
・心室頻拍症
・心室細動

経鼻胃管
スワン-ガンツカテーテルまたは中心静脈カテーテル
心電図
観血的動脈圧ライン

気管チューブ・人工呼吸器
ペースメーカワイヤー
末梢静脈点滴ライン（複数本）

【点滴観察・管理】
・点滴（輸液・抗不整脈薬・カテコールアミン製剤など）の管理
・点滴ルートの管理

〈循環血液量の過不足の観察〉
・術中の水分出納バランス
・水分量の過剰→肺うっ血，心胸郭比（CTR）の変化
・水分量の不足→血圧低下，頻脈など

胸腔ドレーン

【尿道カテーテル・管理】
・カテーテルの管理
・時間あたりの尿量，尿の性状

尿道留置カテーテル

心嚢・胸骨下ドレーン

【ドレーンの観察・管理】
・ドレーンの管理
・閉塞の有無
・時間あたりの排液量，性状
〈心タンポナーデの徴候〉
・血圧低下
・脈圧の減少・頻脈
・中心静脈圧（CVP）の上昇
・尿量の減少

〈低心拍出量症候群（LOS）の徴候の観察〉
・心拍出量の減少　・中心静脈圧（CVP）の上昇　　・頻脈　　・血圧低下
・末梢血管抵抗の上昇　・尿量の減少　　・四肢の冷感　　・不穏状態

図 3-5　開心術直後（胸骨正中切開）の患者の状態と観察・管理のポイント

■帰室直後の看護

　心臓手術を受けた患者は，鎮静薬を使用し，気管挿管した状態で搬送される。呼吸状態，気道分泌物の有無を確認し，すみやかに人工呼吸器に接続する。心電図やスワン-ガンツカテーテルなどの生体情報モニタの装着，心囊^{のう}・胸腔ドレーン，尿道留置カテーテル，胃管類の排液状況の確認と接続，ルート類の固定などを行う（◯図 3-5）。

■術後モニタリング

　術後は，患者の生体反応の変化の推移を継続的かつ詳細に観察する必要がある。患者の全身状態を詳細に記録し，状態の経時的な変化を把握する。

■1 意識レベル，神経反射

　意識レベルや神経反射を経時的に観察する。人工心肺による体外循環を行った手術では，血栓や空気塞栓が発生する危険性がある。脳に塞栓がおこると麻痺^{ま ひ}や意識障害がみられ，広範囲に脳梗塞をおこすと意識回復が困難となり，ときに生命の危機に陥る。末梢血管の塞栓では，皮膚の冷感や皮膚色の変化，しびれや麻痺などがみられる。呼吸機能の回復がわるいと，脳への酸素供給が不足して意識がはっきりしないことがある。

　鎮静薬使用時も含め，手術終了と現在の場所などを伝えながら，呼名や指

示，痛みの刺激に対する反応を観察し，評価する。

2 循環動態

　術直後には，術前・術中の影響に加え，血管外への水分移行により有効循環血液量が不足する。その一方で，代謝の亢進に伴う組織の酸素消費量の増大により，必要循環血液量は増加する。十分な酸素運搬機能が保持されない場合には急性循環不全に陥る危険性があり，血圧低下，頻脈・徐脈・不整脈，全身の虚脱，チアノーゼ，冷汗，皮膚温の低下，時間尿の減少などの症状が出現する。そのため，体温，血圧の変動，心機能の変動，不整脈・徐脈・頻脈，チアノーゼ，時間尿量，ドレーン排液などを観察・記録し，異常時はすみやかに医師に報告する。

水分出納● 　体内の水分出納バランスをモニタリングし，体内水分の過剰や不足を把握
バランス 　する。中心静脈圧（CVP），スワン-ガンツカテーテルによる心拍出量（CO）と肺動脈楔入圧（PAWP）の測定により，右心系機能の把握や心不全の診断が可能となる。中心静脈圧が 5 cmH_2O 以下では，脱水，輸液量の不足，出血などによる循環血液量の減少が疑われる。12 cmH_2O 以上では，過剰輸液や過剰輸血による循環血液量の増加，右心不全が疑われる。

輸液● 　循環血液量の不足や電解質の不足を補うために，輸液が行われる。輸液の量や内容は，水分出納バランス，心機能，電解質の測定結果によって変更される。心臓の負担を軽くし，心拍出量を増やす目的で，強心薬（ジギタリス製剤）や昇圧薬を使用する場合がある。これらの薬剤は微量で使用するため，医師の指示内容と薬剤の現物を 2 者以上で確認し，自動輸液ポンプで正確な量を注入する。

3 呼吸

　全身麻酔下での術後の患者は，気道の確保と低酸素血症の予防のために気管チューブが留置され，人工呼吸器を装着して補助呼吸となる。術直後は鎮静薬や疼痛の影響などにより，気道狭窄・閉塞や換気障害がおこる危険性があり，循環動態にも影響を及ぼすことがある。

　呼吸数，肺音（呼吸音，副雑音の有無），胸郭の広がり，経皮的動脈血酸素飽和度（SpO_2），痰の貯留の程度と喀出状況，低酸素血症の症状（頻脈・不整脈，頻呼吸・呼吸困難，チアノーゼ，血圧変動，情動不安，意識レベルの低下）などを観察する。

4 腎機能

　人工心肺を用いた手術は，腎血流や腎組織に影響を及ぼし，腎臓機能を障害する。余分な水分が体内に貯留するため，利尿薬により尿の排出を促す。手術中から尿道留置カテーテルが挿入されているため，時間ごとの排尿量を測定し，腎機能の回復状況を確認する。水分出納バランスを確認して記録するとともに，血清カリウム値，血清クレアチニン値，尿浸透圧を把握する。

■疼痛管理

手術後の疼痛は，呼吸抑制や交感神経の緊張による血圧上昇と末梢血管の収縮，筋肉の反射性攣縮，消化器運動の低下，免疫機能の低下，不安，不眠などのさまざまな生体反応を引きおこし，患者の苦痛を増大させる。頻脈，血圧上昇，浅速呼吸，筋緊張，発汗，体動，苦悶様表情などの症状の有無を観察する。疼痛スケールなどを用いるとよい。

医師の指示により鎮痛薬を使用して効果の程度を観察するとともに，安楽な体位や痛みの少ないからだの動かし方の工夫，清潔の保持や環境整備による不快感の緩和，患者への声かけなどを行う。

■呼吸器合併症の予防と酸素療法

ウィーニング●　人工呼吸器からの離脱(ウィーニング)は，循環動態や呼吸機能の安定を確認しながら行われる(◎67ページ)。自発呼吸の状態で動脈血ガスを測定し，換気量が十分と判断されると人工呼吸器を外して，ベンチュリーマスクや鼻腔カニューレによる酸素療法に切りかえ，徐々に中止する。酸素療法の酸素濃度は医師が出した指示に従って調節する。

気道内分泌物の●
除去　　　気管チューブ挿入時には聴診器で気道内分泌物貯留の有無を確認し，必要に応じて気管内および口腔内吸引を行う。気管内チューブ抜去後は，超音波ネブライザによる加湿や体位変換，スクイージングなどにより，気道内分泌物を誘導して喀出しやすくする。咳を促して痰を喀出する際は，看護師が両手掌で創部や胸郭をしっかり押さえたり，患者に枕を抱きかかえてもらったりすると，患者の苦痛は軽減される。

腹式呼吸●　換気量の増大をはかるため，腹式呼吸を行い効果的な深呼吸を促す。また胸部X線検査や呼吸状態の変化を把握し，無気肺，胸水貯留，肺水腫，肺炎などの呼吸器合併症の予防と早期発見に努める。

■ドレーン管理

心嚢ドレーンは，心嚢内に出血や凝固塊が貯留することでおこる心タンポナーデの予防などのために挿入される。胸骨下ドレーンや胸腔ドレーンは，胸腔内に貯留した空気や体液(滲出液，血液，膿など)を持続的に体外に排出させるために挿入される。各ドレーンはそれぞれ低圧持続吸引器に接続し，排液の性状や量，排液状況を観察する。ドレーンの閉塞は心タンポナーデの原因となるため，ミルキングローラーなどを使って排液を促し，チューブの圧迫や屈曲，閉塞により排液が妨げられないように注意する。

■保温と体温調節

末梢循環を改善させるために電気毛布などで保温をはかる。発熱が持続すると体力を消耗して心臓に負担をかけるため，腋窩や鼠径部，背部に氷枕を

あてて冷却したり，解熱薬を使用したりして，解熱をはかる。

■手術後の体位

心臓に負担をかけないように仰臥位による安静を保つが，バイタルサインに変動がなく安定していれば，看護師による体位変換を開始する。体位変換は腰背部痛を軽減し，また痰の喀出を容易にするなど呼吸器合併症の予防にも効果がある。ファウラー位は呼吸がしやすく安楽な体位である。経過が順調であれば，端座位，起立，歩行と徐々に活動範囲を拡大する。

③ 術後合併症の看護

■低心拍出量症候群(LOS)

手術直後の心機能障害などによる心拍出量の減少によって循環動態が不安定になると，頻脈，急激な血圧低下，低酸素血症などを呈し，低心拍出量症候群(LOS)となる。左房内圧や中心静脈圧をモニタリングしながら輸液の増量，輸血，冠血管拡張薬の投与などが行われる。水分出納バランスの管理，ショック状態への移行を防ぐための状態の詳細な観察，心臓への負担を軽減するための安静や安楽な体位の維持，酸素投与などを行う。薬物治療による効果がみられない場合には，大動脈内バルーンパンピング(IABP)や経皮的心肺補助装置(PCPS)を使用する(◯197ページ)。その際は補助循環装置の使用による合併症の有無にも注目する。

■心タンポナーデ

心膜腔に血液や滲出液が多量に貯留すると，心臓が圧迫されることにより，急激な血圧低下，頻脈，呼吸困難，チアノーゼなどの症状があらわれ，やがて心停止をきたす。心タンポナーデは手術から24〜48時間が経過したころにおこりやすい。心嚢ドレーンの閉塞も誘因となる。排液状況を観察し，定期的にミルキングを行い，閉塞予防に努める。

心タンポナーデをきたした場合は，心膜腔穿刺や再開胸止血術によって，心膜腔に貯留した血液を排除する必要がある。

■心不全

心拍出量低下により全身の体組織の代謝に見合うだけの十分な血液供給ができない状態となり，肺うっ血による呼吸困難，四肢・顔面の浮腫，尿量減少，中心静脈圧の上昇，体重増加などの症状があらわれる。安静の保持，酸素療法，医師の指示による強心薬や利尿薬の使用を行う。塩分を制限した食事提供などにより，静脈還流量を減少させる。また，ファウラー位にして肺拡張を促すなどにより，苦痛を緩和する。

■重症不整脈

さまざまな原因でおこる可能性があるため，生体反応モニタを頻回に監視し，早期発見に努める。重症不整脈には，薬物投与のほか，除細動や心房

ペーシングが行われることがあるため，使用する薬剤や医療器具を事前に準備しておく。

5 無気肺・肺水腫・肺炎

全身麻酔による気管チューブ挿入患者におこりやすい。循環動態を確認しながら定期的に体位変換や加湿を行い，必要時には気管内および口腔内吸引を行う。気管内チューブ抜管後の患者には腹式深呼吸と痰の喀出を促す。

6 感染

術後は手術創の形成過程であり，また気管チューブ・尿道留置カテーテル・各種ドレーン類・輸液ラインが挿入されており，さらに術後の免疫能の低下も加わり，細菌感染をおこしやすい状況となっている。患者への処置は清潔操作を徹底し，膿性粘稠痰の増加はないか，皮膚の発赤・腫脹・熱感・排膿はないか，創部やドレーン類挿入部からの出血の有無などを頻回に観察する。発熱の持続や感染徴候を発見した場合には，血液・痰・尿・創部などの検体を用いて培養を行い，原因菌を確認して効果のある抗菌薬を使用する。

人工弁や人工血管などの人工医療材料を使用する手術では，感染症をおこすこともあり，敗血症に移行すると難治化する場合がある。

7 せん妄，不安の緩和

術後疼痛や気管チューブの不快感，言葉で意思が伝えられないもどかしさ，モニタ類やドレーン類が装着されていることによる拘束感・緊張感・恐怖感などにより，患者は大きなストレスや不安を感じることがある。ストレスや不安が過度になると，睡眠障害や抑うつ状態，せん妄状態となることがある。評価ツールを使用してせん妄の評価を行うとともに，患者の安全・安楽を保証し，苦痛が緩和できるよう，環境整備や精神的援助に努める。苦痛の程度が強い場合は，医師の指示による鎮痛・鎮静薬の使用を検討する。

せん妄は，交感神経を緊張させ，血圧の上昇や末梢血管の収縮を引きおこし，心臓への負担が増強する。呼吸の抑制もきたす。せん妄状態での行動は，ルート抜去などの生命の危険に直結する可能性があるため，安全が保証できない場合は，せん妄の症状と身体抑制時の注意点を理解したうえで，抑制器具を用いた身体抑制も検討する。

4 術後の基本生活の援助

1 術後心臓リハビリテーション

術後の心臓リハビリテーションは，社会復帰に向けて早期から取り組むことが推奨されている(➡280ページ)。術後1週目からの急性期の心臓リハビリテーションは，安全かつ感染の増悪や死亡率を増加させることなく行うことが可能で，バイパスの開存率を改善させるとされている。循環動態が安定し，術後合併症や炎症所見がなく，順調な経過をたどっている患者が急性期心臓

リハビリテーションを行うことにより，冠状動脈の血流が改善され，運動耐容能が高まる。患者から回復を実感する声が聞かれることも多い。

　心臓リハビリテーションは，入院中の急性期にのみ行うものではない。発症 2～3 か月の回復期には，身体運動能力と心理状態の回復に伴い，より高い質の社会復帰を目標として行われる。さらにそれ以降の維持期にわたり，生涯を通じて心臓リハビリテーションを行うことの必要性を患者に説明し，励ます。退院後は外来通院時などに患者の状況を把握し，継続的な患者教育や運動指導を行うことで，患者の不安の軽減や再発防止につなげる。このことは，地域連携の足がかりにもなる。

２食事

　手術が消化器に与える影響は少ないため，気管チューブを抜去したあとは，腸の蠕動運動を確認し，吐きけや嚥下障害がなければ，医師の指示により経口摂取を開始する。食事は流動食から普通食へと進め，通常は減塩食が用意される。

３清潔

　気管チューブ挿入時でも，口腔内細菌の繁殖による肺炎を防止するために，歯みがきや口腔内分泌物の除去などの口腔ケアを行う。

　手術後は代謝機能が亢進されるため，発汗の多い部位や陰部・殿部は清拭・洗浄を行って，皮膚状態の清潔保持と感染予防に努める。

４健康教育

　心臓手術後の患者には，肥満・家族性高血圧などの遺伝・家族歴による因子，喫煙・食習慣・ストレスなどのライフスタイルによる因子，糖尿病や脂質異常症などの既往疾患因子といった危険因子を是正するための健康教育が必要である。これらの多くは生活習慣と大きくかかわっていることから，生活習慣の改善を目的とした健康教育が必要となる。

　健康教育は，塩分制限などの食事制限，発作出現時の対処方法，便秘予防と排泄時の注意点，入浴方法，内服薬管理，運動時の注意点，性生活など多岐にわたるため，看護師は知識の習得と同時に，理学療法士・薬剤師・栄養士などの多職種との連携・調整が必要である。またこれらの教育は，看護師が精神的な援助を行いつつ，家族の協力を得ることで，より効果が上がる。

２ 冠状動脈バイパス術（CABG）を受ける患者の看護

　冠状動脈バイパス術（CABG）は，薬物治療や冠状動脈形成術で改善がみられない重度の狭心症や心筋梗塞に対して行われる（◎ 197 ページ）。

１ 手術前の看護

１異常の発見・症状のアセスメント

　虚血性心疾患の発作は，動脈硬化や血管攣縮による血管狭窄により，心

筋への酸素供給量が減少するためにおこる。

発作時は息苦しさを感じることが多い。同時に胸の奥が痛い，胸が締めつけられる・押さえつけられる，胸が焼けつくといったような感じが出現する。胸部の症状としてあらわれることが多いが，心窩部（しんか）や背中の痛み，のどの痛み，歯が浮くような感じ，左肩から腕にかけてのしびれ・痛みといった放散痛として感じることもある。痛みの程度は，冷汗を伴う強いものから，違和感程度の軽いものまである。糖尿病合併患者は，病変の重症度に比べて症状を軽く感じることが多いため，注意する。息苦しさや胸部症状のほかに，チアノーゼや四肢末梢の冷感，冷汗が出現することがある。

心筋梗塞や狭心症では，慢性的な心筋の血流不足により心電図に変化がみられる。患者には心電図モニタを装着し，波形の変化に注意をする。

異常の早期発見のために，バイタルサインの測定や全身状態の観察を頻回に行う。発作時は血圧上昇をみとめることが多く，抗狭心症薬の影響でも変動するため，血圧の経時的な観察は重要である。また発作により心機能が低下して心不全を合併している場合は，肺うっ血によるガス交換障害や胸水貯留による頻呼吸，呼吸困難，喘鳴などが症状としてあらわれる。

２安静の保持

労作時の心筋虚血による発作の出現を防ぐため，患者の病態に合わせた安静が必要である。患者の身のまわりの環境を整える。

３薬剤管理

虚血性疾患の治療には，硝酸薬，β遮断薬，カルシウム拮抗薬，アスピリンがおもに用いられる。多種の薬剤が微量で調整されているため，確実で効果的な輸液と内服管理を行うことが必要である。

持続点滴は定期的に滴下数と残量を確認する。また輸液ルートに閉塞や漏出などのトラブルがないかを確認する。内服薬は配合禁忌の薬剤に注意し，内服が確実に行えているか確認する。薬剤投与時は副作用の出現に注意する。

４排便状態の観察

環境の変化，精神的不安，安静により便秘になりやすいため，排便状況の観察が必要である。努責時に胸痛が出現する可能性があるため，必要時は緩下薬を使用し，便秘を予防する。

５精神的援助

疾患や手術に対する不安，治療や処置に対する拘束感，安静をしいられることなどにより不安やストレスを感じる患者が多い。落ち着いて過ごせる静かな環境をつくり，不安をやわらげられるような声かけや傾聴を行う。

２ 手術後の看護

１合併症の予防，早期発見と早期対応

循環動態の変化は，各臓器への血流障害を生じ，機能低下によるさまざま

な症状を引きおこす。心筋梗塞，不整脈，心タンポナーデ，心不全などの心臓合併症の徴候をとらえるために，バイタルサインの変化(血圧，脈拍・脈圧，呼吸数，発熱の有無)，心電図の変化(不整脈の有無，波形の変化)，血行動態の変化(中心静脈圧，心拍出量，心係数，肺動脈楔入圧など)，水分出納バランス，四肢末梢の循環不全徴候の有無(冷感，チアノーゼ，血管収縮など)，浮腫，冷汗の有無，意識レベルなど，全身をくまなく観察する。

　人工呼吸器管理は意識レベル，循環動態，出血などと密接に関連している。呼吸器設定の確認のみならず，体位調整と鎮静に努め，気道内分泌物を吸引して気道浄化をはかる。呼吸状態と呼吸パターンも観察し，無気肺や肺炎などの呼吸器合併症を予防する。また気管チューブ抜管時には嗄声(させい)や水分摂取時のむせ込みにも注意する。

　100 mL/時以上の出血が持続する場合は，再開胸止血術の適応となる場合がある。心囊・胸骨下・胸腔ドレーンからの排液量と性状は頻回に確認する。

❷手術後の安静と術後リハビリテーション

　手術直後はベッド上安静である。循環動態の安定にともない，医師の指示後，リハビリテーションプログラムに基づいて慎重に ADL を拡大させていく。離床・運動の前後にはバイタルサインを確認し，循環動態と呼吸状態の変化に注意する。運動時に胸部症状，血圧変動，心電図変化，息苦しさ，経皮的動脈血酸素飽和度(SpO_2)の低下が出現した場合は運動を中止し，安静にする。

　ドレーン類が抜去されたのち，医師の指示によりシャワー浴を行い，創部の清潔を保つ。

❸退院に向けた内服・食事の管理・指導

　冠状動脈バイパス術は対症療法であり，術後も冠状動脈全体の動脈硬化は残っている。薬物治療や食事・水分管理，運動などを継続する必要がある。術前にあった胸痛や息切れなどの症状は，術後に消失することが多いことから，患者のなかには説明を受けていても，完全に治ったと錯覚(さっかく)してしまうことがある。術後合併症の注意と対処方法を指導する。内服や食事に関しては患者の理解度を確認し，家族の協力を得られるよう，薬剤師や管理栄養士などの多職種とともに指導する。

❸　動脈瘤患者の看護

　動脈瘤は徐々に拡大していくため，初期段階では自覚症状はほとんどない(237 ページ)。しかし，動脈瘤が破裂(はれつ)すると激しい痛みを伴うだけでなく，治療が非常に困難で死にいたる場合がある。

① 手術前の看護

1 異常の早期発見・症状のアセスメント

　異常な拍動や胸部および腹部の激痛に注意する。動脈瘤が拡大していくと，周囲の臓器や神経の圧迫症状がみとめられる。胸部大動脈では，気管の圧迫による呼吸困難と咳が出現し，食道を圧迫すると食べ物を飲み込むときに痛みを感じて飲み込みづらくなる。反回神経が圧迫されると嗄声などの症状があらわれる。腹部大動脈瘤では，腹部膨満や脊髄神経の圧迫による背部痛，腰痛などの症状があらわれる。

2 動脈瘤の拡大・破裂の予防

　動脈瘤は血圧の上昇により血管に負荷がかかり拡大・破裂の危険がある。降圧薬やアスピリンなどの抗凝固薬を使用して血圧のコントロールをはかる。便秘，咳，努責，重いものの運搬，急激な温度変化など，血圧を上昇させる条件を可能な限り避ける。また，転倒や打撲などの外部からの圧迫や衝撃を避け，危険を除去する。

3 精神面の配慮

　安静保持によるストレスを軽減させるため，患者周囲の環境を整備する。自覚症状のない患者も多いため，手術適応になった場合は，手術についての説明と生活上の注意点を十分に説明する。

② 手術後の看護

　動脈瘤を切除する人工血管置換術や，カテーテルを挿入して人工血管を患部に装着するステントグラフト術が行われる。胸部大動脈瘤の手術後は「心臓の手術を受ける患者の看護」（◎268ページ）に，腹部大動脈瘤の手術後は「開腹手術を受ける患者の看護」（◎397ページ）に準ずる。

1 血圧コントロールと出血の観察

　人工血管置換術では，吻合部や人工血管の網目から一時的に血液が漏出する。また，血栓形成の予防に抗凝固薬を服用するため，出血傾向が強くなるので注意する。

2 血栓の予防と血流確認

　血管吻合や人工血管を使用した場合は血栓ができやすい。血栓ができた場合，血栓が遊離して血流によって末梢血管，脳，肺などに達し，血管塞栓をおこす危険性がある。安静を保ち，抗凝固薬を使用して予防に努める。

　また，血流不良により，心筋虚血，腸管虚血，腎虚血，腎不全，下肢虚血が引きおこされる危険性がある。胸部下行動脈瘤置換術の場合は左開胸を行うため，肺合併症や左反回神経麻痺，脊髄虚血，下半身麻痺にも注意する。

　意識レベル，胸痛，息苦しさ，四肢末梢動脈の血流確認および血圧測定，四肢の皮膚の色，冷感・しびれなどの確認を行う。

❸全身状態の観察

手術中に一時的に血流を遮断した場合は，尿量の減少や，下肢の知覚異常や麻痺などの症状がおこる危険性があるため，継続して観察をする。

④ 静脈瘤患者の看護

静脈瘤は，下肢の静脈に血液が貯留，うっ滞して，表在静脈の弁機能不全により異常に拡張，屈曲，蛇行（だこう）している状態である（● 241ページ）。悪化により血栓性静脈炎へ移行したり，潰瘍を形成した瘤が破れて二次感染をきたす危険性もある。手術は皮下静脈の抜去手術（ストリッピング術）や硬化療法，静脈を結紮する高位結紮術がある。

① 手術前の看護

❶下肢の観察

下肢には浮腫がみられ，下肢の重圧感，倦怠感，歩行時の疼痛，瘙痒感（そうよう），湿疹などの自覚症状がある。静脈瘤が進行すると静脈瘤周囲の変色，毛細血管の炎症がおこり，血栓性静脈炎に移行する。

❷静脈血うっ滞の除去

静脈血のうっ滞をおこさないよう静脈血の還流を促進させる必要がある。

長時間の歩行や起立を避け，臥床時は下肢を高くして静脈血のうっ滞を防ぐ。枕などを用いて下肢を挙上する場合は，膝窩動脈（しっか）を圧迫して二次的な合併症をおこさないように注意する。腹部を締めつける着衣やコルセットなどの着用は避ける。起立や歩行時は，弾性ストッキング（● 151ページ，図 3-6）や弾性包帯を使用し，適度な圧迫によって表在静脈の血液が深部静脈に流れるようにする。

② 手術後の看護

❶観察

合併症予防のため，出血，浮腫，神経損傷，塞栓症状（呼吸困難，胸痛，呼吸促迫），下肢の腫脹，皮膚の色，しびれの有無に注意する。

❷創部の処置

術前より皮膚の低栄養状態をきたしている場合や，炎症部位の皮膚切開の場合は，創治癒の遅延や感染をおこしやすい。体動によるガーゼ除去や，排尿時のガーゼ汚染に注意する。

❸うっ血の予防

手術後は下肢全体の組織損傷が多く，リンパ液の還流が障害されてうっ血をきたしやすい。患肢は弾性ストッキングや弾性包帯を用いて，足先から鼠径部（そ）（けい）に向かって一定の強さで1か月以上は圧迫する。臥床時は下肢を心臓の高さよりやや挙上する。

炎症がなければ術後1日目から歩行を開始する。起立・歩行時に下肢の重圧感や疲労感がある場合は，下肢を高挙しての臥床や，屈伸運動をして，静脈血の還流を促すように指導する。

４再発防止

手術後数か月は長時間の立位や歩行は避ける。ときどき下肢を挙上するなどして静脈の還流を促すなど，再発予防の方法を指導する。

Ｇ 心臓リハビリテーション

心臓リハビリテーションは，心筋梗塞後の早期離床・早期退院を目的として1950年代よりはじまった。現在では，心臓・大血管疾患患者の生命予後と生活の質を改善させることが証明されている。

❶ 目的

心臓リハビリテーションとは，医学的な評価，運動療法，冠危険因子の是正，教育およびカウンセリングからなる長期にわたる包括的なプログラムである。心臓リハビリテーションは，自分の病気のことを知ることからはじまり，患者ごとの運動指導，安全管理，危険因子管理，心のケアなどを総合的に行う。医師・理学療法士・看護師・薬剤師・臨床心理士などの多くの専門医療職がかかわって，患者の1人ひとりの状態に応じたリハビリテーションのプログラムを提案し，実践していくものである（◯図3-6）。そのため，心臓リハビリテーションにおける患者教育の果たす役割は大きく，その担い手となるのが，日常生活の援助，療養上の世話を行う看護師である。

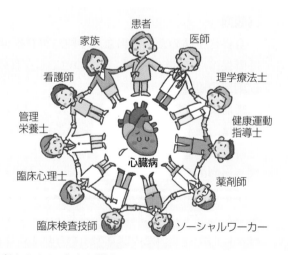

◯図3-6　患者とともに疾病と戦う

② 対象疾患

　日本循環器学会・日本心臓リハビリテーション学会の『心血管疾患におけるリハビリテーションに関するガイドライン』によると，心臓リハビリテーションの対象となるのは以下の疾患である。

(1) 冠状動脈疾患：急性心筋梗塞，狭心症
(2) 心不全：急性心不全，慢性心不全
(3) 心臓手術後：冠状動脈バイパス術後，経カテーテル大動脈弁留置術（TAVI）後，弁膜症手術
(4) 不整脈，デバイス植え込み後
(5) 植込み型 VAD（補助人工心臓）装着後
(6) 心臓移植後
(7) 肺高血圧症
(8) 大血管疾患：大動脈解離，大血管術後，ステントグラフト内挿術後
(9) 末梢動脈疾患

③ プログラム

　循環器疾患の発症時より行われる心臓リハビリテーションは，急性期（第Ⅰ相），回復期（第Ⅱ相），維持期（第Ⅲ相）と，継続して行われる（➡図3-7）。

■入院中の運動プログラム

　入院中のリハビリテーションは急性期であり，臥床から座位への変化でも血圧や脈拍の変動をきたしやすい。そのため，リハビリの開始時期や運動強

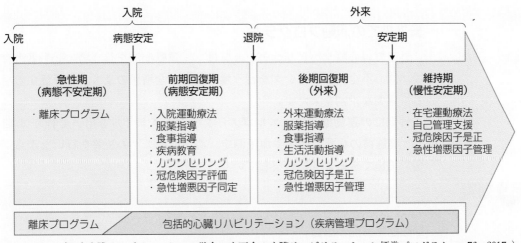

（日本心臓リハビリテーション学会：心不全の心臓リハビリテーション標準プログラム．p.76，2017.）

➡ 図 3-7　心臓リハビリテーションの時期的区分

○ 表3-4　ボルグ指数

指数	自覚的運動強度	運動強度(%)
20		100
19	非常にきつい	95
18		
17	かなりきつい	85
16		
15	きつい	70
14		
13	ややきつい	55
12		
11	楽である	40
10		
9	かなり楽である	20
8		
7	非常に楽である	5
6		

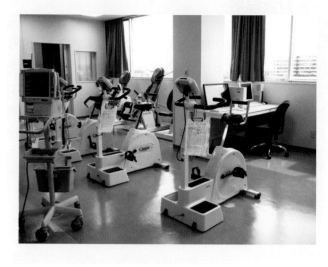

○ 図3-8　運動療法用の器具

度は医師の指示のもと行われる。

　実施前に自覚症状の有無を確認し，血圧や12誘導心電図を測定し，脈拍の調律やST変化の有無を確認する。実施できる状態であることを確認した上で運動療法を実施する。

　運動強度の評価には，**ボルグ指数（ボルグスケール）**が用いられることが多い（○ 表3-4）。入院中は，歩行リハビリテーションが主体となる。歩行速度は，ほかの患者と競わずに，ボルグ指数12〜13の少しきつい程度を目ざして行う。実施後にも血圧と12誘導心電図を測定し，調律の変化やST変化の有無を確認する。変化がなければ，医師の指示の運動強度をまもって継続的に行い，医師の指示に従って，段階的に運動強度を増加させていく。

■外来での運動プログラム

　外来での心臓リハビリテーションは，①運動療法を行う場，②患者教育の場，③心不全モニタリングを行う場，④心不全増悪のリスクを評価する場として重要な役割を果たす。

　外来での運動療法は，エルゴメータやトレッドミルを用いて行う（○ 図3-8）。実施前の症状の問診や血圧測定，心電図モニタの装着を行いながら，安全に実施できるように観察していく。

効果

１運動耐容能の改善

　運動耐容能とは体力のことで，運動することで体力がつき，疲れにくいからだができる。体力・筋力が増強することで熱効率が上がり，活動時の心臓

への負担が軽減される。老化防止や骨粗 鬆 症予防にもつながる。

２ 自覚症状の改善

日常生活動作で狭心症発作や呼吸困難感をおこしていた患者も心臓リハビリテーションを行うことで，自覚症状がなくなり，活動範囲が広がる。

３ 脂質代謝の改善

コレステロール値を正常にする。外来時などの採血データが改善されてくると，モチベーションを上げることにつながり，食事療法も楽しく行うことができる。

４ 喫煙率の改善

「2021 年改訂版 心血管疾患におけるリハビリテーションに関するガイドライン」によると，心臓リハビリテーションを行うことにより，約36% の人が禁煙に成功するとされ，自発的禁煙率が上昇したという報告もある。1 年半以上の禁煙により，心臓に対する悪影響がなくなるとされている。

５ 死亡率の改善

同上のガイドラインによると，冠動脈疾患の患者を対象に行った研究では，心臓リハビリテーションを行った場合は，行わなかった場合に比べて 20% 程度死亡率が改善されたと報告されている。

まとめ

- 循環器系の症状は突然出現したり，急激な変化をおこす。症状の早期発見は患者の救命につながる。正確な観察力を養う必要がある。
- 不整脈にはいろいろな種類があり，心配のないものもあるが，一刻を争って治療を行わなければならないものもある。早期の発見が重要である。
- 心電図検査の介助では，患者に検査に対する説明と環境の調整を行う。
- 心疾患患者の食事では，ゆっくり食べ，1 回の量を少なくし，規則正しい食事とする。標準体重に近づけるように総エネルギーを制限し，塩分・水分も制限される。
- 治療に使われる薬剤の作用・副作用を十分理解し，副作用の出現を観察する。
- 手術後は観察を十分に行い，異常の早期発見に努める。心停止や呼吸の異常などに対しては救急処置が行われる機会が多いので，その準備がすみやかに行えるようにする必要がある。
- 心臓・血管の手術は生命の危険を伴い，患者の不安や恐れも大きい。患者の思いや感じ方を自由に表現できるように援助することが大切である。
- 心臓手術後はモニター類を装着して，循環機能・肺機能・腎機能を経時的に厳重に監視する。酸素・薬剤の投与などによって，各臓器の機能を保持する。
- 心臓リハビリテーションは，心臓・大血管疾患患者の生命予後と生活の質を改善させることを目的として，手術直後から退院後，生涯にわたって行う必要がある。

復習問題

❶ 心不全で呼吸困難を訴える患者に，呼吸が比較的らくになる体位を指示したい。適切なものはどれか。 答(　　　　)

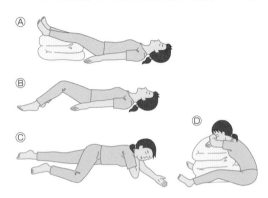

❷ 次の文章の空欄を埋めなさい。また，〔　〕内の正しい語に丸をつけなさい。

▶喫煙は，血管を〔① 収縮・拡張 〕させて血圧を〔② 上昇・低下 〕させ，心臓の負荷を増大させる。

▶心不全患者では，風呂の湯温は〔③ あつめ・ぬるめ 〕に設定し，湯につかるのは〔④ 短時間・長時間 〕になるよう指導する。

▶心不全患者では，排便時の(⑤　　　　)は，血圧の上昇をまねくため，〔⑥ 止瀉薬・緩下薬 〕で排便のコントロールをする。

▶ワルファリンなどの〔⑦ 抗凝固薬・降圧薬 〕を投与中は〔⑧ 出血・ふらつき 〕に注意する。

▶心臓の手術後，心拍出量の減少によって循環動態が不安定となり，頻脈や血圧低下，低酸素症などを呈することを(⑨　　　　　　　　　)という。

▶術後の心タンポナーデの原因の1つとして，(⑩　　　　　　　　)の閉塞がある。

▶ペースメーカ植え込み後は，(⑪　　　　　　)の自己測定法と感染予防を指導し，(⑫　　　　　　　　)はつねに携帯するよう指導する。

▶術後の心臓リハビリテーションは，〔⑬ 入院中から・退院後から 〕行う。

▶手術後の心臓リハビリテーションは，(⑭　　　　　　　　)を装着して行う。

❸ 次の事例を読み，〔問題〕に答えなさい。

〔事例〕 65歳女性。激しい胸痛が15分程度続き，娘に付き添われ救急搬送された。心筋梗塞が疑われ，心臓カテーテル検査が行われることとなった。患者は，不安と恐怖を訴えている。

〔問題〕 この患者の看護について，〔　〕内の適切な語を選びなさい。

▶検査の目的や方法について，〔① 本人のみ・娘のみ・本人と娘 〕に説明する。

▶検査直前は，〔② 絶飲食である・食事制限はない 〕ことを説明する。

▶造影剤に対するアレルギーの既往と，〔③ 喘息・貧血 〕の有無を確認する。

▶検査中は，不安を軽減するために，〔④ 黙って見まもる・声かけを行う 〕。

▶検査後は水分を〔⑤ 控える・摂取する 〕ことを説明する。

消化器疾患患者の看護

看護の役割

患者の身体的●　消化器は，人間が生命を維持するために必要な栄養や水分を**消化・吸収・**
特徴　**代謝**するという重要な役割を担っている。消化器疾患患者はこれらの機能が
障害された状態であるということを念頭におき，看護援助を考える。消化・
吸収・代謝機能が障害されると，**低栄養状態**や**脱水**になる。低栄養状態にな
ると，免疫グロブリンの産生が低下して**易感染状態**になったり，赤血球の産
生が低下して**貧血**になったりする。易感染状態や貧血は病気の回復を遅延さ
せる大きな要因となるため，看護師は患者の栄養状態をつねに把握し，患者
の状態にあった援助を行う必要がある。

　消化器系疾患には，腹痛や食欲低下，吐きけ・嘔吐などの不快な症状がつ
きものである。病状が進行して消化管の閉塞や穿孔がおこると，突然出血し
たり，強い腹痛がおきたりして，緊急処置をしないと死にいたる場合もある。
そのため，疾患そのものの治療や，症状をコントロールするための薬物療
法・食事療法とともに，場合により安静療法が必要になる。

　切除術や再建術などの手術によって消化器の構造や機能が変化した場合は，
生活するために必要な技術を患者自身が身につけたり，食べ方を工夫したり
する必要が生じる。たとえば手術を受けて人工肛門を造設した患者は，人工
肛門に装具をはりつける方法や，便を処理する方法を身につける必要がある。
また，胃切除術を受けた患者は，1回分の食事量を減らして1日の食事回数
を増やし，よくかんでゆっくり食べるなどの工夫が必要となる。

患者の心理・●　「食べる」ことは，生きるために必要な栄養や水分を体内に取り込むだけ
社会的特徴　でなく，生きるうえでの楽しみでもある。また家族や仲間と楽しく食事をす
ることは，人間が社会のなかで円滑な人間関係を保って生活するために，な
くてはならないことである。よって，食べられなくなることにより，生活す
るうえでの楽しみや社会生活が阻害され，その人らしく生活することが困難
になる。また，徐々に食べられなくなることは，病状の悪化や死が近づいて
いることを連想させ，予後に対する不安を増大させる要因となる。

　多くの患者は社会生活を営みながら長期的に治療を行っている。社会生
活でのストレスが疾患の増悪因子になることもあるため，食生活の見直しや
ストレス解消法を見いだすなど，生活の自己管理（セルフケア）が必要となる。

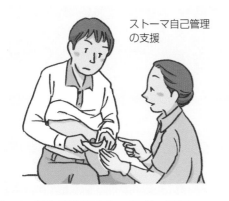
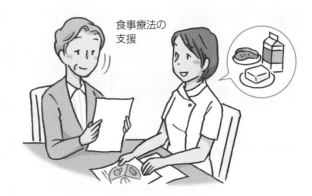

ストーマ自己管理
の支援

食事療法の
支援

◯図 消化器疾患をもつ患者の看護

看護の目標● 以上のような特徴をふまえて，消化器疾患患者の看護の目標は，患者が疾
患や治療によって生じている身体・心理・社会的な問題を理解し，疾患の治
療や症状コントロールのための自己管理を積極的に行いながら，その人らし
い生活が送れるように援助することである。

看護のポイント● 消化器疾患患者の援助は，次のようなことに重点をおいて行う（◯図）。

(1) 疾患に伴う吐きけ・嘔吐，食欲不振などの苦痛な症状を緩和する。その
ために，医師から指示された食事療法や薬物療法，安静療法を確実に行
えるよう援助したり，患者が苦痛を緩和できるような援助を行う。

(2) バイタルサインや症状の変化を経時的に把握し，出血に伴う血圧の低下
や頻脈，消化管の閉塞や穿孔に伴う痛みの増強など，病状が急変する
サインを早期発見し，迅速な対応につなげる。

(3) 医師に指示された制限の範囲内で食事の内容・量・味つけなどの工夫を
したり，食事しやすい環境を整えたりして，患者ができるだけ苦痛なく
食べられるようにする。

(4) 食事療法や薬物療法，安静療法，特別な技術の習得などに関して，患者
が必要性や方法を理解できるように促し，ライフスタイルにあわせて
自己管理できるように援助する。

(5) 患者とその家族の話を傾聴し，どのようなことが不安なのかを把握する
とともに，不安が軽減するように援助する。治療が長期になると経済的
な問題が生じたり，家族内や社会において役割の変更をせざるをえなく
なるなど，不安の内容は多岐にわたる。必要に応じて医療ソーシャル
ワーカーなどのほかの専門職者と連携をとりながら解決する。

(6) 患者の家族が食事療法や薬物療法，安静療法，特別な技術などの必要性
や方法を理解し，患者を支援できるようにする。

基礎知識

A 消化器のしくみとはたらき

口から入った食物は，消化管の運動(**蠕動運動**)により肛門まで運ばれる。食物は，消化管を通る間にさまざまな消化酵素のはたらきで分解される。この作用は**消化**とよばれ，小さな分子にまで消化された栄養素は，消化管粘膜を通して血中に**吸収**され，肝臓を経由してさまざまな生命活動に利用される。

消化器● 消化器とは消化・吸収を担う器官系で，**消化管**と**消化腺**からなる。消化管は食物の通り道であり，消化・吸収の場でもある。口から肛門までつながったひとつの管としてとらえることができ，順に口腔・咽頭・食道・胃・小腸(十二指腸・空腸・回腸)・大腸(盲腸・上行結腸・横行結腸・下行結腸・S状結腸・直腸)・肛門に区分される(◎図1-1)。消化・吸収をたすけるさまざまな消化液を分泌する消化腺には，唾液腺・肝臓・胆嚢・膵臓がある。

層構造● 消化管壁の層構造は基本的に共通で，粘膜，粘膜下層，筋層，漿膜(一部では外膜)からなる(◎291ページ，図1-3)。口腔～食道と肛門は，外界からの刺激があるため刺激に強い重層扁平上皮におおわれており，そのほかの消化管は単層円柱上皮におおわれている。筋層は基本的に内側の輪走筋と外側の縦走筋の2層構造で，蠕動運動は粘膜下の**マイスナー神経叢**と筋層間の**アウエルバッハ神経叢**の壁在神経叢により調節されている(◎図1-1)。

神経● 消化管の運動と消化液の分泌は副交感神経のはたらきで促進され，交感神経のはたらきで抑制される。つまり，安静時に消化活動は盛んになる。

1 口腔・咽頭・食道

1 口腔

口腔は，口蓋(軟口蓋・硬口蓋)によって鼻腔と隔てられた咽頭に続く消化管の始まりであり，食物を摂取して消化管における消化の準備を行う場でもある(◎図1-2)。おもに咀嚼・嚥下・発声・味覚などの機能を担っている。

口腔の前方部分は歯，舌，唾液腺，硬口蓋で構成されており，食物を味わい，唾液でぬらし，ふやかして砕くはたらき(咀嚼)をもつ。

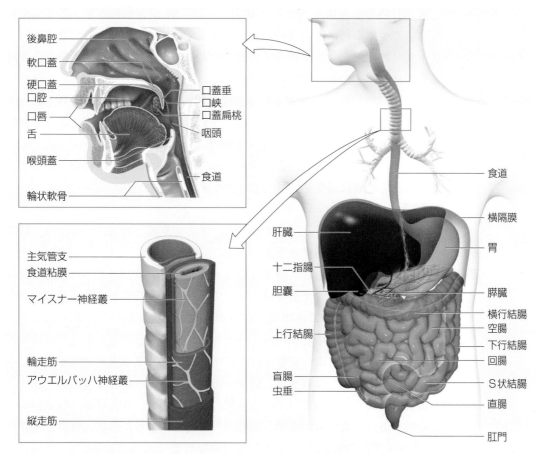

◯ 図1-1　消化器の全景

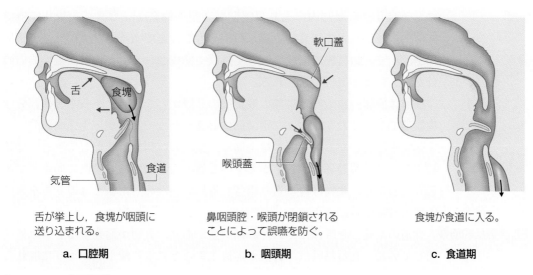

舌が挙上し，食塊が咽頭に送り込まれる。

鼻咽頭腔・喉頭が閉鎖されることによって誤嚥を防ぐ。

食塊が食道に入る。

a. 口腔期　　　**b. 咽頭期**　　　**c. 食道期**

◯ 図1-2　嚥下運動

歯が食物をかみ切り，すりつぶすことで咀嚼が行われるが，じょうずに食物を咀嚼するには舌の補助も重要である。横紋筋のかたまりである舌は，舌下神経の支配を受け，舌自体の形をかえる内舌筋と，舌の位置をかえる外舌筋のはたらきによって自由に動かすことができる。

唾液は口腔粘膜に存在する小さな唾液腺のほかに，大唾液腺(耳下腺・顎下腺・舌下腺)で産生される。1日に1～2Lも分泌される唾液によって食物に水分が与えられ，食塊を形成して嚥下しやすくしている。

口腔の後方部分は，軟口蓋・舌根・扁桃で構成され，免疫機能を担うとともに食物を咽頭に送り込むはたらきをする。

2 咽頭

咽頭は前方で口腔と，上方で鼻腔と，下方で喉頭と食道につながる，呼吸器系と消化器系に共通する空間である。

嚥下● 　咽頭にある筋肉はおもに嚥下に関与する。嚥下とは口に入った食物を飲み込み，胃まで送り出す重要なはたらきで，**口腔期・咽頭期・食道期**に分けられる(● 図1-2)。嚥下は食物塊を口腔から咽頭に送り込むことから始まる。食物が咽頭に送られると軟口蓋が挙上して鼻咽頭腔を閉鎖する。同時に喉頭も挙上し，喉頭蓋によって喉頭口と声門が閉じて，気道内に食物が流入しない状態となる。食物は残された道である食道へ流れることとなる。

扁桃● 　扁桃にはよく知られている口蓋扁桃だけではなく，耳管扁桃，咽頭扁桃，舌扁桃があり，これらが鼻腔と口腔の壁に関所のように輪状に位置しており(**ワルダイエルの咽頭輪**)，生体防御の最初の砦となっている。

3 食道

食道は，気管と心臓の背側の後縦隔(● 35ページ，図1-2)を通り，横隔膜の食道裂孔から腹腔内に入り胃噴門へと続く約25cmの長さの管状臓器であり，咽頭から胃まで食物を運ぶのがおもな役割である。食道の粘膜は重層扁平上皮で，最外側は漿膜ではなく外膜で構成される。食物は食道の筋層のはたらきによって胃に送られる。

筋層は内側の輪走筋と外側の縦走筋の2層からなり，上から1/3の部分は横紋筋でできており，徐々に平滑筋におきかわって，下から1/3の部分ではすべて平滑筋となる。食道の輪走筋は，食塊の口側では収縮して下方では弛緩する。この蠕動運動が，上から下へと胃の入り口である噴門に向かって連続しておこり，食物は胃に送り出される。このため，たとえば逆立ちをしていても食物は胃に送られる。

下部食道括約筋● 　食道の上端と下端にはそれぞれ括約筋があり，食物が通過するとき以外は閉じている。食道粘膜は，胃液が逆流するなどにより酸やアルカリに触れると，傷害を受けやすい(● 317ページ「胃食道逆流症」)。このため，胃から食道への逆流を防止する**下部食道括約筋**(LES)を中心とした逆流防止機構は重要である。

2　胃

　胃はやわらかくのび縮みする袋状の臓器で，食道と十二指腸の間にある（●図1-3-a）。食道から送り込まれた食物を一定期間貯留して，蠕動運動と胃液によって粥 状の糜汁にする。食道からの入り口が噴門で，十二指腸への出口が幽門である。幽門には幽門括約筋があり，食物の十二指腸への送り出しを調節している。胃の容量は1,200～1,600 mLであり，大部分は左上腹部に存在するが，位置や形態は体位や胃内容物の有無により大きくかわる。

　部位に名称がついており，上縁および下縁をそれぞれ小彎・大彎とよぶ。噴門より上部を胃底部（胃穹窿部），噴門から角切痕（胃角）までを胃体部，角切痕から幽門までを幽門部（前庭部）という。『胃癌取扱い規約』では，小彎および大彎を3等分し，それぞれの対応点を結んで上部（U），中部（M），下部（L）の3領域に分けて病巣の位置を記載している。

■1　胃の粘膜

　粘膜の基本構造はすべての消化管に共通であり，粘膜上皮・粘膜固有層・粘膜筋板・粘膜下層からなる。胃粘膜固有層には多くの胃腺があり，部位により噴門腺・胃底腺（固有胃腺）・幽門腺の3種類がある。

　とくに，胃液の大部分を分泌する胃底腺は胃底部から胃体部にかけて広く分布しており，胃において中心的なはたらきをしている。その腺細胞はおもに主細胞・壁細胞・副細胞といった外分泌細胞と，さまざまな内分泌細胞か

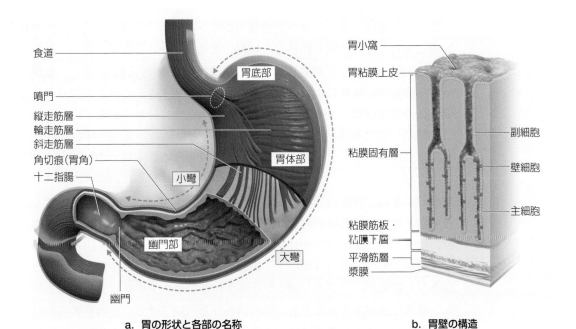

a. 胃の形状と各部の名称　　　　　　　　　　　　　b. 胃壁の構造

● 図1-3　胃の構造

ら構成され，それぞれに異なった機能を有している（◎図 1-3-b）。

外分泌細胞● 　外分泌細胞からは胃液が毎日約 2～3 L 分泌されている。胃液には**ペプシノゲン，塩酸，粘液**のほか，**内因子**（ビタミン B$_{12}$ の吸収に必要）や胃リパーゼなどが含まれる。ペプシノゲンや胃リパーゼは主細胞から分泌される。ペプシノゲンは塩酸の作用によって活性型の**ペプシン**となる。ペプシンはタンパク質を分解してペプトンにする。塩酸と内因子は壁細胞から分泌される。塩酸は細菌を殺し，胃内を酸性にして酵素のペプシンが作用しやすい環境にする。粘液は副細胞から分泌され，胃の粘膜をおおって保護する。

内分泌細胞● 　内分泌細胞には，ガストリンを分泌する G 細胞やソマトスタチンを分泌する D 細胞などがある。

②筋層

　胃の筋層を構成する筋肉は平滑筋で，基本構造は他部位と同じく輪走筋と縦走筋からなるが，最内層に斜線維（斜走筋）が加わり 3 層となっている。胃底部と胃体部の筋層は薄く，幽門部は厚い。胃体中部で生じた蠕動運動は幽門部に進むにつれて強くなり，効果的に食物と胃液とを攪拌する。

　食物は胃内に 2～4 時間とどまり，その間に胃液と蠕動運動により固形物は粥状になる。食物に付着した細菌は塩酸により殺菌され，消化酵素によって脂肪とタンパク質の初期消化が行われたのち，少量ずつ十二指腸に送り出される。胃の蠕動運動は，副交感神経とガストリンやセクレチンなどのホルモンによって調節される。ガストリンは胃を活発にするはたらきがあり，セクレチンは胃の活動を抑制して膵液の分泌を促進させるはたらきがある。

③胃液の分泌調整

　胃酸の分泌は，迷走神経や消化管ホルモンによって調節されている。食物が胃に入ることで胃壁が伸展し，粘膜に食物が触れることで，粘膜下神経叢（マイスナー神経叢）が刺激されて分泌が増加する（局所反射）。また，延髄を介する迷走神経反射によっても胃液の分泌が増加する。これらの胃液および腸液の分泌調節は，次の脳相・胃相・腸相の 3 つに分けられる。

　①脳相　視覚や嗅覚，味覚，歯ごたえなどにより，延髄の中枢が刺激され，迷走神経を介して唾液や胃液の分泌が亢進する。一種の条件反射である。

　②胃相　食物が胃内に入ると，胃内の pH が上昇して G 細胞から**ガストリン**が分泌され，胃酸の分泌を促進させる。また，食物による胃壁の伸展も直接刺激となり，局所反射および迷走神経反射により壁細胞と主細胞が刺激され，塩酸とペプシノゲンが分泌される。

　③腸相　酸性の胃内容物が十二指腸に送られると，これが刺激となり**セクレチン**や**胃抑制ペプチド（GIP）**が分泌される。セクレチンは胃の活動を抑制し，膵液を分泌させるとともに幽門括約筋を収縮させる。括約筋の収縮により，胃内容物は十二指腸に流入することが抑制される。胃の内圧が十二指腸の内圧をこえると幽門が開いて，1～7 mL の粥状液が少しずつ送り出される

ようになる。GIP は壁細胞にはたらきかけて胃酸分泌を抑制するとともに，膵臓でのインスリンの分泌を促進するはたらきをもつ。

③ 小腸

■ 小腸の構造

　小腸は幽門から回盲弁までの消化管である。消化管のなかでは最も長く，口側より十二指腸，空腸，回腸と続く（◎ 289 ページ，図 1-1）。十二指腸には膵臓から分泌された膵液と，肝臓から分泌されて胆嚢で濃縮された胆汁が流入して消化をたすける。胃と十二指腸で消化はほぼ終わり，続く空腸と回腸で最後の消化が行われて小腸粘膜から栄養素が吸収される。

十二指腸●　十二指腸は幽門から続く小腸の最初の部分である。長さが 25 cm ほどの C 字型をしており，大部分は癒合筋膜を介して後腹膜に固定されている。上部（十二指腸球部）・下行部・水平部・上行部の 4 部に区分され，十二指腸空腸曲（トライツ靱帯）を経て空腸に移行する。下行部にはファーター乳頭（大十二指腸乳頭）と小十二指腸乳頭がある（◎ 299 ページ，図 1-8）。ファーター乳頭は総胆管と主膵管の開口部であり，十二指腸への胆汁や膵液の流入を調整している。小十二指腸乳頭には副膵管が開口する。

空腸・回腸●　空腸・回腸は長さ 5〜7 m の管腔臓器であるが，生体内では平滑筋の緊張があるため全長は約 3 m に縮んでいる。おもに栄養素と水分の吸収が行われる場で，空腸と回腸にはっきりした境界線はないが，十二指腸から続く小腸のおよそ 2：3 の比率で空腸と回腸とに区分される。空腸起始部はトライツ靱帯に，回腸末端部では回盲部で固定されているが，それ以外は腸間膜を有しており，腸管は比較的自由に動くことができる（◎ 図 1-4-a）。

腸間膜●　腸間膜とは，後腹膜に固定されていない消化管と後腹膜とを連絡する膜で，消化管に分布する血管や神経，リンパ管，リンパ節などが存在する。

回盲弁●　大腸に移行する回腸末端には回盲弁（バウヒン弁）があり，大腸から回腸への腸内容物逆流を防止している（◎ 295 ページ，図 1-5）。

② 小腸壁の構造

　小腸壁も最内層から粘膜・粘膜下層・筋層・漿膜の層構造である。

粘膜●　小腸粘膜は単層円柱上皮である。吸収上皮細胞のほか，粘液を分泌する杯細胞，酵素を分泌する細胞，セロトニンを分泌する細胞などがある。内腔に向かって多数の同心円状の輪状ヒダ（ケルクリングヒダ）が存在し，その表面に絨毛という小突起が無数にある（◎ 図 1-4-b〜d）。さらに絨毛を構成する細胞表面には小さな微絨毛が存在する。突起の上に突起が重なる細かな構造により，小腸粘膜面の表面積はその漿膜面に対して実に 600 倍にもなる。とくに空腸は吸収面積が回腸の 7 倍で，栄養吸収の中心となる。

　そのほか，絨毛内の粘膜固有層には栄養素を吸収する毛細血管のほか，リンパ管が発達している。多数のリンパ濾胞が密集してリンパ小節を形成し，

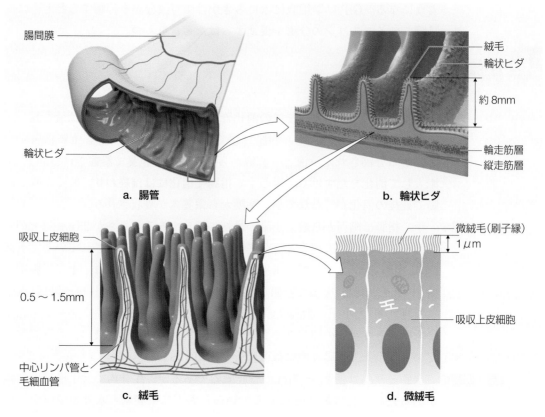

腸間膜

輪状ヒダ

a. 腸管

絨毛
輪状ヒダ

約 8mm

輪走筋層
縦走筋層

b. 輪状ヒダ

吸収上皮細胞

0.5 〜 1.5mm

中心リンパ管と
毛細血管

c. 絨毛

微絨毛（刷子縁）
1 μm

吸収上皮細胞

d. 微絨毛

○ **図1-4　小腸壁の構造**

　回腸ではリンパ小節がまとまって集合リンパ節（**パイエル板**）をつくる。これらリンパ小節は，腸管免疫として生体防御の重要なはたらきをしている。粘膜下層にはマイスナー神経叢があり，おもに粘液の分泌を調節する。

筋層と神経支配●　内側の輪走筋と外側の縦走筋の2層からなる。両筋層の間にアウエルバッハ神経叢が発達し，おもに腸管の運動を調節する。平滑筋は自律神経系による支配も受けており，副交感神経は促進的に，交感神経は抑制的に作用する。

❸小腸の生理

蠕動運動●　腸内容物の刺激により腸管筋層反射がおこると，口側腸管の収縮と肛門側の弛緩により蠕動運動がおこり，腸内容物は肛門へ向かって送られる。正常では逆方向の運動（逆蠕動）は十二指腸と回盲部以外ではおこらないとされる。

消化・吸収●　食物中の炭水化物・タンパク質・脂肪は高分子のままでは吸収されない。消化液に含まれる各種消化酵素がこれらを分解して低分子にして，絨毛内の毛細血管とリンパ管から吸収する。

4 大腸

❶大腸の構造

　大腸は回腸から続く消化管である。長さは約1.5mで，栄養素の吸収を終

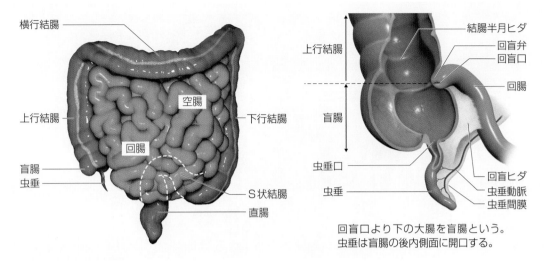

回盲口より下の大腸を盲腸という。
虫垂は盲腸の後内側面に開口する。

➲ 図 1-5 大腸の構造

えた食物残渣から水分を吸収し，粘液を分泌して便を形成する機能をもつ。
盲腸・**結腸**・**直腸**に大別され，盲腸の下端からは**虫垂**が垂れ下がっている。

虫垂は多くのリンパ組織を有し，長さは平均 6〜9 cm で，一端の閉じた
盲端構造である。

結腸は走行にしたがって**上行結腸**・**横行結腸**・**下行結腸**・**S 状結腸**に分け
られる（➲ 図 1-5）。横行結腸と S 状結腸は結腸間膜を有して腹腔に遊離する
が，上行結腸と下行結腸は後腹膜に癒着し，固定されている。

直腸は骨盤腔で肛門管へ続く。直腸上部は前面が腹膜でおおわれるが，腹
膜反転部より下では漿膜を欠き，周囲臓器とじかに接する。

◿ 大腸の生理

回腸に最初に送られる腸内容物は粥状であるが，大腸を移動する間に水
分が吸収され，しだいに固形の糞便となり肛門から排泄される。

結腸の粘膜上皮細胞では，ナトリウムイオン（Na^+）の能動輸送によって浸
透圧の差が生じる。細胞内のほうが高浸透圧となり，この浸透圧差を利用し
て水分の吸収が行われる。消化管内に入る水分は，経口摂取された水分と体
内で分泌された消化液をあわせると，1 日に約 9 L であり，そのうち 98％
が再吸収される。80〜85％ が小腸で，15〜20％ が大腸で吸収される。蠕動
運動の亢進によって水分の吸収が不十分な場合や，消化液の分泌が増加して
吸収能力以上の水分が大腸に入ると下痢となる。

🄻 肛門

◿ 肛門の構造

肛門は消化管の出口である（➲ 図 1-6）。直腸下端に続く肛門管は，会陰を
通って肛門に終わる。外科的な定義では肛門管は恥骨直腸筋の高さから肛門

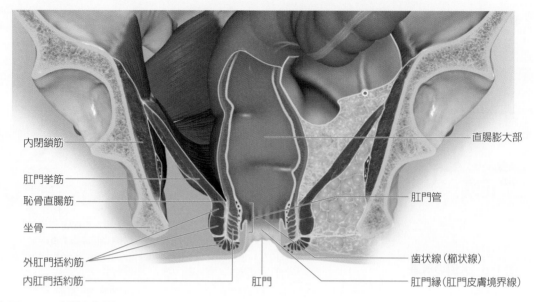

内閉鎖筋

肛門挙筋

恥骨直腸筋

坐骨

外肛門括約筋

内肛門括約筋

直腸膨大部

肛門管

歯状線（櫛状線）

肛門

肛門縁（肛門皮膚境界線）

○図1-6　直腸と肛門

縁までの 3〜4 cm の管状部分をさすが，解剖学的・発生学的には歯状線（櫛状線）から肛門縁までとされる。

　櫛状線付近で円柱上皮から重層扁平上皮へ移行し，さらに，肛門縁（肛門皮膚境界線）で完全な皮膚となる。櫛状線から肛門縁までの扁平上皮領域（肛門上皮）は感覚神経が豊富で，便とガスとの区別が可能である。

■2 排便調節

　肛門管周囲には内・外肛門括約筋があり，排便の調整をしている。ふだんは内・外肛門括約筋の収縮により肛門は閉鎖している。内肛門括約筋は直腸内側の輪走筋の肛門側が発達した平滑筋で，骨盤内臓神経の支配を受ける不随意筋である。外肛門括約筋は内肛門括約筋を取り囲むようにある横紋筋で，陰部神経の支配を受ける随意筋であり，意識下での調節が可能である。

　糞便が直腸内に入ると，直腸壁への刺激が骨盤内臓神経を介して仙髄に伝わり，興奮が骨盤内臓神経を介して直腸の蠕動運動を亢進させるとともに，内肛門括約筋を弛緩させて排便が行われる。これが**排便反射**である。

　成人では中枢性に排便を抑制することができる。この排便の調節に重要な役割を担うのが外肛門括約筋と恥骨直腸筋であり，排便を開始するときには意図的に外肛門括約筋の収縮を解除することが可能で，**随意性排便**とよばれる。

6　肝臓

　肝臓は腹部では最大の実質臓器である。重量は 1,000〜1,500 g 程度で，右上腹部に位置し，横隔膜がつくるドーム状の陥凹下で右肋骨弓に隠れるように存在する。人体の化学工場ともよばれ，さまざまな物質の代謝を担い，活

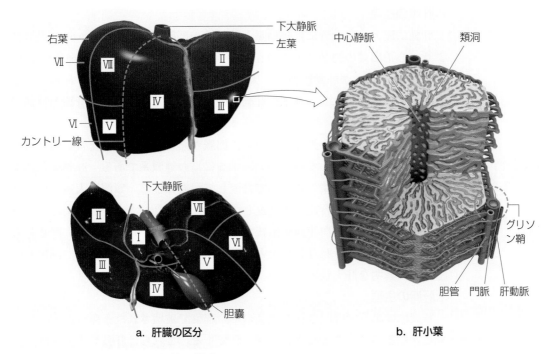

a. 肝臓の区分　　　　　　　　　　　**b. 肝小葉**

○ **図 1-7　肝臓の区分と肝小葉の構造**

動性が高く重要な臓器である。予備能力が高く，正常な肝臓の場合は 80％ほどの肝臓を切除しても機能は正常にはたらき，再生能力も有する。

　肝臓の下面には**胆囊**がへばりつくように存在し，肝臓で産生された**胆汁**を貯留し，水分や電解質を吸収して胆汁を濃縮している（○ 図 1-7-a）。ためられた胆汁は食物が十二指腸に流れてくると，胆管から腸管内へ流入して消化をたすける。

■1 肝臓の構造

肝臓の区分● 　肝臓は**右葉**と**左葉**に区分される（○ 図 1-7-a）。右葉は左葉の数倍の体積がある。肝臓は周囲を鎌状間膜・三角間膜・冠状間膜によって固定されている。鎌状間膜が肝臓を左右に分けている。そのほかにも，脈管系の分枝を主体とする機能的な区分など，肝臓の区分にはさまざまなものがある。門脈の右枝と左枝の支配領域にしたがって，胆囊と下大静脈を結ぶ面（カントリー線）で右葉と左葉に分け全体を 8 区域に区分するものがよく使われている。

肝小葉● 　肝臓は実質細胞と類洞細胞で構成され，形態学的な構造の単位は**肝小葉**である（○ 図 1-7-b）。肝小葉内では六角柱の中央部に中心静脈（終末肝静脈枝）が走り，その周囲に肝実質細胞が網目状に配列して肝細胞索をつくる。肝細胞索の間を埋めるように，類洞細胞が**類洞**（洞様毛細血管）を網の目のようにはりめぐらせる。3 個の小葉の角が集まる部位は**グリソン鞘**とよばれ，膠原線維を主体とする結合組織の中を，門脈，肝動脈，および胆管が通る。

②肝臓の血流

肝臓に流入する血管には**肝動脈**と静脈性の**門脈**がある。両者からの血流により，心拍出量の約25％（1,500 mL/分）が肝臓に流入する。全肝血流の70％が門脈血，30％が肝動脈血で，大部分の血液は門脈から供給される。門脈血流が正常に保たれていれば，肝動脈の血流がわるくなっても肝臓の機能に大きな問題はない。

肝動脈は酸素に富む動脈血を運ぶ。門脈からの血流は，消化管から吸収した栄養素を肝臓へ運んでいるため，栄養に富む静脈系である。肝動脈と門脈は分枝を重ね，肝小葉の辺縁部で合流して類洞に注ぐ。類洞に入った血液は，中心静脈に流入して合流を繰り返して肝静脈となり，下大静脈に戻る。

つまり，流入する血流は2系統で，流出する際は1系統となる。肝静脈の血流は，横隔膜の呼吸運動や下大静脈圧の影響を強く受けるため，流出路の圧上昇は著明な肝実質障害をおこす危険性がある。

③肝臓の生理

肝臓には腸管で吸収された栄養素や，脾臓で破壊された赤血球からのビリルビンなどのさまざまな物質が運ばれてくる。これらは肝臓で代謝され，必要な物質は合成・貯蔵され，不要な物質は腎臓や腸管へ排泄される。

①**糖代謝**　糖代謝は肝臓の最も重要な機能の1つである。グルコース（ブドウ糖）の取り込みと放出によって，血中の血糖調節を行う。つまり，つねに一定のエネルギーを供給するために，余ったエネルギーはたくわえ，足りないときには貯蔵エネルギーを利用可能なかたちにして生体へ供給する。

②**タンパク質代謝**　摂取されたタンパク質は消化管内で消化されてアミノ酸に分解されて吸収される。吸収されたアミノ酸は肝臓で再びタンパク質に合成される。100種類以上存在する血漿タンパク質のほとんどは肝臓で合成されており，エネルギー源としてだけではなく，血漿膠質浸透圧の維持や血液凝固反応など，きわめて重要な生理作用を有する。とくに肝臓ではアルブミンと血液凝固因子が生成されていることから，肝臓のはたらきが著しく低下すると低タンパク質血症となり，浮腫や腹水が生じるほか，凝固因子の欠乏から出血傾向が生じる。

③**脂質代謝**　肝臓では，脂肪酸やトリグリセリド（中性脂肪），コレステロールなど，ほぼすべての脂質が合成される。脂質は脂肪酸とモノグリセリドに分解されて吸収され，エネルギーとして利用されるとともに，余分なものはトリグリセリドとして貯蔵される。肝臓で合成されたトリグリセリドは，アポリポタンパク質と結合してリポタンパク質のかたちで肝臓より搬送され，末梢の脂肪組織にたくわえられて，絶食時などにエネルギーとして利用される。

④**ビリルビンの代謝と胆汁の生成**　胆汁には2つの重要な役割がある。1つ目は，消化液として脂質の消化と吸収の補助を行うことである。2つ目は，ビリルビンなどの老廃物を体外へ排泄する役割である。

胆汁は肝実質細胞でつくられて分泌される。この段階の胆汁には**胆汁酸**と**コレステロール**が含まれる。胆汁は，毛細胆管→小葉間胆管→胆管→総胆管を経て十二指腸に排出される途中で，細胆管壁にある腺上皮細胞からナトリウムイオン（Na$^+$）と炭酸水素（重炭酸）イオン（HCO$_3$$^-$）を含む分泌液が加えられる。肝臓から分泌された胆汁は一時的に胆嚢に貯蔵され，この間に，水・ナトリウムイオン・塩化物イオン（Cl$^-$）などが胆嚢粘膜から吸収されて，通常約5倍に濃縮される。その結果，胆汁酸塩・コレステロール・レシチン・ビリルビンなどを高濃度に含む胆汁となる。

胆汁は，胆嚢が収縮することにより腸管内に流れ出ると，消化液としてはたらく。その後，胆汁酸塩の約95%は小腸から再吸収されて，門脈血内に入って肝臓に運ばれ，ほぼ全量が肝細胞内へ吸収され，胆汁に再利用される。このような循環を，**腸肝循環**とよぶ（●305ページ，図1-11）。

⑤**その他のはたらき**　そのほか肝臓は，アンモニアを尿素に変換するなどの**解毒作用**や，ビタミンDの活性化，ホルモンや薬物の代謝のほか，アルコールの代謝も行っている。

7 膵臓

膵臓は胃の背中側に位置し，後腹膜に固定された臓器である。『膵癌取扱い規約』では，頭部・体部・尾部の3つに大きく区分している（●図1-8）。膵頭部後面には総胆管・上腸間膜静脈などが走行する。

膵臓は外分泌腺と内分泌腺の両方をもつ。外分泌では消化酵素が膵液として膵管を通って十二指腸に流入する。膵管は主膵管が副膵管を分岐したあと，総胆管と合流してファーター乳頭（大十二指腸乳頭）に開口している。内分泌ではランゲルハンス島（膵島）のB（β）細胞から**インスリン**が，A（α）細胞か

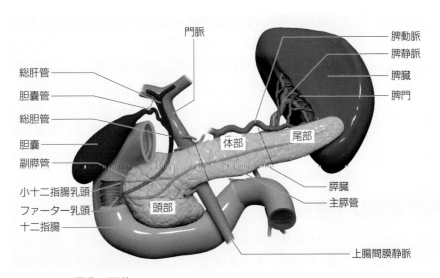

● 図1-8　膵臓の区分

らグルカゴンが分泌され，血糖の調整をつかさどる。

膵酵素● 膵臓から分泌される**トリプシノゲンとキモトリプシノゲン**は酵素の前駆体で，小腸内でトリプシンとキモトリプシンという重要なタンパク質分解酵素となる。これらはタンパク質をさまざまな大きさのペプチドにまで分解し，ペプチドはさらにほかの消化酵素によってアミノ酸まで分解されてから，小腸で吸収される。

膵アミラーゼは炭水化物（糖質）の分解酵素である。セルロースを除くほとんどの炭水化物が，アミラーゼにより二糖類と三糖類にまで分解される。

脂質のおもな消化酵素は**膵リパーゼ**であり，トリグリセリド（中性脂肪）は脂肪酸とモノグリセリドに分解される。

炭酸水素イオン● 炭酸水素（重炭酸）イオン（HCO_3^-）と水が，腺房からつながる導管や小管
の分泌 の上皮細胞から膵液中に分泌される。このアルカリ液により，十二指腸に流入した胃液の酸は中和される。

膵液分泌の調節● 膵液の分泌は，アセチルコリンやコレシストキニン，セクレチンによって刺激される。アセチルコリンとコレシストキニンは導管細胞よりも腺房細胞を強く刺激し，おもに消化酵素を生産させる。対照的にセクレチンは導管細胞を刺激し，大量の炭酸水素イオンを分泌させる。膵液の分泌は胃液と同様に脳相・胃相・腸相の３相で調節される（◯292ページ）。食後の膵液の分泌の大部分は，腸相からのセクレチンとコレシストキニンの刺激による。

B 症状とその病態生理

1 吐きけ・嘔吐

嘔吐は胃・十二指腸あるいは小腸の内容物が逆流し，食道を通って口腔内・外に戻る現象である。病態としては，末梢を介した刺激（消化管疾患，咽頭疾患，回転性めまいなど），化学受容器を介した刺激（催吐物質，毒素など），大脳皮質を介した刺激（視覚，嗅覚，痛覚，感情など）により延髄網様体にある嘔吐中枢が刺激されて生ずる。嘔吐物は，胃からの逆流であれば酸性で，イレウスなどでは小腸内容物が含まれるため便臭がする。

吐きけ（**悪心**，**嘔気**）は通常嘔吐に先だつ気分であるが，頭蓋内圧亢進による嘔吐は吐きけを伴わないことがある。

2 胸やけ・呑酸

胸やけは心窩部から胸骨後面にかけて感じる「焼ける」ような感じで，酸性の胃液や，アルカリ性の十二指腸内容物が食道を逆流することによりおこる。食生活の変化により胸やけを訴える患者は増えている。胃液の逆流は下

部食道括約筋の機能不全がおもな原因で, 食道裂孔ヘルニアが原因のことも
ある。胃食道逆流症(⊙317 ページ)や機能性胃腸障害などでみられる。

また, すっぱい液がこみ上げてくる感覚は, 呑酸という。

③ 嚥下困難・嚥下障害

嚥下困難・嚥下障害とは, 口腔から咽頭, 食道を通り胃に入る嚥下の過程
(⊙289 ページ, 図 1-2)が円滑に行われない状態をいう。飲み込めない場合と,
飲み込んだものが途中で落ちていかない場合がある。前者は口腔・咽頭部の
炎症や腫瘍, 重症筋無力症, パーキンソン病, 脳幹部梗塞や出血による球
麻痺・仮性球麻痺など, 後者は食道がん, 食道潰瘍瘢痕, 食道アカラシア
(⊙319 ページ)などでみられる。

④ 腹痛

腹痛は, 腹部臓器によるものに加え, 心疾患や肺疾患(おもに小児), 婦人
科・泌尿器疾患によるもの, さらに脊椎の疾患, 代謝異常, 鉛 などの中毒,
血管病変, 精神疾患などによるものもある。最も一般的な症状ではあるが,
診断の手がかりを得るためには注意深い問診が必要である。激しい腹痛で緊
急手術を考慮する急性腹部疾患は, **急性腹症**とよばれる(⊙369 ページ)。

痛みの種類● 　腹痛には, おもに内臓痛・体性痛・関連痛がある。

内臓痛は, 消化管・胆管・尿管の伸展・攣縮・虚血や化学的刺激により発
生する痛みで, 急性胃炎や胆石などでみられる。キリキリする激しい痛み
(疝痛)として感じ, 痛みにより冷汗や嘔吐, 顔面蒼白などの自律神経症状が
伴うことがある。

体性痛は腹膜・腸間膜・横隔膜の炎症による痛みで, がんによる炎症では,
特定の部位に自発痛や圧痛が持続することがある。

関連痛は, 体性感覚神経への刺激による痛みで, 胆石症による背部や右肩
への**放散痛**が有名である。

痛みの部位● 　痛みは, 痛む部位や持続時間, 強さ, 放散痛の有無, 誘因などを詳細に聴
取することで原因が推定されることも多い。胃・十二指腸の痛みは上腹部,
胆嚢の痛みは右季肋部, 膵臓の痛みは左上腹部・背部, 大腸の痛みは脇腹・
下腹部が痛むことが多い(⊙図 1-9)。

胆石発作の痛みでは, 脂肪分の多い食事やアルコールを摂取したあとに,
数時間してから吐きけや嘔吐を伴う上腹部痛・右季肋部痛が特徴的となる。
胃・腸の穿孔や腸捻転では, 急激におこり持続する強い痛みが特徴的で, 急
性腹症として緊急手術が必要となる。

⑤ 腹部膨満(鼓腸・腹水・腫瘤)

患者が「腹が張っている」と感じる自覚的な症状を**腹部膨満感**といい, 実

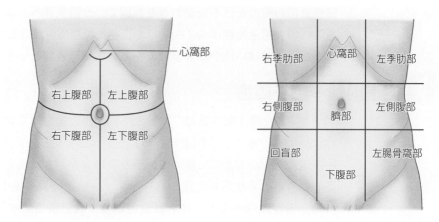

🔵 図1-9　腹部の区分

🔵 表1-1　腹水の性状と原因疾患

症　状		原因疾患
漏出液	漿液性	肝硬変，門脈圧亢進症，右心不全，ネフローゼ症候群，吸収不良症候群
滲出液	膿性	化膿性腹膜炎
	血性	がん性腹膜炎，腹腔内出血，急性膵炎
	胆汁性	胆汁性腹膜炎，胆嚢胆管穿孔
	乳び性	リンパ管閉塞，フィラリア
	その他	結核性腹膜炎

　際に明らかに腹部がふくらんでいる**腹部膨満**の場合と，客観的には膨隆 がみとめられない場合とに区別される。原因としては，腸内ガスや腹水の貯留，腫 瘍 による膨隆があげられる。

腸内ガスの貯留●　腸内ガスの貯留による腹部膨満は鼓 腸 ともよばれ，その原因としては，①腸内細菌叢の変化による腐敗・発酵によるガス産生亢進，②腸間膜の循環不全や門脈圧亢進，心不全などによるガス吸収障害，③腸管の癒 着 ・屈曲や腫瘍などによるガスの通過障害，④自律神経のアンバランスなどによる腸管運動低下・痙攣，⑤空気嚥下症（呑気症）などがある。鼓腸では，腹部の打診により**鼓音**を発するのが特徴である。

腹水の貯留●　腹腔内には生理的に少量の体液が存在するが，病的機転により大量に液体が貯留した場合，その液体を**腹水**とよぶ。門脈圧亢進や血漿膠質浸透圧低下などが原因でたまる**漏 出 液**と，腫瘍や腹膜炎など腹膜の炎症による**滲 出 液**とに分けられる（🔵表1-1）。打診では濁音となる。

腫瘤●　腫瘤には良性腫瘍と悪性腫瘍があるが，悪性で腹部膨隆となる場合には相当進行している。良性の場合は可動性がよく，悪性の場合は可動性がないことが多い。上腹部にある腫瘤の多くは，胃がんと膵頭部がんであり，右季肋

部にふくれたものは肝がんや巨大肝嚢胞，胆嚢がんが考えられる。下腹部の膨満は，大腸がんよりも婦人科臓器の腫瘍が多く，なかでも子宮筋腫や卵巣嚢腫，卵巣がんなどが多い。

❻ 下痢

　下痢とは，糞便の水分量が多くなり，液状や泥状になって排出される場合をいう。急性下痢と慢性下痢があり，腸蠕動運動の亢進や，腸液の増加，水分吸収能力の低下などによる。

　下痢は，水分だけでなく，カリウムイオン(K^+)，ナトリウムイオン(Na^+)，塩化物イオン(Cl^-)，炭酸水素イオン(HCO_3^-)が失われる。そのため，脱水に加えて低カリウム血症や代謝性アシドーシスの原因となる場合もあり，高齢者や乳幼児では注意が必要である。下痢に伴い，残便感と便意が持続し，肛門に痙攣性疼痛を感じることを**テネスムス**(しぶり腹・裏急後重)という。

　下痢はその原因により，①乳糖不耐症などにより腸管内に浸透圧の高い物質が多く存在するためにおこる**浸透圧性下痢**，②腸管粘膜の炎症によりおこる**滲出性下痢**，③細菌・ウイルス感染，ホルモン異常や化学物質によりおこる**分泌性下痢**，④腸管運動の亢進によりおこる**蠕動運動性下痢**，⑤**薬剤性下痢**に分類される。

　また，便の性状から①コレラに代表される分泌過剰による下痢や，マグネシウム製剤の摂取などで腸内の水分浸透圧が亢進する**水溶性下痢**，②慢性膵炎や腸管の炎症により脂肪分の吸収不全が生じる**脂肪性下痢**，③感染性腸炎や炎症性腸疾患などの粘膜の炎症による**大腸刺激性下痢**に分けられる。

❼ 便秘

　通常，糞便が72時間以上腸内にたまって出ない場合を**便秘**という。**急性(一過性)便秘**の原因は，旅行などの環境の変化や精神的緊張，苦悩などによりおこる。**慢性便秘**には，**機能性便秘**と**器質性便秘**などがある[1]。

　『慢性便秘症診療ガイドライン』(日本消化器病学会，2017)では，便秘は症状に基づいて，排便回数減少型と排便困難型に分類している。機能性便秘のうち，繊維摂取不足による便秘や薬剤性便秘などは排便回数減少型であり，硬便による排便困難・残便感，腹圧低下，直腸収縮力低下などによる便秘は排便困難型である。器質性便秘は狭窄性と非狭窄性に分けられる。狭窄性のものには進行性大腸がんがある。

1）日本消化管学会編：便通異常症診療ガイドライン2023——慢性便秘症．南江堂，2023．

8 吐血・下血

消化管から出血し，口腔から血液を吐くことを**吐血**，肛門からの出血を**下血**とよぶ。どちらも肉眼的に出血と確認できるものをいう。血液は酸性の胃液により酸化されると黒色となる。そのため胃液とまじった血液は黒色，あるいはコーヒー残渣様の色を呈する（◇図1-10）。

吐血● 十二指腸のトライツ靱帯よりも口側の消化管に出血すると吐血となりやすい。吐血でも出血した血液が胃に貯留すれば黒色となるが，出血量が上まわると赤黒くなる。真っ赤な吐血はマロリーワイス症候群や食道静脈瘤破裂などの食道からの出血である。吐血は，気道からの出血による喀血（◇37ページ）と区別しなければならない。

下血● 上部消化管からの多量の出血が蠕動運動によって肛門側に移行した場合や，小腸以下の下部消化管からの出血は下血となる。上部消化管に近い部位からの多量の出血ではコールタール状の下血となり，**タール便**とよぶ。肛門に近いほど真っ赤な下血となるが，炎症性腸疾患やアメーバ赤痢では，粘液や膿と血液がまじり，イチゴゼリー状の**粘血便**となる。

痔からの出血では，排便後に便器が真っ赤になるようなポタポタ落ちる出血となり，消化管内からの出血と鑑別する。消化管からの出血量が多いとショックの原因となり，血圧低下・脈拍数上昇・皮膚蒼白・冷汗・冷感などがあらわれるので注意する。

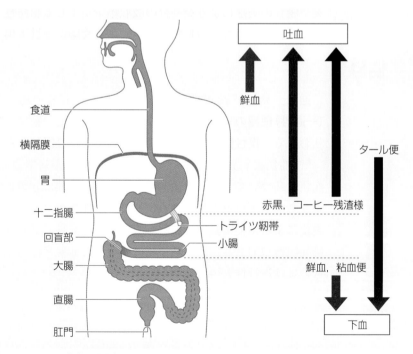

◇図1-10　吐血と下血

肉眼ではみとめられず，検査で検出される微量の血液は**潜血**とよばれる。

❾ 黄疸

　黄疸とは，血液中のビリルビンが増加して，眼球結膜や皮膚が**黄染**する状態をいう。血液検査において，総ビリルビン値が2 mg/dL 以上になると黄染がわかり，この状態を**顕性黄疸**という。日本人では皮膚の黄染ははっきりしないことが多いので，自然光のもとで眼球結膜や爪床の色調をみるとよい。

　黄疸は，皮膚のかゆみ，尿の褐色化を伴うことが多い。黄疸の原因は，ビリルビンの生成から排泄の経路を考えるとわかりやすい（◇図1-11）。

　①肝前性黄疸　ヘモグロビンが分解されてできたビリルビンが，肝臓に取り込まれる過程に障害が生じることでおこる。溶血によるものが多い。この場合，ビリルビンは肝臓で直接ビリルビン（水溶性ビリルビン）に変換されていないので，間接ビリルビンが高値となる。

　②肝（細胞）性黄疸　肝細胞が障害されてビリルビンの取り込みや処理が低下したり，肝細胞からの直接ビリルビンの排泄が障害されたりすることによりおこる。ウイルス性肝炎や肝硬変などが原因となる。直接ビリルビンが高値となる場合と，間接ビリルビンが高値となる場合がある。肝炎・肝硬変時の黄疸や体質性黄疸[1]などがある。

　③肝後性黄疸　ビリルビンの排泄過程の障害によっておこる。胆石症や膵

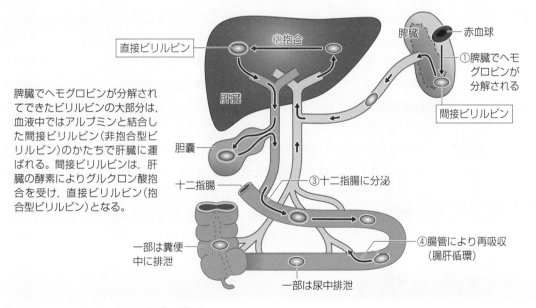

腺臓でヘモグロビンが分解されてできたビリルビンの大部分は，血液中ではアルブミンと結合した間接ビリルビン（非抱合型ビリルビン）のかたちで肝臓に運ばれる。間接ビリルビンは，肝臓の酵素によりグルクロン酸抱合を受け，直接ビリルビン（抱合型ビリルビン）となる。

◇ **図1-11　ビリルビンの生成と排泄**

1）体質性黄疸は肝細胞性黄疸の1つで，遺伝的におこる。クリグラー–ナジャール症候群，ジルベール症候群，デュビン–ジョンソン症候群，ローター症候群などがある。

⊃ 表1-2　肝性脳症の昏睡度分類

昏睡度	症状	備考
I	• 睡眠-覚醒リズムの逆転，多幸気分，ときに抑うつ状態 • だらしなく，気にとめない態度	• 進行したあとでしか判定できない場合が多い
II	• 見当識(時，場所)障害，物を取り違える • 異常行動(例：お金をまく，ごみ箱に捨てるなど) • ときに傾眠状態(ふつうの呼びかけで開眼し，会話ができる) • 無礼な言動があったりするが，医師の指示に従う態度をみせる	• 興奮状態がない • 尿・便失禁がない • 羽ばたき振戦あり
III	• しばしば興奮状態またはせん妄状態を伴い，反抗的態度をみせる • 嗜眠状態(ほとんど眠っている) • 外的刺激で開眼しうるが，医師の指示に従わない，または従えない(簡単な命令には応ずる)	• 羽ばたき振戦あり • 見当識は高度に障害
IV	• 昏眠(完全な意識の消失) • 痛み刺激に反応する	• 刺激に対して払いのける動作，顔をしかめるなどがみられる
V	• 深昏睡 • 痛み刺激にもまったく反応しない	—

頭部がん，胆道系腫瘍などにより胆管が狭窄・閉塞して生じる。直接ビリルビンが高値となる。閉塞性黄疸では灰白色の便がみられる。

⑩ 意識障害（肝性脳症）

　　肝障害によって意識障害が生じる場合を**肝性脳症**とよぶ。肝臓は毒性物質であるアンモニアを尿素に変換しており，急性・慢性の肝不全によりこの能力が低下することにより引きおこされる。病態として，①門脈と大循環系の間に短絡ができることによる毒性物質除去機能の低下，②血中アンモニア濃度の上昇，③神経伝達物質類似物質の蓄積，④血中芳香族アミノ酸濃度の上昇などがある。アミノ酸あるいはその中間代謝物質のなかには，脳で偽性神経伝達物質となるものがあり，これも一因となって異常行動や昏睡などが生じると考えられている。

昏睡度●　肝性脳症による昏睡の程度は，Ⅰ期(前駆期)からⅤ期(深昏睡期)まで分類される(⊃ 表1-2)。特有の**羽ばたき振戦**(⊃ 392ページ，図3-4)は，Ⅱ期よりあらわれる。Ⅱ期では失見当識や異常行動がみられ，脳波では三相波がみられる。錯乱，興奮，構語障害，強直，腱反射異常などさまざまな症状をきたす。

C　おもな検査

① 糞便の検査

　　便の検査により，混入物や消化吸収の状態(脂肪便など)，寄生虫や細菌の

存在など多種の情報が得られる。臨床で日常的に多く用いられるのは，**便潜血反応検査**で，便中のヘモグロビンを高い精度で検出でき，大腸がんのスクリーニング検査として利用される。また，肉眼でもタール便や粘血便は診断のたすけとなる。

② 膵外分泌機能検査

膵臓の外分泌機能の検査として，PFD[1]試験とセクレチン試験[2]があり，おもに PFD 試験が行われている。

PFD 試験では，*N*-ベンゾイル-L-チロシル-*p*-アミノ安息香酸(BT-PABA)を経口投与し，尿中に排泄される *p*-アミノ安息香酸(PABA)を測定することにより，膵キモトリプシンの活性を調べる。

③ 放射線・MRI・核医学検査

■ 単純 X 線検査

造影剤を投与せずに行う X 線撮影を，**単純 X 線検査**という。消化器領域では腹部単純 X 線検査が重要である。腸閉塞やイレウス，消化管穿孔によるフリーエア像，各種の結石像(胆石・膵石・腎結石・尿路結石)，リンパ節の石灰化(陳旧性結核)，動脈石灰化(動脈硬化)などを診断する(◎図 1-12)。

■ 造影検査

消化管・胆道・膵管など，体内の管の中に造影剤を入れて，管の形態的情報を得る。通常，管のなかには X 線が通過しにくい物質(**硫酸バリウム**や**ヨウ素造影剤**)を，経口あるいは経内視鏡，経静脈，ときには経皮的に投与

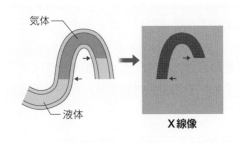

ニボー像とは，X 線で確認される腸管内の気体と液体がつくる水平面のことである。

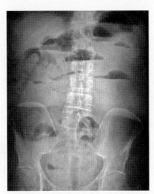

上部にニボー像がみとめられる。

◎ **図 1-12　単純 X 線検査により腸閉塞にみられたニボー像**

---

1) PFD：pancreatic functional diagnosis の略。
2) セクレチン試験：セクレチンを静注し，あらかじめファーター乳頭部に挿入したチューブから分泌される膵液を採取し，分泌量や炭酸水素イオン濃度，アミラーゼ分泌量などを測定する検査である。最近は，侵襲の少ない PFD 試験が好まれ，ほとんど施行されていない。

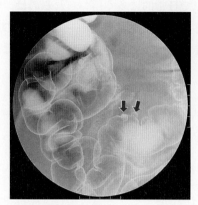

矢印は憩室(⊃343ページ)である。

● 図 1-13 注腸検査

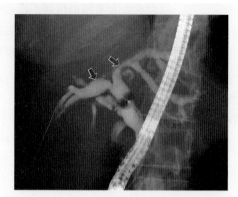

原発性硬化性胆管炎により肝内胆管の狭窄(➡)と
拡張(➡)がみられる。内視鏡自体も写っている。

● 図 1-14 内視鏡的逆行性胆道造影(ERC)

して撮影する。患者によっては造影剤のアレルギーがある場合もあり，注意
が必要である。また，消化管バリウム検査では検査後の便秘に注意する。

消化管造影● 　上部消化管では経口で，大腸では肛門から硫酸バリウムを入れて，さらに
空気を注入後，体位変換により硫酸バリウムと空気のコントラストをつけて
粘膜の状態を読みとる(⊃図 1-13)。上部消化管では前日の夜から絶食，大腸
検査では検査前に強力な下剤で腸管洗浄を行い，検査にのぞむ。

胆道造影● 　胆道の造影は経口法と経静脈法があり，さらに精査する場合には内視鏡を
用いて十二指腸乳頭部から直接胆道内へ造影剤を注入して撮影する。これを
内視鏡的逆行性胆道造影(ERC)とよぶ(⊃図 1-14)。

　胆道系が閉塞している場合には，拡張した胆管や胆嚢へ直接経皮的に造影
剤を注入する場合もある。これには経皮経肝胆道造影(PTC)と経皮経肝胆
嚢造影(PTGB)とがある。造影前には必ずたまった胆汁をドレナージする。
ドレナージは治療の一環である。

膵管造影● 　膵管の造影は，経内視鏡的に十二指腸乳頭部から膵管へ造影剤を注入する。
多くの場合，同時に胆管へも造影剤を入れるので内視鏡的逆行性胆管膵管造
影(ERCP)とよばれることが多い。

❸CT 検査

　X 線によるコンピュータ断層撮影装置で腹部諸臓器を断面的にとらえるこ
とができる(⊃図 1-15)。また，断層像を再構築して立体的な画像にすること
も可能である。最近では，腹腔内の異常をとらえるためのスクリーニング検
査として用いられることもあるが，X 線の被曝量には注意しなければならない。

❹MRI 検査

　MRI(磁気共鳴画像法)検査では，CT と同様の画像が得られ，さまざまな
造影剤が開発されている。放射線検査ではないため被曝の問題はない。縦緩
和時間(T1)と横緩和時間(T2)があり，T1 強調，T2 強調で撮影することで，

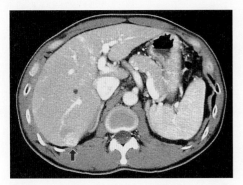

矢印は，造影剤で早期濃染する肝細胞がんを示す。

○ 図1-15　肝細胞がんの CT 像

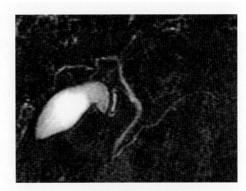

胆管・膵臓・胆嚢が非侵襲的に観察できる。

○ 図1-16　磁気共鳴胆管膵管像（MRCP）

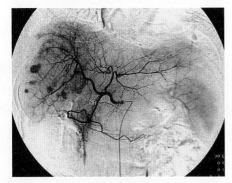

肝内に腫瘍濃染が多発している。

○ 図1-17　肝動脈からの動脈造影

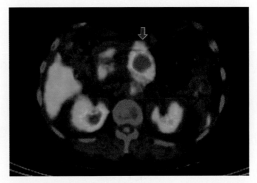

矢印は放射性同位体が集積した膵体部を示す。

○ 図1-18　膵体部がん PET スキャン

臓器について，多くの情報が得られる。T2 強調では，水が高信号（白）となるので，造影剤を使わなくても膵胆道系の管腔内を撮影でき，磁気共鳴胆管膵管像（MRCP）とよばれる（○ 図1-16）。ERCP にかわる簡便な検査として使用されている。

5 血管造影検査

カテーテルを大腿動脈から挿入して（セルジンガー法），カテーテルの先端を診断したい動脈へ選択的に進め，造影剤によって血管の形状や走行を診断する検査である。腹部ではとくに，腹腔動脈や腸間膜動脈，肝動脈などへ挿入し，造影する（○ 図1-17）。

とくに肝臓では，肝細胞がんの診断・治療に応用されている。進行した肝細胞がんに対しては，選択的に肝細胞がんを栄養する動脈へカテーテルを進め，その先端から抗がん薬・造影物質・塞栓物質を注入して，がんへの血流を遮断する TACE（経動脈的化学塞栓）治療が行われている。

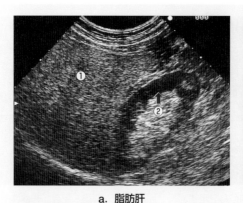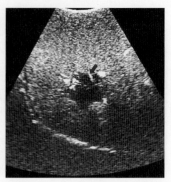

a. 脂肪肝	b. 肝がん
肝（①）のエコー輝度は，腎実質（②）の輝度より有意に高い。	腫瘍に入り込む動脈（矢印）が見える。

◐図1-19　腹部エコー像

⑥シンチグラフィ

　放射性同位体（ラジオアイソトープ：RI）を注射し，肝臓や胆道の状態を検査する核医学検査である。肝臓では，放射性同位体を肝内の貪食細胞に取り込ませたり，肝細胞に付着させたりして，網内系機能や生きた肝細胞の状態をみる。胆道系では胆道に取り込まれる放射性元素を注入して，胆道を通過する経過を観察する。

⑦PET 検査

　陽電子検出を利用したコンピュータ断層撮影法である。CT や MRI 検査がおもに組織の形態を観察するための検査であるのに対して，PET は生体の機能を観察する検査法である。たとえば，放射性同位体で標識した糖を注入すると，最も代謝が亢進したところ，すなわち最も細胞分裂の盛んながん腫に集中するため，これを検出することにより，がんの発見を行う（◐図1-18）。

⑧被曝の問題

　放射線検査では被曝が問題となる。しかし，通常の検査では身体に影響を及ぼすほどの被曝はない。実行線量当量（ミリシーベルト，mSv）でみると，通常自然界から受ける年間放射線量は 2.4 mSv で，これに対して 1 回の単純 X 線検査では 0.3 mSv，核医学検査では 0.3〜10 mSv，胃造影検査では 4 mSv である。医師などの職業人の被曝限度は年間 50 mSv となっている。

④ 腹部超音波（エコー）検査

　超音波検査は，密度の異なる 2 つの組織の境界で超音波が反射する性質を用いている（◐図1-19）。超音波は気体を通らないので，肺や腸管ガスがある場合はよく見えない。しかし，肝臓・胆嚢領域では利用価値が高く，とくに胆石の診断や小さな肝細胞がんでは最も診断能力があるとされている。肝細

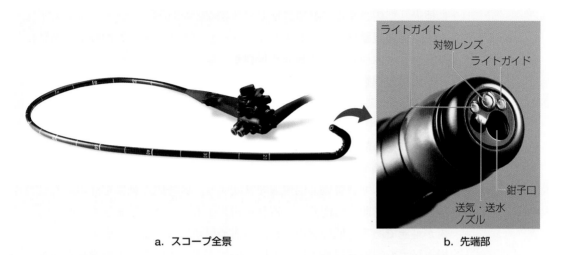

a．スコープ全景

ライトガイド
対物レンズ
ライトガイド
鉗子口
送気・送水ノズル

b．先端部

（写真提供：富士フイルムメディカル株式会社）

◯ 図 1-20　内視鏡

胞がん領域では，二酸化炭素を用いた造影剤が開発され，超音波検査で血管造影が可能となり，診断・治療に飛躍的な進歩をもたらした。

　超音波でがんを検出しながら，経皮的に針を穿刺し，そこにエタノールを注入したり（PEIT），ラジオ波にて 焼 灼 （RFA）したりすることができる。たとえば，胆道の閉塞に対しては，超音波ガイド下で穿刺ドレナージを行うことにより緊満した胆道系を解除でき，胆管炎やそれに伴うショックなどの頻度を低下させることができる。

5　内視鏡検査

　内視鏡検査では，内視鏡先端に光センサーをつけてデジタル信号にして画像化する電子スコープを用いている（◯図 1-20）。

　また，内視鏡の先端に超音波探索装置をつけた**超音波内視鏡**は，消化管の病変の深達度やリンパ節の観察に役だっている。がんの診断には，拡大内視鏡で粘膜内血管網を観察する **狭 帯域光観察（NBI）併用拡大内視鏡**（◯321 ページ，図 2-3-c）が活用されている。がんなどの治療には，ポリペクトミー，内視鏡的粘膜切除術（EMR），内視鏡的粘膜下層剝離術（ESD）などが利用されている。

　また，食道静脈瘤の治療では，内視鏡的静脈瘤結紮術（EVL）や内視鏡的静脈瘤硬化術（EIS）により，低侵 襲 で止血・治療が可能となった。

　①上部消化管内視鏡検査　上部消化管（咽頭，食道，胃，十二指腸）の観察には，前夜から禁食とし，当日検査前には咽頭部の局所麻酔を行い，消化管運動抑制薬（抗コリン薬やグルカゴン）を投与して，場合によっては鎮静薬を静注するなどの前処置を行う。左側臥位にて内視鏡を経口，あるいは経鼻的

に挿入して観察する。必要に応じて生検などを行う。

　②**小腸内視鏡検査**　ダブルバルーンやシングルバルーン内視鏡の開発により，小腸も内視鏡による検査や操作が可能となった。

　③**大腸内視鏡検査**　肛門から，通常は回腸末端までの観察・処置を行う。前処置として，検査当日午前中に大量(2 L)の水溶下剤(ポリエチレングリコールなど)や錠剤を服用し，大腸を空にする。消化管運動抑制薬の投与および鎮静薬の静注などの前処置は，上部消化管とほぼ同じである。

　④**腹腔鏡検査**　臍部付近に約2 cmほどの切開を入れ，そこから腹腔内に気体を挿入して気腹後，内視鏡を挿入する。腹腔内の臓器を詳細に観察できる。また，補助の切開孔より器具を挿入することで，さまざまな腹腔内の手術が可能である。低侵襲のため，胆嚢摘出術にはじまり，簡単な胃の手術，婦人科手術，泌尿器科手術などに応用が広まっている。手術器具も内視鏡と同じ孔から挿入する単孔式も登場している。

　⑤**カプセル内視鏡**　口から飲み込み，蠕動運動によって消化管内を運ばれ，自動で消化管内を撮影し，画像データを体外に送信する。データ受信は，患者が装着するベストに内蔵された受信機で行う。撮影を終えたカプセルは自然排出され，あとからデータを解析する。侵襲は少ないが，処置などの操作はできない。

⑥ 肝臓の検査

肝生検と腹腔鏡●　肝臓の状態は直接肝臓をみて，病理検査をするのが最善である。しかし検査目的で開腹するのは侵襲が大きすぎるため，腹腔鏡を用いて肝表面の観察と肝生検を行う。おもに慢性肝疾患で行われるが，急性のものでも原因不明の場合に施行されることがある。腹腔鏡検査と生検はともに若干の侵襲性があるので，とくに内科で腹腔鏡検査を行う施設は少ない。

　超音波やMRIを用いて非侵襲的に肝臓の硬度を測定するエラストグラフィにより，慢性肝炎の進行度を推定する検査も行われている。

血液検査●　肝臓の機能的な評価は，血液検査にて行われる。血液の自動化測定が広く普及したので，検査値に施設間の差が少なくなってきたが，検査施設による基準値を認識すべきである。血液検査による肝機能の評価は，日本消化器病学会肝機能研究班によって検討され，肝病態と肝機能検査の関連が示されている(⏎図1-21)。

末梢血●　末梢血における赤血球数やヘモグロビン濃度は，消化管の慢性炎症や腫瘍，体内外への急性・慢性の出血，溶血，鉄吸収不全，ビタミンB_{12}吸収不全などにより減少する。また血小板数は，慢性炎症や悪性腫瘍で増加し，肝硬変や播種性血管内凝固(DIC)で減少する。

腫瘍マーカー●　AFP(α-フェトプロテイン)，PIVKA-Ⅱ，AFP-L3分画%は，肝細胞がんの腫瘍マーカーである。血中CEAは大腸がんや膵がん，胆管がん，胆嚢

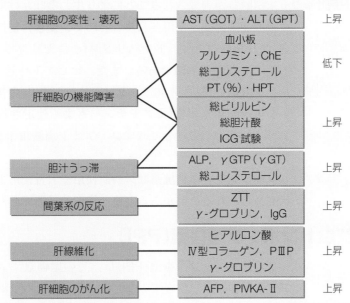

（肝機能研究班：肝機能検査の選択基準，7 版．日本消化器病学会雑誌 103（12）：1419，2006
による，一部改変）

⮕ 図 1-21　肝臓の病態と肝機能検査の関連

がん，肺がんなどで上昇し，CA19-9 は膵がん，胆囊がんで上昇する。とき
に膵・胆道の慢性炎症や腹水のある場合でも CA19-9 は上昇する。腫瘍マー
カーはがんがあれば必ず上昇するわけではなく，逆にがんがあっても上昇し
ないこともあるので注意が必要である。

D　消化管に作用する薬物

1　制吐薬・消化管機能改善薬

吐きけ（悪心・嘔気）を抑制する**制吐薬**は，大きく中枢性と末梢性に分類さ
れる。

中枢性制吐薬●　中枢性制吐薬は，抗悪性腫瘍薬を投与したときに生じる吐きけや，めまい
による吐きけに対して用いられる。

抗悪性腫瘍薬による吐きけに対しては，**セロトニン 5-HT$_3$ 受容体拮抗薬**
（グラニセトロン塩酸塩，オンダンセトロン塩酸塩水和物，アザセトロン塩
酸塩，ラモセトロン塩酸塩，パロノセトロン塩酸塩）や，**ニューロキニン
NK$_1$ 受容体拮抗薬**（アプレピタントなど）が用いられる。

めまいによる吐きけには，抗ヒスタミン薬や抗めまい薬を使用する。また，
不安などにより吐きけが生じることもあり，抗不安薬なども用いられる。

末梢性制吐薬● 　末梢臓器が刺激されることにより生じる吐きけには，末梢性制吐薬として**胃腸機能調節薬**が使用される。**ドパミン受容体拮抗薬**であるメトクロプラミド（プリンペラン®），ドンペリドン（ナウゼリン®），イトプリド塩酸塩（ガナトン®）などが代表的である。また，オピアト作動薬[1]であるトリメブチンマレイン酸塩（セレキノン®），セロトニン 5-HT$_4$ 受容体作動薬であるモサプリドクエン酸塩水和物（ガスモチン®）もよく使用される。機能性ディスペプシア（◯323ページ）に対してはアコチアミド塩酸塩水和物（アコファイド®）が使われている。

　ドパミン受容体拮抗薬は，長期使用や大量使用で，振戦などの錐体外路症状があらわれることがあるため，注意が必要である。

2 プロトンポンプ阻害薬（PPI）

　プロトンポンプ阻害薬（PPI）は，胃の壁細胞（◯291 ページ，図 1-3-b）にあるプロトンポンプを阻害することにより，胃酸の分泌を抑える。多くは，胃酸で活性化されてから作用をもたらす。オメプラゾール，ランソプラゾール（タケプロン®），ラベプラゾールナトリウム（パリエット®），さらに，エソメプラゾールマグネシウム水和物（ネキシウム®）や，ボノプラザンフマル酸塩（タケキャブ®）が使用される。ボノプラザンフマル酸塩は，酸による活性化を必要とせず，酸性環境下でも安定のため，酸分泌抑制効果の発現が速く，しかも強いという特徴がある。

3 止痢薬

　下痢症状を改善させるために用いられる薬物を総称して，**止痢薬**（**止瀉薬**）とよぶ。収斂薬であるタンニン酸アルブミンやビスマス製剤，吸着薬である天然ケイ酸アルミニウム（アドソルビン®），殺菌薬であるベルベリン塩化物水和物，さらにビフィズス菌やガゼイ菌，酪酸菌などの活性生菌製剤（ラックビー®やビオフェルミン®，ミヤ BM®，ビオスリー® など）が組み合わせて処方される。また，下痢に伴う腹痛には，抗コリン薬を用いて消化管運動を抑制することもある。

　一方，感染による下痢で抗コリン薬を使用すると，消化管運動を抑制することにより，原因となるウイルスや細菌などが長く腸管内にとどまってしまうため，使用はすすめられない。

4 便秘治療薬

　腸内容物の排泄を促したり，便をやわらかくしたりする薬物を**下剤**と総称し，作用のゆるやかなものを**緩下薬**とよぶ。便秘治療薬は◯**表 1-3** のよう

1）オピアト作動薬：胃腸に存在するオピオイド受容体に作用して，胃腸の運動を正常化させる。

○ 表1-3　代表的な便秘治療薬

分類		一般名(商品名)	作用・特徴
機械的下剤	塩類下剤	酸化マグネシウム 硫酸マグネシウム水和物	腸管内容の軟化と腸管刺激。
	膨張性下剤	カルメロースナトリウム	水分を含み膨張する。
	糖類下剤	D-ソルビトール ラクツロース(モニラック®)	浸透圧による。
刺激性下剤	小腸刺激性下剤	ヒマシ油	——
	大腸刺激性下剤	センナエキス(アジャストA) センノシド(プルゼニド®) ダイオウ ピコスルファートナトリウム水和物(ラキソベロン®) 炭酸水素ナトリウム・無水リン酸二水素ナトリウム(新レシカルボン® 坐薬) ビサコジル(テレミンソフト® 坐薬)	——
自律神経作用薬	副交感神経刺激薬	ネオスチグミン	高度の弛緩性便秘に用いられる。
	副交感神経遮断薬	ブチルスコポラミン臭化物(ブスコパン®) メペンゾラート臭化物(トランコロン®)	痙攣性便秘に用いられる。
	消化管神経調節薬	トリメブチンマレイン酸塩(セレキノン®)	——
	プロスタグランジン製剤	ジノプロスト	術後腸管麻痺に用いられる。
その他	ビタミンB剤	パンテノール	——
	過敏性腸症候群治療薬	ポリカルボフィルカルシウム(コロネル®)	便秘・下痢の両方に有効。
	選択的Cl⁻チャネル刺激薬	ルビプロストン(アミティーザ®)	小腸の腸液分泌を促進させる。
	グアニル酸シクラーゼ受容体作動薬	リナクロチド(リンゼス®)	小腸での腸液分泌を促進する。
	胆汁酸トランスポーター阻害薬	エロビキシバット水和物(グーフィス®)	胆汁酸の再吸収を阻害し,大腸での腸液分泌を促進。
	漢方製剤	大建中湯	——

に分類される。

塩類下剤●　酸化マグネシウムなどの**塩類下剤**は，**機械性下剤**とよばれる。腸管内の水分量を増加させることにより便をやわらかくするため，**浸透圧下剤**ともよばれる。

刺激性下剤●　**刺激性下剤**は，大腸の粘膜や腸壁を刺激して蠕動運動を促進することにより，排便を促す。習慣性があり，長期使用により効果が減弱するため，頓用として用い，漫然と使用しないことが重要である。

まとめ

- 消化器は，消化管(口腔・咽頭・食道・胃・十二指腸・空腸・回腸・盲腸・結腸・直腸および肛門)と消化腺(唾液腺・肝臓・膵臓)からなる。
- 消化器疾患のおもな症状には，吐きけ・嘔吐・胸やけ・嚥下困難・嚥下障害・腹痛・鼓腸・下痢・便秘・吐血・下血・腹水・黄疸などがある。
- 胃潰瘍・十二指腸潰瘍の場合の吐血は，喀血と異なって暗褐色で食物にまじって吐血される。また，便は黒いタール様のもの(タール便)になる。

復習問題

❶ 下図は回盲部の解剖図である。①～④の名称を答えなさい。

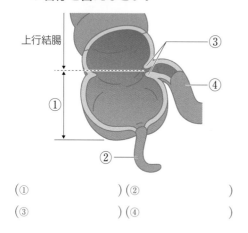

上行結腸

(① 　　　　　　) (② 　　　　　　)
(③ 　　　　　　) (④ 　　　　　　)

❷ 次の文章の空欄を埋めなさい。

▶内因子は，(① 　　　　　　)から分泌され，(② 　　　　　　)の吸収に関与する。

▶腸内ガスが貯留することによる腹部膨満は(③ 　　　　)とよばれ，腹部の打診により(④ 　　　　)が発せられる。

▶吐血は，十二指腸の(⑤ 　　　　　　)より口側の上部消化管から出血した際におこりやすい。

▶黄疸とは，血液中の(⑥ 　　　　　　)が増加して，(⑦ 　　　　)や(⑧ 　　　)が黄染する状態をいう。皮膚の(⑨ 　　　)や尿の(⑩ 　　　　)を伴うこともある。閉塞性黄疸では，便が(⑪ 　　　)

色になることがある。

▶肝性脳症は，肝障害により血中の(⑫ 　　　　　　)が増加することによる意識障害である。特有の(⑬ 　　　　　　)振戦があらわれる。

❸ 次の①～③の疾病で下血したときの便の状態について，正しいものを Ⓐ～Ⓒ から選びなさい。

①上部消化管からの出血 　　　(　　　)
②アメーバ赤痢 　　　　　　 (　　　)
③痔 　　　　　　　　　　　 (　　　)

Ⓐ鮮血便　　Ⓑタール便
Ⓒイチゴゼリー状の粘血便

❹ 次の①～③のがんの腫瘍マーカーを，Ⓐ～Ⓓからすべて選びなさい。

①肝細胞がん 　　　　　　 (　　　)
②大腸がん 　　　　　　　 (　　　)
③膵がん 　　　　　　　　 (　　　)

Ⓐ PIVKA-Ⅱ 　　 ⒷCA19-9
ⒸAFP(アルファフェトプロテイン)
Ⓓ CEA

第2章 おもな疾患

A 口腔・食道の疾患

1 舌がん

病態・病因● 舌がんは口腔がんのなかでも比較的頻度の高いがんである。組織学的には扁平上皮がんで，舌側縁から舌下面に好発し，舌背や舌尖にはまれである。発生要因として，前がん病変といわれる白板症からの悪性化，アルコールやタバコによる化学的な刺激，齲歯や義歯による物理的な刺激などが知られ，40〜60代の男性に多い。

症状● 舌痛や舌の潰瘍，硬結(皮膚深層あるいは皮下組織の限局性の硬化)，圧痛，口臭などがある。

治療● 外科手術・放射線療法・薬物療法を主体に，単独もしくは組み合わせて治療する。放射線療法では，単独の場合，外部照射法による根治は期待できないため，イリジウム針などの組織内刺入による小線源治療が行われる。外科手術はがんの進行度と組織学的悪性度，部位などによって，舌部分切除・舌半側切除・舌亜全摘，または舌全摘を行う。治療においては咀嚼，嚥下，発声など，舌がかかわる機能の保持も考慮して適切なものを選択する。

2 食道炎

食道炎はさまざまな原因から食道壁に充血，浮腫，上皮の壊死などを引きおこす疾患である。

1 胃食道逆流症(GERD)

胃食道逆流症(GERD[1])は，なんらかの原因で胃の内容物が食道内へ逆流して，胸やけなどの症状を呈する病態(◎図2-1)で，近年増加傾向にある。内視鏡検査でびらんや潰瘍などの粘膜障害をみとめる**逆流性食道炎**と，所見

---

1) GERD：gastroesophageal reflux disease の略。

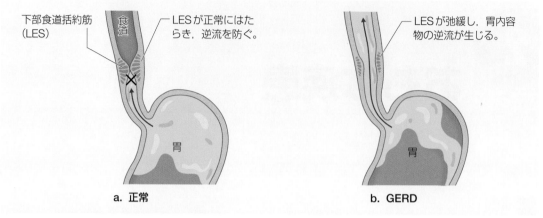

下部食道括約筋
(LES)

食道

LESが正常にはた
らき，逆流を防ぐ。

胃

a. 正常

LESが弛緩し，胃内容
物の逆流が生じる。

胃

b. GERD

⟶ 図 2-1　胃食道逆流症（GERD）の病態

をみとめない**非びらん性胃食道逆流症（NERD[1]）**の 2 つに分類される。

病因●　胃から食道への逆流機序には，下部食道括約筋（LES）圧の低下や腹圧の上昇などが考えられ，その原因として食道裂孔ヘルニア，大食，肥満，加齢などがある。逆流性食道炎の発症にはこの胃食道逆流のほか，胃液の量や逆流物の傷害力（酸性度）・食道粘膜の抵抗力・食道の蠕動運動の低下に伴う食道の逆流物の排出能の低下などの諸因子が総合的に関与している。

症状●　胃酸の逆流によって引きおこされるもので，胸やけや呑酸が最も一般的である。つかえ感や胸部痛，咽頭違和感などもみられる。逆流性食道炎の重症度分類はさまざま提唱されているが，内視鏡所見によるロサンゼルス分類が一般に広く用いられている。

　本来，食道粘膜は扁平上皮であるが，胃食道逆流症による粘膜障害が慢性的に経過すると，食道下部の扁平上皮が円柱上皮におきかわった状態になることがある。この状態をバレット上皮とよび，バレット上皮を有する食道を**バレット食道**という。バレット食道では食道腺がんが発生する可能性がある。

治療●　まず生活指導と薬物療法を行う。就寝前の摂食・過食の制限，睡眠時の体位（上半身を少し挙上），減量などを指導する。薬物としては酸分泌抑制薬や消化管運動促進薬などを用いる。最近では漢方薬もよく使用される。

　これらの内科的治療で改善が得られない症例には外科手術が適応となる。広く行われている術式は，ニッセン法やトゥーペイ法などの噴門形成術であり，最近では腹腔鏡下手術がよく行われる。

❷ カンジダ食道炎

　カンジダ食道炎は，消化管真菌症としては最も頻度が高く，食道の常在菌であるカンジダ-アルビカンスが宿主側の全身状態の低下などにより異常増

1）NERD：non-erosive reflux disease の略。

殖して炎症をおこすものである。免疫不全・悪性腫瘍・抗がん薬や抗菌薬の使用などが背景因子としてある。

嚥下痛や嚥下障害などを訴えることもあるが，無症状の場合も少なくない。

③ 食道アカラシア

病態●　食道の蠕動運動障害や下部食道括約筋の弛緩不全による食物の通過障害と，食道の異常拡張がみられる機能性疾患を**食道アカラシア**という。通常の嚥下では，食物は蠕動運動で食道内を運ばれ，食道下部で括約筋が弛緩して胃内へ食物が届けられるが，これらがうまく行われず，食物が下部食道にたまり，食道の拡張をきたす。

病因●　迷走神経背側核の変性や，食道下部固有筋層内のアウエルバッハ神経叢の変性・消失が原因とされる。経過は長く，生命予後は良好だが，アカラシアの3〜4％に食道がんが合併するとされ，注意が必要である。

症状●　おもな症状は食物のつかえ感である。食物残渣の逆流や咳嗽，胸痛などもみられる。また，ストレスや冷たい飲料物で症状が悪化することがある。性差はほとんどなく発症年齢は20〜30代が多い。発症初期に体重減少がみられるが，その後は安定することが多い。

診断●　食道X線造影検査，内視鏡検査，食道内圧検査で診断される。食道X線造影検査では，食道の拡張，第1次蠕動波の欠如，胃泡の消失などの所見がある。拡張型は，直線(St)型，シグモイド(Sg)型，進行シグモイド(aSg)型に分類される（◯図2-2）。X線拡張度は食道の横径から3.5 cm未満をⅠ度，3.5 cm以上6.0 cm未満をⅡ度，6.0 cm以上をⅢ度に分類する。

内視鏡検査では，食道内腔の拡張と食物残渣や液体の貯留がみとめられる。食道胃接合部の狭窄状態をみとめるのに，内視鏡が容易に噴門を通過することも特徴である。食道内圧検査では第1次蠕動波の消失と下部食道括約筋の嚥下性弛緩の消失が主要所見である。

治療●　治療は，薬物療法・拡張術・手術・内視鏡治療に大別され，患者の状態や

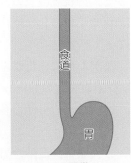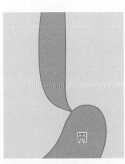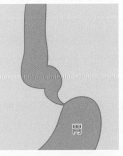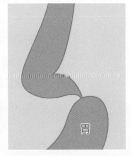

a. 正常　　　　　　b. 直線(St)型　　　　c. シグモイド(Sg)型　　d. 進行シグモイド(aSg)型

◯ **図2-2　食道アカラシアの拡張型の分類**

経過にあわせて選択する。

　①**薬物療法**　下部食道括約筋の静止圧を低下させる目的で，カルシウム拮抗薬や硝酸薬の投与が行われる。しかし，これらの薬物による効果は弱く，作用時間が短いなどの問題があり，症状の緩和や手術までの補助的治療である。新しい治療法として，内視鏡下にボツリヌス毒素を下部食道括約筋に局所注入する試みがなされているが，長期的な効果については不明である。

　②**拡張術**　X線透視下に内視鏡的に拡張バルーンやアカラシアダイレーターなどを用いて，下部食道括約筋を機械的・強制的に拡張する方法である。手技的に容易で比較的安全であり，その初回治療の有効率は95％とされる。

　③**手術**　拡張術を繰り返しても改善しない場合に手術の対象となる。進行シグモイド型や拡張度Ⅲ度の場合は，はじめから手術の対象としてよい。手術の原則は，弛緩不全のある下部食道括約筋の筋層を切開して食物の通過を良好にすることと，その結果生じる胃から食道への逆流を防止する逆流防止手術を加えることである。最近では腹腔鏡下で手術が行われることが多い。

　④**内視鏡治療**　最近では経口内視鏡を使用した治療も行われている。手術での筋層切開にあたるところを経口内視鏡で行うのが経口内視鏡的筋層切開術（POEM[1]）である。新しい手技でまだ一般的ではないが，身体に傷をつけないで治療が可能であり，徐々に普及しつつある。

④ 良性腫瘍

病理●　食道の良性腫瘍は比較的まれであるが，そのなかでは平滑筋腫が最も多く，そのほか，線維腫・嚢腫・乳頭腫などがある。原因は不明である。

症状●　腫瘍がやわらかいため，かなり大きくなるまで無症状のことが多い。ある程度大きくなると食物のつかえ感や胸部不快感などを呈することがある。

治療●　内視鏡的腫瘍核出術・腫瘍切除術・食道部分切除術などが行われる。

⑤ 食道がん

　食道に発生する悪性腫瘍を**食道がん**という。食道がんは消化器がんのなかでも悪性度が高く，予後不良ながんとされてきた。しかし，内視鏡検査の普及から早期がんの段階での発見が増え，また，内視鏡治療や手術，化学療法が進歩したことから，治療成績は著しく向上しつつある。

　わが国では食道がんの90％以上は扁平上皮がんで，腺がんや未分化がんなどは数％程度である。部位別の発生頻度は胸部中部食道が全体の50〜60％と最も多く，ついで胸部下部食道が約20％である。50歳以上の男性に多く，男女比は6〜7対1である。

病因●　発がんの危険因子として，喫煙や飲酒，熱い飲食物，がん家系，高齢の男

1）POEM：per-oral endoscopic myotomy の略。

性などがある。なかでも，お酒を飲むと顔が赤くなる人や，かつては顔が赤くなっていたが，しだいに赤くならずにお酒が飲めるようになった人をフラッシャーとよび，このような人には食道がんや咽頭がんが発生する率が高いことが注目されている。これは，アルコールが体内で分解された際に生じるアセトアルデヒドに発がん性があり，フラッシャーではそれを分解する酵素が少ないため，血液内に長時間残存してしまうことが原因とされている。そのほか，食道がんを合併しやすい疾患には，食道アカラシアやバレット食道などがある。

症状● 発症早期は無症状だが，進行するとがんによる狭窄に起因するつかえ感や狭窄感，嚥下障害のほか，胸部痛，体重減少をみとめる。病気が進行して周辺臓器へ浸潤すると，反回神経麻痺による嗄声や気管浸潤による咳嗽などが出現する。

検査● がんの診断や進行状態，ほかの疾患との鑑別には内視鏡検査・生検・X線検査・CT・MRI・超音波検査・RI検査などが行われる。早期がんの発見・診断には，ヨウ素染色による色素内視鏡検査や，狭帯域光観察（NBI[1]）併用拡大内視鏡が有用である（➡図2-3）。危険因子を念頭におき，リスクの高い患者には積極的に内視鏡検査を行うことが重要である。

がんの進展と● がんは粘膜上皮から発生して，側方に広がるとともに，筋層や外膜に向病期分類　かって食道壁に深く浸潤・増殖していく。この過程で，がんは血管やリンパ管に入り込み，転移をきたす。主病変の深さ（壁深達度）をT，リンパ節転移の程度をN，他臓器への遠隔転移の有無をMであらわし，TNMの組み合わせによりステージ0〜Ⅳbまでに分類される。

治療● 治療法には外科的手術・内視鏡的治療・化学療法・放射線療法・メタリッ

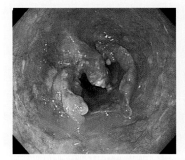 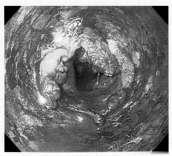 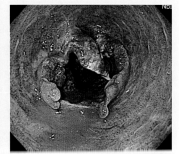

a. 通常の内視鏡像　　　　　　b. ヨウ素染色像　　　　　　　c. NBI像
全周性の腫瘍がみとめられる。

➡ 図2-3　食道がんの内視鏡像

1）NBI：narrow band imaging の略。血液に吸収されやすく粘膜で強く反射する光をあて，粘膜表面の血管を強調して観察できる。

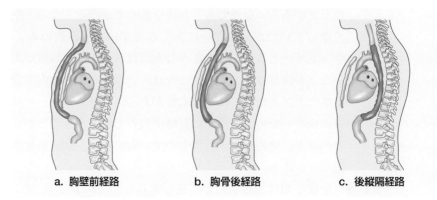

a. 胸壁前経路　　　　　b. 胸骨後経路　　　　　c. 後縦隔経路

○ 図2-4　食道がんの再建経路

クステント療法などがあり，がんの進行度や全身状態を考慮して選択する。

①**外科的手術**　根治手術と姑息手術とがある。臓器転移や郭清不能なリンパ節転移がない場合には，根治手術が行われる。根治手術とは，がんを含む食道を切除し，周囲のリンパ節をきれいに取り除き（リンパ節郭清），切除した食道のかわりに食べ物の通り道を再建することである（○ 図2-4）。

がんの存在部位により術式は多少変化するが，胸部食道がんでは右開胸と開腹操作により胸部食道を全摘し，胸部と腹部のリンパ節を広範囲に郭清したうえで胃を用いて再建する方法が標準術式である。最近では腹腔鏡や胸腔鏡を併用した術式も行われる。頸部リンパ節転移もみられることから，頸部リンパ節郭清を加えた頸胸腹の3領域郭清も行われる。

術後合併症は胸腔内の手術操作に起因するものが多い。おもな合併症は，反回神経麻痺，肺合併症（肺炎・気胸・血胸），縫合不全である。

一方，姑息手術には姑息的切除とバイパス手術とがある。姑息的切除とは治癒の見込みはないが，食道切除により延命が期待される場合に行われる。バイパス手術は，がん病変は切除せずに経口摂取の回復のみを目的に行われる手術である。

②**内視鏡的治療**　内視鏡的粘膜切除術（EMR）と内視鏡的粘膜下層剝離術（ESD）がある。壁深達度が粘膜固有層までにとどまるものが適応となる。その周在性は問わないが，3/4周以上の病変になると治療後の狭窄の頻度がきわめて高くなり，注意が必要である。内視鏡的治療は手術に比べ，低侵襲で食道が温存できるよい方法である。合併症には食道穿孔，出血，術後狭窄などがある。

③**化学療法・放射線療法**　化学療法と放射線療法はそれぞれ単独でも行われるが，両者を組み合わせた化学・放射線療法として行われることが多い。手術前後の補助療法としても用いられる。最近では，ステージⅡ～Ⅲの症例では術前に化学療法を行うことが多くなっている。抗がん薬の副作用には，吐きけ・嘔吐・下痢・口内炎・骨髄抑制・腎障害などがある。

④メタリックステント療法　食道がんでは, がんによる狭窄から経口摂取が不能になることや, がんの浸潤によって気管・気管支と食道が交通(瘻孔形成)して呼吸状態の悪化をみることがある。これらの切除不能例の終末期状態に対して, 食道の内腔保持によって少しでも経口摂取を可能にすることや, 瘻孔をふさいで呼吸状態の改善を目的としてステント挿入が行われる。自己拡張型のメタリックステントは狭窄部を徐々に押し広げるため安全性が高く, 食道壁への適合性がよい。合併症にはステント逸脱, ステント内腔への腫瘍の再増殖, 出血, 穿孔, 食物による内腔の閉塞などがある。

6 食道静脈瘤

食道静脈瘤とは, 肝硬変などが原因で血液の流れがわるくなり, 食道の静脈が異常に拡張・怒張し, こぶ状に太く蛇行した状態をいう。食道下部に好発する。静脈瘤の部位, 形態, 色調, 発赤所見などの内視鏡所見により分類される。

静脈瘤自体の症状はないが, 瘤が破れると突然の吐血, 下血, 出血性ショックを呈するため, 緊急内視鏡による止血操作が必要となる。内視鏡下で静脈瘤の血管内や周囲に硬化剤を注入する内視鏡的静脈瘤硬化術(EIS)や, 静脈瘤を小さな輪ゴムで結紮して血流を遮断する内視鏡的静脈瘤結紮術(EVL)がある。内視鏡で止血が困難な場合には, 止血用のセングスターケン-ブレークモアチューブ(S-Bチューブ)を食道内に挿入して止血を試みることもある。

B 胃・十二指腸の疾患

1 機能性ディスペプシア(機能性胃腸症)

概念●　機能性ディスペプシア functional dyspepsia(FD)とは, 上腹部消化器症状があるにもかかわらず, 潰瘍やがんなどの器質的疾患が存在しないものをいう。症状としては, 胸やけ, 食欲不振, 腹部膨満感(胃もたれ), 腹痛などであり, 検査をしてもなにも異常がみつからない。現在, 日本人の4人に1人が, 機能性ディスペプシアの症状を訴えているといわれている。

6か月以上前に症状が出現し, 診断前の3か月の状態で判断される(◎表2-1)。国際組織であるローマ Roma 委員会は, 食後愁訴症候群(PDS)もしくは心窩部痛症候群(EPS)におきかえるよう提案している。

病態●　病態として, ①酸または機械的膨張に対する胃・十二指腸の内臓過敏(近位胃と遠位胃の両方), ②胃排出促進や, 幽門部と胃底部の協調運動失調または近位胃と遠位胃の硬直・痙攣, 一過性収縮異常などの食後運動障害, ③

⊖ 表2-1　ローマⅣ基準による機能性ディスペプシアの診断基準（2016）

＜定義＞
胃・十二指腸領域に起因すると考えられる以下の症状が1つ以上あること。
　　a. つらいと感じる食後のもたれ感
　　b. つらいと感じる早期膨満感
　　c. つらいと感じる心窩部痛
　　d. つらいと感じる心窩部灼熱感
かつ，症状を説明しうる器質的疾患がない。
少なくとも6か月以上前に始まり，直近の3か月間に上記症状がある。

＊食後愁訴症候群（PDS）ではa，bのうち「少なくとも週に3日，1つか2つを満たす」，心
　窩部痛症候群（EPS）ではc，dのうち「少なくとも週に1日，1つか2つを満たす」とされ，
　PDSもEPSも「つらいと感じる」症状が必須である。
＊ヘリコバクター-ピロリ陽性でディスペプシア症状がある場合，除菌後6～12か月経過し
　て症状が消失または改善した場合は，ヘリコバクター-ピロリ関連ディスペプシアである。

　　胃の適応性弛緩低下，④固形物および流動物の胃排出遅延，⑤食事に対する反応における神経ホルモンの機序の変化，⑥過去の急性胃腸炎などがあげられている。

治療● 　現在，酸分泌抑制薬や胃運動亢進薬を基本に，さまざまな薬物が検討されるが，決定的な治療法はまだない。患者の不安を取り除き，生活指導を行う。機能性ディスペプシアの新しい治療薬としてアコチアミド塩酸塩水和物がある。アコチアミドは胃底部弛緩・運動促進作用をもつ新規化合物で，そのコリン作動性効果によりディスペプシア症状を改善し，とくにEPSではなくPDSに有効であるとされている。

2 胃炎

1 急性胃炎

病態・病因● 　**急性胃炎**は，胃の粘膜に急性炎症がおこり，発赤・びらん・浮腫粘液の付着や，ときに出血がみられ，胃運動の異常が生じた状態である。原因は，不適切な食事（刺激物摂取，過食，アルコールなど）や，精神的・身体的ストレスがあるが，副腎皮質ステロイド薬，アスピリンなどの非ステロイド性抗炎症薬（NSAIDs），抗菌薬，抗がん薬などの内服によるものも多い。また，ヘリコバクター-ピロリの初感染でもおこる。突発的に症状とともに多発するびらんや潰瘍を呈するものを**急性胃粘膜病変**（AGML）とよぶ。

症状● 　上腹部不快感や圧迫感があり，食欲低下，吐きけ・嘔吐がおこり，嘔吐後気分がよくなることが多い。ときに吐血や下血を生ずる。上腹部に圧痛をみとめる。

治療● 　薬剤性の場合は投与薬剤を中止するなど誘因を除去して，症状にあった適切な薬物治療を行う。精神的・身体的ストレスの強い場合には，入院して安

静をはかる。出血例では禁食とし，補液を行う。食事可能となれば，かゆ食からしだいに常食へ移行させる。

② 慢性胃炎

病態・病因●　**慢性胃炎**の名称は病理診断からつけられたもので，胃粘膜の萎縮と，リンパ球などの炎症性細胞の浸潤に特徴づけられる。日本人の約 8 割はヘリコバクター−ピロリ（ピロリ菌）の感染による。その他，不規則な食事，歯科疾患，飲酒やタバコの常用，肝胆道系疾患，薬物の長期服用，精神的・身体的ストレスなどは増悪因子となる。ピロリ菌感染による慢性胃炎は前庭部を中心に生じ，B 型胃炎ともよばれる。これに対して壁細胞抗体や内因子抗体などの自己抗体が陽性の A 型胃炎があり，進行すると悪性貧血となる。ピロリ菌感染では，急性胃炎→慢性胃炎→胃粘膜萎縮→腸上皮化生（→胃がん）と進展することが示唆されている。

症状●　自覚症状はほとんどない。多くは，集団健診による胃 X 線検査，内視鏡検査で発見される。心窩部の圧迫感，胸やけ，痛み，もたれ，呑酸，吐きけ・嘔吐，食欲不振などがよくなったりわるくなったりして長期間続く場合があり，機能性ディスペプシアと区別がつかないこともある。

治療●　第一に原因・誘因を除去する。食事では刺激性のもの，かたいもの，熱いものを避ける。量は控えめにしてよくかみ，食事時間を規則正しく，食後の休憩をとる。

薬物治療は，無（低）酸症の場合には，胃液の補給のために，希塩酸やペプシンなどを含む胃散薬や健胃薬などが使われる。胃運動低下には胃運動促進薬を投与する。過酸状態では，酸分泌抑制薬，抗コリン薬，ヒスタミン H_2 拮抗薬などが症状に応じて使われる。ピロリ菌の除菌により組織学的な改善も期待できる。

③ 胃潰瘍・十二指腸潰瘍

胃・十二指腸潰瘍は別名，**消化性潰瘍**とよばれ，胃酸により粘膜が自己融解されていくことによる組織の欠損である（●図 2-5）。男性に多く（3：1），胃角部に生じることが多い。

病態・病因●　古くから，攻撃因子（胃酸，ペプシンなど）と防御因子（粘膜血流，粘液など）のバランスの破綻により潰瘍が形成されると考えられてきた。ストレス，NSAIDs などによる潰瘍はこのバランス説によりよく説明できる。しかし，近年の研究から，潰瘍のおもな原因は細菌である**ヘリコバクター−ピロリ**（ピロリ菌）感染にあることが証明された。胃潰瘍患者の約 8 割，十二指腸潰瘍の約 95 ％ に感染がみとめられる。一方，日本人の 75 ％ はすでにピロリ菌の保菌者（キャリア）であるが，保菌者の一部の人にしか潰瘍が生じないことから，菌株による違いや，酸分泌，防御因子，喫煙，ストレスなどの因子も重

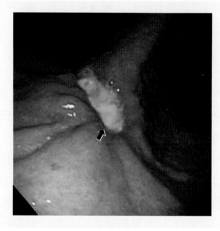

周囲が腫脹し，中央に白苔を有するクレーターがみられる（➡）。

○ 図 2-5　胃潰瘍の内視鏡像

要であることが示唆されている。

　ピロリ菌感染の有無による潰瘍の発生率には有意な差があり，除菌後の潰瘍再発率にも有意な差がみとめられている。

症状●　自覚症状は一定しないが，上腹部痛の頻度は高い。腹痛は食事との関連が深く，十二指腸潰瘍では空腹時や夜間におこり，食事により軽快する。一方，胃潰瘍では食後に痛む場合が多い。その他，胸やけ，げっぷ，吐きけなどがみられる。潰瘍の活動性が高いと出血が続き，コーヒー残渣様の吐血やタール便をきたす。潰瘍により動・静脈がおかされると大量出血となり，鮮血の吐血もおこりうる。その際には，出血性ショックを呈することもある。

合併症●　①**出血**　消化管出血の大多数は消化性潰瘍である。初発症状は吐きけ，めまい，動悸，口渇などである。

　②**穿孔**　深い潰瘍が漿膜を破って腹腔に突き抜けた状態を穿孔といい，急性汎発性腹膜炎をおこす。腹腔内では，穿孔してもすぐに大網などでおおわれ，穿孔が広がらない機構になっており，限局性腹膜炎にとどまる。

　③**幽門狭窄**　潰瘍が治癒したあとの瘢痕や，浮腫によって幽門や十二指腸球部の内腔が狭窄して，通過障害をおこす場合がある。

診断●　X 線検査では潰瘍に造影剤が貯留してできる X 線所見（ニッシェ）が確認できる。また，内視鏡は診断のみならず，治療や経過観察にも有用である（○ 図 2-5）。がんとの鑑別のため，必要に応じて生検を行うこともある。

　生検組織を使ったピロリ菌感染の診断としては，迅速ウレアーゼ試験，培養法，鏡検法がある。生検した部位に感染がなければ偽陰性となる。感染スクリーニングとしては，血液・尿を使った抗体検査，便中の抗原検査が用いられる。定量性，感度，特異度の高い検査としては，^{13}C 尿素呼気試験があり，除菌治療後の検査としては最適と考えられる。

治療●　合併症がある場合は，まず合併症の治療を行う。出血がひどい場合は，血

管造影などの画像ガイド下でのインターベンションや，手術が必要となることもある。止血に成功したら，通常の潰瘍治療となる。潰瘍の成因により，治療法が異なるため，NSAIDs の服用歴やピロリ菌感染の有無の判定を行う。

ピロリ菌陽性の潰瘍では，第一に除菌治療を行う。除菌治療はプロトンポンプ阻害薬(PPI)1 種類と，抗菌薬のアモキシシリン水和物とクラリスロマイシンの 3 薬を 1 週間投与する。これにより約 70〜80% が除菌に成功する。この間，発疹や下痢，異味症の副作用がみられることがある。治療不成功の場合はクラリスロマイシンをメトロニダゾールに変更して 3 薬を 1 週間投与する。現在，除菌治療の適応となる疾患は，胃・十二指腸潰瘍のほかに，ピロリ菌感染胃炎，低悪性度の胃 MALT リンパ腫，特発性血小板減少性紫斑病，早期胃がん内視鏡治療後となっている。

以前は厳重な食事療法がすすめられていたが，栄養不足による潰瘍治癒の遅延も問題となり，現在では刺激物やアルコール摂取を禁止する程度でよいとされる。

除菌以外の●
治療法　基本的には，とくに夜間の胃酸分泌を抑制することである。プロトンポンプ阻害薬(PPI)，ヒスタミン H_2 受容体拮抗薬，選択的ムスカリン受容体拮抗薬，さらにプロスタグランジン製剤などの防御因子増強薬を使用する。

吐血した場合の●
処置　吐血した場合は，①バイタルの確認，②側臥位にして気道を確保，③身体の安静ときつい衣服の解除，④静脈確保と輸液，ときに輸血，⑤緊急内視鏡検査にて内視鏡下止血療法などが行われる。

4 胃がん

病態・病因●　胃がんは胃の粘膜に発生する悪性腫瘍である。ほとんどは組織学的に腺がんであり，未分化型がんと分化型がんの 2 つに大別される。前者は胃固有粘膜から，後者は胃の腸上皮化生粘膜から発生する。その発生や進展のメカニズムはまだ十分には解明されていないが，ヘリコバクター−ピロリの感染した胃では萎縮性胃炎から腸上皮化生を経て胃がんになることが知られている。ほかに，食塩の過剰摂取といった生活習慣も胃がんの発生に関与する。胃がんによる死亡は男女とも昭和 40 年代から減少傾向にあるが，がんによる死亡数の男性の第 3 位，女性の第 5 位であり(2021 年)，現在なお日本人がかかりやすいがんの 1 つである。

症状●　初発症状では心窩部痛や体重減少，腹部膨満感，胸やけ，血液検査時の貧血などがみられるが，特有の症状はない。病気が進行して腫瘍が大きくなると嚥下障害や嘔吐も出現し，触診で腫瘤として触知できたり，腹水が貯留したりする。また，早期胃がんではまったく無症状のことも多い。

検査・診断●　X 線造影検査・内視鏡検査・生検・超音波内視鏡検査・CT・MRI・腫瘍マーカーなどの検査を行う(●図 2-6)。これらの検査の組み合わせにより，存在部位・肉眼型・組織型・深達度・浸潤範囲・肝転移・リンパ節転移・

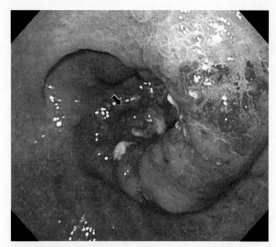

周囲が腫脹した潰瘍性病変がみられる(➡)。潰瘍面には
白苔や凝血塊の付着がある。

◎ **図 2-6　進行胃がんの内視鏡像**

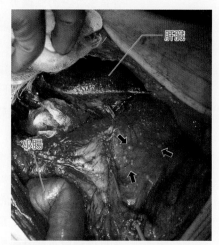

胃壁表面に播種結節がみられる(➡)。

◎ **図 2-7　腹膜播種**

直接浸潤などの診断が行われる。

がんの進展形式●
と臨床分類　　胃がんは粘膜上皮の細胞がなんらかの原因で変化(がん化)して発生し，胃壁内に広がるとともに深部に向かって細胞分裂を繰り返して増殖・発育する。粘膜下層・固有筋層，さらに漿膜をこえると胃壁を 貫 いて外に顔を出し，ぱらぱらとがん細胞が腹腔内に散らばって**腹膜播種**をおこす(◎ 図2-7)。ときには胃に近接する臓器にそのまま直接浸潤してくっついてしまうこともある。また，壁内のリンパ管や血管内に入り込み，その流れに乗ってリンパ節転移や血行性転移(遠隔転移)をおこす。深達度の浅い早期胃がんではリンパ節転移や血行性転移は少ないが，深達度の深い進行胃がんでは頻度が高い。

　　人名のついている特徴的な転移として，左鎖骨上窩リンパ節への転移(**ウィルヒョウ転移**)，ダグラス窩への腹膜転移(**シュニッツラー転移**)，卵巣への転移(**クルーケンベルグ転移**)などがある。

肉眼型分類●　　胃がんは肉眼型所見から0～5型に分類される(◎ 図2-8)。0型(表在型)はさらにⅠ～Ⅲ型に亜分類される(◎ 図2-9)。

0型(表在型)：がんが粘膜下層までにとどまる場合に多くみられる形態。
　　0-Ⅰ型(隆起型)：明らかな腫瘍状の隆起がみとめられるもの(0-Ⅱaをこえるもの)。
　　0-Ⅱ型(表面型)：隆起や陥凹が軽微なもの，あるいはほとんどみとめられないもの。
　　0-Ⅱa型(表面隆起型)：表面型で，低い隆起がみとめられるもの(おもに隆起の高さが2～3mmまでのもの)。
　　0-Ⅱb型(表面平坦型)：正常粘膜にみられる凹凸をこえるほどの隆起・陥

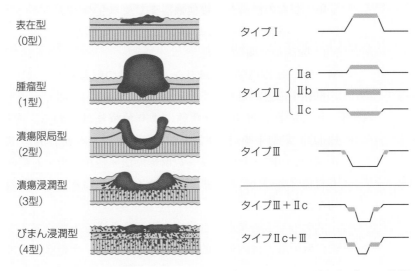

● 図 2-8　胃がんの肉眼型分類　　　● 図 2-9　0 型（表在型）の亜分類

凹がみとめられないもの。

0-IIc 型（表面陥凹型）：わずかなびらん，または粘膜の浅い陥凹がみとめられるもの。

0-III 型（陥凹型）：表在型で明らかに深い陥凹があるもの。

1 型（腫瘤型）：明らかに隆起した形態で，周囲粘膜との境界が明瞭（めいりょう）なもの。

2 型（潰瘍限局型）：潰瘍を形成し，潰瘍をとりまく胃壁が肥厚（ひこう）して周囲粘膜との境界が比較的明瞭な周堤を形成するもの。

3 型（潰瘍浸潤型）：潰瘍を形成し，潰瘍をとりまく胃壁が肥厚して周囲粘膜との境界が不明瞭な周堤を形成するもの。

4 型（びまん浸潤型）：著明な潰瘍形成も周提もなく，胃壁の肥厚・硬化を特徴とし，病巣と周囲粘膜との境界が不明瞭なもの。

5 型（分類不能）：上記 0 〜 4 型のいずれにも分類がむずかしいもの。

進行度分類●　がんの進行度は，ステージ I A 〜 IV に分けられる。これは，胃壁深達度（T）やリンパ節転移（N），遠隔転移（M），肝転移（H）などの各因子の組み合わせにより決定される。

T1a：がんが粘膜にとどまるもの（M）。

T1b：がんの浸潤が粘膜下組織にとどまるもの（SM）。

T2：がんの浸潤が粘膜下組織をこえているが，固有筋層にとどまるもの（MP）。

T3：がんの浸潤が固有筋層をこえているが，漿膜下組織にとどまるもの（SS）。

T4a：がんの浸潤が漿膜表面に接しているか，またはこれを破って遊離腹腔に露出しているもの（SE）。

T4b：がんの浸潤が直接他臓器まで及ぶもの(SI)。

N：リンパ節転移(N0：転移なし，N1：転移が1〜2個，N2：転移が3〜6個，N3：転移が7個以上)。

M：遠隔転移(M0：領域リンパ節以外の転移なし，M1：領域リンパ節以外の転移をみとめる)。

治療●　がんの進行度や全身状態により治療法はかわる。内視鏡的切除(EMR/ESD)・定型手術(胃の2/3以上切除とリンパ節郭清)・非定型手術(縮小手術/拡大手術)・化学療法・放射線療法・緩和手術・対症療法などがある。日本胃癌学会の『胃癌治療ガイドライン』を参考に，患者の状態に合わせて適切な治療を選択する。

　ステージIのなかでも病変の深達度が浅く小さくて，リンパ節転移の可能性の低いものは内視鏡的切除の適応である。そのほかのステージIでは，基本的に定型手術もしくは縮小手術が適応となる。ステージII・IIIの治療には定型手術に加えて補助的に化学療法を行う。最近では症例を選んで腹腔鏡による手術も行われている。ステージIVでは根治はむずかしいため，化学療法・放射線療法・緩和手術・対症療法が行われる。

緩和ケア●　手術などの積極的治療による改善や治癒が見込めない終末期患者には，しばしば早い段階からの緩和ケアの介入が必要である。緩和ケアは，疼痛などの身体症状のコントロールだけでなく，精神的な苦痛や社会的な問題への対応も重視し，患者だけでなく家族を含めて良好なQOLを提供するために行われる。最近は，QOL改善を目的として行われる化学療法や放射線療法も緩和ケアにおいて再評価されつつある。一方，医療の中止や蘇生術の可否，尊厳死・安楽死など，見解の一致が完全に得られていない問題も多い。

⑤ その他の胃・十二指腸疾患

　その他の胃の疾患には，胃ポリープや胃の筋腫・肉腫などがある。

胃ポリープ●　胃ポリープは過形成性ポリープと腺腫性ポリープに大別される。形や大きさによっては，がんとの鑑別が困難なものがあるため，ポリープを発見した場合は生検で良性・悪性の鑑別をすることが大切である。ポリープが大きい場合はがん化の可能性もあるため，内視鏡的切除を行う。

胃の筋腫・肉腫●　上皮由来のがんではなく，筋肉や神経などの非上皮性の組織が由来の腫瘍として筋腫や肉腫がある。

　筋腫は良性腫瘍なので必ずしも手術をする必要はないが，大きくなると中心部が潰瘍化して出血し，貧血が高度となることが多いので胃切除術を行うか，筋腫だけを摘出する手術を行う。

　肉腫は悪性腫瘍で，胃平滑筋肉腫などが知られる。*c-kit*遺伝子が陽性のものは消化管間質腫瘍(GIST)とよばれ，区別される。

6 胃の手術

1 手術の術式

胃の手術における基本的な術式として，胃切除術，胃腸吻合術，胃瘻・腸瘻造設術などがある。胃切除術は，切除される胃の部位や範囲によって，胃全摘術・幽門側胃切除術・噴門側胃切除術・胃部分切除術などに分けられる。

1 胃全摘術

がんが広範囲に広がる場合や，胃上部領域の進行がんの場合に胃全摘術が行われる。根治性を向上させるために，膵尾部・脾合併切除を行い，脾門部と脾動脈幹リンパ節を郭清することもある。胃全摘術後の再建はルーワイ（ルーY）法・空腸間置法・ダブルトラクト法などが行われる（◎図2-10）。

ルーワイ法は手技が簡単で合併症が少なく最も広く行われているが，食物が十二指腸を通過しないという欠点がある。

空腸間置法は食道と十二指腸の間に空腸を置いて吻合することにより，生理的に食物が流れることを目的とする。ダブルトラクト法はルーワイ法と似ているが，十二指腸断端を閉鎖せず，挙上空腸の側面へと側端吻合する。

2 幽門側胃切除術

幽門側胃切除術は，おもに胃体部から幽門部の胃がんに対して行われる術式である。所属リンパ節も含めた病変の完全切除，あるいはがんによる症状の軽減を目的とする。再建術式には，ビルロートⅠ法とビルロートⅡ法の2つが有名である（◎図2-11）。

ビルロートⅠ法は吻合が1か所で，食物が生理的経路である十二指腸を通ること，手術操作が小腸に及ばないため腸管癒着が少ないなどの利点から，まず選択される再建法である。

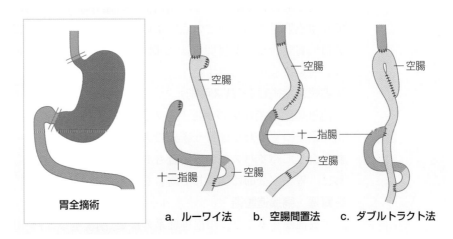

| 胃全摘術 | a. ルーワイ法 | b. 空腸間置法 | c. ダブルトラクト法 |

◎図2-10　胃全摘術後の再建法

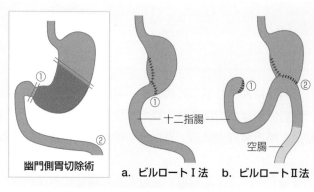

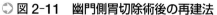

⊃ 図 2-11　幽門側胃切除術後の再建法

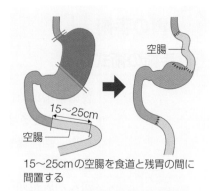

⊃ 図 2-12　噴門側胃切除術後の
　　　　　　再建法（空腸間置法）

　一方，ビルロートⅡ法は，なんらかの理由で胃と十二指腸の切離端どうし
の距離が長いため吻合部に緊張がかかる場合や，幽門付近にがんの局所再発
の可能性が高い場合などに用いられる。

　また最近では，胃全摘で行われていた再建術式（ルーワイ法や空腸間置法）
を幽門側胃切除に応用することもある。

❸幽門保存胃切除術

　リンパ節転移をみとめない胃体中部の早期がんで，腫瘍縁が幽門から 4
cm 以上は離れているものでは，幽門輪の機能を残す幽門保存胃切除術が適
応となる。幽門輪から約 1.5 cm の幽門胴部を残して胃切除術を行い，ビル
ロートⅠ法に準じて胃-胃吻合する。幽門機能が温存されるため，通常の幽
門側胃切除術に比べて，胃切除後障害のダンピング症候群や，十二指腸胃逆
流の発生が少なく，残胃の胃炎が軽度である。

❹噴門側胃切除術

　リンパ節転移をみとめない胃体上部領域の早期がんで，1/2 以上の胃を温
存できるものに適応がある。幽門側胃の温存ができるため，胃全摘術に比べ
て食事摂取量や消化などの点でよいとされる。噴門側胃切除術後の再建では
食道残胃吻合法，空腸間置法（⊃ 図 2-12），ダブルトラクト法などが行われる。
胃食道逆流症を生じやすい。

❺胃腸吻合術（バイパス手術）

　治癒切除不能症例のがんからの出血や 狭 窄 などに対して，胃内容物の流
出経路をつくるために行う術式である。単純に胃と空腸を可能なところで側
側吻合してバイパスとする場合もあるが，効果的に胃の内容物を排出するた
めに，胃を部分的に切離して吻合をすることもある。

❻胃瘻・腸瘻造設術

　栄養面からみると，中枢神経系の疾患（脳梗塞など）や切除不能な食道がん，
頭頸部がんなどによって経口摂取ができない場合でも，点滴による栄養管理

よりも経腸栄養が理想的である。方法として，鼻からチューブを挿入する経鼻栄養法のほかに，胃や腸に瘻孔をつくって腹壁から直接胃内や腸内に栄養チューブを挿入・留置する方法がとられる（●403ページ，図3-8）。胃瘻の造設には，現在は経皮内視鏡的胃瘻造設術（PEG）が普及している。

❷ 胃切除術後の障害

胃切除後にみられる胃の機能喪失や，消化管再建により，さまざまな障害が生じることがある。小胃症状をはじめ，ダンピング症候群，胃切除後貧血，逆流性食道炎，輸入脚症候群[1]などである。そのほか，リンパ節郭清の際に胃の周囲を走る迷走神経を切離することから，胆石ができることもある。カルシウムの吸収低下による骨粗鬆症もおこりやすいとされる。

■ダンピング症候群

胃切除術後の患者の食後におこるさまざまな腹部症状と全身症状を**ダンピング症候群**という（●408ページ，図3-9）。食事中あるいは食後20〜30分以内に冷汗・動悸・めまい・しびれなどの全身症状や，腹鳴・腹痛・下痢・吐きけなどの腹部症状がおこる**早期ダンピング症候群**と，食後2〜3時間後におこる後発性低血糖症候群である**晩期ダンピング症候群**がある。術後の発生頻度は10〜15％で，胃切除後に胃の貯留機能が低下し，摂取した食物が小腸内に急速に流れ込むためにおこる。

治療は食事療法による予防が基本である。食事回数を増やして1回の食事量を減らすほか，食事内容として高脂質・高タンパク質食にして糖質を制限することも大切である。薬物療法では抗ヒスタミン薬や抗セロトニン薬，抗不安薬などを投与する。外科的治療法としては，残胃の貯留能力を上げる術式，排出を遅らせる逆蠕動小腸間置術式，幽門括約筋保存術式などがある。

■胃切除後貧血

胃切除後は胃酸分泌が減少することによって鉄の吸収障害がおこるので，鉄欠乏性貧血になりやすい。また，ビタミンB_{12}は胃の壁細胞から分泌される内因子と結合して小腸から吸収されるため，胃切除後はビタミンB_{12}の吸収が障害されて核酸合成が障害されることにより，巨赤芽球性貧血を発症することもある。治療は鉄剤の経口投与や，ビタミンB_{12}の筋肉内注射あるいは静脈内投与を行う。

1）輸入脚症候群：胃空腸吻合術後，吻合部の狭窄などにより輸入脚空腸に胆汁や膵液の貯留，細菌増殖がおこり，腹痛や嘔吐などを呈する症候群。

腸・腹膜の疾患

1 腸炎

腸炎は，原因が明確なもの（特異的）と明確でないもの（非特異的）に分かれる。一般的にクローン病と潰瘍性大腸炎をさして**炎症性腸疾患**（IBD）ということが多い（○図 2-13）。

1 感染性腸炎

病態・病因● **感染性腸炎**は，細菌やウイルスの感染によって腸粘膜に炎症がおこり，下痢と腹痛などをおもな症状とする疾患である。小腸炎型と大腸炎型がある。
代表例は，赤痢・コレラ・食中毒である。食中毒では，サルモネラ・腸炎ビブリオ・病原性大腸菌・カンピロバクター・黄色ブドウ球菌・ノロウイルス（小型球形ウイルス）・ロタウイルスなどが原因となる。コレラ菌や病原性大腸菌の一部は毒素（ベロ毒素）を分泌して，毒素による下痢を生じさせる。
院内感染症としては，メチシリン耐性黄色ブドウ球菌（MRSA）によるMRSA 腸炎やクロストリジオイデス-ディフィシレ菌による偽膜性腸炎などのように，抗菌薬の使用により生じる薬剤性大腸炎に注意する必要がある。

症状● おもに小腸に炎症があると，大量の水様性下痢と嘔吐を生じる。大腸炎型では，腹痛や粘血便，テネスムスなどを生ずる。サルモネラでは菌血症により重篤となる場合がある。ベロ毒素によるものでは，溶血性尿毒症症候群（HUS）を呈することもあり，注意が必要である。また，便の性状から疾患を推定できることもあり，細菌性赤痢における膿粘血便，アメーバ赤痢におけるイチゴゼリー状粘血便，コレラにおける米のとぎ汁様下痢が有名である。

治療● 大多数の感染性急性腸炎は自然に寛解する。そのため脱水を予防し，電解質のバランスに注意して食事療法を行う。経口摂取のできない場合は，輸液

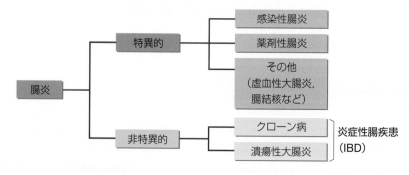

○図 2-13 腸炎の分類

を行う。症状に対しては対症療法となる。下痢は原因異物をからだから排除しようとする生体反応であるため，早期からの止痢薬（しり）使用は好ましくない。

全身症状を伴う細菌性腸炎の場合には，ニューキノロン系薬が有効なことが多い。MRSA 感染や偽膜性腸炎にはバンコマイシン塩酸塩を使用する。

院内感染の予防●　集団発生する感染性腸炎では，院内感染に注意する。スタンダードプリコーション（標準予防策）にはつねに気を配るべきである。

② 潰瘍性大腸炎

病態・病因●　潰瘍性大腸炎の原因として，自己免疫や感染，アレルギー，自律神経障害などが想定されているが，いまだ不明である。大腸粘膜にびまん性に炎症をおこし，しばしばびらんや潰瘍（かいよう）を形成する（◎図2-14）。直腸またはS状結腸に初発し，上行性に炎症が広がる。病変の広がりから，直腸炎型，左大腸炎型，全大腸炎型に分類される。臨床経過から，再燃寛解型，慢性持続型，急性劇症型，初回発作型に分類される。20～30代に発病することが多い。劇症型では，敗血症様の全身症状をおこし，出血や穿孔，中毒性巨大結腸症（せんこう）（結腸に異常な拡張がみられる）を合併して死にいたる場合もある。

症状●　持続性・反復性の粘血便，血便，下痢などから，腹痛，発熱，頻脈，食欲不振，体重減少を生じ，劇症型では，死の転帰をとることもある。ときに皮膚炎，虹彩炎（こうさい），関節炎，原発性硬化性胆管炎（PSC）を合併する。

治療●　活動期には入院により，栄養の補給，精神・身体の安静をとり，内科的治療を行う。通常，サラゾスルファピリジン，メサラジンなどを用いる。活動性の高い場合，副腎皮質ステロイド薬を，難治性の場合は免疫抑制薬（タクロリムス水和物，アザチオプリン，シクロスポリン）を用いる（◎表2-2）。生物学的製剤である抗 TNF-α 抗体（インフリキシマブ，アダリムマブ，ゴリムマブ）を初期2週に1回使用することもある。維持治療は2か月に1回と

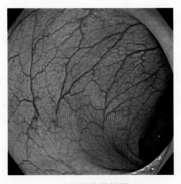
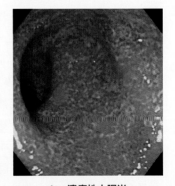

　　a. 正常大腸粘膜　　　　　　　　　b. 潰瘍性大腸炎
　血管透見良好で，きれいな網目状。　　粘膜全体が顆粒状でびらんが多発。

◎ **図 2-14　潰瘍性大腸炎の内視鏡像**

⟳ 表 2-2　免疫調節薬の特徴

薬物名	種類	作用
アザチオプリン(イムラン®, アザニン®)	代謝拮抗薬	核酸合成の阻害
シクロホスファミド水和物(エンドキサン®)	アルキル化薬	DNA 複製の阻害
シクロスポリン(ネオーラル®, サンディミュン®) タクロリムス水和物(プログラフ®)	カルシニューリン阻害薬	サイトカイン産生の抑制
インフリキシマブ(レミケード®) アダリムマブ(ヒュミラ®) ゴリムマブ(シンポニー®)	TNF-α 阻害薬	炎症の抑制
トファシチニブクエン酸塩(ゼルヤンツ®)	JAK 阻害薬	サイトカイン産生の抑制
ベドリズマブ(エンタイビオ®)	α4β7 インテグリン阻害薬	リンパ球の腸への遊走を抑制
ウステキヌマブ(ステラーラ®)	IL-12/23 阻害薬	炎症の抑制

　なる。また活動期に対してトファシチニブクエン酸塩やベドリズマブなども
適応となった。症例によっては血球成分除去療法が有効な場合もある。症状
に応じて整腸剤，止痢薬，抗コリン薬も用いられる。病変が直腸に限局する
場合には，ベタメタゾンやプレドニゾロン，ブデソニドの直腸内注入を行う
こともある。

　寛解期にはチオプリン製剤(アザチオプリン)で維持することが多い。アザ
チオプリンには骨髄抑制や全脱毛などの重篤な副作用が出ることがあるが，
事前に遺伝子検査を行うことで副作用出現の予測が可能である。

　難治例や腸管の大出血，穿孔，がん合併例，中毒性巨大結腸症では，外科
的に大腸を切除する。

③ クローン病

病態・病因●　口腔から肛門までの消化管のあらゆる場所におこりうる，原因不明の慢性
非特異性炎症性腸疾患である。おもに若年者に生じ，感染や自己免疫などが
関与すると想定されている。炎症は消化管の全層にみられ，所属リンパ腺か
ら皮膚，関節，眼，肝臓などに合併症を伴うことがある。病変部位により，
小腸炎型，回腸結腸炎型，大腸炎型などに分けられる。粘膜面に敷石像，
縦走潰瘍の像がみられるのが特徴である(⟳ 図 2-15)。

症状●　腹痛，下痢，発熱，体重減少がおもな症状である。さらに栄養障害，貧血，
低タンパク質血症を呈する。また，痔瘻を初発とする場合もあり，狭窄症状
や穿孔をおこしやすく，ほかの臓器と瘻孔を形成しやすい。それによりイレ
ウス，腹部腫瘤，膿瘍なども生じることがある。

治療●　薬物治療は潰瘍性大腸炎に準ずるが，とくに成分栄養剤(ED)や，重症で
は中心静脈栄養がすすめられる。難治性では生物学的製剤であるインフリキ
シマブやアダリムマブが使用される。さらにウステキヌマブやベドリズマブ

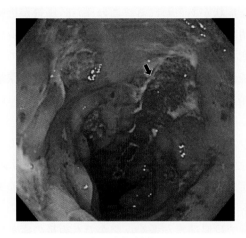

腸管の方向に沿って縦走
潰瘍がみとめられる。

○ **図2-15　クローン病の内視鏡像**

も適応となる。狭窄や穿孔，瘻孔，膿瘍の場合，外科的治療が必要となるが，再発率も高く，なるべく非侵襲的な手術が望まれる。

④ 腸結核症

病態・病因● 結核菌が腸粘膜に侵入して生じる潰瘍型または増殖型の病変を**腸結核症**とよび，腸に初感染巣としてできる一次性腸結核と，肺結核に伴う二次性腸結核がある。病変は腸管のどこにでもおこりうるが，好発部位は回盲部である。通常はツベルクリン反応陽性で，かつ全身の炎症反応も陽性となる。

症状● 発熱，腹痛，下痢または便秘，全身倦怠感，やせ，食欲不振などをおこす。

治療● 安静と栄養補給および結核菌に対する化学療法を行う(○90ページ)。抗結核薬の投与で改善しない場合，外科的治療も行われる。

⑤ 虚血性大腸炎

病態● なんらかの原因で腸の細い栄養血管が閉塞したり，血管径が縮んで血液が供給されなくなる(虚血)ことにより引きおこされる腸炎を**虚血性大腸炎**とよぶ。動脈硬化や糖尿病，心臓疾患をもつ中高年者によくみられる。大腸の脾彎曲部からS状結腸部が好発部位である。

症状● 吐きけ・嘔吐を伴う急激な腹痛(左下腹部が多い)や，下痢・下血がみられる。ときに発熱・白血球増多・C反応性タンパク質(CRP)陽性がみられる。注腸X線検査で母指状圧痕像，大腸内視鏡で粘膜の浮腫やびらん，縦走潰瘍などを限局性にみとめる。のちに腸狭窄をおこすことがある。

治療● 禁飲食にして保存的に経過をみる。軽快しない場合は手術も行われる。

❷ 腸閉塞症とイレウス

病態・病因● なんらかの原因で腸内容物の通過が完全もしくは不完全に障害されると，

さまざまな症状があらわれる。このうち，腸管が機械的・物理的に閉塞したものを**腸閉塞**，**腸管麻痺**によって生じるものを**イレウス**という。

①**腸閉塞**　物理的に腸管が閉塞されて生じるもので，腸管の血行障害を伴わない**単純性腸閉塞**と，血行障害を伴う**絞扼性腸閉塞**に分けられる。原因としては手術後の癒着やヘルニア嵌頓，悪性腫瘍，腸重積症，S状結腸軸捻症，胆石，炎症性腸疾患などがある。

②**イレウス**　腸管への血流や神経などの障害によって，腸管の動きがわるくなって生じる。**麻痺性イレウス**と**痙攣性イレウス**に分類され，中毒・外傷・神経疾患などによる腸管支配神経の異常や腹膜炎，電解質異常などが原因となる。

日常診療では腸閉塞が多く，なかでも術後の癒着による癒着性腸閉塞が最も頻度が高い。また，絞扼性腸閉塞では腸管壊死や消化管穿孔の可能性があるため，緊急手術を要することが多い。

症状●　原因や閉塞部位によって症状のあらわれ方や程度は異なるが，おもな症状には次のようなものがある。

①**腹痛**　単純性腸閉塞では間欠的に生じ，ときに腹鳴や腹壁に蠕動不穏がみられる。絞扼性腸閉塞の場合は激痛（絞扼痛）があり，ショック症状をあらわすなど症状は重篤である。

②**嘔吐**　閉塞部位が高位にあるほど嘔吐の出現は早く，頻回である。下位の閉塞では細菌感染も加わり，吐物は糞臭を帯びてくる。

③**排便・排ガスの停止**　完全閉塞の徴候である。

④**腹部膨満**　嚥下した空気，腸管内で発生したガス，腸内容物の貯留などによっておこり，下位の閉塞ほど著明にあらわれる。腸雑音はしばしば金属音を聴取する。

診断●　問診や各検査（腹部単純X線，CT，注腸造影，大腸内視鏡など）を行う。問診では既往歴として腹部手術の有無を確かめることが重要である。

腹部単純X線検査は，発生機序や閉塞部位の推測のために必ず行う。小腸ガス（**ケルクリング皺襞像**）と大腸ガス（**ハウストラ皺襞像**）の存在や，**ニボー像**（鏡面形成像）の有無などから，閉塞部を推測することができる（◯307ページ，図1-12）。

絞扼性腸閉塞や，上腸間膜動脈血栓症による血流障害からのイレウスでは，しばしばガス像がみられないこともあり，CTが有用である。注腸造影は大腸の病変・腸重積症が疑われる場合に行う。大腸閉塞が疑われる場合は大腸がんなどの可能性があるため，診断目的に大腸内視鏡も行われる。イレウス管（ロングチューブ）の挿入は，閉塞部位の診断と減圧治療に用いられる。

治療●　内科的治療である全身療法・保存的療法と，外科的治療からなる。

①**全身療法**　嘔吐やイレウス管からの排液により，水分と電解質が失われがちなので，その補充のための輸液と栄養補給，さらに腸内細菌増殖を抑制

するための抗菌薬の投与，疼痛に対する鎮痛薬の投与などを行う。

②**保存的療法**　経鼻胃管やイレウス管による吸引減圧を行う。腸内容液が減少すると腸管の浮腫やねじれが改善し，しばしば吸引減圧のみで軽快する。

③**外科的治療**　以上の内科的治療で治癒するものは，その大部分が治療を開始してから 7 日前後で軽快する。この期間に改善がみられない場合は外科的治療を選択する。絞扼性腸閉塞や悪性腫瘍の場合は，診断がついた時点で手術を行う。

術式は原因や病態の進行状態によってさまざまだが，一般的には，癒着剝離や腸切除，バイパス手術，人工肛門(ストーマ)造設術などが行われる。

❸ 虫垂炎

病態・病因●　急性虫垂炎は日常診療でよく遭遇する疾患の 1 つである。若年者に多く，小児や高齢者には少ない。急性虫垂炎の約 2/3 に索状物や糞石・寄生虫などによる内腔の閉塞が観察され，これらが原因の 1 つと考えられる。

軽度の浮腫性腫脹や充血などがみられるカタル性虫垂炎，蜂巣炎性(化膿性)虫垂炎，壊疽性(穿孔性)虫垂炎に分けられる。穿孔は発症後 48 時間以内におこることが多い。

症状・診断●　急性虫垂炎では右下腹部痛が主訴であるが，この疼痛は心窩部から始まり，右下腹部へ移動してくることが多い。そのほか，食欲不振・吐きけなどの消化器症状や，微熱・白血球増加などの炎症による症状がみられる。発熱は穿孔を併発しない限り，38℃ をこえることは少ない。

腹部所見としては**マックバーニー点**(右上前腸骨棘と臍を結ぶ線の外側1/3 の位置で，虫垂の付着部にあたる)などの圧痛が特徴で，炎症が進行すると腹膜刺激症状として筋性防御[1]やブルンベルグ徴候[2]などもみとめられる。

鑑別すべき疾患は，結腸憩室炎，メッケル憩室炎，卵巣囊腫の茎捻転，子宮付属器炎，異所性妊娠，尿管結石などである。とくに妊娠中の虫垂炎は，子宮が大きくなるにつれて虫垂が移動するため，診断がむずかしい。

検査●　末梢血検査や血液生化学検査，尿検査，腹部単純 X 線検査，腹部超音波検査，腹部 CT 検査などが行われる。

治療●　保存的療法として禁食，抗菌薬の投与，輸液などを行う。カタル性虫垂炎の大部分は保存的療法で十分である。

炎症所見が明らかな場合は外科手術を行うが，手術の適応決定に絶対的な基準はない。虫垂切除術が一般的だが，炎症がひどく切除ができない場合には回盲部切除を行うこともある。女性生殖器疾患などとの鑑別が困難な場合

---

1) 筋性防御：腹部の触診の際に患者が痛みを自覚しているため，自分の意思で腹筋に力を入れて痛みをやわらげようとする徴候。
2) ブルンベルグ徴候：急性虫垂炎による腹膜炎でマックバーニー点におきる反跳痛(圧迫してしばらくして急に手を離したときに病変部に生じる痛み)である。

や，腹腔内全体を観察する必要がある場合には，腹腔鏡下で手術が行われることもある。

4 ヘルニア

病態● ヘルニアとは，臓器や組織が本来あるべき状態の場所から，先天的・後天的に生じた組織の隙間に逸脱・嵌入（かんにゅう）した状態をいう。①ヘルニア門，②ヘルニア嚢（のう），③ヘルニア内容，④ヘルニア被膜から構成される（◎図 2-16-a）。

腹部のヘルニアでは腹腔内臓器が腹腔外へ脱出する**外ヘルニア**と，腹腔内にできた間隙にはまり込む**内ヘルニア**がある。脱出する臓器としては腸や大網，卵巣などである。臨床的には鼠径部ヘルニア・大腿ヘルニア・臍ヘルニア・腹壁瘢痕（はんこん）ヘルニア・閉鎖孔ヘルニア・横隔膜食道裂孔（れっこう）ヘルニアなどが重要で，とくに鼠径部ヘルニアと大腿ヘルニアは一般的である。

さらに，ヘルニア内容を用手的に腹腔内に戻すこと（還納）（かんのう）ができるものを還納性ヘルニア，できないものを非還納性ヘルニアあるいは**ヘルニア嵌頓**（かんとん）（◎図 2-16-b）と分類する。腸管が嵌頓すると通過障害をおこし腸閉塞を生じる。また，血流障害を伴うと腸管壊死（えし）をおこすことがあり緊急手術を要する。

腸壁の一部が嵌頓した状態を腸壁ヘルニア（リヒターヘルニア）といい，閉鎖孔ヘルニアの多くはこれに該当する。

治療● 物理的に孔が開いているため，外科手術が原則である。しかし，臍ヘルニアは自然治癒（ちゆ）の傾向が強く，生後 1 年以内に大部分は治癒するので，2 歳以上やヘルニア門の大きい場合にのみ手術を考慮する。ヘルニアの術式はその発生部位と原因により異なるが，基本はヘルニア内容をもとの場所へ戻し，ヘルニア嚢の切離と，ヘルニア門の閉鎖および閉鎖した部位の壁補強である。

1 鼠径部ヘルニア

病態・病因● 鼠径部（そけい）ヘルニアは，ヘルニアのなかで最も頻度が高く，間接（外）鼠径ヘル

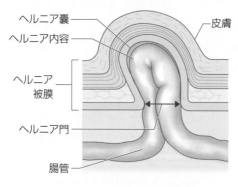

a. ヘルニアの構造

ヘルニア嚢
ヘルニア内容
ヘルニア被膜
ヘルニア門
腸管
皮膚

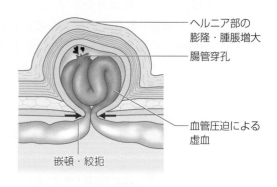

b. ヘルニア嵌頓

ヘルニア部の膨隆・腫脹増大
腸管穿孔
血管圧迫による虚血
嵌頓・絞扼

◎図 2-16 ヘルニアの構造とヘルニア嵌頓

ニアと直接(内)鼠径ヘルニアに分類される。間接鼠径ヘルニアは先天的な腹膜 鞘 状 突起[1]の開存が原因であることが多い。男女比は約 3 : 1 で多少右側に多い。直接鼠径ヘルニアは鼠径部腹壁の抵抗の弱い部分が腹圧などで膨隆 して生じる。40 歳以上の男性に多い。

症状● 　鼠径部の膨隆，腫脹，違和感，疼痛を主訴とする。常時あるいは腹圧が加わったときに鼠径部が膨隆する。仰臥位で不明瞭でも，立位で腹圧をかけると鼠径部の膨隆がはっきりすることがある。

治療● 　従来は，生体の筋膜や靱帯を用いてヘルニア門を閉鎖して鼠径管後壁の補強をしており，手術部にかなりの緊張がかかり術後に引っぱられる感じなどが残存していた。しかし近年は，人工材料を用いて自然なかたちで固定する，テンションフリー法が積極的に行われるようになっている。テンションフリー法には腹膜前到達法のほか，人工のメッシュを用いて後壁の補強やヘルニア門の閉鎖を行うメッシュ法(メッシュプラグ法，PHS 法)，腹腔鏡下手術などがある。

　　従来法は，若年者や，ヘルニア門が小さくて人工材料による補強をあえて必要としない場合や，感染の危険があり人工材料を使用できない症例などがよい適応となる。内鼠径輪縫 縮 術(マーシー法)やマックベイ法，腸骨恥骨法などの術式がある。幼・小児では，ヘルニア門の補強を行わないポッツ法が行われる。

② 大腿ヘルニア

　　大腿ヘルニアは，大腿動・静脈が走行する大腿輪をヘルニア門として脱出したもので，中年以後の経産婦に多い。大腿輪は広がる余地が少なく嵌頓しやすい。手術はマックベイ法や腹腔鏡下手術などが行われる。

⑤ 大腸ポリープ

病態● 　腸管内腔へ突出した限局性の隆起性病変を広くポリープとよぶ。良性・悪性の区別なく，さまざまな肉眼形態や組織像を呈する病変を含む。腫瘍性の腺腫と非腫瘍性の過形成性ポリープの 2 つが多く，とくに腺腫は大腸がんとの関連で重視されている。ほかに，成因によって，炎症性ポリープと過誤腫性ポリープなどに分類される。なお，100 個以上のポリープをみとめる場合をポリポーシスという。

症状● 　出血による下血や，糞便への血液の付着によって発見されることもあるが，大腸がん検診の便潜血反応が陽性で，腸の X 線検査や内視鏡検査を受けて偶然発見されることが多い。

----

1) 腹膜鞘状突起：腹膜から鼠径部への指サック状の突起で，胎生 3 か月ごろの精巣下降に関連して発生する。本来であれば消失するものである。

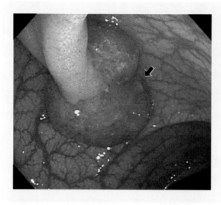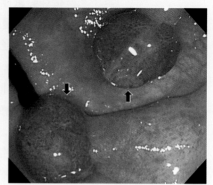

⤷ 図 2-17　大腸ポリープの内視鏡像

診断● 　X 線検査および内視鏡検査によって確認し，直視下生検によって診断される（⤷図2-17）。内視鏡所見による形態分類のなかで，表在型で側方への発育を主体とする病変を側方発育型腫瘍（LST）とよぶ。これは組織生検で悪性所見をみとめなくても，一部にがんを含む可能性があり，治療の対象となる。

治療● 　ポリープが腺腫である場合は，内視鏡的ポリープ切除術（ポリペクトミー），または内視鏡的粘膜切除術（EMR）によってポリープを切除するか，厳重に経過を観察する。

6 大腸ポリポーシス

病態・病因● 　代表的な**大腸ポリポーシス**には家族性腺腫性ポリポーシス，ポイツ-イエーガー症候群，クロンカイト-カナダ症候群などがある。

　①**家族性腺腫性ポリポーシス**　無数のポリープ（腺腫）が大腸にできる顕性（優性）遺伝の疾患である。ある種のがん抑制遺伝子（*APC*）に変異をきたして腺腫を発生する。大腸がんの発生頻度は年齢とともに上がり，40～50 歳になるまでに 50%，放置すればほぼ 100% ががん化するため，原則として大腸を全摘する。また，胃や十二指腸におけるポリープの出現や骨腫，軟部腫瘍などの随伴病変を伴うこともある。

　②**ポイツ-イエーガー症候群**　胃や腸にポリポーシスを生じる遺伝性疾患で，口唇・口腔粘膜あるいは指趾にメラニン色素沈着を伴う。ポリープは過誤腫（正常な組織が過剰に増殖して形成される良性の腫瘤のこと）からできていて，がん化は少ない。

　③**クロンカイト-カナダ症候群**　胃や腸のポリポーシスのほかに，脱毛，爪萎縮，手足の色素沈着，低タンパク質血症，味覚異常などをきたす非遺伝性疾患である。

症状● 　腹部不快感や下痢，血便，下血，腹痛などの消化管症状がみられる。ポリープががん化すると，大腸がんと同様の症状をきたす。

治療●　家族性腺腫性ポリポーシスはがんになりやすいので，発見したらなるべく早く大腸全摘手術を行うのが原則である。直腸も切除するため，回腸と肛門を直接吻合するが，その際に，回腸をアルファベットのJやWのかたちにして糞便がたまる回腸嚢（ポーチ）をつくると排便の回数が少なくてすむ。人工肛門（ストーマ）を造設することもある。

　　　ポイツ-イエーガー症候群では，合併症の誘因となるポリープの内視鏡下または外科的切除を行う。クロンカイト-カナダ症候群は，栄養療法とプレドニゾロンなどのステロイド療法を行う。

⑦ 大腸憩室症

病理●　消化管の壁の一部が外方に向かって嚢状に突出した状態を憩室という。消化管の内圧が高まって壁の弱い部分が突出する圧出性憩室と，炎症などによって消化管壁が外方に引っぱられてできる牽引性憩室，そしてその混合型がある。大腸に最も多くみられるが，ほかにも食道・十二指腸・回腸（臍腸管の遺残によるメッケル憩室）にもみられる。大腸では盲腸や上行結腸，S状結腸に多くみられる。

　　　憩室自体は臨床的に問題とならないが，炎症（憩室炎）や出血，穿孔などの合併症が生じると治療の対象となる。

症状●　無症状の場合が多いが，憩室炎を合併すると虫垂炎様の症状をあらわし，発熱や腹痛がみられる。発熱は虫垂炎に比べて高熱であることが多い。憩室の穿孔では急性腹症を呈する。

治療●　基本的には無症状であれば治療の必要はない。憩室炎では，禁食と抗菌薬による内科的治療を行う。周囲膿瘍や再発を繰り返す例，また大量出血例や腸穿孔例では外科的治療を必要とする。待機手術で状態が安定し，大腸切除が可能な場合は切除・吻合を施行するが，緊急手術などでは人工肛門（ストーマ）を造設して，とりあえず憩室の部位に便が流れないようにする。

⑧ 大腸がん

病態・病因●　**結腸がん**（盲腸からS状結腸まで）と**直腸がん**をあわせて**大腸がん**という。男女とも昭和30年代から死亡率・罹患率とも上昇傾向にあったが，最近では横ばいとなってきた。大腸がんの約60％がS状結腸と直腸に発生する。組織型は腺がんが大部分であり，かつ分化型腺がんが多い。大腸がんの発生過程は，大腸腺腫を経由するもの（腺腫-がん関連）と，腺腫を介さずに正常粘膜から直接発生するもの（デノボがん）が考えられている。

　　　環境要因（食生活）として，動物性脂肪とアルコール飲料がリスクを高め，食物繊維と緑黄色野菜がリスクを減らすとされている。食生活以外では非ステロイド性抗炎症薬（NSAIDs）や身体運動などはリスクを低下させる。家族性腺腫性ポリポーシスなどは遺伝因子が発がんに関与する。

症状● 　下血，粘血便，貧血，狭窄による便通異常（下痢・便秘など），腹痛，腹部
腫瘤（しゅりゅう）触知などがみられる。これらの症状は病変の部位によって多少異なる。
肛門に近い腫瘍からの出血では下血や粘血便となる。右側結腸の病変では下
血はまれで，黒色便や出血による貧血症状をあらわすことが多い。腫瘍によ
る狭窄を生じると腸閉塞をきたすことがある。

　　　症状が出現したときにはすでに進行した状態の場合が多いため，無症状の
ときの集団検診や人間ドックでの早期発見が大切である。

診断● 　問診によって症状や経過などを把握し，疾患の性質と部位を推測する。便
潜血反応・直腸指診・肛門鏡・注腸 X 線・大腸内視鏡・超音波・CT・
MRI・腫瘍マーカーなどによって部位診断，進展の程度，遠隔転移の有無に
ついて検索する。大腸がんと診断されれば，胃がんやほかのがんがないかも
治療前に精査する（⊃図 2-18）。

　　　大腸がんは『大腸癌取扱い規約』により占拠部位（せんきょ），形態分類，壁深達度な
どが規定され，胃がんと同じく肉眼型分類では 0〜5 型までに分けられる。
壁深達度が粘膜下層までにとどまるものを早期がんとする。臨床的病期は，
壁深達度（T），リンパ節転移（N），腹膜播種（はしゅ），肝転移，遠隔他臓器転移（M）
の各因子の組み合わせによりステージ 0〜Ⅳに分類される。

治療● 　外科手術・内視鏡治療・薬物療法・放射線療法があり，『大腸癌治療ガイ
ドライン』による治療方針を中心に，がん腫の占拠部位と進行度に応じて選
択する。

　　　①**外科手術**　結腸がんは切除による機能障害が少ないため，根治性と安全
性を優先して選択できる。一方，直腸がんの場合は，根治性を重視して切
除・郭清（かくせい）範囲を広げると排便・排尿・性機能障害が増大するという，根治性

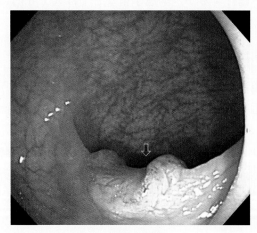

a. 通常内視鏡像

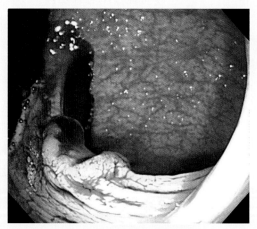

b. インジゴカルミン染色像
染色により病変がより明確になる。

⊃ 図 2-18　大腸がんの内視鏡像

と機能温存との間に二律背反の関係がある。そのため正確な術前診断と，がんの進展状況に合致した根治性と機能の調和した術式が求められる。

近年，早期大腸がんを対象に，縮小手術として局所的切除術や，低侵襲性の腹腔鏡下手術が導入されている。また直腸がんに対しては，肛門温存手術（低位・高位前方切除術）や自律神経温存手術が積極的に行われている。内視鏡的治療には，ポリペクトミーと粘膜切除術（EMR），粘膜下層剝離術（ESD）があり，いずれもリンパ節転移のない早期がんが対象となる。

肛門に近い進行直腸がんでは，腫瘍の遺残をなくすための距離（安全域）をもって切除する必要性から，肛門も同時にくり抜いて切除を行う必要がある（腹会陰式直腸切断術，マイルズ手術）。このため肛門機能は温存できず，会陰創は閉鎖し，切除断端を利用した単孔式の**永久的人工肛門（ストーマ）**となる。最近では，症例によっては永久的人工肛門の造設を回避する目的で術前に化学放射線療法で腫瘍の縮小をはかり，肛門を温存する方法も検討されている。

②**薬物療法**　手術後に再発を抑制する目的で行われる補助化学療法と，切除不能な進行がんや再発した腫瘍に対して行われる全身化学療法がある。経口抗悪性腫瘍薬（フルオロウラシル〔5-FU〕，ユーエフティ®，ティーエスワン®など）や注射薬（オキサリプラチン，イリノテカン塩酸塩水和物など），分子標的薬（ベバシズマブ，セツキシマブ，パニツムマブなど）を組み合わせて施行する。薬剤の選択においてはおのおののがん組織を調べ，遺伝子変化をふまえて決定する。遺伝子変化によっては免疫チェックポイント阻害薬も使用される。最近では外来での通院治療が主体となっている。

⑨　その他の腸疾患

①　過敏性腸症候群（IBS）

病態・診断　**過敏性腸症候群**（IBS）とは，慢性的に腸に消化器症状（腹痛・腹部不快感や便通異常）がありながら，その原因となる器質的・生化学的異常をみとめない疾患をいう。胃・十二指腸に同様の病態がある場合は機能性ディスペプシア（➡323ページ）に分類される。本疾患の診断基準は，国際組織であるローマ委員会により作成されている（➡表2-3）。

ストレスがもとになり消化管の運動異常や知覚過敏がおこって生じると考えられているが，明確な原因は不明である。患者の多くは医療機関にかかっておらず，わが国では今後患者数が増加すると予想されている。

病型分類　便秘型，下痢型，混合型，分類不能型があり，便形状から7タイプに分けられている（➡表2-4）。

治療　患者は症状に対して重大な疾患が隠れていることを心配し，器質的疾患のないことに納得できず，複数の病院を訪れることも多い。症状の出る理由や

◯表2-3　ローマⅣ基準による過敏性腸症候群の診断基準（2016）

過去３か月間，１週間につき１回以上にわたって腹痛があり，下記の２項目以上がある。
①排便により改善する。
②排便頻度が変化に関連する。
③便の形状が変化に関連する。
＊症状は少なくとも６か月前から出現していること。
＊病型分類は，ブリストル便形状スケールによって最も頻度の高いものとする。

◯表2-4　便の種類（ブリストル便形状スケール）

タイプ1		かたくてコロコロの兎糞状の便。
タイプ2		ソーセージ状であるがかたい便。
タイプ3		表面にひび割れのあるソーセージ状の便。
タイプ4		表面がなめらかでやわらかいソーセージ状。あるいはヘビのような便。
タイプ5		はっきりと切れ目のある，やわらかい半固形の便。容易に排便できる。
タイプ6		境界がほぐれて，ふにゃふにゃの不定形の小片便，泥状の便。
タイプ7		水様で，固形物を含まない液体状の便。

　検査の結果について，時間をかけて説明して理解させることが大切である。また患者の生活上で増悪因子となりやすいものを排除していく必要がある。
　ポリカルボフィルカルシウム（コロネル®，ポリフル®）とオピオイド受容体拮抗薬（トリメブチンマレイン酸塩〔セレキノン®〕）などが有効である。男性には，セロトニン 5-HT$_3$ 受容体拮抗薬であるラモセトロン塩酸塩（イリボー®）が有効とされる。ときに抗不安薬や抗うつ薬なども必要な場合がある。便秘型にはリナクロチド（◯315 ページ，表1-3）が適応となる。

② 吸収不良症候群

病態・病因●　腸管からの栄養素の吸収が低下し，栄養障害をおこす一群の疾患を**吸収不良症候群**という。腸管の炎症などによる吸収障害や，胆汁や膵液の分泌不全（慢性膵炎，閉塞性黄疸など）による消化障害などが原因となる。血清アルブミン値や総コレステロール値が低下する。脂肪吸収が低下した場合，便中に脂肪が大量に排泄されて**脂肪便**となる。特殊な病態として以下がある。
（1）セリアック病：感受性遺伝子をもつ人が小麦やライ麦を食べ，その成分であるグルテンに反応して小腸の絨毛が萎縮してしまう疾患。

(2) 乳糖不耐症：牛乳に含まれる乳糖を消化する乳糖分解酵素活性が低下または欠損して乳糖が消化できない疾患。

(3) 盲管症候群：小腸にできた盲管（ブラインドループ）に腸内細菌が増殖し，ビタミン B_{12} やその他の栄養素が吸収できなくなる疾患。

(4) 胃腸管切除後症候群：胃や小腸が切除されて十分に消化・吸収できない状態。

症状●　やせ・体重減少・下痢・脂肪便・脱力・腹部膨満・貧血・浮腫・舌炎など。

治療●　中鎖脂肪酸（MCT），成分栄養剤，半消化態栄養剤，あるいは中心静脈栄養により全身状態の改善をはかる。原疾患があればその治療を行う。

③ タンパク漏出性胃腸症

病態・病因●　**タンパク漏出性胃腸症**では，アルブミンを主体とする血清タンパク質が胃・腸管に異常に漏出して，低タンパク質血症をおこす。胃・腸管のがん，炎症，腸リンパ管拡張症，メネトリエ病（巨大皺襞性胃炎）などによるものと，収縮性心外膜炎などの循環障害によって二次的に生じるものとがある。

症状●　下痢，浮腫，腹水，胸水，腹部膨満などがみられる。

治療●　原疾患があれば治療する。高タンパク質・高エネルギー食をすすめる。

⑩ 肛門部の疾患

① 痔核

病態・病因●　肛門には，心臓から動脈を通じて血液が送られ，静脈に移行して心臓へ戻っていく。この静脈の還流がわるくなると血液がうっ滞し，直腸下端から肛門にある静脈叢が蛇行して発達し，瘤状にせり出す。これが**痔核**である。発生部位によって歯状（櫛状）線より上方のものを**内痔核**，下方のものを**外痔核**，両者が連続するものを混合痔核という。からだの前を 0 時として時計まわり方向であらわすと，3 時・7 時・11 時の位置に発生しやすい。内痔核の病期分類は，**ゴリガー分類**が一般的である（○図 2-19）。

症状●　排便や努責に伴い，出血や痔核の脱出がおこる。また，繰り返す出血により貧血を生じることがある。静脈瘤が血栓閉塞をおこすと，強い疼痛を伴う硬結が生じる（血栓性外痔核）。

治療●　第一に保存療法を行う。食生活により便通を整えるために，規則正しい日常生活を指導する。排便時の努責を避けるため，必要に応じて緩下剤や肛門用軟膏，坐剤を使用する。また，痔核血管の周囲に硬化薬を注入して炎症による線維化をおこさせ，静脈瘤の縮小をはかる硬化療法も効果的である。硬化療法の最もよい適応はゴリガー分類の I 度の痔核で，肝硬変や腎不全などの基礎疾患のある患者にも比較的安全に行うことができる。

　手術療法では結紮切除法が基本となる。痔核に流入する動脈を結紮し，痔

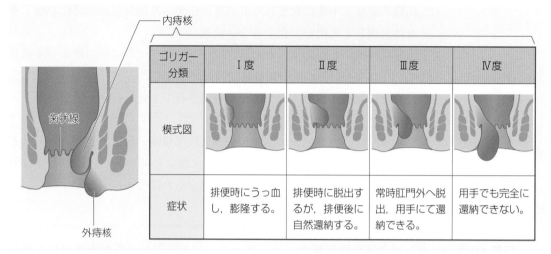

○ **図 2-19　痔核のゴリガー分類**

核を粘膜とともに切除して開放創で治癒させる方法で，ミリガン-モルガン法が主流である。そのほか，脱出する痔核根部に特殊な輪ゴムをかけて結紮して血流を遮断し，壊死により脱落させる方法などがあるが，これは血栓性外痔核や線維化の強いものなどは適応外である。

② 裂肛

病態・病因●　**裂肛**とはいわゆる**切れ痔**である。たとえば便秘によるかたい便をした際などに，肛門上皮に裂創をきたすものである。発生部位は大部分が肛門管の後方で，若い女性に多い。**急性肛門裂創**と**慢性肛門潰瘍**に大別される。

　下痢や便秘が誘因となり，肛門上皮に浅い亀裂が生じた状態が急性肛門裂創である。その結果，裂創部に神経が露出して疼痛をおこし，反射的に内括約筋が攣縮する。痛みでれん縮して狭くなった肛門にかたい便が再び通ると，再び裂創が生じる。裂創と感染を繰り返すと難治性の潰瘍が形成され，肥大乳頭(肛門ポリープ)や見はりいぼ[1]を伴う慢性肛門潰瘍となる。

治療●　急性期は軟膏や緩下剤などを用いて保存療法を行う。内括約筋の緊張が強い場合，肥大乳頭や見はりいぼが随伴する場合，また再発を繰り返すものや狭窄をきたしたものなどは手術の適応となる。手術では裂肛切除と側方内括約筋切開術が行われる。肛門上皮が瘢痕化して伸展不良の場合や，狭窄が強い場合には皮膚弁移動術が行われる。

③ 痔瘻・肛門周囲膿瘍

病態・病因●　歯状線の肛門陰窩には，肛門腺という粘液を分泌する管状腺が開口してい

---

1) 見はりいぼ：裂肛の外側に生じた皮膚の突出。肛門突起，肛門皮膚垂ともよばれる。

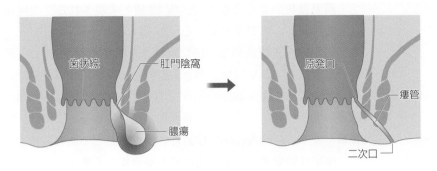

●図2-20　痔瘻

る。この肛門腺が感染をおこすと，膿瘍が形成される(●図2-20)。この肛門周囲の膿瘍が自壊し，皮膚に瘻孔を形成したものが**痔瘻**である。感染は肛門腺に始まって括約筋間に膿瘍をつくり，さまざまな方向に広がり，**瘻管**を形成する。したがって，痔瘻には最初に細菌が入り込んだ原発口と出口となる二次口があり，原発口は歯状線上にある(●図2-20)。

治療●　肛門周囲に生じた膿瘍に対しては，切開排膿を行い抗菌薬の投与で炎症の拡大を防ぐ。痔瘻は自然治癒することがほとんどないため，手術が必要である。痔瘻の手術は切開開放術，括約筋温存術(くり抜き法)のほか，瘻管に糸などを通して瘻管を開放していくシートン法が行われる。

　特殊なものとして，クローン病に合併する肛門病変がある。肛門管から直腸下部にかけて発生する深い有痛性の潰瘍や，これに起因する肛囲膿瘍・痔瘻・肛門狭窄などである。クローン病の痔瘻は，複数の瘻孔をもつ複雑性痔瘻で難治性である。治療は，原疾患に対する内科的治療と，ドレナージやシートン法を行う。

11 腹膜炎

　無菌の腹腔内になんらかの原因で細菌や胆汁，膵液，尿，異物などがもれ，細菌感染や化学的刺激が生じて腹膜に炎症をおこす疾患である。急性腹膜炎，慢性腹膜炎，がん性腹膜炎に大別される。

1 急性腹膜炎

病態・病因●　腹膜の一部または全体に急性炎症をおこした状態を**急性腹膜炎**とよぶ。前者を**限局性腹膜炎**，後者を**汎発性腹膜炎**とよぶ。

　原因となる疾患は，胃・十二指腸潰瘍や，胃がん・大腸がんなどによる消化管穿孔，胆嚢炎，膵炎，虫垂炎，憩室炎，外傷などである。消化管手術後の縫合不全も原因となる。

症状●　汎発性腹膜炎では激しい腹痛と嘔吐，発熱，頻脈，呼吸促迫，ショックなどがみられる。また，腹部全体に圧痛・筋性防御，反跳痛がみられ，腹部

所見は板のようにかたく，板 状 硬と表現される。炎症の波及が進むと，麻痺性イレウスを呈することがある。

限局性腹膜炎では一部に限局した圧痛や弛 張 熱などがみられる。胆石や尿管結石の疝痛発作，卵巣茎捻転による疼痛など，炎症が原因ではない疾患との鑑別を要する。

検査● 血液検査・尿検査・X 線撮影・超音波検査・CT などを行う。

治療● 多くの急性腹膜炎には外科的治療が必要である。保存的治療が優先される疾患は胆嚢炎，膵炎，術後縫合不全などである。

外科的治療の原則は，腹膜炎の原因となっている膿性液を取り除き，腹腔内を洗浄して，膿性液の供給源となっていた原因疾患を処置することである。また，膿瘍が遺残しないように，適した場所にドレナージチューブを留置することが大切である。最近では，超音波あるいは CT ガイド下にドレナージ術を行い，経過をみることも多い。

② 慢性腹膜炎

腹膜炎は一般的には急性であるが，慢性の経過をたどるものや，結核性の腹膜炎などは**慢性腹膜炎**とよぶ。ほとんどが結核菌感染による。腹腔外病巣からの血行感染や，腸間膜リンパ節炎の自壊から結核性腹膜炎へ進展する。

症状として全身倦怠感・微熱・体重減少などがみられる。赤沈値は亢進するが白血球増多は少ない。ときにイレウス・虫垂炎・消化管穿孔などに似た症状をあらわすことがある。腹水の貯留をみとめる場合もあり，その培養により結核菌が証明されることが多い。

診断が確定すれば抗結核薬の投与を始める。

③ がん性腹膜炎

がん細胞が腹腔内に播種した状態である。消化器がんや子宮のがんからの播種性転移によることが多い。播種したがん細胞からがん性腹水が産生されたり，腸管や腸間膜にがん細胞が付着して増殖し，かたい結節を形成して腸間膜の短縮・肥厚や腸管の狭窄・閉塞などの症状を引きおこしたりする。

腹水があれば超音波検査や CT で診断は比較的容易だが，播種結節が小さく，腹水がみられない場合では診断はむずかしい。

がん性腹膜炎はしばしば末期がんに併発するため，治療の主体は対症療法である。腹水の治療には利尿薬の投与や腹水穿刺が行われる。腹膜への移行性の高い抗がん薬が有効な場合もある。

肝臓・胆嚢・膵臓・脾臓の疾患

1 急性肝炎

病因・種類●　急性肝炎には，**肝炎ウイルス**（A〜E 型）の感染によるもののほか，薬物性，自己免疫性，その他のウイルス性などがある。わが国ではウイルス性肝炎と薬物性肝障害の割合が多い。

①**A 型肝炎**　A 型肝炎ウイルス（HAV）は経口感染する。海外の感染率の高い地域（東南アジア・アフリカ・中南米）では，幼児期からの感染機会が多く，感染しても臨床症状を示さず（不顕性感染），軽症となる。わが国や北欧では感染率はきわめて低いが，海外渡航による感染に注意する必要がある。国立感染症研究所の調査では，年間約 100〜300 例で推移している。ワクチンの接種による予防が可能であり，慢性化はしない。

②**B 型肝炎**　B 型肝炎ウイルス（HBV）は血液を介して感染する。成人期に初感染すると約 30〜50% で急性肝炎を発症し，ほとんどは慢性化しないで HBs 抗体（◎353 ページ，**表 2-5**）ができる。慢性化は約 1〜5% に生じる。外国から輸入された遺伝子型 A の感染が都市部で増加している。アジアでは母子感染によるキャリア化が多いが，ワクチンの接種による予防が進んでいる。わが国でも出生後のワクチン接種が行われている。

③**C 型肝炎**　C 型肝炎ウイルス（HCV）は血液を介して感染する。歴史的に多くは輸血によって感染したため，HCV が発見されてから輸血製剤の厳重なチェックが行われ，最近では急性肝炎の発症はほとんどない。HCV 感染に伴って急性肝炎を発症することがあるが，発症するのは比較的まれである。多くは感染しても自覚症状がない不顕性感染で，60〜80% は HCV キャリア（保因者）になり，多くはそのまま慢性肝炎へ移行する。

④**D 型肝炎**　D 型肝炎ウイルス（HDV）は血液を介して感染する。B 型肝炎キャリアに感染するウイルスで，わが国では宮古島（沖縄県）など，ごく限られた地方にキャリアが存在する。

⑤**E 型肝炎**　E 型肝炎ウイルス（HEV）は経口感染する。東南アジア・インド・アフリカに流行し，A 型肝炎に臨床病型が似ている。2001 年に日本固有株が発見され，シカ・イノシシの生肉，豚肝から感染する人獣共通感染症と考えられている。わが国では，健常者でも約 5% が抗体陽性である。

⑥**薬物性肝障害**　アレルギー性と中毒性に分かれ，臨床像から肝細胞障害型と胆汁うっ滞型，混合型に分けられる。中毒性では用量依存性に重症化する。健康食品による被害も多く報告されている。

⑦**自己免疫性肝炎**　原因は不明である。自己免疫性肝炎の急性発症例が報告されている。

⑧その他のウイルス性肝炎　サイトメガロウイルスやヘルペスウイルス，EB ウイルス感染に伴う肝炎が多い。どちらも免疫機能の低下によって生じることがほとんどである。

⑨アルコール性肝炎　多くの場合，慢性の飲酒により障害された肝臓に急性増悪が生じ，急性肝炎様の臨床病型をおこすことがある。

病理● さまざまな原因によって，肝臓内に広範囲な炎症と肝細胞の壊死・脱落をおこした状態である。ウイルス性や自己免疫性による肝炎の場合は門脈周囲の変化が多く，薬物性やアルコール性による肝炎の場合は中心静脈周囲の変化が多いとされている。

病状と経過● 寒けや咽頭痛，軽い発熱などの感冒症状に始まり，全身倦怠感・食欲不振，ときに嘔吐を生じる。また筋肉痛や下痢を生じることもあり，かぜや胃腸炎などと診断されて投薬を受ける場合がある。その後は，褐色尿で黄疸に気づく場合が多い。肝腫大によって右季肋部痛を感じる場合もある。このときには，すでに血清 AST 値・ALT 値は異常値を示している（◎図 2-21）。黄疸は 1 か月は続き，倦怠感と食欲はしだいに回復する。A 型・E 型肝炎ウイルスの感染の場合，黄疸が生じたときには，ウイルスが便中に排泄されているため，黄疸に気づかないうちに他人に感染する機会が多い。

感染率の高い地域では，幼児期からウイルスに曝露する機会が多く，症状をおこさないまま知らずに感染が成立している場合（不顕性感染）が多い。また，曝露したウイルス量が少ない場合にも不顕性であることがある。

注意すべき病態● 急性肝炎が重症化すると，ときに急性肝不全になる。初発症状出現から 8 週以内に，高度の肝機能障害に伴いプロトロンビン時間が 40% 以下ないしは INR 値 1.5 以上を示すものを急性肝不全と診断する。このなかで，ウイルス性，自己免疫性，薬物アレルギーなどにより肝臓に炎症を伴うものを劇症肝炎とする。急性肝不全は昏睡型と非昏睡型に分類される。昏睡型では

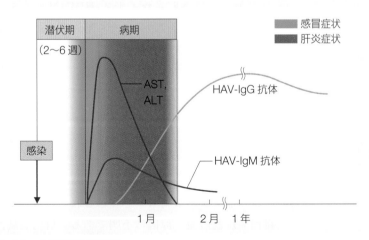

◎ 図 2-21　A 型肝炎の経過

○ 表 2-5　肝炎ウイルスのマーカー

肝炎ウイルス	血清検出マーカー	ウイルス遺伝子の検出（PCR 法）	備考
A 型肝炎ウイルス（HAV）	HAV-IgM 抗体，HAV-IgG 抗体	――	感染初期には IgM 抗体が陽性となり，感染後数か月して IgG 抗体が陽性となる。HAV-RNA の検出もできるが一般的ではない。
B 型肝炎ウイルス（HBV）	HBs 抗原，HBs 抗体，HBe 抗原，HBe 抗体，HBc-IgM 抗体，HBc-IgG 抗体	HBV-DNA	ウイルスが感染すると，ウイルスの表面に存在する HBs 抗原が陽性となる。また感染初期には HBc-IgM 抗体が陽性となる。ウイルスの増殖が盛んな時期には HBe 抗原が陽性で，増殖が弱まると HBe 抗体が出現する（セロコンバージョン）。感染後数か月すると HBc-IgG 抗体が陽性となり，通常は一生陽性となる。ウイルス増殖が停止すると HBs 抗原が陰性化し，HBs 抗体が陽転する。血中の HBV の存在は，HBV-DNA で判定する。
C 型肝炎ウイルス（HCV）	HCV 抗体	HCV-RNA	感染後数週間で HCV 抗体が陽性化し，ほぼ一生陽性となる。血中ウイルスが消失しても陽性である。血中の HCV の存在は，HCV-RNA で判定する。
D 型肝炎ウイルス（HDV）	δ 抗原，δ 抗体	――	HBV 感染があるときのみ感染できる。わが国ではまれなため，ほとんど測定されない。
E 型肝炎ウイルス（HEV）	HEV-IgA 抗体	――	IgA 型の抗体を検出するのが一般的である。HEV-RNA を検出することもあるが，保険適応外である。

肝性脳症が出現し，脳症の発現が遅いほど救命率が低い。なかでも脳症が 8 〜24 週に出現する遅発性肝不全の救命率は約 20〜30％ 程度で，ICU 管理下で人工肝補助療法による血漿交換や濾過透析（ろ か とうせき）を行う。内科的治療に反応しない場合には肝移植を考慮する。

検査●　各種の肝機能検査（○ 312 ページ）に加えてウイルス検査を行う（○ 表 2-5）。

治療●　①**安静**　安静臥床が原則である。肝機能検査値の推移にしたがい，徐々に安静度を下げていく。

　②**栄養**　通常，病初期は食欲不振や吐きけ・嘔吐によって，経口の食事がとれないことが多い。その際には，経静脈的に糖質を主体に補液を行う。重症であれば血中アンモニア値が高い場合もあり，その際にはタンパク質の摂取は控える（肝不全食）。食欲が回復したら通常の食事に戻す。

　③**薬物治療**　急性肝炎では，一般にグルコースやビタミン剤，肝庇護薬（かん ひ ご）などが用いられる。B 型肝炎・C 型肝炎では，重症度によってインターフェロン治療（○ 355 ページ）が行われる場合もある。また B 型肝炎では，抗ウイルス薬（エンテカビル水和物〔バラクルード®〕）などが短期的に投与される場合もある（いずれも保険適用外）。

予防●　A 型肝炎ウイルスに対してはワクチンがあるため，感染率の高い地域への長期渡航などの場合はワクチンを接種する。接種後，短時間に効果発揮を

期待する場合には，γ-グロブリンの投与も行われる。

　B 型肝炎では，HBe 抗原陽性の母親から出産した乳児に対して，ワクチンと抗 HBs ヒト免疫グロブリン(HBIG)が投与されている。家族に感染者がいる場合や，医療従事者に対してワクチンの接種が推奨されている。2016 年からは，乳幼児へのワクチン接種が定期接種となった。

　その他の原因ウイルスに対するワクチンはないが，経口感染(A 型肝炎・E 型肝炎)では，スタンダードプリコーション(標準予防策)による感染予防が効果的である。近年では血液製剤のウイルス検査が行われており，輸血後感染はほとんどなくなった。しかし，最近では経静脈的に投与される薬物による感染(まわし打ち)や性交渉による感染の数が増えつつある。

2 慢性肝炎

　慢性肝炎の原因は，C 型肝炎，B 型肝炎，アルコール性，自己免疫性の順番に多い。過栄養と運動不足や，薬剤による**非アルコール性脂肪性肝炎**(**NASH**[1])の割合が増えている。

病理● 　肝臓に慢性の炎症が持続し，肝細胞の持続的な破壊・脱落が生じて，その脱落を埋めるように線維が蓄積していく。最終的には肝硬変症(◯357 ページ)となる。肝病理診断の新犬山分類(1995 年)では，炎症の程度を A0〜A3 に区別し，線維の蓄積の程度により F0〜F4 に区別する。F4 は肝硬変である。F 分類の数字が増えるにしたがい，肝細胞がんの発生率が高くなる。C 型肝炎の F1〜2 では，肝細胞がんの年発生率は 3% 程度だが，F4 になると 7〜8% の確率となる。NASH では，アルコール性と同様に炎症・線維化に加えて，脂肪の沈着が特徴的である。

症状● 　慢性肝炎の症状はほとんどない。人によっては倦怠感・易疲労感を訴える。疾患の進行とともに症状が出やすい。

検査● 　肝機能検査(◯312 ページ)，ウイルス検査(◯表 2-5)，画像検査(超音波検査・CT)を行う。B 型・C 型ウイルスによる慢性肝炎では，肝硬変ほど頻度は高くないが肝細胞がんを生じる可能性がある。画像検査も定期的(通常は 6 か月〜1 年に 1 回)に行う。慢性肝炎における肝生検検査は重要である。

治療● 　慢性肝炎の根本的治療は，原因を取り除くことである。ウイルス性であればウイルスを駆除し，自己免疫性では免疫反応を抑制する。アルコール性では禁酒である。NASH では肥満とメタボリックシンドロームの改善，ならびに糖尿病の改善が大切である。

　ウイルス駆除や免疫抑制などの根本的な治療に成功しなければ，肝硬変への進行を遅らせる治療を行う。これには肝庇護薬の投与や瀉血療法などがあ

---

1) NASH：non-alcoholic steatohepatitis の略。非飲酒者にもかかわらず，肝組織の病理所見がアルコール性肝炎に酷似している。

る。ALT 値を低値にとどめておけば，こわれる肝細胞も少なく，また線維
の蓄積も少なくなり，肝硬変への進行を遅らせることができる。

■B 型肝炎の治療

　B 型肝炎治療の目的は，抗ウイルス療法により HBV の増殖を抑制して肝
炎を鎮静化することである。HBs 抗原の消失を目標とするが，むずかしい。
治療は大きく分けて，インターフェロン製剤を用いる治療と，核酸アナログ
製剤を用いる治療がある。

インター●
フェロン治療
　治療に用いられるペグインターフェロン[1]は，抗ウイルスタンパク質や免
疫調節タンパク質を誘導することで抗ウイルス効果を示す。インターフェロ
ン製剤による治療で HBV-DNA を持続的に陰性化することは困難であるが，
治療反応例においては，高い確率で投薬なしで肝炎を鎮静化したり，HBe
抗原が陰性化することが期待できる。

　インターフェロン製剤は注射薬であるため，患者に負担が生じる。また，
インターフェロン製剤を投与すると必ず発熱や倦怠感などの**インフルエンザ**
様症状が生じる。皮疹や間質性肺炎，精神症状，網膜症など，多くの副作用
の出現に注意する必要がある。

核酸アナログ●
製剤
　肝線維化が進展して肝硬変にいたっている症例や，肝硬変の可能性が高い
症例，インターフェロンの効果が不良もしくは不適応な症例では，長期寛解
維持を目的とした HBV のポリメラーゼ阻害薬である**核酸アナログ製剤**(エ
ンテカビル水和物，テノホビル　アラフェナミドフマル酸塩)が第一選択薬
とされる(●表 2-6)。核酸アナログ薬はウイルスの複製過程(逆転写)を阻害
することにより，HBV の増殖を抑制する。経口薬であるため治療が簡便で

◎ 表 2-6　HBV に対する抗ウイルス薬

薬物名(薬剤名)	特徴
ラミブジン(ゼフィックス)	最初に市場に出た薬物で，耐性株の出現が多い。
アデホビル・ピボキシル (ヘプセラ)	ラミブジン，エンテカビルの耐性株に対して同薬物と併用する。
エンテカビル水和物(バラ クルード®)	第一選択薬の 1 つである。ラミブジン耐性株にも効果がある。
テノホビル　ジソプロキシ ルフマル酸塩(テノゼット)	耐性株の出現は多くないが，乳酸アシドーシスや腎障害の副作用 があり，授乳婦にも使用が可能である。
テノホビル　アラフェナミ ドフマル酸(ベムリディ®)	第一選択薬の 1 つである。組織移行性が高く低用量で効果があり， 副作用が少ない。ラミブジン耐性株にも効果がある。授乳婦にも 使用が可能である。

1) ペグインターフェロン：インターフェロンをポリエチレングリコール(PEG)で修飾すること
　により，薬効の作用時間を長くしたもの。通常のインターフェロンは週 3 回の投与が必要だ
　が，PEG 化により週 1 回の投与が可能となった。

副作用も少ないが，投与中止による再燃率が高く，多くの場合，生涯服用する必要がある。核酸アナログ製剤による治療では，投与中止後のウイルスの活性化に厳重に注意する。

近年，ウイルス性肝炎に対する治療法は次々に新しい薬物治療が開発され，ガイドラインも次々に改訂されているため，つねに最新の情報を得ることが重要である[1]。

2 C 型肝炎の治療

C 型肝炎は，遺伝子のタイプの違いにより，1 型〜6 型に大きく分けられ，治療薬の適応も異なる。日本人ではほとんどが 1 型か 2 型であり，1 型患者のほうが多い。

C 型肝炎の治療は，以前はインターフェロン中心に行われていたが，近年では，インターフェロン製剤を用いない**インターフェロンフリー治療**が第一選択となっている。インターフェロンフリー治療では，経口薬である**直接作用型抗ウイルス薬（DAAs）**が用いられる。DAAs には，HCV 粒子を形成するために必要な酵素の阻害薬（NS5A 阻害薬），ウイルスのタンパク質合成に関与するプロテアーゼの阻害薬（NS3/4A プロテアーゼ阻害薬），ウイルスの遺伝子複製に関与するポリメラーゼ阻害薬（NS5B ポリメラーゼ阻害薬）があり，これらを組み合わせた製剤の経口投与により，HCV の完全排除が多くの症例で可能である。

HCV のような RNA ウイルスは，みずからの遺伝子に変異をおこして抗ウイルス薬に耐性になりやすい。そのため，はじめから異なる作用機序の抗ウイルス薬を組み合わせた配合剤が使われることが多い（⮕表 2-7）。

リバビリンは，インターフェロン製剤と併用することでその抗ウイルス効果を増強する作用をもつ。DAAs 難治例（初回治療の薬物に耐性となった症例）では，DAAs とリバビリンの併用が行われる。どの薬物を使うかは，耐

⮕ 表 2-7　HCV におもに使われる DAAs 配合剤

薬剤名	配合薬とその作用機序			特徴
	NS3/4 阻害	NS5A 阻害	NS5B 阻害	
ハーボニー®	レジパスビル	—	ソホスブビル	ゲノタイプ 1, 2 型の C 型慢性肝炎，代償性肝硬変に使用する。
マヴィレット®	グレカプレビル	ピブレンタスビル	—	
エプクルーサ®	ベルパタスビル	—	ソホスブビル	いずれのゲノタイプでも使用可。非代償性肝硬変に唯一使用できる。

1）日本肝臓学会ガイドライン（http://www.jsh.or.jp/medical/guidelines/jsh_guidlines/）。

性ウイルス出現の問題などがあり，ウイルス性肝疾患の治療に十分な知識と経験のある医師により適切な適応判断がなされたうえで行われる。C 型肝炎に使用するリバビリンの投与では，とくに溶血性貧血に注意する必要がある。

DAAs による治療は，インターフェロン治療にみられるインフルエンザ様症状や重篤な副作用はなく，しかも 95% 以上の症例でウイルス排除が得られ，患者負担も少ない。これにより C 型肝炎の治療は格段に進歩した。

❸ 自己免疫性肝炎の治療

自己免疫性肝炎では，副腎皮質ステロイド薬を投与して維持量を続けるのが一般的である。しかし，減量中に再度 ALT 値が上昇する場合も多く，また維持量は個々人で異なるが，多くの場合，プレドニゾロン 5 mg/日で維持する。副腎皮質ステロイド薬による治療では，長期使用による免疫機能の低下や骨粗鬆症に注意する。

❸ 肝硬変症

病態・病因●　肝硬変症は，慢性的な肝細胞の壊死と脱落に伴い，線維が蓄積して線維の壁で囲まれた肝細胞の塊（再生結節）ができた状態で，肝機能はしだいに低下する。

慢性肝炎の終末像である。肝硬変症の原因としては慢性肝炎の原因であるウイルス性が多い。肝硬変症の約 60% は C 型肝炎ウイルス（HCV），約 10% は B 型肝炎ウイルス（HBV）によるもので，約 10% はアルコール性である。最近は，アルコール性肝炎や NASH など脂肪性肝炎によるものの割合がふえている。残りの多くは，原発性胆汁性胆管炎（PBC）や原発性硬化性胆管炎（PSC）から生じる肝硬変症である。

症状と経過●　慢性肝炎はしだいに肝硬変症になるため，初期の段階ではその区別はむずかしく，特別な症状もない。症状のない肝硬変症を**代償性肝硬変症**，症状が出ると**非代償性肝硬変症**として区別している。

症状は，①肝臓を通過する血流がわるくなるため，血流の上流に圧力がかかり血行が変化するためにおこるもの（**門脈圧亢進症状**），②肝臓で産生するタンパク質などの産生低下によるもの，③不要なものを無毒化して体外に排泄する代謝機能が低下したためにおこるものなどにまとめられる（⟳ 表 2-8）。最終臨床像は**肝性脳症**（⟳ 306 ページ）による意識低下と腹水による胸部圧迫による呼吸不全，肝腎症候群による尿量の低下である。また，食道静脈瘤の破裂による吐血で死亡することもある。ほとんど症状のない不顕性肝性脳症を早期に発見し，その後の進行をくいとめようとする努力が続けられている。

完成した肝硬変症では，いかに原因治療を行おうとも肝不全徴候を改善することはできないので，改善の道は移植だけとなる。生体肝移植に頼るわが国では，移植の年齢は 65 歳ぐらいまでが妥当と考えられているが，肝不全となる年齢は高齢であることが多く，移植の数はそれほど多くない。

⊃ 表 2-8　肝硬変症の症状

原因	症状・徴候
①門脈圧亢進症状	食道(胃)静脈瘤，腹壁静脈瘤(メドゥサの頭)，脾腫(脾機能亢進)による血球減少(とくに血小板数の低下)，②に伴い腹水・浮腫，消化管易出血性，腸管浮腫による吸収低下，腹部膨満，食欲不振
②産生タンパク質などの減少	アルブミンなどの低下による浮腫，凝固因子の減少による出血傾向・皮下出血，全身倦怠感，易疲労感
③代謝障害	黄疸，高アンモニア血症(肝性脳症)，全身倦怠感，顔色が土色になる，アンモニア臭

　肝硬変症では，肝不全症状が出現する以外に肝細胞がんの発生率が上昇する。そのため，肝硬変症では3か月ごとに画像や腫瘍マーカーによる発がんのスクリーニングを行うべきとされる。このように，がんの高危険群を囲い込みスクリーニングすることは効率的とされている。

検査●　血液検査によって肝硬変症に移行したことを示唆するものとしては，①血小板数が10万/μL以下，② AST＞ALT，③肝臓で産生されるアルブミンや凝固因子，コレステロールなどの低下などがある。また，超音波検査やCTでは，肝辺縁の凹凸や，左葉の腫大，脾腫などがみられる。腹腔鏡検査や肝生検による肝組織の蓄積した線維化は直接の診断根拠となる。肝細胞がんの発生をスクリーニングする。

治療●　完成した肝硬変症では移植しか方法はないため，予防的に慢性肝炎の時期に原因治療を行うことが最善である。原因治療により，慢性肝炎の段階ではとどこおった線維が溶解してもとの肝臓の機能を取り戻すことができる。よって，肝硬変症になったら，なるべく進行を遅らせることに専念する。そのためには，肝細胞の破壊を極力少なくすること，すなわち肝庇護薬などでALT値をなるべく低下させることである。ウイルス性の場合，代償性肝硬変および一部の非代償性肝硬変は抗ウイルス治療を考慮する。栄養面では，以前は高タンパク質食が推奨されていたが，現在では過エネルギーになりやすいことから0.8～1 g/kg/日程度のタンパク質にとどめるべきと考えられている。

　また，以前は運動は禁忌とされていたが，現在では適度な散歩や筋肉トレーニングが推奨される。肝臓のはたらきが低下するとエネルギーの多くを筋肉で産生することになるため，しだいに筋肉量が減少する。ふだんから筋肉量を増やす努力をすると全身状態は保てる。

　さまざまな症状が出現してきた場合には，対症療法を行う。浮腫・腹水には塩分の制限，水分摂取の制限，利尿薬の投与を行う。また，食道静脈瘤には内視鏡的予防措置を行う。さらに肝性脳症には低タンパク質食，腸内でのアンモニア産生抑制(ラクツロースやラクチトール水和物の経口投与)，経口

難吸収性抗菌薬，分岐鎖アミノ酸製剤の投与などを行う。

4 門脈圧亢進症

　　門脈圧亢進症とは，肝臓の病気や門脈の血行動態の異常によって門脈圧が異常に亢進した状態を総称する。

病因・種類● 　門脈圧亢進症は門脈血流が阻害され，門脈圧が上昇することによっておこり，その阻害部位によって次のように分類されている。

　　①肝外門脈閉塞　肝外門脈系におこる閉塞である。原因としては，先天性門脈形成異常，外傷性・炎症性・腫瘍性の後天性門脈閉塞，慢性膵炎による脾静脈閉塞などがある。一般に肝臓は障害されていないのが特徴である。

　　②肝内門脈閉塞　肝内門脈系の狭窄^{きょうさく}によるもので，特発性門脈圧亢進症，日本住血吸虫症がこれにあたる。特発性門脈圧亢進症では，肝臓は正常あるいは線維症を示すにすぎない。脾臓の巨大化に伴う脾血流量の増大によって門脈圧亢進症をきたす。

　　③肝内肝静脈閉塞　肝硬変症における偽小葉形成や，結合組織の瘢痕収縮に伴い，おもに類洞後の肝静脈細枝が狭窄することによる。門脈圧亢進症のなかで最も多い。

　　④肝外肝静脈閉塞　肝静脈閉塞の原因として，先天性形成異常，血栓性静脈炎，腫瘍の圧迫・閉塞などがある。肝静脈・下大静脈が閉塞したものは，**バッド-キアリ症候群**とよばれている。

病態● 　門脈圧亢進症の病態はその原因，血流異常の生じる部位，背景疾患などによって異なるが，門脈系の血行動態の異常が原因となって，全身的・局所的にいろいろな症候がみられる（◯図2-22）。

　　肝硬変などにより門脈圧が上昇して逃げ場を失った血流は，脾静脈，左胃

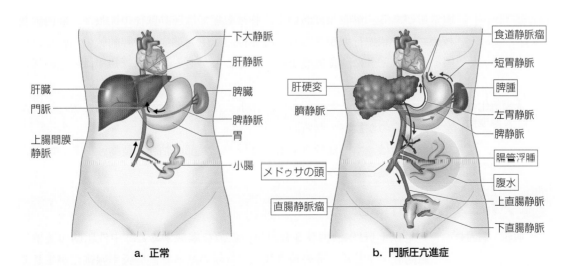

a. 正常　　　　　　　　　　　　　b. 門脈圧亢進症

◯ 図2-22　門脈圧亢進症

静脈などを迂回して肝臓を介さずに直接体循環に流れる。その結果，循環血漿量の増加，心拍出量の増加，末梢血管抵抗の減少，肺内動・静脈シャント（短絡路）の増加，肝内動・静脈シャントの出現などから，全身の**循環亢進状態**がみられる。またメドゥサの頭（臍傍静脈の怒張），クモ状血管腫，手掌紅斑，痔核（直腸静脈瘤）などの皮膚血管の異常が出現する。さらに胃・食道静脈瘤，脾腫を引きおこし，脾機能亢進，腹水，肝性昏睡などの原因となる。外科的治療の対象になるのは，**胃・食道静脈瘤と脾機能亢進症**である。

診断● 門脈圧亢進症の診断は，門脈圧を測定して 200 mmH$_2$O 以上となることによって確定するが，直接測定することは侵襲が大きいため，実際に施行することはまれである。門脈圧亢進の結果生じる側副血行路の形成（腹壁静脈の怒張，胃・食道静脈瘤），脾腫，脾機能亢進，腹水などがみられれば，臨床的に診断することが可能である。血液検査では，貧血，白血球の減少，血小板の減少などの汎血球減少症があらわれる。肝外門脈閉塞症を除き，ほぼ全例に肝機能障害がみとめられる。手術適応を決定するには，一般肝機能検査以外に，インドシアニン-グリーン（ICG）試験，血液凝固能，血中アンモニア値の測定など，詳細な肝機能検査が必要である。

上部消化管●
内視鏡検査 食道静脈瘤の診断として最も確実なのは内視鏡検査である。静脈瘤の形態，基本色調，発赤，出血に関して有力な情報を与えてくれる。発赤所見があれば出血の危険が差し迫っていると考えられ，早急に治療が必要である。

胃静脈瘤についても同様の基準に基づいて観察するが，静脈壁が薄い場合や短期間で急速に大きくなった場合には，出血の危険性があると考え，予防的な治療を行ったほうがよい。

血管造影● 門脈造影は，閉塞部位，血流状態，側副血行路の状態を知ることができ，原疾患の診断・治療法の選択に有用である。

術前に開腹せずに造影する方法としては，セルディンガー法による腹腔動脈造影がある。動脈相において，肝硬変症では肝動脈径の拡張と，肝内動脈枝のコイル状蛇行像がみられ，特発性門脈圧亢進症では脾動脈の著しい拡張や蛇行，ときに脾動脈瘤をみとめることがある。毛細管相では脾腫の状態が明瞭に造影される。

上部消化管●
X線検査 X 線による食道造影を行うと，拡張した静脈が陰影欠損として数珠状に連なっているのが観察される。

胃静脈瘤は，噴門部付近あるいは胃穹窿部の粘膜下腫瘍，あるいは巨大ヒダ様の所見としてみとめられる。

⑤ アルコール性肝障害

病態・病因● 一定量以上（日本酒換算 3 合/日）の飲酒を継続すると，中性脂肪の蓄積による**脂肪肝**を生じる。その後も飲酒が継続されると，肝炎や線維化が生じて，肝硬変に進行していく。これらを**アルコール性肝障害**と総称する。その過程

で断酒が成功すると改善するが，飲酒を続けると非代償性肝硬変まで進行してしまう。連続飲酒発作とよばれる大量の飲酒では，死亡率の高い重症アルコール性肝炎になる。肝硬変は肝細胞がん発生の要因で，アルコール性肝硬変の5年生存率は40〜55%であるが，この段階で断酒すれば5年生存率は70〜80%まで回復する。

症状●　慢性肝炎・肝硬変に準ずる。本人は疲労感などを打ち消すためにさらに飲酒を重ねる場合もあり，悪循環に入るので要注意である。

治療●　断酒が最も重要である。嫌酒薬を用いる場合もある。診断には詳細な飲酒歴が必要であるが，患者から正直な履歴を取ることは容易ではない。また，依存症は「否認の病気」といわれ，「自分は飲んでいない」「自分は病気でない」など，とくに診断に非協力的である。飲酒に伴い栄養が不均衡となるため，栄養士との連携も重要である。

　最近では，依存症患者の断酒維持を補助する意味で，飲酒の欲求を低減する作用のあるアカンプロサートカルシウムや，飲酒量を抑える意味で，快・不快の情動を調節する作用のあるナルメフェン塩酸塩水和物が使用できるようになり，精神科医師を含めた依存症治療が進められている。

　重症アルコール性肝炎は致死率が高く，副腎皮質ステロイド薬の投与に加え，血漿交換と持続的血液濾過透析の併用，ならびに白血球除去療法なども考慮される。

　精神的・身体的依存症は，患者1人で立ち直ることはまず無理である。精神科医や家族，さらに地域の互助団体などと連携して断酒に取り組む。

　近年，女性の患者が増加している。女性は男性よりも少量・短期間で肝硬変へ進行するとされる。とくに女性の常習飲酒者には注意が必要である。

6 肝（臓）がん

病理●　肝臓に原発する原発性肝がんは，**肝細胞がん**（ヘパトーマ）と**胆管細胞がん**（コランギオーマ）に分けられる。肝細胞がんは50〜70代の男性に多く，その約80%は肝硬変を伴う。B型（肝がんの15〜20%）・C型（肝がんの70〜80%）肝炎ウイルスとの関連が深く，アジアやアフリカに多い。

症状●　初発症状は，全身倦怠感・食欲不振・腹部膨満感・腹痛・体重減少などであるが，腫瘍が小さい場合には無症状のことが多い。病気の進行とともに黄疸・腹水・食道静脈瘤・低血糖発作などがみられるようになる。

診断●　肝機能検査（◎312ページ），α-フェトプロテイン（AFP），AFP-L3分画やPIVKA-Ⅱなどの腫瘍マーカーの測定，肝シンチグラフィや超音波エコー検査，腹部CT，血管造影，MRIなどによって診断される（◎図2-23）。

治療●　肝機能が良好であれば肝切除を第一に考慮する。肝機能障害やほかに疾患があり，肝切除不能の場合には，超音波エコー下に**経皮的ラジオ波焼灼療法**（RFA）が行われる（◎図2-24）。また，抗がん薬の肝動脈内注入療法・動脈

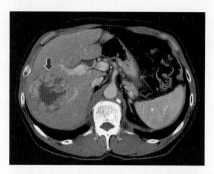

肝右葉に大きな肝細胞がんがある（➡）。

⮑ **図 2-23　原発性肝がんの腹部 CT 像**

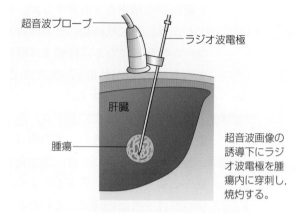

超音波プローブ

ラジオ波電極

肝臓

腫瘍

超音波画像の誘導下にラジオ波電極を腫瘍内に穿刺し，焼灼する。

⮑ **図 2-24　経皮的ラジオ波焼灼療法（RFA）**

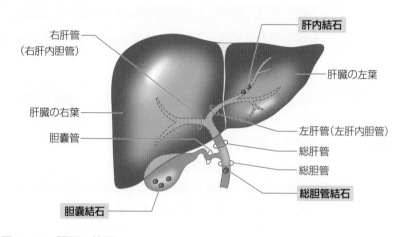

右肝管（右肝内胆管）

肝内結石

肝臓の左葉

肝臓の右葉

胆囊管

左肝管（左肝内胆管）

総肝管

総胆管

総胆管結石

胆囊結石

⮑ **図 2-25　胆石の位置**

の塞栓療法のほか，抗がん薬による内科的治療も行われる。

⑦ 胆囊の疾患

① 胆石症

　　　胆汁の通る肝内胆管・総胆管・胆囊にできた結石はすべて，**胆石**とよばれる（⮑図 2-25）。**胆石症**とは，胆石に起因するさまざまな疾患である。胆石は，胆囊内に最も多くできるが，胆囊以外の部分も十分に検索することが胆石を取り残さないためにも重要である。

症状●　　右季肋部痛・発熱・黄疸は胆石の三主徴である。そのほか心窩部痛や背部痛，吐きけ・嘔吐をおこす場合もある。その疼痛は激烈で，脂肪に富んだ食事摂取の 2～3 時間後や，過労時，精神的緊張の強いとき，就寝後などにおこりやすい。ふつうは比較的短時間で痛みはとれる。

検査●　疼痛に関する患者の訴えをよく聞くことで胆石症を疑うことは容易である。確定診断には画像検査が必要である。

　①**超音波検査**　超音波検査は最も有用で，胆石が疑われる場合の第一選択である（◎図2-26）。胆石の検出率は 90% 以上である。しかし腹壁が厚い場合や，体位変換や呼吸がうまくできない場合，上腹部手術の既往がある場合などは描出困難という問題がある。

　②**胆道造影**　胆石はその部分が抜けて影となってあらわされる。通常は胆汁中に造影剤を排泄させて写し出す方法（排泄性胆道造影）を用いる。肝臓の機能低下がある場合や，胆汁の通過がわるく黄疸をおこしている場合には，肝内胆管に針を刺して造影剤を入れて X 線撮影する経皮経肝胆道造影（PTC）や，内視鏡を使ってファーター乳頭部（大十二指腸乳頭部）より造影剤を逆行性に注入し，X 線写真をとる内視鏡的逆行性胆道造影（ERC）を行う。

　③**その他の検査**　腹部 CT はカルシウムを含む胆石を描出するのに利用することができ，磁気共鳴胆管膵管造影（MRCP）は胆汁の通り道全体を診断するのにすぐれている。

治療●　今日では，さまざまな治療法が開発され，治療法の選択肢も多くなっている。胆石は症状があらわれないものも多く，すべてが治療の対象とはならない。肝内結石や総胆管結石は放置しておくと黄疸や胆管炎をおこすので，手術をしなければならない。

■ 手術的治療

　胆道は人によって解剖学的に差異がある割合が高い。胆道を傷つけると胆汁がもれてきわめて治りにくくなったり，胆汁性腹膜炎を併発して生命もあやうくなる場合がある。したがって，手術のときは細心の注意が必要である。

　①**胆嚢結石症**　胆嚢を摘除することが根治的な治療法である。従来は腹壁を大きく切開して胆嚢を摘出していたが，最近では胆嚢炎が軽度の場合は，腹壁に小さな切開を加え，腹腔鏡を用いて胆嚢を摘出する方法（腹腔鏡下胆嚢摘出術）が広く行われている（◎図2-27）。

　②**総胆管結石症**　総胆管に結石があることが診断されたら，総胆管を切開して胆石を摘出し，そのあとに T 字型をしたチューブを入れて，胆汁を一部腹腔外へ導き出すようにする。T チューブは手術後 2〜3 週後に抜去する。

　③**肝内結石症**　肝内結石症は複雑なものが多く，これらをよく診断せずに不十分な手術を行うと，結石が再発するので，術式の選択はよく考えなければならない。肝内結石のために発熱をおこすような場合は手術が必要である。

■ 非手術的治療

　内科的治療として，結石溶解薬（ウルソデオキシコール酸など）により結石が消失することがある。しかし，結石が大きかったり，石灰化している場合は効果がみられない。

　そのほか内視鏡を用いてファーター乳頭部より胆石を腸管内に取り出す内

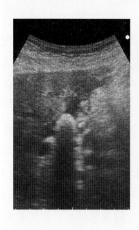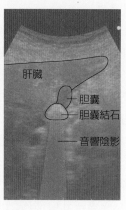

◐ 図 2-26　超音波断層像（胆嚢結石）

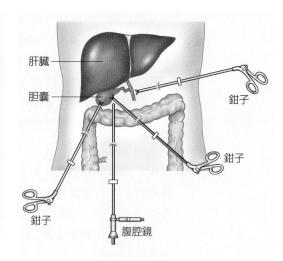

◐ 図 2-27　腹腔鏡下胆嚢摘出術

視鏡的乳頭切開術（EST）や内視鏡的乳頭バルーン拡張術（EPBD），身体の外より体内の胆石に衝撃波をあてて石を砕く体外衝撃波結石破砕術（ESWL）が行われるが，再発も多い。

② 胆嚢炎

病態●　ほとんどの胆嚢炎は，胆石が関連している。胆石が胆嚢管に嵌頓して，胆嚢管を閉塞している場合が最も多い。細菌感染が加わるなどにより炎症がひどくなると，胆嚢の壁が壊死に陥って穿孔し，胆汁性腹膜炎をおこすこともある。このような場合は全身状態がわるくなったり，死亡したりすることがある。黄疸の有無を観察し，治療することも，状態をわるくしないためには重要である。

治療●　内科的な治療法としては，絶食，鎮痛薬・抗菌薬の投与，輸液を行うが，これらの治療でも症状がわるくなるようであれば，緊急手術を行う。

③ 胆管炎

病態●　胆管炎は，胆管の狭窄や閉塞によって胆汁の流れがわるくなり，そこに細菌が感染することによっておこる胆管の炎症である。右季肋部痛・発熱・黄疸が三主徴（シャルコーの三主徴）であるが，さらに重症になると意識障害，ショックを伴うようになり，死にいたることもある。

治療●　まず抗菌薬の投与や補液を行う。重症例では，早急に肝臓内の胆管に経皮的にドレーンを入れて胆汁を排出させる経皮経肝胆道ドレナージ（PTCD）を行うことが多い（◐図2-28）。

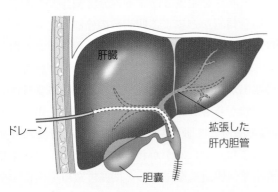

拡張した肝内胆管に胆汁を排出するための
ドレーンを挿入する。

○ 図 2-28　経皮経肝胆道ドレナージ(PTCD)の方法

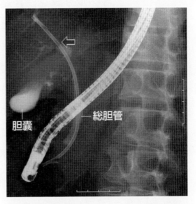

十二指腸内視鏡を利用し，胆管の狭窄部に
チューブステントを挿入している(➡)。

○ 図 2-29　胆管がんによる狭窄部への
　　　　　　チューブステント挿入

❹ 胆嚢がん

病態●　胆嚢がんは高齢の女性におこりやすく，その約 70% が胆石を合併している。超音波診断が広く行われるようになり，小さな胆嚢ポリープが発見され，早期胆嚢がんのうちに治療されることも増えてきた。しかし，進行がんが多く，胆嚢がんの手術成績もわるい。

治療●　早期発見・早期手術が大切であり，胆嚢ポリープが発見されたら経過を追い，がんの疑いが強くなれば胆嚢摘出を行う。

❺ 胆管がん

病態と症状●　肝臓の外部の胆管にできたがんを胆管がんという。がんによって胆管が狭窄・閉塞すると，黄疸や上腹部痛がおこってくる。がんが進行してくると，黄疸が進み，吐きけ，全身倦怠感，皮膚のかゆみがおこる場合がある。

検査●　肝臓内の胆管へ経皮的に管を入れて胆汁を排出させる経皮経肝胆道ドレナージ(PTCD)や，十二指腸内視鏡を使ってファーター乳頭部にチューブを挿入して胆汁を排泄させる内視鏡的逆行性胆道ドレナージ(ERBD)を利用して胆道を造影することが有用である。

治療●　最も有効な治療法はがんを切除することであるが，切除不能の場合は黄疸を減少させるように PTCD やステントを挿入し，胆汁を十二指腸へ流す方法が行われる(○ 図 2-29)。

❽ 急性膵炎，慢性膵炎

病態・病因●　膵臓はトリプシン，リパーゼ，アミラーゼなどの消化液を産生して十二指腸へ分泌する外分泌組織であると同時に，おもに尾部に存在する A 細胞か

らグルカゴン，B細胞からインスリンを産生分泌する内分泌臓器でもある。

急性膵炎の原因として，総胆管結石などによる胆道系の停滞，アルコール過飲，脂質異常症がよく知られているが，原因不明のものも多い。また，IgG4高値の自己免疫性膵炎がある。急性膵炎が生じると，膵管が傷害されて膵液がもれ出たり，膵液の流出が阻害される。膵液に含まれる酵素はタンパク質などを分解するため，膵管からもれ出た膵液は周囲の組織を傷害して炎症を引きおこしたり，組織を融解して仮性嚢胞や膿瘍を生じさせたりする。重症化すると膵臓壊死をおこし，生死にかかわる病態となる。自己免疫性膵炎では膵頭部の腫脹が著明で，胆道系を圧迫し，閉塞性黄疸をきたしやすい。

このような傷害が弱く長く続いたり，ときどき生じたりしながら，膵臓の組織が破壊されて線維化したものが**慢性膵炎**である。膵管には膵石が生成され，膵管は拡張し，膵液はしだいに流れなくなり，消化不良をおこす。

症状● 急性膵炎では，激しい心窩部痛や背部痛が生じ，前屈位をとってその痛みをやわらげようとする。嘔吐から顔面蒼白，冷汗がおこると事態はだんだん深刻となる。腹膜炎が生じると，頻脈から脈も弱くなりショック症状に移行する。腸閉塞症状，腹部膨満，腹水などもおこりやすく，重症では腹腔内の出血により皮膚の色素斑（カレン徴候[1]，グレイ-ターナー徴候[2]）があらわれることもある。また，左胸水や仮性嚢胞，膿瘍などが生ずることがあり，全身管理が必要である。

慢性膵炎では，上腹部や背部の鈍痛（どんつう）が主で，しだいに膵荒廃にいたると，消化不良，下痢，糖尿病を引きおこし，るい瘦（そう）が目だつようになる。

検査● 血液・尿では，アミラーゼ，トリプシン，エラスターゼI，リパーゼなどが高値となる。急性膵炎では，白血球数が上昇し，炎症によりCRPが高値となる。さらに，しだいに胆道系酵素の上昇もおこる。

画像検査では，CTによる膵周囲の炎症や浮腫の観察が病期診断にも重要で，必ず撮影しなくてはならない（◎図2-30）。その他，炎症の程度や進展を検討するには，腹部超音波検査とMRIがある。また疼痛が強く，腸管運動が停止してイレウスを生じ，腸管ガス像が膵臓の周囲に生じて特徴的なガス像（センチネルループサイン）が見られることがある。

慢性膵炎では，膵組織の石灰化の確認が診断に重要で，単純X線検査よりもCTのほうが鋭敏である。また，膵管の異常を診断するには，入院のうえERCPを施行することもあるが，最近では磁気共鳴胆管膵管像（MRCP）が繁用されている。

治療● ①**急性膵炎** 生死にかかわる病態なので，全身管理のできるICUなどで

1）カレン徴候：腹腔内の血性滲出液が臍周囲の皮下に斑状出血をおこしたもの。
2）グレイ-ターナー徴候：側腹壁が皮下出血により青く変色した状態。

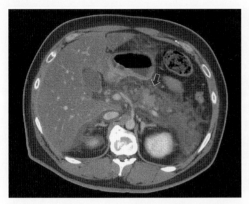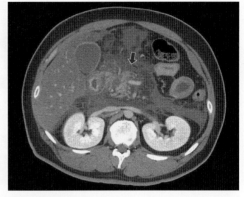

膵臓は低濃度に描出され，周囲に浮腫を伴っている。

○ 図 2-30　急性膵炎の CT 像

の管理が望ましい。病態が安定するまでは絶食とする。膵酵素の上昇がみられなければ少しずつ食事の内容を上昇させるが，脂肪は厳格に制限される。

　薬物療法としては，①胃酸分泌抑制(ヒスタミン H_2 受容体拮抗薬，プロトンポンプ阻害薬〔PPI〕)，②疼痛対策(ペンタゾシン，ペチジン塩酸塩など)，③抗酵素薬(カモスタットメシル酸塩，ガベキサートメシル酸塩，ナファモスタットメシル酸塩，ウリナスタチン，シチコリンなど)を用いるが，膵液の滲出<ruby>滲出<rt>しんしゅつ</rt></ruby>があり周囲組織の融解<ruby>融解<rt>ゆうかい</rt></ruby>が想定されるときは，抗菌薬の投与も重要である。周囲組織へ炎症が広がり，腹水がひどいときには外科的にドレナージを行うこともある。

　②**慢性膵炎**　荒廃した機能を補充する。痛みが残る場合には疼痛対策，カモスタットメシル酸塩，消化酵素薬などを投与する。糖尿病にはインスリンが必要となることが多い。さらに，慢性期には急性増悪の再発を予防することが重要で，結石があるならばその除去を，飲酒が原因であれば断酒を，高脂肪食が原因であれば栄養指導を行っていく。

　急性膵炎，慢性膵炎ともに診療ガイドラインが 2021 年に改訂されている。

⑨ 膵(臓)がん

病理●　膵(臓)がんには外分泌組織由来のものと内分泌組織由来のものがあるが，大部分は外分泌由来の膵管上皮から発生する。膵臓を頭部・体部・尾部の 3 部に分けると，膵がんの約 2/3 は膵頭部から発生する。

症状●　症状としては上腹部痛と背部痛がかなりの頻度であるが，膵頭部がんでは黄疸が初発症状のことが少なくない。そのほか体重減少・食欲不振・腫瘤を触知することもよくある。膵体尾部がんでは，疼痛の多くは心窩部痛の鈍い痛みとしてあらわれ，その後，左上腹部痛や背部痛に広がる。

検査●　腫瘍マーカー(CA19-9，CEA，SPan-1，DUPAN-2)・超音波検査・腹部

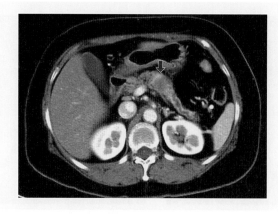

膵臓の体部に腫瘤がみとめられる（➡）。

⊃ **図2-31　膵がんの造影CT**

CT（⊃ 図2-31）・選択的血管造影などがあるが，内視鏡的逆行性胆管膵管造影（ERCP）や，黄疸のある場合は経皮経肝胆道造影（PTC）も有効である。近年では，ERCPと違って侵襲がない磁気共鳴胆管膵管像（MRCP）が行われるようになった。

治療●　がんを切除することが唯一の根治的治療法である。しかし，位置的関係から発見が遅れることが多く，また膵臓は門脈などの大血管に接しており，比較的早期のがんでないと切除できないことが多い。手術としては膵頭十二指腸切除術・膵体尾部切除術などがあるが，手術成績はあまりよくない。放射線療法・化学療法も行われている。

10 脾臓の疾患

1 外傷

　交通事故などによる上腹部打撲によって損傷を受けやすい臓器の1つが脾臓である。損傷が大きいと脾臓が裂けることがあり，これを**脾臓破裂**という。症状は，腹腔内への大出血によりショック状態となることに加え，左肩へ痛みが放散することがある。

　治療としては，出血性ショックに対する処置をしながら脾摘出術を行うが，小児ではできる限り脾臓を温存する努力がなされている。

2 脾腫

　脾臓が病的に肥大した状態を**脾腫**という。その原因となる病気はさまざまあるが，手術が必要となるのは，大きく次の2種類に分けられる。

（1）血小板減少性紫斑病，真性赤血球増加症，先天性溶血性貧血，特発性門脈圧亢進症の一部（バンチ症候群）などでは，脾臓のはたらきが異常に亢進しているために症状があらわれる。このような疾患に対しては，脾摘

出術が行われる。

(2) 門脈の血圧が異常に亢進している疾患(肝硬変症，門脈塞栓症など)には，門脈の血圧を下げるために門脈と下大静脈の吻合，脾静脈と左腎静脈を吻合する手術が行われる。

 ## 急性腹症

概念●　急性腹症は急激に発症する腹部症状を主訴とする疾患群の総称で，その対象とする疾患は急速な経過をたどるため，診療上緊急の処置を必要とする。感覚障害がなければ，ほとんどは腹痛を主訴とする。緊急手術を必要とする疾患もあれば，内科的に治療すべき疾患も含まれる。

鑑別診断●　手術適応がある腹腔内臓器の疾患が多い。問診と身体所見のほか，血液検査や尿検査，画像診断，腹腔穿刺，腹腔洗浄なども適宜選択・施行して，総合的に診断される。

手術適応●　急性腹症の診療で重要なことは，診療の優先順位の認識と手術適応に関する判断である。いずれも誤ると予後に大きく影響する。すべてが手術を必要とするわけではなく，経過観察しながら対症的治療をして全快する症例も少なくない。しかし，腹腔内臓器が破綻して生命をおびやかすような感染症や，出血が近い将来予想されたり，強く示唆されている病態であれば，できるだけ早期に手術すべきとされる。

 ## 腹部外傷

腹部外傷は，近年増加している疾患で，その受傷機転によって，①鈍的外傷，②鋭的外傷，③銃器による外傷に分けられる。鈍的外傷とは，車どうしの衝突，車と歩行者との衝突，あるいは高所からの墜落など，鈍的外力が作用して生じるもので，わが国では最も多い外傷の1つである。鋭的外傷とは刺刀器によるもので，他者からの傷害と，みずから傷つけるものがある。

鈍的外傷の場合は胸部外傷，四肢・泌尿器系の合併損傷を伴い，複数の診療科で診療することが多いため，各科ごとの協力体制がきわめて重要である。24時間体制で治療にあたる救命救急センターでの対応も増加してきている。

診断・治療●　以下の初期診断・処置と手術手順をふまえて治療が行われる。

(1) バイタルサインのチェックと気道の確保，静脈路の確保
(2) 迅速な問診と全身の観察による受傷機転・受傷部位の確認
(3) 腹部の診察：圧痛・筋性防御の有無，腸雑音の消失など
(4) 他臓器の合併損傷：骨折，頭部外傷，胸部外傷，泌尿器系損傷など

(5) 腹部および胸部単純 X 線撮影：遊離ガス，腹腔内液体の有無の確認

(6) 末梢血検査，肝機能検査

(7) 試験的腹腔穿刺：腹腔内穿孔や出血が疑われる場合

(8) 無侵襲検査：超音波検査，CT 検査

　ベッドサイドでもできる超音波検査が有効である。

治療●　手術の要点は次のとおりである。

(1) 原則として全身麻酔下において手術を行う。

(2) 正中切開で十分な視野を得る。

(3) 腹腔内臓器・後腹膜臓器を系統的かつ完全に精査する。

(4) 出血源の検索と止血を最優先させる。

(5) 管腔内臓器の損傷による汚染源の処置を行う。

(6) 事態がゆるす限り根治的手術を行う。

(7) 必ずドレーンを挿入する。

(8) 胃瘻・十二指腸瘻・空腸瘻・人工肛門などの造設を行う。

(9) 生理食塩水によって十分な腹腔内洗浄を行う。

(10) 手術中の出血量の測定とガーゼカウントを完全に実施する。

●参考文献
1）急性膵炎診療ガイドライン 2021 改訂出版委員会編：急性膵炎診療ガイドライン 2021，第 5 版．金原出版，2021.
2）日本消化器病学会・日本肝臓学会編：肝硬変診療ガイドライン 2020，改訂第 3 版．南江堂，2020.
3）日本消化器病学会編：炎症性腸疾患(IBD)診療ガイドライン 2020，改訂第 2 版．南江堂，2020.
4）日本消化器病学会編：機能性消化管疾患診療ガイドライン 2020——過敏性腸症候群(IBS)，改訂第 2 版．南江堂，2020.
5）日本消化器病学会編：慢性膵炎診療ガイドライン 2021，改訂第 3 版．南江堂，2021.

まとめ

- 日本人の胃疾患の原因としてヘリコバクター-ピロリによる感染が知られている。
- 消化器がんの進展形式・臨床分類は各臓器ごとに取り決められており，診断・治療方針の決定において重要である。
- 物理的に腸管内腔の閉塞をきたすものを腸閉塞といい，腸管麻痺により閉塞をきたすものをイレウスという。
- 胆石とは，胆汁の通る肝内胆管・総胆管・胆囊にできたすべての石のことをさす。
- 近年，胆囊結石症の治療では，腹腔鏡下胆囊摘出術が広く行われるようになった。

復習問題

❶ 次の文章の空欄を埋めなさい。

▶逆流性食道炎の原因の1つに，（① 　　　）筋の機能低下がある。

▶食道がんは，（② 　　）歳以上の男性に多い。部位別の発生頻度は（③ 　　　）が多い。

▶（④ 　　　　）では，消化管に深い縦走潰瘍がみられ，粘膜は敷石状に凹凸を呈する。

▶腸閉塞の腹部単純X線検査では，拡張した腸管内に（⑤ 　　　）像が見られる。小腸ガスにより（⑥ 　　　　）皺襞が，大腸ガスにより（⑦ 　　　）皺襞がみられる。

▶虫垂炎では，（⑧ 　　　　）点に圧痛を伴う。炎症が進行すると，筋性防御や（⑨ 　　　　）徴候がみられる。

▶大腸がんの発生部位は，（⑩ 　　　）と（⑪ 　　　）が多い。組織型では（⑫ 　　　）が多い。

▶肝硬変では，血小板の減少，アルブミン値の（⑬ 　　　），アンモニア値の（⑭ 　　　）がみられる。

▶門脈圧亢進により，直腸や食道の（⑮ 　　　）瘤や（⑯ 　　　）の怒張，腹水，浮腫がみられる。

▶膵炎では，（⑰ 　　　　）やトリプシン，リパーゼなどの値が上昇する。

▶膵臓がんの好発部位は（⑱ 　　　）である。

❷ 胃がんの転移について，正しい名称を Ⓐ～Ⓒから選びなさい。

①ダグラス窩への転移 　　　　（ 　　）
②卵巣転移 　　　　　　　　　（ 　　）
③左鎖骨上窩リンパ節転移 　　（ 　　）

| Ⓐウィルヒョウ転移 |
| Ⓑ シュニッツラー転移 |
| Ⓒ クルーケンベルグ腫瘍 |

❸ 肝炎ウイルスの感染経路として，正しい語に丸をつけなさい。

①A型肝炎ウイルス 〔 経口・血液 〕
②B型肝炎ウイルス 〔 経口・血液 〕
③C型肝炎ウイルス 〔 経口・血液 〕
④E型肝炎ウイルス 〔 経口・血液 〕

❹ 次の問いに答えなさい。

①胃潰瘍や胃がんの原因と考えられ，積極的に除菌治療が行われる細菌の名称を答えなさい。

　　　答（ 　　　　　　　　）

②胆石の三主徴を答えなさい。

　　　答（ 　　　　　　　　）

患者の看護

A 共通する看護

1 食事の援助と栄養法

1 症状の緩和と食事の工夫

消化器疾患患者は，疾患によって食欲不振，吐きけ・嘔吐，腹痛などのさまざまな消化器症状があるため，食事摂取量が低下して**低栄養状態**に陥りやすい。低栄養状態になると，免疫グロブリンの産生低下による易感染や，赤血球やヘモグロビンの産生低下による貧血などがおこり，疾患からの回復が遅れる。また，筋肉を生成するためのタンパク質や，活動のためのエネルギー源である糖質・脂質が不足している状態のままリハビリテーションを行うと，期待するような筋力の維持・回復が得られないばかりか，活動性の低下を助長する危険性もある。

よって，消化器疾患患者の回復を促進するためには，さまざまな消化器症状を緩和しながら，活動量に合わせたエネルギーや栄養素を摂取できるように，栄養価が高く消化のよい食品を選択し，食事の内容や量，味つけなどを患者の好みに合わせて，苦痛なく楽しみながら食べられるように援助する。

2 食事療法

食事療法の目的は，①消化器系臓器の安静，②傷害された細胞の修復，③疾患によって低下した消化・吸収・代謝機能に合わせて消化器系臓器に負担がかからないようにすることであり，重要な治療法の1つである。

消化器系臓器の●
安静

急性膵炎や急性肝炎といった疾患の急性期や，消化器系の手術後には，消化器系臓器の安静を目的とした食事療法が行われることが多い。

急性の症状があらわれている時期や手術直後は**絶食**にして消化器系の安静を保持し，回復に合わせて徐々に消化のよいものから常食へと食事をすすめていく。重症患者や回復が遅延している患者の場合は，**栄養サポートチーム**

（NST[1]）の介入を依頼することも必要である。

傷害された細胞
の修復 ●　肝疾患によって障害された肝細胞の修復を目的とした食事療法があり，この場合は適正なエネルギー量で栄養バランスのとれた食事をすすめる。

機能低下に合わ
せた食事療法 ●　機能低下に合わせた食事療法は多様である。たとえば，胆嚢炎や胆石症では，疝痛発作を予防するために脂質の摂取を制限する。腸閉塞を繰り返す患者には，消化のわるい食品を避け，消化のよい食品を選択して摂取できるように指導する。また，胃切除後の患者には，ダンピング症候群を予防するために，1回分の食事量を減らして1日の食事回数を増やし，よくかんでゆっくり食べるなど，食事の量や食べ方の工夫を指導する。

継続的な援助 ●　食事療法は，消化器疾患の症状の再発や悪化を予防するため，患者が入院中だけでなく退院後も長期にわたって継続しなければならない。そのため，患者とその家族が食事療法の必要性を理解して継続できるように，教育的な援助を行う。また食事療法は，一度指導すれば指導したとおりに継続できるというものではない。患者は症状があるときには必要な食事療法をまもれるが，症状がなくなるとやめてしまったり，自分に都合のよいようにかえてしまい，誤った食事療法になってしまうことがある。

　看護師はこのような患者の傾向や健康管理に対する意識を把握し，アセスメントしながら，個々の患者に合った指導を継続的に行う。その際に，患者に必要な食事療法をおしつけるような一方的な指導にならないようにする必要がある。好きなものを自由に食べられないことに伴う患者のストレスを理解しながら援助を行う。

❸ 経管栄養法と経静脈栄養法

　症状が強く食事摂取が困難な場合や，疾患の急性期，および周手術期には，経口的に食事を摂取することが困難であるため，**経管栄養法（経腸栄養法）**や**経静脈栄養法**により必要な栄養と水分を補う。

経管栄養法 ●　経管栄養法は，栄養チューブを使用して濃厚流動食を投与する方法である。経鼻胃管や胃瘻・腸瘻などがある。経管栄養法の利点は，感染症をおこすことがなく安全であることや，消化管の消化・吸収機能を活用した方法であるため，消化管粘膜の萎縮を予防できることである。欠点は，濃度が濃い栄養剤の投与時や投与速度が速い場合には，下痢や腹部膨満といった症状がみられることである。そのため，便の性状や腹部の状態を観察しながら，栄養剤の濃度や投与速度を調整することが重要である。

経静脈栄養法 ●　経静脈栄養法には，**中心静脈栄養法（TPN[2]）**と**末梢静脈栄養法（PPN[3]）**が

1）NST：nutrition support team の略。多職種で栄養管理に取り組んでいる医療チーム。
2）TPN：total parenteral nutrition の略。
3）PPN：peripheral parenteral nutrition の略。

ある。TPN は，心臓に近くて太い上大静脈（中心静脈）に留置したカテーテルから，栄養が含まれた高濃度の輸液を投与する方法で，PPN よりも長期間の投与が可能である。一方，PPN は，腕などの末梢静脈から可能な限り多くの栄養を投与する方法であり，TPN よりも手技や管理が容易であるが，長期間の投与には向かない。

経静脈栄養法の利点は，経管栄養法の適用にならない重症患者にも適用が可能で，消化管の安静が保たれることである。欠点は，刺入部からの感染症や，消化管粘膜が萎縮して消化・吸収機能が低下することである。

以上のような利点と欠点をふまえて，急性期であっても漫然と経静脈栄養法を続けるのではなく，消化管機能の回復とともに，できる限り早い時期に経管栄養法や経口摂取に切りかえることが望ましい。

② 安静

患者の理解を促す援助● とくに急性期では，消化器系臓器の安静や，血流を確保して細胞の再生を促すことを目的として**安静療法**が行われる。食事療法と同様，患者は症状がみられるときには安静が保持できるが，症状がなくなるとまもれなくなる傾向がある。したがって，安静の必要性を十分に説明し，症状がないからといって疾患が治癒しているわけではないことについて理解を促す。また医師から指示される安静の程度はさまざまであるため，患者に必要な安静の程度を具体的にわかりやすく説明する。

苦痛の緩和● ベッド上で長く臥床していると，筋肉内の血液循環が不良になり，安静時痛が生じる。安静時痛があると，安静を保持することがむずかしくなるため，痛みのある部位に温罨法をしたりマッサージをしたりして血液循環を促し，痛みの軽減につとめる。また安静にするということは，生活範囲が狭められるということであり，自由に生活できないことによって患者のいらだちがつのることになる。このような患者の心理的苦痛を理解したうえで，安静がまもれるように援助する。

③ 急性期の看護

異常の早期発見● 消化器疾患患者は，激しい疼痛，吐血・下血，意識障害などの症状が突然に発症し，救急車で病院に運ばれることが多い。原因としては，食道静脈瘤破裂，肝性脳症，急性膵炎，胃や腸の穿孔などがあげられる。このような状況では，生命維持に焦点をあてて治療が行われるため，看護師は患者の全身状態の変化を把握し，異常の早期発見に努め，バイタルサインや水分出納バランスの変化を経時的に観察する。また苦痛がみられる場合は鎮痛薬を効果的に投与したり，安楽な体位を工夫するなどして症状の緩和に努める。

このような急性状況では，患者はさまざまな不安や死への恐怖を強く感じ，精神的に混乱した状態となるため，患者の訴えをよく聴き，誠実な態度で接

するようにする。

検査時の援助● 　急性期には，診断のために苦痛を伴うような検査を受けることが多い。したがって患者が検査の必要性を理解できるように説明し，不安や苦痛を軽減して，安全・確実に検査が受けられるように援助する。

周手術期の援助● 　手術を受ける場合は，患者の術前の心身の状態を把握して最良の状態で手術にのぞむことができるように準備する。たとえば，喫煙をしている患者には禁煙してもらい，低栄養状態の患者には医師の指示により経静脈栄養法や経管栄養法を実施する。また，呼吸器合併症や腸閉塞（へいそく）などの術後合併症の発症を予測し，術前から予防のための援助を行う。

　心理的な援助も重要である。患者がかかえている不安を明らかにし，不安の緩和に努める。術後は疼痛の緩和に努め，異常の早期発見，チューブやドレーン類の管理を行うとともに，術後合併症の予防のために早期離床（りしょう）を促す。

④ 慢性期の看護

自己管理を
促進する援助● 　疾患が慢性化すると，患者は長期にわたって疾患をかかえながら日常生活を送ることになる。患者が疾患とじょうずに付き合うためには，医師から指示された食事療法や薬物療法を，個々の生活に合わせた方法で長期にわたって継続することが必要である。

　そのために，患者が疾患を理解し，食事療法や薬物療法の必要性と具体的な方法を理解できるように説明する。そして食事療法や薬物療法の実施の仕方について，患者とともに具体的な計画をたて，自己管理（セルフケア）ができるように援助する。自己管理ができている患者に対しては，そのことを評価し，今後も継続していけるように動機づけを行う。

⑤ 終末期の看護

苦痛の緩和と
日常生活の援助● 　一般に終末期になると，死が近くなるにつれてさまざまな身体症状が増強し，日常生活動作がしだいに困難になってくる（◯ 図 3-1，2）。消化器疾患患者が終末期を迎えると，食欲不振により著しい低栄養状態となり，痛みのほか，全身倦怠感（けんたい），消化管閉塞（へいそく），腹水などが顕著（けんちょ）にみられるようになる。オピオイド（麻薬）を使用して疼痛コントロールを行っている場合には，副作用により便秘になる頻度が高い。したがって，身体的苦痛の緩和に努めながら，日常生活動作のなかで患者ができなくなっていることを判断し，患者や家族が望んでいることをよく聴き，それをふまえて援助する。

　また，身体的苦痛だけでなく，患者の心理・社会的な苦痛にも注意をはらう必要がある。看護師が日常生活動作を全介助することは，患者の自尊感情の低下や無力感の増大につながりかねない。そのため患者の残存機能と心理状態をアセスメントしながら，可能な限り患者が自立・自律して生活できるように援助する。

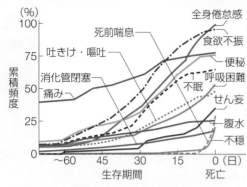

（淀川キリスト教病院ホスピス編：緩和ケアマニュアル，第5版．p. 2，最新医学社，2007による．）

🔵 図3-1　主要な身体症状発症からの生存期間

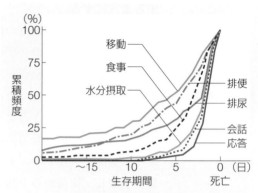

（淀川キリスト教病院ホスピス編：緩和ケアマニュアル，第5版．p. 3，最新医学社，2007による．）

🔵 図3-2　日常生活動作の障害の出現からの生存期間

B 症状に対する看護

1 吐きけ・嘔吐

　　吐きけ(悪心・嘔気)・嘔吐は，さまざまな疾患が原因で嘔吐中枢が刺激されることによっておこる(➡300ページ)。十二指腸から胃に向かって逆蠕動がおこり，胃の上部の筋肉の緊張が抑制され，続いて食道下部の筋肉，噴門部がゆるみ胃の内容物が吐き出される。その際通常は，吐物が気道や鼻腔に侵入するのを防ぐため，声門と軟口蓋が閉じられ，誤嚥を防いでいる。

苦痛の緩和●　嘔吐時は吐物が気管に入るなど誤嚥の危険性があるため，側臥位で膝を屈曲し，腹部を弛緩させた体位をとる。仰臥位しかとれない場合は顔を横に向ける。軽く背中のマッサージを行うのもよい。

　　嘔吐後は含嗽を行い，吐物に伴う不快感を除去するとともに，口腔内を清潔にする。その際に，爽快感を感じられるように，冷水やレモン水，氷片などを用いるとよい。また吐物は臭気の原因となり，さらに吐きけを誘発する要因となるため，すみやかに除去し，室内の換気をする。安静にし，胃の蠕動運動を鎮静するために胃部に冷罨法を行う。嘔吐が頻繁に続く場合は，医師の指示を受けて鎮静薬や制吐薬を投与する。

吐物の観察●　吐物の臭気や色，量，性状などの観察を行う。血液の混入の場合は，暗赤色から黒褐色(コーヒー残渣様)になるため注意する(➡304ページ，図1-10)。吐物について観察したことを記録し，必要時は医師に見せるようにする。吐物は感染源となる可能性があるため，適切に消毒を行ってから処理する必要がある。

吐物の処理● 　感染症であったり，感染症の疑いがある場合，吐物の処理は，一般的に次の手順で行う。

①手袋・マスク・ガウンを着用する。

②吐物をペーパータオルなどで外側から内側に向かって取り除く。

③ビニール袋に入れて 0.1％（1,000 ppm）次亜塩素酸ナトリウムを静かに注ぎ，袋をしばったのち，ふたつきの容器に入れて処理する。

④吐物がついた床は 0.1％ 次亜塩素酸ナトリウムでふき取る。便座やドアノブ，食器の場合は，0.02％ の濃度にして使用する。

脱水予防と
栄養状態の
低下の予防● 　嘔吐が繰り返されると，食事の摂取が困難となるため栄養状態の低下につながる。嘔吐が繰り返されて大量の消化液が失われると，さらに吐きけ・嘔吐が増強されるといった悪循環が生じる。大量に嘔吐した場合には，胃液・腸液・胆汁・膵液などとともに水分や電解質が失われ，脱水や電解質異常がおこる可能性がある。胃液中には塩酸（HCl）が含まれており，嘔吐を繰り返すと塩化物イオン（Cl^-）が失われ，低塩素血症になる。また，その間も炭酸水素イオン（$HCO_3{}^-$）の産生は続き，代謝性アルカローシスが引きおこされる。

　経口摂取が許可されていれば，少しずつの飲水や，水分を多く含むゼリーなどの摂取により水分補給をすすめる。食事は，消化によいものを少しずつ摂取するようにし，その際，環境整備や食事のときの体位の工夫などを行う。輸液が行われる場合があるので，指示に従って投与の準備と介助を行う。

がん患者の
吐きけ，嘔吐● 　がん患者では，抗悪性腫瘍薬や鎮痛薬により吐きけ・嘔吐が誘発されることがある。がん患者が低栄養状態に陥ると，治療効果にも影響をおよぼす。薬物療法に伴う吐きけ・嘔吐には，積極的に予防的制吐薬が用いられる。

❷ 胸やけ

　胸やけ（→300 ページ）の症状をもつ患者の看護では，胸やけがおこる状況についての観察が重要となる。最も一般的な原因は，胃内容の食道への逆流（胃食道逆流症）である（→317 ページ）。

精神的安定● 　不安や心配，憤（いきどお）りなどの感情の動揺により，神経の緊張が高まって胃液の分泌過多をおこすため，できる限り精神の安定をはかる。

食事・生活指導● 　炭水化物を多く含む食品（パン・米・めん類など）や，食物繊維を多く含み酸味の少ない果物や野菜を摂取する。喫煙を控え，胃を刺激するアルコール・香辛料（こうしんりょう）・肉類や，胃液の分泌を亢進（こうしん）させる炭酸飲料は避けるようにする。食事は，ゆっくりと時間をかけて摂取し，食後は上半身を高くした姿勢を保つ。決められた安静度の範囲内で散歩や軽い運動を促すなど，気分転換をはかるようにする。

③ 嚥下困難（嚥下障害）

嚥下とは，口腔内に入った食物が口腔から咽頭，食道を経て胃内に送り込まれるまでの一連の運動である（⭢289ページ，図1-2）。この経路で飲み込みにくい，むせる，つかえるなどなんらかの運動障害がおこることを**嚥下困難（嚥下障害）**という。嚥下困難があると，食事が摂取できないことによる栄養状態の低下や，誤嚥，食べることへの不安や恐怖などが生じることがある。

誤嚥の予防●　食事をする際に嚥下時の状態を観察する。誤嚥とは，嚥下困難によって気道に水分や食物が入ることで，窒息，無気肺，肺炎を引きおこす。そのため，むせや咳嗽，つかえる感じ，停滞感，嚥下時の違和感・痛みなどを観察し，予防する必要がある。

食事の援助と●
環境の調整　嚥下困難の程度に合わせて，食物は咀嚼しやすく，小さくきざむ，やわらかくするなどし，適度な粘稠度で，消化管の通過が容易な形態にする。水分は適度なとろみをつけ，嚥下が行いやすい形態にする。

また，食事のときの体位は上半身を高くした体位をとり，飲み込むときは意識して頭部を前方に下げ，頸部を前屈させた姿勢になるようにする。臥床している患者の場合は，ベッドを30度に挙上し，枕などを利用して身体の軸を地面に対してまっすぐになるよう体位を整える。

患者のペースに合わせて時間をかけて食事をしてもらう。摂食時は，嚥下して口腔内に食物が残っていないかを確認し，次の一口を運ぶようにする。誤嚥にすぐ対処ができるように吸引器を準備しておく。食事摂取後は口腔内の清潔を保つようにし，胃からの逆流を防ぐためにしばらくは上半身を起こした状態にしておく。

経口的に食事が摂取できない場合は，口腔内の唾液の分泌が減って自浄作用が低下するため，細菌の繁殖を防ぐために清潔を保つ必要がある。

④ 腹痛

症状の観察●　腹痛（⭢301ページ）の程度，部位，痛みの性質，持続時間，食事の時間との関係などは，診断の材料となるため，正確に観察する。嘔吐の有無や排便の回数と性状なども，消化管の障害部位の推測のために，あわせて観察をする。

苦痛の緩和●　心身の安静をはかるために臥床安静とする。患者の苦痛の少ない安楽な体位の工夫をする。腹壁の緊張を緩和するために，かがんだ姿勢やファウラー位をとるのもよい。湯たんぽ，温湿布，腹巻きなどの温罨法は，血液循環を促進して平滑筋の緊張をやわらげ，痛みや腹部膨満感を緩和する。ただし，局所の急性炎症（虫垂炎，腹膜炎など）が疑われる場合は，温罨法を行ってはならない。

食事の援助●　腹痛が激しいときや吐きけ・嘔吐を伴うときは，絶食となる場合がある。口の渇きがある場合は，氷片を含ませたり，冷水などで含嗽を促したりする。

　　　　　疾患によって食事内容は異なるが，症状が落ち着き，食事摂取の許可が出れば，消化管に負担のかからない消化のよいものが少量から開始となる。

薬物療法●　指示により，鎮痛薬や鎮痙薬，消化薬，消炎薬などが投与される。使用時は使用時間や量などを正確に記録し，与薬前後の状態の観察を行い，異常があればすみやかに医師に報告する。

5 食欲不振

　　　　　食物に対する欲求が減退した状態である。食欲不振を訴える疾患はさまざまであるが，消化器疾患患者の多くにみられる症状である。吐きけ・嘔吐とともにあらわれることが多い。また，精神的影響や食事中枢に異常がある場合や，ビタミンやホルモンなど身体に必要な栄養素や物質が欠乏している場合も食欲が低下することがある。

苦痛の緩和●　口腔・消化器の痛みや，嚥下困難，吐きけ・嘔吐，腹部膨満感など，食欲を低下させる症状を伴っている場合は，食事内容や体位の工夫を行い，苦痛の緩和をはかる。また，治療薬の副作用により食欲不振が生じる場合があるため，服用薬物の確認と症状の観察を行う。

食事の援助●　室内の温度・湿度の調整や食事時間など，食事環境の調整を行う。むかむかする，口の中がしみるなど，できるだけ具体的な訴えを引き出すようにし，症状に合わせた食事の選択を行う。また，食事の内容は患者の嗜好を取り入れ，冷たいものは冷たく，あたたかいものはあたたかく配膳できるようにし，食器や盛りつけの工夫を行う。可能な限り患者の希望を取り入れるようにする。

精神の安定●　食べられないことにより，病状に対する不安が生じる。患者の話をよく聴き，気持ちを理解し，支持的態度で接する。

6 下痢

　　　　　水分含量の多い液状の糞便を排出する状態を下痢という。急性下痢の回数の目安は 1 日 3 回以上である。

安静と保温●　下痢が続くと，水分や電解質が大量に失われ，頻繁な排便行動によって体力が消耗する(◯303 ページ)。栄養素も吸収されないため，体力が消耗し疲労感が強くなる。安静を保つことで体力の消耗を防ぎ，回復を促す必要がある。

　　　　　炎症性の下痢ではない場合は，腹部の保温に努める。入浴によって全身の血行をよくすることも有効な手段である。

食事摂取と●
**　水分補給**　下痢が続くと，食事摂取や水分摂取により下痢を誘発するのではないかと不安になり，食事や飲水を控えてしまうことがある。これにより栄養状態の悪化や脱水が引きおこされるので注意が必要である。水分補給は水分摂取の必要性を十分説明し，湯ざましや番茶などを少しずつ摂取してもらう。下痢

の激しい初期には，一時的に絶食して消化管の安静に努めることもあるため，その後の食事摂取については，内容や病状によって医師より指示される。

肛門周囲のケア● 　下痢便はアルカリ性の腸液を含んでいるため，肛門や周囲の皮膚にびらんを生じる。排便ごとに温湯で洗浄し，乾燥させ，清潔を保つ。

治療への介助● 　便の性状や回数，状態を観察し，異常があるときは医師に報告する。下痢は，腸管内の病原体や有害物質を体外へ排出する生体防御反応の1つでもあるため，止痢薬や腸管運動抑制薬をすぐに投与されるとは限らない。脱水などに注意しながら観察する。

　下痢便は感染源になる可能性があるので，適切な消毒を行い，処理する。トイレの便座やドアノブは，0.1％（1,000 ppm）次亜塩素酸ナトリウムでふき取る。便が付着した衣類は，マスク・手袋をしたうえで，バケツなどの中で水洗いし，0.1％次亜塩素酸ナトリウムで消毒し，水洗いした場所も消毒する。

⑦ 便秘

通常は排便が3日以上ない場合を便秘というが，食事摂取量が不十分な場合は排便回数が少なくても便秘とは限らない。そのため，便秘の判断には腹部膨満や腸蠕動，便のかたさ・太さ・性状，食事摂取量・内容，吐きけ・嘔吐の有無などを観察する。

生活の指導● 　便秘症状（○303ページ）の改善には，まずは規則正しい生活を送るようにすることが必要である。適度な運動と休養，一定時刻に便意がなくてもトイレへ行き，規則的な排便習慣をつけるようにする。便意があるときはがまんせずに排便を試みるよう指導する。朝の起床時や食後は胃・腸反射がおこりやすいので，起床時の水分摂取や朝食を摂取することを促す。適度な運動や腹部のマッサージを行うなどして自然排便を促し，それでも改善がみられない場合は，下剤や浣腸を適切に用いる。

　心理的な要因が影響することが多いため，過度の緊張や不安などは避ける。

食事の指導● 　腸粘膜を刺激し，蠕動運動を高めるために，食物繊維の多い野菜や果物，海藻類をできるだけ多めに摂取するように指導する。また，十分な水分摂取をすすめる。ただし，消化管の手術後は，食物繊維の多いものをとりすぎると腸閉塞をおこす可能性があるので控えるようにする。

薬物の使用● 　低下している腸管の運動を促し，排便習慣を整えるために用いる。下剤使用時は，正しい服用方法を指導し，排便回数・性状・状態の観察を行う。下剤を投与しても排便がない場合や下剤が使用できない場合，また便が直腸内まで下降している場合は，医師の指示に従って浣腸を行う。浣腸実施時には，浣腸液の温度や注入速度に注意し，状態の観察を行う。刺激性下剤は耐性が生じるため，習慣的に用いるのではなく，頓用で用いるよう指導する。

8　腹部膨満

腹部膨満のおもな原因は鼓腸，腹部腫瘤，腹水などである（◯301 ページ）。

症状の観察●　腹部膨満の程度や状態，膨満感，呼吸困難，食欲不振，吐きけ・嘔吐，腹痛，排便・排ガスの有無，腹囲，体重の増減，尿量などの観察を行う。

体位の工夫●　患者が安楽になる体位をとる。側臥位で膝を曲げる体位，またはファウラー位など腹部の圧迫・緊張をやわらげる体位がよい。同一部位の皮膚への圧迫を避けるために，定期的に体位変換を行う。

食事の援助●　鼓腸の場合は，豆，サツマイモ，牛乳などの発酵しやすい食品や炭酸飲料は，ガスの発生を増強するため制限する。腹水の場合は，塩分と水分が制限される場合がある。塩分制限食により食欲不振が加わり，食事摂取量が低下することがあるため，食事内容の工夫が必要である。また，低タンパク質血症のときは高タンパク質食にし，肝性脳症のときはタンパク質を制限する。

治療への介助●　鼓腸による腹部膨満時には，腸の蠕動運動を促すために，制限範囲内で運動や温罨法を行う。自然排ガスがない場合，肛門にカテーテルを挿入し，排ガスを促す。腹水による腹部膨満時は，腹水を排出するために利尿薬を使用する場合がある。正確に与薬して症状や尿量の観察をする必要がある。また，腹壁は伸展しており傷つきやすい状態にあるので，皮膚は強くこすらないようにする。血漿内のタンパク質が腹水へ移動するため，全身の免疫機能が低下しており，感染をおこしやすい状態にあるので，清潔を保つようにする。

9　吐血・下血

安静●　消化管の蠕動運動によるさらなる出血を抑制するため，絶対安静と絶飲食とする。血圧の変動に注意する。吐血時は心窩部の冷罨法を行い患部の鎮静と止血をはかる。血液のまじった吐物や便は，患者に不安感を与えるのですみやかにかたづける。

口腔内・肛門部の清潔●　吐血による口腔内の血液の臭気や味は，不快感と嘔吐を引きおこすので，冷水などで含嗽をし，清潔にする。頻繁な下血は肛門部のびらんや感染を引きおこすため，洗浄や清拭を行って清潔にする。

便通の調整●　排便時の努責により，再吐血や再下血をおこすことがある。便秘をおこさないように便通の調整を行う。

治療の介助●　上部消化管内視鏡や大腸内視鏡を用いた緊急止血が行われる場合は，準備と介助を行う。食道静脈瘤破裂の場合や緊急時の止血には，内視鏡的静脈瘤結紮術（EVL）が行われることが多い。全身状態が不安定な場合や内視鏡的治療ができない環境では，セングスターゲン-ブレークモアチューブ（S-Bチューブ）が挿入され圧迫止血が行われる。処置や検査のときは，そのつど患者と家族に声をかけ，不安の軽減に努める。

出血量が多い場合は，水分補給や電解質の補正のために輸血や輸液が行わ

れる。吐血・下血の量や色（◯304ページ，**図1-10**），性状は，尿や便の量とともに記録しておく。また，吐血・下血時は全身状態の観察も行う。

適度な保温に努める。腹部が冷えると腸の蠕動運動が亢進し，再下血をまねく可能性がある。また，末梢の循環がわるくなっているため保温する。しかし，過度な保温は血管を広げて血圧低下をきたすので注意する。

食事● 止血が確認されて医師の指示が出たら食事が開始となる。流動食など消化管に負担の少ない食事から開始し，徐々に固形物などにしていく。食事が開始になってからも状態の観察を行う。

⑩ 黄疸

黄疸とは，組織および血清中にビリルビンが増加し，皮膚・粘膜・組織が黄染した状態をいう（◯305ページ）。胆汁が排泄されない状態が続くと，脂溶性ビタミンKの吸収障害に伴う凝固因子の生成障害により，出血傾向が生じる。また，肝機能の低下により全身倦怠感が生じる。

安静● 臥床安静によって肝臓への血流を確保し，肝機能の修復をはかる。黄疸がみとめられなくなるまで安静の必要がある。

皮膚の清潔と●
瘙痒感への援助 黄疸になると瘙痒感が強くなり，皮膚を傷つけてしまい，そこから出血や感染の可能性があるため，爪は短く切っておく。清拭を行うことで，かゆみを軽減することができるが，石けんの使用は皮膚への刺激となるため避けるほうがよい。瘙痒感により不快感やイライラなど心身の安静がはかれなくなるため，室温の調整を行い，衣類は清潔でやわらかい木綿や吸湿性のあるガーゼ素材を選択し，かゆみを増強する因子を除去する。

排泄の援助● 便秘は，胆汁の排泄障害や安静による腸の蠕動運動の低下によっておこる。水分摂取や便通をよくする食品をとる，緩下薬の与薬などで排便を促す。

感染予防● 黄疸のある患者は肝機能が低下しているので，免疫能が低下している。そのため，感染する可能性が高いので，上気道感染などに注意する。

⑪ 意識障害（肝性脳症）

肝性脳症は，肝硬変症や肝がんなどを起因として肝不全に陥ったときの症状である。高度の肝機能障害により，アンモニアなどの毒性物質が肝臓で分解されることなく中枢神経に到達して意識障害がおこる（◯306ページ）。

症状の観察● 意識の状態や異常な行動，羽ばたき振戦，口臭，腹水などの観察をする。

安静● 臥床安静を維持し，肝臓への血流を保つことで，肝機能の低下を防ぐ。

安全● 興奮状態にあるときは，ベッドからの転落や転倒しないように環境整備を行う必要がある。また，出血しやすいため傷や打撲に注意する。

症状悪化の予防● 肝性脳症の悪化は，肝機能障害によりアンモニアなどの毒性物質が血液中に増加することなどでおこる。便秘は，便と腸内細菌によりアンモニアの産生と吸収を増加させるため，便通の調整が必要である。食事摂取ができる間

はタンパク質の制限を行う。また，アルコールの摂取を禁じる。

C 検査を受ける患者の看護

1 消化管造影検査

消化管造影検査は，造影剤を用いて食道・胃・十二指腸を撮影することにより病変の存在を確認するための検査である（◯308ページ）。

検査前●　消化管内容物があると検査できないため，検査前日の午後9時以降は禁飲食となる。検査前には消化管の蠕動運動を抑えるために，抗コリン薬や鎮痙薬（ブチルスコポラミン臭化物やグルカゴン）を注射することもある。

造影剤の服用●　X線撮影装置に乗ったら，造影剤（**硫酸バリウム**）を服用してもらう。硫酸バリウムに対する過敏症がある場合は，アナフィラキシーショックがおこることがある。また硫酸バリウムのにおいや粘性によって，吐きけ・嘔吐や気分不快を生じることがあるため，検査中の患者の状態の変化に注意する。

検査後●　硫酸バリウムが腸管内に停滞すると，消化管穿孔や腸閉塞などがおきる危険性がある。検査後は硫酸バリウムを早く排泄させるために，水分摂取を促し，下剤を投与する。患者には，硫酸バリウムは消化管から吸収されず，検査後は白い便（バリウム便）が出るが，硫酸バリウムがすべて排泄されたあとは普通便に戻るため，便の色を観察するよう説明する。

2 上部消化管内視鏡検査

上部消化管内視鏡検査は，経口または経鼻的に内視鏡を挿入し，咽頭・食道・胃・十二指腸を観察する検査である（◯311ページ）。

検査前●　消化管内容物があると検査ができないため，検査前日の午後9時以降は禁飲食となるが，少量の水や白湯については必要時に摂取してもよい。検査室へ向かう前に，義歯や着脱可能な差し歯などは外してもらい，紛失しないように管理する。前処置として，消泡剤と麻酔薬が投与される。

検査中●　検査中は患者に左側臥位になってもらい，状態に変化がないか観察する。またリラックスできるよう声をかけたり，検査の進行状況を伝えて不安の軽減に努める。口腔内にたまった唾液は，口角から外へ垂れ流すよう説明する。

検査後●　検査後は，咽頭麻酔の効果が消失するまで禁飲食とし，その後は水分を少しずつ飲んでもらい，嚥下状態を確認したあと，飲食を開始する。生検をした場合は，生検後30分〜1時間の安静と，3時間の禁飲食をまもってもらうよう説明する。色素を消化管粘膜に散布して検査を行った場合は，色素が便とともに排泄されることを患者に説明する。

③ 下部消化管内視鏡検査

　　　大腸内視鏡検査は，肛門から内視鏡を挿入し，大腸粘膜の観察を行う検査である（◎312ページ）。必要に応じて病変部の生検や内視鏡的切除を行う。患者にとっては苦痛だけでなく羞恥心を伴う検査であるため，患者の気持ちやプライバシーに配慮する必要がある。

検査前●　大腸に便が残っていると検査ができないため，検査前日に緩下薬を服用し，検査当日朝から禁飲食とし，経口腸管内洗浄液（ニフレック®，マグコロール®など）を服用する。経口腸管内洗浄液を服用したあとは頻回に排便がみられるので，最終的に便が無色の水様になったことを確認する。無色の水様便にならない場合は腸管内洗浄が不十分なので，経口腸管内洗浄液や浣腸が追加されることがある。

検査中●　検査室では，腸管の蠕動運動を抑えるために鎮痙薬を注射したあと，左側臥位とし，肛門から内視鏡を挿入する。大腸粘膜の穿孔をおこすことがあるため，検査中に患者の状態に変化がないか観察する。

検査後●　腹痛や出血の有無を確認する。検査と同時にポリープを切除した場合は出血の危険性があるため，検査後1週間はアルコール飲料や刺激物の摂取，運動を控えるように説明する。

④ 胆管膵管造影検査

　　　内視鏡的逆行性胆管膵管造影（ERCP）は，内視鏡を用いてファーター乳頭部から胆管および膵管にカテーテルを挿入し，造影剤を用いてX線撮影を行う検査法で，胆管と膵管を同時に観察できる（◎308ページ）。内視鏡的乳頭切開術（EST）や内視鏡的乳頭バルーン拡張術（EPBD），内視鏡的胆管ドレナージ（ERBD）などの内視鏡治療を同時に行うことも多い。

　　　検査前日は夕食後から禁飲食となる。

　　　検査・治療中に穿孔や出血などがおきる可能性があるため，バイタルサインや患者の状態の変化を注意深く観察する。

　　　検査後に急性膵炎をおこすことがあるため，検査終了後2～4時間以降に腹痛，背部痛，嘔吐，38℃以上の発熱がみられる場合は，すみやかに医師に報告する。EST実施後は，切開部から出血する可能性があるため，下血が生じていないかを観察する。

⑤ 肝生検

　　　肝生検は，肝疾患の病理診断のために肝臓に直接針を刺して肝組織を採取する検査である（◎312ページ）。肝臓は血液が豊富な臓器であるため，傷つけると出血しやすい。また肝疾患による肝機能の低下により血液凝固機能が低下していることがある。そのため，検査中・検査後の出血を早期発見する必

要がある。早期に対応できない場合，患者が出血性ショックをおこす危険性
がある。

検査前から血管を確保し，検査中・検査後の出血に備えて止血剤を投与で
きるように準備しておく。検査前日には患者の不安の除去に努めるとともに，
検査後に安静を保持する必要があることについて説明する。

検査当日は禁飲食となる。

検査後は，止血のため6時間程度の安静とする。トイレへの歩行も禁止と
なるため，床上排泄の援助を行う。検査後3時間程度で水と食事の摂取が許
可される。検査後は出血の早期発見のため，血圧低下・頻脈・呼吸促拍・顔
面蒼白・冷汗の有無，腹痛や嘔吐，穿刺部からの出血の有無を観察する。

D 消化器疾患患者の看護

1 胃潰瘍・十二指腸潰瘍患者の看護

看護の目標● 　胃潰瘍・十二指腸潰瘍患者の看護の目標は，疾患に伴う症状を緩和し，患
者が病気と治療の必要性を理解して治療を継続したり，病気の増悪因子を
知って生活の自己管理を行えるように援助することである。

1 症状の緩和

症状としては，心窩部痛，腹部膨満感，吐きけ・嘔吐，吐血・下血などが
ある（◯325ページ）。心窩部痛，腹部膨満感，吐きけがある場合は，腹部の緊
張をやわらげて安楽になるように，膝下に枕を差し入れて膝を曲げるように
するとよい。腹部の圧迫を避けるために，掛け物はできるだけ軽くし，ズボ
ンのゴムや寝衣のひもなどはゆるめに調整する。

嘔吐した場合はすみやかに吐物を処理し，含嗽を促して口腔内をさっぱり
させる（◯376ページ）。吐血や下血がみられたら，すみやかにかたづけて換気
を行う。吐物や便の量・性状は，出血部位の推測や，出血の程度を知るため
に重要な情報であるため，観察してから処分する。出血が多い場合は，出血
性ショックをおこすこともあるため，バイタルサインを経時的に測定し，血
圧低下，微弱な脈，冷汗，顔面蒼白などがみられないか観察する。このよう
な症状がみられた場合は，心臓への血液の還流を促進するためにベッドを水
平にし，下肢を挙上して，すぐに医師に報告する。

2 薬物療法時の援助

胃潰瘍・十二指腸潰瘍の主要な治療は薬物療法である。胃潰瘍や十二指腸
潰瘍の原因菌であるヘリコバクター–ピロリの除菌治療は，医師から指示さ
れたとおりの服薬を行わないと，薬剤耐性菌が増加して除菌が困難になる可
能性がある。

　　プロトンポンプ阻害薬(PPI)やプロスタグランジン製剤を服薬しはじめると，1〜2週間程度で心窩部痛などの症状がなくなることが多い。しかし症状がなくなったからといって，疾患が治癒したわけではない。患者が自己判断で服薬を中止してしまうと，再発したり治療が困難になることもある。そのため薬物療法を行う患者には，疾患と治療に関する理解が得られるように，わかりやすく十分に説明することが重要である。

❸食生活の見直しへの援助

　　食事については，急性期の場合のみ制限され，通常は制限はされない。看護師は，患者がみずから胃潰瘍・十二指腸潰瘍の再発や増悪を予防し，回復を促進できるよう，これまでの食生活の見直しを促す。望ましい食生活を考えるために，次のような情報を提供する。

①栄養価が高く，消化のよい食品を選択する　栄養価が高い食品とは，ビタミン，脂肪，タンパク質，炭水化物といった成分の含有の割合が多く，栄養素としての価値の高い食品のことである。消化のよい食品とは，かたくなく，食物繊維が少なく，胃内停滞時間が短い食品のことである。

(1) 糖質は胃粘膜への刺激が少なく，胃内停滞時間が短いので理想的な栄養素である。おかゆ，おじや，パン，うどん，そうめんなどを摂取するとよい。胃への負担を避けるため，油で調理しないように注意する。

(2) タンパク質は胃粘膜の修復を促進する栄養素である。牛乳・乳製品，半熟卵，脂肪の少ない魚，鶏のささみやむね肉，豚のひれ肉，とうふなどは，胃酸の分泌を促進せず，消化されやすい。

(3) 脂質は胃内停滞時間が長いため，胃に負担がかかる。よって，比較的消化のよいバターや中鎖脂肪酸を多く含む食用油などを少しずつ料理に利用する。

(4) タコ・イカ・貝類・干物などは，生の状態では歯で細かくかみくだくことがむずかしく消化がわるいため，やわらかく調理する。根菜類・海藻類・きのこ類などは食物繊維が多いため，細かくきざんだり，ミキサーにかけたりして消化のよい状態にする。

②消化がよくなる調理方法に切りかえる　胃内停滞時間を短くするために，いためる・揚げるといった油を多く使う方法から，煮る・ゆでる・蒸す・焼くという調理方法に切りかえるとよい。

③刺激の強い食品を避ける　刺激の強い食品としては，アルコール飲料，カフェインを含むコーヒー・紅茶・抹茶・ココアなど，炭酸飲料，香辛料，酸味の強い柑橘類・酢・梅干し，極端に冷たいものや熱いものがあげられる。絶対に避けなければならないと言うと患者の食の楽しみを奪うことにもなるため，刺激をできるだけやわらげるような工夫をする。

　　たとえば，コーヒーはできるだけ薄めてミルクを加え，一度に何杯も飲まないようにする。極端に冷たいものや熱いものは，口に含んで常温に近づけ

てから飲み込むようにする。その他の刺激物も，1回の量を少量にしたり，薄めたり，刺激のない食品とまぜたりするなどの工夫をするとよい。

食品ではないが，タバコは避けなければならない刺激物である。喫煙によって胃粘膜保護のはたらきが低下し，胃酸の分泌が亢進するためである。

④食事の量，間隔，食べ方の見直し　胃粘膜への負担を軽減するため，食事の量は腹八分程度とし，食物をゆっくりよくかんで唾液とよくまぜてから飲み込むようにする。唾液には消化酵素（唾液アミラーゼ）が含まれており，胃のはたらきをたすける。

食事の間隔が空きすぎると，胃が空になる時間が長くなり，胃液の濃度が高くなるため，1日3回の食事を規則正しくとるようにする。食事中にイライラしたりあわてたりすると，交感神経が優位になって消化・吸収機能が低下するため，落ち着いた雰囲気で食事をとるようにする。

◢ ストレス解消のための援助

精神的なストレスは，交感神経のはたらきを優位にして，消化・吸収機能を低下させるため，胃・十二指腸潰瘍の要因の1つとなる。そのため，できるだけストレスをためないように，たとえば仕事を1人でかかえこまない，なんでも相談できる家族や友人をもつ，趣味の活動を行うなどの工夫をするようにはたらきかける。

❷ 化学療法を受ける胃がん患者の看護

胃がん（◐327ページ）は，がんの進展状況に応じて胃切除術，内視鏡治療，化学療法などの治療が行われる。ここでは化学療法を受ける胃がん患者の看護について述べる。胃がんの手術を受ける患者の看護については，「E. 手術を受ける患者の看護」（◐397ページ）を参照のこと。

◢ 胃がん患者の化学療法の目的

近年の化学療法の進歩に伴い，胃がんにも積極的に抗悪性腫瘍薬（抗がん薬）による治療が行われるようになっている。最近では，内服による化学療法や，患者が社会生活を営みながら外来通院による化学療法が可能になってきた。抗悪性腫瘍薬は，がん細胞を死滅させる一方で，細胞分裂が活発な正常細胞にも悪影響を及ぼし，患者にとって非常に苦痛な副作用と精神的ストレスをもたらす。

看護の目標● 以上のことから，化学療法を受ける胃がん患者の看護の目標は，患者が治療の必要性を理解し，日常生活を維持しながら，化学療法に前向きに取り組めるように援助することである。

◢ 副作用への対応

胃がんに対して行われる化学療法のおもな副作用としては，白血球減少，血小板減少，赤血球減少による貧血，吐きけ・嘔吐，食欲不振，口内炎，下痢・便秘などがある（◐図3-3）。

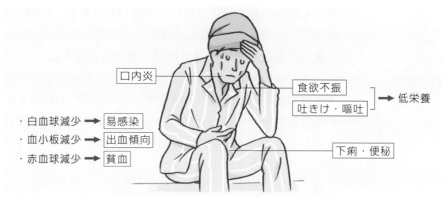

口内炎

食欲不振

吐きけ・嘔吐 } → 低栄養

・白血球減少 → 易感染

・血小板減少 → 出血傾向

・赤血球減少 → 貧血

下痢・便秘

⭕ 図3-3　化学療法のおもな副作用

　　進行がんの場合，化学療法の実施前から食欲不振のために低栄養状態であることが多い。低栄養状態の患者が化学療法を受けると，副作用が増強する可能性がある。そのため，治療前の栄養状態を把握し，できるだけ食事ができるように工夫する。

易感染性● 　白血球が減少すると易感染状態になるため，患者自身がふだんの手洗い，含嗽，マスクの着用，皮膚の清潔保持と保護など，感染予防の必要性を理解し，行動がとれるように援助する。

出血傾向● 　血小板が減少すると，出血しやすく止血しにくい状況（出血傾向）になり，圧迫や摩擦などの刺激によって，鼻粘膜・歯肉からの出血や皮下出血，針穿刺部からの出血がみられるようになる。そのため，患者が自分で出血しやすい状況を判断し，予防行動がとれるように援助する。たとえば，歯ブラシはやわらかいものを使用する，転倒や打撲により外傷をつくらないよう注意する，鼻を強くかまないようにするなど，日常生活上の注意点を説明する。

貧血● 　貧血があると，全身への酸素の供給が不足して，全身倦怠感やめまい・ふらつきがおこるため，安楽な日常生活が送れるような環境調整や，歩行時に転倒しないよう看護師が付き添うなどの援助を行う。

口内炎● 　口内炎は，含嗽やブラッシングを行って口腔内を清潔に保つことにより，ある程度予防することができる。口内炎が発生したら，食事による口腔粘膜の刺激で痛みを生じるため，できるだけ痛みを誘発しないように，食事の口あたりや味つけを工夫する。

　　吐きけ・嘔吐，食欲不振，下痢，便秘に対する対応は，「B. 症状に対する看護」の項を参照のこと（⭕376ページ）。

③ 感染性腸炎患者の看護

原因● 　感染性腸炎の原因は，細菌やウイルスの感染である。感染経路は，人から人への接触感染（院内感染はこれに該当する），生肉・生の魚介類・生卵の摂取，感染者が素手で調理した食品の摂取，海外旅行における汚染された食物

や水の摂取などがあげられる（◎334ページ）。

症状●　症状には，吐きけ・嘔吐などの上部消化管症状，発熱や悪寒戦慄などの全身症状，下痢・テネスムス（しぶり腹）などの下部消化管症状があり，原因となる細菌やウイルスによって症状の組み合わせが異なる。患者は吐きけで水分や食事の摂取が困難になる。また嘔吐や下痢により水・電解質を大量に喪失することにより，脱水に陥りやすい。吐物や便などの排泄物には大量の細菌やウイルス，細菌が産生した毒素が含まれているため，これらはスタンダードプリコーション（標準予防策）にのっとって慎重に取り扱い，感染の拡大を予防する。

看護の目標●　以上のことから看護の目標は，苦痛な症状を緩和しながら脱水に陥ることを予防し，感染を拡大させないことである。

脱水予防と●
早期発見　脱水を予防するためには，患者が好む水分，たとえば白湯，ほうじ茶，電解質や糖分を含んだスポーツドリンクなどを少しずつ摂取できるように援助する。食事を摂取できるようであれば，重湯のように刺激が少なく消化のよいものから少しずつ試し，症状が落ち着いていれば少しずつ量を増やし，食事の形態を徐々に常食に近づける。食事はよくかんでゆっくり食べるように指導する。口渇があり，下痢の量と回数，嘔吐の量と回数が多く，血圧低下や頻脈がみられたり，尿量の減少や濃縮尿がみられるようであれば，脱水の危険性があると判断し，すみやかに医師に報告する。

苦痛症状の緩和●　消化管症状による苦痛を軽減するためには，安楽な体位の保持と保温に努める。腹直筋の緊張をやわらげるために，腰と膝を曲げるように体位を整えたり，ズボンのゴムをゆるめたりする。保温は腹部を中心に行う。

　下痢が続くと，肛門周囲の皮膚や粘膜がアルカリ性の腸液の刺激を受けて，びらんなどを生じる可能性がある。そのため，清拭やウォシュレットなどにより清潔を保持し，必要に応じて皮膚を保護する目的で，アズノール®軟膏などを塗布するとよい。また患者の安心のため，すぐにトイレへ行けるような環境調整や，着脱しやすい寝衣の選択に配慮する。

感染拡大の予防●　感染拡大を予防するためには，スタンダードプリコーションにのっとって対応する。患者の部屋に入る際には手袋・マスク・ガウンを着用し，手袋が汚染した場合は，適宜交換する。部屋を出る際には手袋・マスク・ガウンを外し，手指消毒をする。アルコールによる手指消毒薬が推奨されている。しかし，クロストリジオイデス−ディフィシレによる下痢の患者や，ノロウイルスによる下痢の患者の場合，および手指が血液，体液，排泄物などのタンパク質性物質に汚染された場合は，アルコール手指消毒薬は無効であり，石けんと流水による洗浄が推奨されている。患者にも必要性を説明し，排泄後の手指消毒を徹底してもらう必要がある。

　排泄物で汚染されたリネン類，医療用具，ベッド周囲の環境，ポータブル便器などは，次亜塩素酸ナトリウムの希釈液で殺菌・消毒する。次亜塩素

酸ナトリウムは強アルカリであり手あれをおこすため，手袋を使用し，使用後は手指を流水で洗う。トイレは専用とし，ほかの患者が使用しないようにする。

4 潰瘍性大腸炎・クローン病患者の看護

潰瘍性大腸炎やクローン病といった炎症性腸疾患は，現在のところ根治的治療がなく，腸の炎症を抑え，症状をコントロールするための薬物療法が行われる（○335，336ページ）。薬物療法による改善がみられず，症状の急性増悪がある場合は，手術の適応が検討される。患者は急性期と安定期を繰り返しながら，長期にわたり薬物療法と生活の自己管理を行わなければならない。

看護の目標● 以上のことから炎症性腸疾患患者の看護の目標は，患者が疾患と治療の必要性について理解し，治療と生活の自己管理を行いながら，できるだけ長期間にわたり安定した状態で日常生活を送れるように援助することである。

1 急性期の援助

急性期には大量出血や腸の穿孔，狭窄などがおこる可能性があるため，腹痛の程度，吐きけ・嘔吐の有無などの症状やバイタルサインの変化を経時的に観察し，状態の急変を早期発見できるようにする。このような状況では絶食となり，経静脈的に水分と栄養を補うため，水分出納のバランスに注意する。また，苦痛やつらい治療により，予後への不安をいだく患者の精神的ストレスを理解し，心身ともに安静を保持できるように援助する。

2 薬物療法時の援助

薬物療法は長期にわたり，抗炎症薬，副腎皮質ステロイド薬，免疫抑制薬などにより行われる。患者には薬物療法の目的と継続する必要性を説明し，自己管理できるように促す。

副腎皮質ステロイド薬については，易感染，糖尿病，骨粗鬆症，消化性潰瘍などの副作用があることを説明し，これらの副作用に対して自己管理できるように援助する。とくに手洗い・含嗽，マスクの着用などの感染予防の自己管理を徹底するよう指導する。

また副腎皮質ステロイド薬は，副作用の消化性潰瘍を予防するために食後に服用すること，服薬を自己判断で中止すると血圧低下やショックなどの離脱症候群がおこる危険性があるため，指示通りに服薬を継続することなどを患者に十分に説明する。

3 食事療法時の援助

急性期を脱し，吐きけ・嘔吐，腹痛，下痢・粘血便などの症状がおさまってきたら，徐々に食事が開始される。患者は，疾患による症状のために食事摂取が困難であったり，腸管からのタンパク質の漏出や栄養素の吸収不良がみられたり，腸の炎症により代謝が亢進したりする。その結果，タンパク質，エネルギー，栄養素，電解質が著しく低下した状態になる。

(1) 脂肪の多い食品を摂取すると，分泌される胆汁酸により腸粘膜が刺激される。よって，高タンパク質・高エネルギー・高ビタミン，かつ低脂肪の食事とし，低残渣で消化がよく，栄養価の高い食品を選択するようにする。

(2) 腸粘膜を刺激するアルコールやカフェインを含んだ飲料，香辛料は避ける。脂肪を多く含む食品や，種子の多い果物なども腸に刺激を与えるため，食べすぎないように注意する。

(3) 牛乳や乳製品に対するアレルギーをもつ潰瘍性大腸炎の患者は，アレルギー反応によって症状を増悪させることがあるため，これらの食品を避ける必要がある。クローン病の患者は，食物中のなんらかの物質に対するアレルギー反応により症状が悪化することがあるため，アレルギー源を含む可能性の高い食品を避ける。

(4) 炎症性腸疾患の患者は，疾患になる前の自由になんでも食べられていた食生活とは一変し，食事制限をまもらなければ症状が悪化するような厳しい状況におかれる。そのため看護師は，自由に食べられない患者のストレスを十分に理解したうえで，制限をまもれるように援助することが大切である。

⑤ 腹膜炎患者の看護

腹膜炎は，虫垂炎・胆嚢炎・膵炎・胃潰瘍・十二指腸潰瘍や消化管の穿孔によって消化液や腸内容物が腹腔内へ漏出した場合におこる（⊃349 ページ）。症状としては，突然の激しい腹痛，吐きけ・嘔吐，発熱，頻脈などがみられる。症状が進行すると，脱水やショック状態に陥ることもある。

看護の目標●　以上より，腹膜炎患者の看護の目標は，苦痛な症状の緩和と，異常の早期発見をすることである。

脱水やショックを早期に発見するためには，症状とバイタルサインを経時的に観察し，症状の増強や血圧低下，微弱な脈，冷汗，顔面蒼白などのサインがみられたら，すぐに医師に報告する。症状の緩和については，「B. 症状に対する看護」の項を参照のこと（⊃376 ページ）。

⑥ 急性肝炎患者の看護

安静療法への●　急性肝炎（⊃351 ページ）の患者の看護の目標は，薬物療法と安静療法によって肝細胞の再生を促進させ，劇症化を早期発見することである。
援助

安静を保持することにより，肝臓への十分な血流を確保して，肝細胞が再生するための栄養と酸素を供給する。しかし，全身倦怠感や吐きけ・嘔吐がおさまってくると，安静がまもれなくなることが多い。そのため患者には，症状がおさまったからといって疾患が治ったわけではなく，安静の保持が必要であることを十分に説明する。

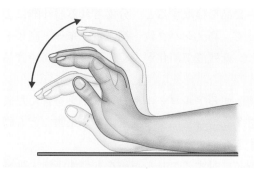

手掌を下に向けたまま腕をまっすぐ 90 度挙上し，手関節を背屈させ，その状態を保持するよう指示したあとにみられる鳥が羽ばたくような不随意運動。
肝性脳症の特徴的な症状である。

● 図 3-4　羽ばたき振戦

薬物療法時の●　急性肝炎に対する薬物療法としては，抗ウイルス療法，肝庇護(ひご)療法，免疫
援助　療法が行われる。抗ウイルス療法の 1 つであるインターフェロン治療の副作
　　用として，**インフルエンザ様症状**がある(● 355 ページ)。治療開始後 1～2 週
　　間たつと，38℃ 以上の発熱・筋肉痛・関節痛・全身倦怠感が出現し，3 週間
　　～3 か月後にうつ症状や不眠，3 か月後に脱毛を生じることがある。このよ
　　うな予測可能な副作用と対処方法については，治療開始前に説明しておく。

症状の緩和●　全身倦怠感に対しては，安楽な体位を工夫したり，清潔の援助やマッサー
　　ジによって気分転換ができるように援助する。吐きけ・嘔吐に対する援助は，
　　「B. 症状に対する看護」の項を参照のこと(● 376 ページ)。

劇症化の早期●　劇症肝炎の状態では，広範な肝細胞の死滅により，血中のアルブミンや凝
発見　固因子などが減少し，浮腫・腹水・消化管出血・播種(はしゅ)性血管内凝固(DIC)，
　　脳症などが生じ，重篤(じゅうとく)な状態になる。脳症の症状である見当識障害や異常
　　行動，羽(は)ばたき振戦(しんせん)(● 図 3-4)がみられたら，すぐに医師に報告する。

感染予防●　HBe 抗原陽性および HBs 抗原陽性の患者の場合，医療者が誤って針刺し
　　をしたり，医療者の粘膜に患者の血液を含む体液が触れると，30％ の確率
　　で感染するといわれている。そのため，米国疾病管理予防センター(CDC)
　　のガイドラインでは，患者の血液などの体液に曝露する可能性のある医療従
　　事者に対し，B 型肝炎ワクチンの接種と，ワクチンの最終接種から 1～2 か
　　月後の抗体検査が推奨されている。

　　HBe 抗原陽性および HBs 抗原陽性の患者には，感染予防の自己管理を指
　　導する(● 表3-1)。また医療者も，● 表3-1 に示す内容を厳守する必要がある。

　　もしも誤って医療者の粘膜や皮膚の傷などが抗原陽性患者の血液などの体
　　液に曝露したり，針刺しをした場合は，CDC ガイドラインに従って対応す
　　る。HBIG や HBV ワクチンを接種する必要がある場合は，● 表 3-2 に従っ
　　て行う。なお，● 表 3-2 の「HBV ワクチンシリーズ」とは，HBV ワクチ
　　ンの筋肉内注射を 3 回(0 か月，1 か月，6 か月)実施することである。

○ 表 3-1　感染予防に関する患者への指導内容と医療者の感染予防方法

感染予防に関する患者への指導内容	医療者の感染予防方法
・病気について十分に説明し，感染予防の必要性と注意事項について理解を促す。 ・血液による汚染がみられる場合には，流水を用いてよく洗い流す。 ・かみそり・歯ブラシ・タオルなどは個人の専用とする。 ・食器や飲料水は一般患者と同様に扱ってよい。使い捨ての食器を用いる必要はない。 ・月経時の処置の際には，処置後の手指を流水でよく洗い流す。	・HBe 抗原陽性および HBs 抗原陽性の患者の血液・体液に触れたり，針や刃物を取り扱う可能性のある医療者は，HBV ワクチンを接種する。 ・処置時にはディスポーザブルの手袋を使用し，手袋を外したあとは必ず石けんと流水で手洗いをし，擦式消毒剤で手指消毒をする。 ・ディスポーザブル手袋は再利用せず，患者ごとに交換する。 ・擦式消毒は，アルコールを 60〜70% 含む製剤で行う。ただし少量では効果がないため，ポンプを最後まで押し，十分な量を手に取って行う。 ・患者の血液や体液で衣服が汚染される可能性がある場合は，ガウンやプラスチックエプロンを着用する ・針刺しを予防するために，使用ずみの針にはリキャップをしないで，手で触れずに針捨て専用の容器に捨てる。 ・廃棄・焼却ができない物品や汚染された医療機器・看護用具は，材質に合わせて加熱滅菌(高圧蒸気滅菌・乾熱・煮沸滅菌)や薬物による消毒を行う。

○ 表 3-2　HBV の曝露後の対処

曝露したものの免疫獲得状況	対応
HBs 抗原と HBs 抗体のいずれも陰性	発生後 24 時間(遅くとも 48 時間)以内に乾燥抗 HBs ヒト免疫グロブリン(HBIG)投与，および B 型肝炎(HB)ワクチン接種を受ける。
HB ワクチンを接種したが，HBs 抗体の陽転化が確認できない	HBs 抗体価を測定し，陰性なら HBIG および HB ワクチン接種を受ける。
HB ワクチンシリーズを過去 2 回接種したが，HBs 抗体が陰性	2 倍量の HBIG を投与する。
HBs 抗原，HBs 抗体の少なくともどちらかが陽性	HBIG や HB ワクチン接種は必要ない。

留意事項
・HB ワクチン接種者で，過去に HBs 抗体の陽転化が確認できている場合は，その後 HBs 抗体が陰性化しても効果が持続するため，HB ワクチンを追加接種する必要はない。 ・曝露したものは，HBIG や HB ワクチン接種の 1 か月後，3 か月後，6 か月後に HBs 抗原，HBs 抗体，AST，ALT の追跡検査を受ける。 ・曝露したものが HBV キャリア(HBs 抗原と HBs 抗体がともに陽性，または HBs 抗原陽性で HBs 抗体陰性)の場合は，曝露の事実とは別に肝臓診療科の受診をすすめる。

(国公立大学附属病院感染対策協議会編：病院感染対策ガイドライン 2018 年版．じほう，2018 をもとに作成)

7　慢性肝炎・肝硬変症患者の看護

　　肝硬変症(○ 357 ページ)の患者の看護は，代償期と非代償期の 2 つの時期に分けて考える必要がある。代償期とは，肝臓の予備力が保たれており自覚

症状があまりみられない時期である。非代償期とは，肝臓の機能障害が著しく，それに伴い黄疸・腹水・浮腫・肝性脳症・食道静脈瘤などのさまざまな症状が出現する時期である。

看護の目標●　代償期の看護の目標は，患者が治療を継続しながら，肝臓の負担を軽くしたり肝細胞の修復をたすけるための自己管理ができるように援助することである。非代償期には，苦痛な症状を緩和し，食道静脈瘤の破裂による吐血・下血や肝性脳症による意識障害などの致命的な症状を早期発見・対処することが目標である。

1 日常生活の調整

有酸素運動●　代償期の活動・運動については，無理のない範囲で歩行運動などの有酸素運動を継続するよう促す。かつては安静にして肝血流量を増加させることが推奨されていたが，肝血流量が多少減ってもなんら悪影響がなく，むしろ運動により筋肉量を維持することにより，糖質やアンモニアの代謝機能を維持できることが明らかにされている。

食事●　食事については代償期と非代償期で異なる。代償期には適正なエネルギーとタンパク質の量を維持する。高エネルギー食により脂肪肝になることが指摘されているので注意を促す。代償期・非代償期ともアルコール類の摂取は禁忌である。

　非代償期になり腹水がみられる場合は，体内への水分貯留を避けるために塩分制限が行われる。また高アンモニア血症の場合には肝性脳症を予防するために低タンパク質食とする。

出血傾向●　血小板数が減少したり血液凝固機能が低下している場合は，患者に出血をおこさないよう注意を促す。たとえば深爪をしない，鼻を強くかまない，やわらかい歯ブラシを使用する，転倒や打撲をしないようにするなどである。

2 症状の緩和

倦怠感●　全身倦怠感が著しい場合は臥床（がしょう）を促し，安楽な体位がとれるよう援助する。ただし必要以上の臥床は脂肪肝を引きおこすことがあるので注意する。

浮腫●　上肢や下肢に浮腫がある場合は，枕などを用いて浮腫をおこしている部分を挙上したり，温湿布やマッサージなどを行い，血液やリンパ液の循環を促す。また浮腫をおこしている部分は皮膚が伸展して傷つきやすくなっているため，爪などで傷つけないように注意する。

瘙痒感●　瘙痒感がある場合は，病室内の温度の上昇や空気の乾燥がないように配慮する。寝衣は皮膚に刺激の少ないものを選び，炭酸水素ナトリウム（重曹（じゅうそう））などのアルカリ性薬品を湯に入れて清拭し，瘙痒感の軽減につとめる。

3 異常の予防と早期発見

食道静脈瘤●　食道静脈瘤がある場合は，破裂を予防するために，食道粘膜への刺激になるような極端に熱いもの，冷たいもの，かたいものは食べないように指導する。吐物や便に血液が混入している場合は，破裂の徴候であるため，医師に

すみやかに報告する。

肝性脳症● 　肝性脳症の予防には，腸内細菌によるアンモニアや芳香族アミノ酸の発生を抑制する必要がある。そのため食事のタンパク質量を制限し，緩下薬，抗菌薬，分岐鎖アミノ酸製剤が投与される。便秘になると腸内細菌が増殖してアンモニアの産生が助長されるため，排便コントロールを行う。肝性脳症の症状(異常言動，羽ばたき振戦，意識障害など)がみられたら，すみやかに医師に報告する。

⑧ 胆石症・胆嚢炎患者の看護

看護の目標● 　胆石症(◯ 362 ページ)・胆嚢炎(◯ 364 ページ)の患者の看護の目標は，胆石や炎症に伴う疝痛発作時の苦痛が最小限となり，腹膜炎やエンドトキシンショックなどの続発症を予防・早期発見できるように援助することである。

◢ 疝痛発作の予防と緩和

　胆嚢頸部に胆石が嵌頓すると，胆嚢内圧が高まって心窩部から右季肋部にかけての強い痛みが生じる。脂質の多い食事やアルコール飲料・コーヒーなどの刺激物の摂取，過労，激しい運動，精神的緊張などが誘因となる。これらの誘因を避けて生活の自己管理ができるよう援助する。

　疝痛発作時には，腹壁の緊張をやわらげ，患者が安楽と感じられるような体位の工夫や，安静を保てるような環境調整を行う。また安心できるような声かけをして，不安が増強しないように援助する。鎮痛のため，鎮痙薬やペンタゾシンなどの鎮痛薬が投与される。

◢ 異常の早期発見

　胆石の嵌頓がおこると胆嚢炎を併発しやすい。急性胆嚢炎をおこすと，上腹部痛，発熱，黄疸がみられる。炎症が腹膜に達して腹膜炎をおこすと，腹膜刺激症状(反跳痛，筋性防御)がみられる。このような状態が続くと，胆汁性腹膜炎やエンドトキシンショックをおこすことがあるため，早期発見によりショックの予防に努める。エンドトキシンショックは，細菌が産生した内毒素(エンドトキシン)によって末梢血管が拡張しておこるため，手足などの末梢があたたかくなるウォームショックが特徴である。

◢ ESWL 後の観察

　体外衝撃波結石破砕術(ESWL)は，体外から衝撃波を集中させて胆石を破砕する。コレステロール結石の場合に行われることがある。ESWL 後は，破砕された結石による疝痛発作，急性胆嚢炎，胆道閉塞をおこすことがあるため，疼痛の有無，発熱，黄疸の有無を観察し，早期発見に努める。

◢ ドレナージチューブの管理

　疝痛発作を繰り返したり，胆嚢炎を合併した場合には手術の適応となるが，それ以外の場合は絶食と抗菌薬の投与により内科的治療を行う。内科的治療を行っても改善しない場合には，胆汁を排出し，胆道・胆嚢内圧を下げるた

めに，経皮経肝胆道ドレナージ（PTCD），経皮経肝胆嚢ドレナージ（PTG
BD）または内視鏡的逆行性胆道ドレナージ（ERBD）が行われる。

ドレナージチューブが留置されている場合は，抜けないように絆創膏など
でしっかりと固定する。効果的に胆汁の排出を行うために，チューブにねじ
れや屈曲がないか，固定がずれていないかを頻回に確認する。また感染を予
防するため，チューブ刺入部を清潔に保ち，排液バッグがチューブ刺入部よ
りも下方に位置するようにして，排液が逆流しないように注意する。

ドレナージ中は生活に支障がないように，排液バッグを携帯しやすいよう
にしたり，排液が人の目にふれて患者のプライバシーが侵害されることのな
いように排液バッグにカバーをかけるなどの工夫をする。

⑨ 急性膵炎患者の看護

看護の目標● 　急性膵炎（⤳ 365 ページ）の患者の看護の目標は，疼痛が緩和され，異常が早
期発見されて重症化を 免 れること，および再発しないための自己管理がで
きるように援助することである。

◾疼痛の緩和

急激に発症する心窩部から左肩・左背部に放散する激痛に対して，ペンタ
ゾシンなどの鎮痛薬が投与される。鎮痛薬投与後には血圧低下がみられるこ
とがあるため，鎮痛薬投与前後のバイタルサインの変化を観察する。寝衣や
寝具は身体を圧迫しないものとし，患者が安楽になるように体位を工夫する。

◾異常の早期発見

急性期には輸液が行われ，膵液の分泌を抑制するために禁食となり，経鼻
胃管を挿入して胃液を吸引する。また重症化してショック状態，呼吸不全，
腎不全などになることもあるため，バイタルサインや水分出納バランスを経
時的に観察し，異常の早期発見に努める。とくに収縮期血圧の低下，頻脈，
乏尿，呼吸数の増加などがみられる場合は，異常の徴候であるため注意する。

◾再発を予防するための援助

禁酒● 　多量の飲酒は膵炎の再発につながる。症状がなくなると飲酒を再開するこ
とがあるため，患者が禁酒の必要性を理解し自己管理できるよう援助する。

食事● 　食事はバランスを考えた献立を考え，規則正しく食べられるように援助す
る。脂質の摂取を制限されている場合は糖質を中心とした低脂肪食とし，エ
ネルギーは糖質（白米・パン・うどん・そうめんなど）で摂取するようにする。
タンパク質は脂肪の少ない魚や肉で摂取する。また調理方法は，ゆでる・煮
る・蒸すといった油を使わない方法を選択する。カフェインや香辛料は膵液
の分泌を促進するため控える。膵臓の炎症により，消化酵素の生成・分泌が
低下して消化機能が低下しているため，消化のよい食品を選択する。

禁煙● 　喫煙は胃酸と膵液の分泌を促進するため，禁煙を心がけるよう指導する。

E 手術を受ける患者の看護

　　消化器の手術は，手術部位や術式などによって消化・吸収・代謝・排泄の機能に影響を与える。手術後の回復過程または退院後に，順調かつ健康的でその人らしい生活が送れるようにするためにも，手術による消化・吸収・代謝・排泄の機能の変化を理解する必要がある。

　　近年，消化器の手術では患者の負担が少ない腹腔鏡を用いた手術も多くなっている。ここでははじめに「開腹手術を受ける患者の看護」のなかで消化器手術に共通する看護の基本を説明する。次に腹腔鏡下手術の看護の基本を学び，部位別手術の看護の基本について述べていく。

1 開腹手術を受ける患者の看護

　　開腹手術は腹部に 20 cm 程度の手術創ができるため，患者の負担も大きくなる。広範囲に切除が必要となる場合や，既往歴によって開腹手術のほうが安全であると判断された患者に行われる。

■手術前の看護

症状の緩和● 　吐きけ・嘔吐，腹痛，腹部膨満感など，消化器症状を有する患者には，膝を曲げた腹部を保護する体位や患者が安楽と感じる体位を保持するよう説明する。また，医師の指示に従い，症状を緩和させる薬物を投与する。

栄養状態の改善● 　食欲不振，吐きけ・嘔吐，嚥下障害，腹痛，腹部膨満感など食事摂取を阻害する症状がある場合は，栄養の不足や貧血をおこすことがある。栄養状態の改善のため，吐きけ・嘔吐，貧血などでは制吐薬や鉄剤など症状に合わせた内服の処方が検討される。貧血状態がひどい場合は，輸血が実施される。

　　また，タンパク質が不足している場合は，手術後の創部の回復や体力の回復が遅れる危険性がある。口あたりや消化・吸収のよい，飲み込みやすい形態の食事を選択し，摂取を促す。経口摂取がむずかしい場合は，医師の指示で末梢静脈栄養法（PPN）や中心静脈栄養法（TPN），経管栄養法が行われる。

術前検査の介助● 　手術に伴う麻酔や切開などの身体への影響を把握するため，術前に検査が行われる。採血や呼吸機能検査，心電図などはおもに外来で実施される。そのほか，消化管内視鏡検査や消化管造影など禁食や下剤が必要となる検査もある。検査前の準備と検査後の出血や排泄状況などの観察が必要となる。

不安の緩和● 　患者は，手術の成功や回復への期待，手術後の回復までの経過，術後の疼痛，傷跡，手術後の生活の変化などについて，さまざまな不安や心配をいだいている。手術を受ける人の年齢や理解の程度，過去の手術経験などが，手術の受けとめ方に影響する。そのため，患者の思いを受けとめ，なにに対して不安や心配をいだいているかを明確にしてかかわる。

　　　　　　　術前オリエンテーションは，手術前の準備や手術後の状態や経過について
患者の不安が軽減し，手術前後がイメージできるように実施する。

術前訓練●　腹部の術後合併症として，無気肺や肺炎などの**肺合併症**を生じることがある。喫煙をしている患者には禁煙を促し，腹部に負担をかけない排痰法の練習をすすめる。また，深呼吸が適切に行えなかったり，COPD などがあって呼吸に問題がある患者の場合は，インセンティブ-スパイロメトリ（◯155ページ）を使用した呼吸訓練を実施する。

　　　　　　　肺合併症や術後イレウスを予防するには，**早期離床**が有効である。腹部に創部がある場合は，体位変換やベッドからの起き上がりがむずかしくなるため，術前から腹部に力を入れず，創部を手で保護する動きを練習する。

消化管の清浄化●　手術前の緩下薬や抗菌薬の投与は，大腸内の内容物を空にして，腸内の微生物を減らす目的で行う。とくに消化管の手術の場合は，術野の汚染を防ぎ，術後イレウスの予防のために実施する。緩下薬や経口腸管洗浄剤などを用いると下痢や脱水が生じやすくなるため，水分補給や頻回な排便の観察と援助が必要となる。

　　　　　　　手術の数日前から低残渣食とし，大腸内容物を減らすこともある。その際は目的を説明し，病院食以外を食べないように協力を得る。

手術部位の●
皮膚の清浄化　手術部位からの感染を予防するため，手術前日に入浴またはシャワー浴を行う。入浴やシャワー浴を行う前には，臍部（さい）の汚垢（おこう）をオリーブオイルでふやかしてふき取っておく。手術部位の体毛が多い場合は，皮膚を傷つけないサージカルクリッパーや除毛剤で処理したあとに入浴やシャワー浴で皮膚を清潔にする。

■手術当日の看護

　　　　医師の指示を確認し，浣腸や術前輸液を実施する。既往歴から内服を継続する薬もあるため確認が必要である。

　　　　手術室に移動する前には，深部静脈血栓症を予防するための弾性ストッキングを着用し，バイタルサインの確認と最終の排泄を促す。さらに，眼鏡やコンタクトレンズ，指輪，腕時計，義歯などが外されているかを確認する。施設によっては，手術衣に着がえる。

　　　　手術室へは，基本的に歩いて移動する。手術への緊張が高まるため，患者の表情をよく観察し，緊張の緩和に努める。

■手術後の看護

１異常の早期発見と対処

手術直後の全身●
状態の観察　手術が終了したら，手術室で全身麻酔からの覚醒を確認し，人工呼吸器につながる気管チューブを抜管する。痰を吸引し，自発呼吸を促し，指示された酸素を投与する。麻酔からの覚醒直後は，舌根沈下がおこりやすいため，

　　　　　　　　呼吸状態をしっかりと観察する。また，手術後は低体温になっているため，帰室するベッドを保温しておく。

手術後の観察●　身体は，手術侵襲に対して恒常性を保つために，血圧上昇・尿量減少・体温上昇・血糖上昇などのさまざまな生体反応を示す。加えて術後疼痛により血圧上昇や深い呼吸が抑制される。また，開腹手術の場合は，消化管の動きが抑制されることが多い。以上のことから，バイタルサイン，意識レベル，呼吸音，輸液と尿量やドレーン・チューブからの排液の水分出納，ドレーン・チューブからの排液の性状，腸蠕動，吐きけ・嘔吐などを経時的に観察する。同時に，数多くのチューブ・ドレーンの挿入部の固定や周囲の皮膚の観察も行う。

❷術後合併症予防の援助

術後出血●　患者の腹腔内に挿入されているドレーンから，100 mL/ 時以上の血性の排液が排出されていないかを観察する。加えて，ドレッシング材（被覆材）上から出血の拡大の有無や，血圧の低下がないかなど経時的に観察する。

チューブ・●
ドレーンの管理　膀胱留置カテーテル，腹腔内ドレーン，経鼻胃管（手術室で抜去する場合が多い），硬膜外カテーテルなどが手術の内容に応じて挿入される（➡図 3-5）。腹腔内ドレーンは，回復を阻害したり，感染源となりうる体液を体外に排出させ，排液の性状などから患者の状況を把握する目的がある。経時的に排液量とその性状を観察する。手術の内容によって挿入部位や本数が異なるため，手術室から情報を得て把握しておく。

　　　　　　　閉鎖式ドレーンが挿入されている場合は，ドレーンの屈曲や閉塞，固定を

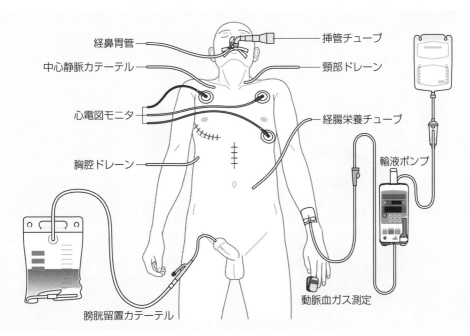

➡ 図 3-5　食道がん手術後のドレーン・チューブ類の管理の例

適宜確認する。また，排液バッグに陰圧をかけない受動的ドレナージの場合は，排液の逆流による感染を防ぐため，排液バッグをドレーン挿入部より低い位置で管理する。

疼痛の緩和●　開腹術では，皮膚や筋肉の傷害の範囲が大きいため疼痛が強くなる。そのほか手術後の疼痛には，ドレーン・チューブの挿入に伴う痛み，手術中・手術後の同一体位による痛みなどがある。

疼痛は手術後24時間以内が最も強く，その後2〜3日継続して時間とともに徐々に緩和されていく。消化器手術のおもな疼痛コントロールとしては，背部に挿入された硬膜外カテーテルからの鎮痛法がある。留置された硬膜外カテーテルから持続的に局所麻酔薬やオピオイド鎮痛薬（麻薬）などが投与される。そのほかには点滴静脈内注射からの鎮痛薬の投与がある。

疼痛コントロールが十分に行えないと，疼痛そのものの苦痛や心理的ストレスだけでなく，離床の遅れや肺合併症，術後イレウス，血圧の上昇など回復を阻害する合併症につながる。

また，薬物による疼痛コントロールのほかに，腹部に力を加えない体位や動作をとることも有効である。

**深部静脈血栓症●
の予防**　手術中・手術後に身体を動かすことがないと，下腿の深部静脈に血栓が形成されやすくなる。手術室へ移動する前には，弾性ストッキングを装着する。手術後の安静期間は，弾性ストッキングの上から**間欠的空気圧迫装置**（◯図3-6）の装着と足関節の底背屈運動を実施することで，血液循環を促し血栓を予防する。また，脱水に傾かないための輸液管理を行い，経口摂取が可能な場合は，水分摂取を促すことで血栓予防につなげる。

早期離床●　手術後のバイタルサインが安定したら，なるべく早期に離床し，歩行を開始する。手術後，早期に離床することで腸管麻痺の回復促進や，癒着による腸閉塞の予防，肺合併症の予防ができる。

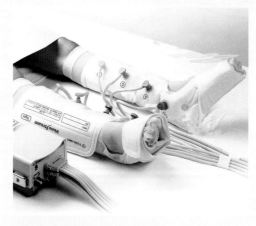

空気圧を利用して間欠的に下肢を圧迫し，深部静脈血栓症を予防する。

（写真提供：テルモ株式会社）

◯ **図 3-6　間欠的空気圧迫装置**

疼痛を鎮痛薬で緩和し，ドレーン・チューブを整理したあと，バイタルサインが落ち着いていることを確認して離床する。離床する際は，上半身の角度を段階的に上げ，急な血圧低下（**起立性低血圧**）を予防する。初回の歩行時には，必ず看護師が付き添い顔面蒼白や冷汗などの血圧低下の徴候や，パルスオキシメータで経皮的酸素飽和度（SpO$_2$）を確認し，血栓による肺血栓症の徴候がないかを観察する。

腸管の蠕動運動● 　消化管への手術操作と麻酔の影響により腸管麻痺の状態になる。一般的に
の回復 手術後 24〜72 時間で蠕動運動が回復し，排ガスと排便が確認できる。手術後の安静期間は，バイタルサインが安定したのを確認してから体位変換を行う。

排尿への援助● 　手術後の水分出納バランスと循環動態の確認のために膀胱留置カテーテルが挿入される。カテーテルはトイレに歩行できるまで挿入される。挿入期間は，尿路感染の予防に努める。直腸切除術や硬膜外麻酔の影響で排尿障害が生じる危険性があるため，カテーテル抜去後は排尿の有無を確認する。

創感染の予防● 　創部は透明で創部の回復状態の観察が行えるフィルムドレッシング材で被覆され，術後 24〜48 時間はそのままの状態の保持が推奨されている。湿潤環境の保持により創傷治癒が促進され，かつ手術室からの清潔状態が維持される。

縫合不全● 　縫合不全とは，腸管の吻合部が癒合できない状態をいう。腸管が離開し，腸内容物が腹腔にもれ出すことで腹膜炎をおこす。縫合不全は，術後 5〜10 日目に発症することが多い。縫合不全の要因には，低タンパク質血症・糖尿病・貧血・低酸素状態・副腎皮質ステロイド薬の投与などがあげられる。

　縫合不全の早期発見には，腹腔内ドレーンからの排液の性状，発熱・腹痛（吻合部付近の疼痛）・腸蠕動などを観察する。

精神的支援● 　手術後 3〜10 日経過すると，患者の関心は外界に向けられるようになり，術後の消化・吸収に合わせた食事や排泄，外見の変化を意識するようになる。食事や排泄は基本的ニードであり，生活行動に密着する重要なものであるが，これからの生活に不安をもつことも多い。患者の感情を表出できるよう促し，不安を受けとめ，患者の生活を再構築できるようにかかわる。

❷ 腹腔鏡下手術を受ける患者の看護

　腹腔鏡下手術では，腹腔内を炭酸ガス（二酸化炭素）でふくらませ，術野を確保する**気腹**が行われる。その後，鉗子やカメラが先端についた内視鏡を挿入する（●図 3-7）。その際に 5〜12 mm 程度の小切開と 5 cm 程度の切開創が 3〜4 か所できる。腹腔鏡下手術の利点は，①感染のリスクが低い，②術後の回復が早い，③美容的にすぐれている，④疼痛が少ないなどがあげられる。そのため，入院日数が短いという特徴がある。

　手術前・後の基本的な看護は「開腹手術を受ける患者の看護」（●397 ペー

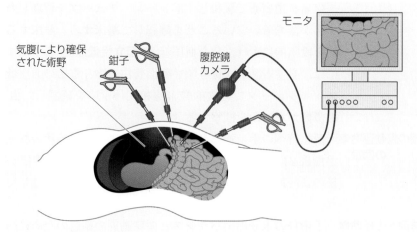

🔆 図 3-7　腹腔鏡下手術

ジ)に準ずる。

■手術前の看護

臍処置●　臍部の周囲から内視鏡を挿入するため，その周囲を消毒する必要がある。感染予防のため，オリーブオイルを塗布して約5分ふやかしたあと，臍部の汚垢を綿棒で清拭する。

■手術後の看護

　気腹により，手術後に動脈血二酸化炭素分圧($PaCO_2$)が上昇することがある。加えて，二酸化炭素により横隔膜が押し上げられているため深呼吸を促す。また，腹腔内が二酸化炭素により冷却され低体温になるため，電気毛布などで保温する。さらに，気腹によって腹腔内圧が上昇し，下大静脈が圧迫され下肢の静脈がうっ血しやすい。そのため，深部静脈血栓症に注意が必要である。

③　胃瘻・空腸瘻を造設する患者の看護

　胃瘻・空腸瘻は，脳血管障害や嚥下障害などが原因で食物や水分の経口摂取が困難になった場合に，胃や空腸に直接栄養を注入する瘻孔のことである。この瘻孔に通したチューブを用いて，消化管に栄養を注入する。また，長期の腸閉塞や消化管狭窄により貯留した消化液を排出し，減圧させる目的で造設されることもある。胃瘻・空腸瘻の造設方法には，簡便な術式で，患者への侵襲が少ない内視鏡的胃瘻造設術(PEG)が選択されることが多い。

　胃瘻カテーテルには，胃内ストッパーと体外ストッパーの組み合わせで4種類ある(🔆 図 3-8)。

(1) 胃内ストッパーにはバルーン型とバンパー型がある。前者はバルーン内

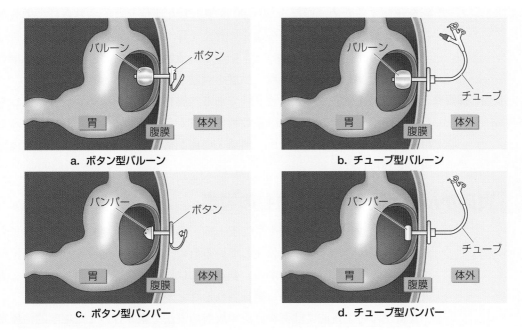

a. ボタン型バルーン

b. チューブ型バルーン

c. ボタン型バンパー

d. チューブ型バンパー

◯ 図 3-8　胃瘻カテーテルの種類

　の蒸留水を抜くことで交換が容易であり，後者は抜けにくい特徴がある。
(2) 体外ストッパーには，ボタン型とチューブ型がある。前者は自己抜去されにくく，外見上めだたなくてすむ。後者は栄養チューブとの接続が容易であるが，長さがあるため自己抜去しやすい。また，チューブ内が汚染されやすい。

■手術前の看護

　胃瘻・空腸瘻による栄養摂取の必要性を説明し，造設後の生活についてイメージできるよう援助する。経口的に内視鏡やカテーテルが挿入されるため，口腔ケアを行い肺炎を予防する。空腸瘻の場合は，便秘による腸管内のガスや便が手術操作を困難にするため便通を整えておく。

■手術後の看護

観察●　カテーテル挿入部の発赤・出血・滲出液の性状・硬結の程度を観察する。胃内容物が腹腔内にもれ出すと腹膜炎が生じるため，発熱や腹痛にも注意する。

カテーテルの●
管理　皮膚と体外ストッパーの間は1cm程度のゆとりをもたせ，ストッパーの圧迫による瘻孔の壊死を防ぐ。また1日1回はカテーテルを回転させ除圧する。カテーテルを上下に動かして，胃内ストッパーが胃内部から逸脱していないかを確認する。逸脱がないときにはカテーテルはスムーズに動く。

栄養剤の注入●　栄養剤は体温程度にあたためる。食事の際の体位は，逆流やそれに続く誤

嚥を予防するため，頭部を 30〜90 度挙上した座位をとる。さらに，栄養剤の注入後は 30 分〜1 時間そのままの体位を保つ。栄養剤の注入中や注入後は，吐きけ・嘔吐，噯気(げっぷ)，下痢などの症状を観察する。症状がある場合は，注入速度や栄養剤の濃度・温度を調整する。

皮膚の保護● 酸性である胃液や，アルカリ性である空腸粘液が漏出すると皮膚に炎症やびらんが生じやすい。瘻孔は造設術の翌日から洗浄する。ただし，石けんを用いての洗浄は，瘻孔の腫脹・熱感・疼痛が落ち着いた手術後 1 週間程度経過してから行う。

❹ 食道がんの手術を受ける患者の看護

食道の周囲には，大動脈や気管支・肺・心臓などの重要臓器がある。また，食道は外側をおおう漿膜が欠損しているため，がんが早期からリンパ節に転移しやすい。これらの特徴から，食道がんは周囲の臓器に浸潤しやすい。食道がんはがんが進行してから発見されることが多い。

食道がんの手術前には薬物療法や放射線療法を組み合わせた集学的治療が行われることも多い(○320 ページ)。これは腫瘍の縮小や手術後の再発の抑制を目的として実施される。

ここでは開胸・開腹術での食道がんの手術について説明する。また，手術前・後の基本的な看護は「開腹手術を受ける患者の看護」(○397 ページ)に準ずる。

■手術前の看護

観察● 嚥下困難や食欲不振，むせ，食事摂取量の減少，体重減少，貧血などがないかを観察し，栄養状態を確認する。また嚥下困難により水分摂取量が減少するため脱水の有無を確認する。

血液検査データでは，タンパク質・ヘモグロビン・血糖値などといった術後合併症のリスクにかかわる検査値を確認する。喫煙歴や呼吸器疾患の有無，呼吸機能検査から肺合併症のリスクを予測する。また，手術侵襲が大きく，手術後の生体反応として血管や心臓への負担も大きくなるため，高血圧などの循環器疾患の既往歴と心電図などから心機能を確認する。

手術前に薬物療法や放射線療法を行っている場合は，倦怠感・食欲不振・貧血・発熱などの副作用の有無および放射線照射部の皮膚の状態を観察する。

不安の軽減● 侵襲の大きな手術となるため，患者の不安や緊張も強くなる。また，手術後の回復までの経過も長く，ドレーンやチューブも多く挿入される。手術前に手術前後の経過や，手術後の状態，処置の目的や必要性をていねいに説明する。手術直後は人工呼吸器を装着した状態となることもあり，言葉以外のコミュニケーションの取り方についてもあらかじめ説明しておくとよい。

栄養状態の改善● 嚥下障害が生じている場合は，誤嚥に注意しながら少量であっても食事が

できるように援助する。高タンパク質・高エネルギーで嚥下しやすい流動食や軟食をゆっくりとしたペースで摂取してもらう。経口摂取がむずかしい場合は，経管栄養(胃瘻・腸瘻)や中心静脈栄養法(TPN)にて栄養状態を改善する。

肺合併症の予防●　頸部・胸部・腹部に及ぶ手術となるため，深呼吸や喀痰がむずかしくなる。禁煙を促し，インセンティブ-スパイロメトリを用いた呼吸筋の訓練や，深呼吸・排痰法の練習を促す。

誤嚥の予防●　手術後は，吻合部狭窄に加え，頸部の反回神経周囲のリンパ節郭清の影響で反回神経麻痺を生じることがある。そしてこれらの影響で，嚥下障害をきたす可能性がある。嚥下障害により誤嚥の危険性が高くなるため，食事の際に唾液のみを嚥下する空嚥下（から）や，一口量の減少，よく咀嚼する方法に慣れてもらう。

術前処置●　手術1～2日前から低残渣食として，前日に経口腸管洗浄剤や緩下薬の内服を行う。

■手術後の看護

食道がんの手術では病巣部位の切除とともに，リンパ節郭清と食道の再建が行われ，広範囲の手術となる。侵襲の大きな手術であり，術後出血や肺合併症，循環器合併症，縫合不全，術後イレウス，せん妄などの合併症の危険性が高い。

観察●　次のような内容を観察する。

①**バイタルサイン**　長時間の手術のため麻酔からの覚醒状態を確認する。血圧・脈拍・呼吸・体温のほかにチアノーゼ，四肢冷感，嗄声（させい）の有無，酸素飽和度，心電図モニタ，中心静脈圧を観察する。

②**出血**　切開創とドレーンからの出血量・性状を観察する。

③**疼痛**　硬膜外カテーテルから鎮痛薬が持続的に投与されているが，疼痛の部位・強さの変化・持続時間などを確認し，疼痛スケールを活用しながら必要に応じて鎮痛薬の追加を検討する。

④**水分出納バランス**　輸液量と尿量，ドレーンや胃管の排液量から水分出納バランスを算出する。生体反応の影響で，手術直後と術後3～5日目では尿量が変化する点に注意する。

⑤**チューブ・ドレーンの観察**　各ドレーンの排液量や性状を観察し，上記の①②④と関連させながら患者の状態を把握する。

呼吸管理●　麻酔からの覚醒状況を観察し，胸郭運動の左右差と呼吸音を確認する。反回神経麻痺が生じると，呼吸は，浅く，速くなりやすく，喀痰が困難となる。

右の開胸術では手術中は左側を下にするため，左下葉に無気肺が生じやすい。また，右肺に無気肺が生じている場合には，右肺の再膨張が不十分であることが多い。無気肺を予防するために，積極的に喀痰を促す。胸部創を手

で保護しての排痰や，ネブライザで去痰薬などを吸入して喀痰しやすいようにする。

また，肺炎を予防するために，気道の確保と口腔ケアで清潔を保持する。

循環管理●　手術後は，生体反応により循環血液量の変化が激しく，心臓・血管への負担が大きい。まず，手術直後は血管内脱水になりやすく，その結果，術後3〜5日目には手術操作をした組織の浮腫が改善される。浮腫が生じていた組織から水分が血管内に還流することで循環血液量が増し，肺水腫や心不全が生じる危険性がある。心電図モニタで不整脈を確認し，中心静脈圧の確認，体重測定などを実施し，循環状態を把握する。水分出納バランスや血圧を確認することも，循環状態の把握につながる。

ドレーン管理●　頸部・胸腔・腹腔に多くのドレーンが挿入される。ドレーンは吻合部からの出血や滲出液の排液と回復経過の観察のために留置される。胸腔ドレーンは低圧持続吸引器を用いて，出血や滲出液，空気のもれの観察とともに，これらを排出することで肺の再膨張を目的とする。体動が制限されるため，安楽に配慮した援助を行う。

早期離床●　頸部・胸部・腹部の手術創，チューブ・ドレーンの挿入部位の疼痛に対して，十分な疼痛緩和を行いつつ離床をすすめる。一般的に，手術後1〜2日目に端座位・座位，ベッド周囲の歩行を実施することが目安となる。

栄養管理●　回復に必要となるエネルギーの不足や栄養素の不足を補うため，手術1日目から経腸栄養が開始される。退院後1〜2か月程度で体重が安定したことを確認したあとに腸瘻カテーテルを抜去する。

吻合部の状態を確認したあとに経口からの食事が開始される。反回神経麻痺や吻合部の狭窄が生じていると誤嚥しやすいため，嚥下状態を確認する。

術後せん妄の●
予防　人工呼吸器や多数のチューブ・ドレーン，疼痛などによる拘束感や活動制限などから，せん妄をきたすことがある。また，患者は手術室から集中治療室（ICU）への移動といった環境の変化によっても混乱し，せん妄をきたす。せん妄の予防のためには，術前に術後の状況を説明して不安を軽減することや，術後の十分な疼痛コントロールで患者の苦痛を軽減することが求められる。これらも含めた患者が安心できるような看護師のかかわりが重要となる。

⑤ 胃がんの手術を受ける患者の看護

胃がんは，健診で早期発見される例が多い。リンパ節への転移がない早期の胃がんでは，内視鏡的粘膜切除術（EMR）や内視鏡的粘膜下層剥離術（ESD）などの内視鏡を用いた治療が行われる。リンパ節転移がある場合は，幽門側胃切除術・噴門側胃切除術・胃全摘術などが行われる。胃切除後の再建術には，①残胃と空腸をつなぎ，十二指腸を空腸の壁につなぐルーワイ法，②残胃と十二指腸をつなぐビルロートⅠ法，③残胃と空腸をつなぎ，十二指腸は閉じるビルロートⅡ法などがある（○331ページ）。

■手術前の看護

観察●　食欲不振，吐きけ・嘔吐，嚥下困難，上腹部痛，腹部膨満，およびこれらに伴う食事摂取量・体重の減少などを観察する。また，貧血症状も観察する。

検査の介助●　胃造影・胃内視鏡検査の検査前は禁食となる。検査の必要性を説明し，禁食について協力を得る。胃造影検査ではバリウムを用いるため，検査後は排便の状態を確認する。

栄養状態の改善●　低タンパク質血症や，貧血，脱水などを生じることがある。経口摂取ができる場合は，消化のよい食事を少量ずつ分割して摂取してもらう。幽門狭窄などで経口的な摂取が困難な場合は，中心静脈栄養法（TPN）や輸液が行われる。

症状の緩和●　吐きけ・嘔吐や嚥下困難がある場合は，食事を控え，腹部の緊張をゆるめる膝を曲げた体位や患者が安楽と感じる体位をとる。吐きけ・嘔吐が続く場合は，制吐薬の投与を検討する。

精神的ケア●　食事が食べられなかったり，体重減少があると胃がんの進行を疑うなど不安を覚える。気持ちを表出するように促し，不安を受けとめるようにする。術前オリエンテーションを通して，手術の準備や手術後の状態，食事に関する説明をすることも必要である。

■手術後の看護

観察●　胃管や腹腔ドレーンからの排液量と性状，水分出納バランスを観察する。また，上腹部の手術のため呼吸状態を観察する。とくに開腹手術で腹直筋を切開している場合は，疼痛により呼吸や喀痰が制限されやすいので注意が必要である。

胃管の管理●　術後の腸管麻痺による停滞吻合部からの出血，残胃から分泌される胃液，ガスなどの貯留が，縫合不全を誘発するため，予防のため胃管を留置する。最近では，胃管は手術終了時に抜去するか，早期に抜去していることも多い。胃管の再挿入は感染リスクがあるため，チューブの固定をしっかり行う。

ドレーンの管理●　腹腔内ドレーンは閉鎖式ドレーンが挿入されている。排液バッグは挿入部より低い位置で管理し，逆流を予防する。胃の周囲にある膵臓が手術操作で傷つけられた場合は，手術翌日からワインレッド色の排液がみられる。

食事●　流動食・三分がゆ食・五分がゆ食・全がゆ食と段階的に食事形態を上げていく。手術後は胃の容量が減少し，消化機能も低下しているため，1回量を少なくして間食で補う分割食にし，1日の摂取量を確保する。また，消化のよい食品の選択と，よくかむことで低下した消化機能を補う。

　胃切除後の食事では，**ダンピング症候群**に注意する（◐図3-9）。早期ダンピング症候群は，高浸透圧な食物が急速に腸内へ移動することで，食後20〜30分後に冷汗や動悸，腹痛などが出現する。晩期ダンピング症候群は，食物が急速に小腸へ移動して，糖質が吸収され高血糖となり，それに対して

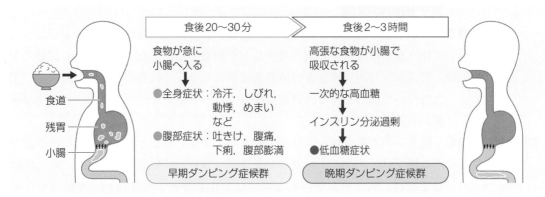

● 図 3-9　胃切除術後のダンピング症候群

インスリンが分泌される。その結果，食後 2〜3 時間後に発汗・脱力感・頭痛などの低血糖症状が出現する。

　食後は胃食道逆流症を防ぐため，ファウラー位やセミファウラー位をとり，しばらく安静にして過ごす。

■日常生活適応のための援助

　胃の形態機能の変化に伴い，食生活に新たに適応する必要がある。退院後におこるおそれのある合併症を予防し，社会生活と体力を維持するためにも重要である。

食生活●　食生活では次のことに気をつける必要がある。

(1) 栄養価が高く，消化のよい食品を選ぶ。

(2) 一口量を少なめにし，よくかみ，ゆったりと食事をとることを心掛ける。

(3) 1 回の食事量は，腹 6〜7 分目を目安にする。

(4) 食事中の水分摂取は控える。

(5) 胃への刺激が強く膨満させるアルコール・コーヒー・炭酸飲料は控える。

(6) 3〜6 か月をめどに，食事の回数を 1 日 3 回に戻していく。

(7) 食後に胸やけがあるときは，上半身を起こして休む。

(8) 早期ダンピング症状がおこった場合は，頭を高くして横になって休む。晩期ダンピング症状の予兆がある場合や出現した場合には，あめなどを摂取する。低血糖を予防する際も，食後 1 時間半から 2 時間を目安にあめなどを摂取する。

(9) 食品からのカルシウム摂取と日光浴で骨代謝障害を予防する。

(10)鉄分とビタミン B_{12} の吸収障害がおこるため，これらを多く含む食品を選択し，貧血を予防する。

(11)社会復帰後の仕事内容や勤務時間と食事について入院中から検討する。

⑥ 腸・腹膜の手術を受ける患者の看護

① 大腸がん患者の看護

大腸がんは，早期では無症状であり，がん検診などで発見されることが多い。進行すると便秘や下痢，血便，腹痛などの症状を呈する（⮕343ページ）。大腸がんの手術は，近年では腹腔鏡下手術で行われることも多いが，進行がんに対しては開腹手術が行われる。手術前・後の基本的な看護は「開腹手術を受ける患者の看護」（⮕397ページ）に準ずる。

■手術前の看護

観察● 血便がある場合は，貧血症状も観察する。下痢や便秘がある場合は，その程度と腹部膨満感や食欲減退がないかを観察する。貧血や食事量の低下などで栄養状態がわるい場合は，体重減少の程度や倦怠感にも注意をはらう。

栄養状態の改善● 貧血がひどい場合は，鉄剤の内服や輸血療法が行われる。栄養状態が低下しているときは，中心静脈栄養法（TPN）が実施される。経口的に食事ができる場合は，消化・吸収のよい食事を検討する。

消化管の清浄化● 術中感染を予防し，手術操作を容易にし，縫合不全を予防する目的で行われる。経口腸管洗浄剤を手術前日に投与し，腸管内容部を排出する。経口腸管洗浄剤を約2Lの水にとかした溶解液を2時間かけて摂取する。頻繁な下痢やそれに伴う腹痛や脱水症状に注意する。

■手術後の看護

大腸がんの手術後は，大腸吻合部の術後イレウスや縫合不全などが生じる危険性がある。

観察● 腸蠕動音や腹部膨満，排ガス・排便，腹痛などといった大腸の回復状態を観察する。腹腔内ドレーンが挿入されている場合は，ドレーンからの排液の性状を確認する。

腸蠕動の
回復促進● 腸管への手術操作と全身麻酔の影響により，腸管の麻痺は24〜72時間継続する。これ以上経過しても蠕動が確認できず，排ガス・排便がなく，腹部膨満の症状がある場合は，術後イレウスの可能性がある。バイタルサインが安定したら体位変換を行い，早期に離床できるようにする。

縫合不全の予防● 腸管吻合部の内圧が上昇し，緊張が高くならないように，早期に腸蠕動を回復し，腸管内にガスや便がたまらないようにはたらきかける。腹腔内ドレーンからの排液の性状や臭気を観察して異常の早期発見を行う。

排泄障害への
援助● S状結腸や直腸を切除したことにより，便の貯留機能が失われることで頻便や残便感，下痢，失禁が生じることがある。肛門括約筋を強化する骨盤底筋群体操を指導し，失禁や頻回な排便のふき取りにより肛門付近の皮膚に刺

激が生じないようにする。排便後はシャワーなどで洗い流し，軟膏^{なんこう}などで保護する。一方，神経の損傷によって便秘を生じることもある。規則正しい生活や適度な運動により排便習慣を整えるよう指導する。

直腸がんの手術では，排尿障害が生じることがある。手術後に膀胱留置カテーテルを抜去したあと，排尿量・排尿間隔・尿意や残尿感などを観察する。

食事指導● 手術直後は水分の多い重湯から始め，徐々に通常の食事に戻していく。退院後の食事に制限はないが，1～3か月ほどは食物繊維が少なく，消化がよい食事をとるよう指導する。ガスが発生しやすい飲食物や刺激の強い食品は，大腸に負担がかかるので控えるのがよい。

❷ ストーマ（人工肛門）造設術を受ける患者の看護

ストーマには，永久的なものと一時的なものがある。最近は肛門を温存する術式が選択されるようになり，永久的ストーマの造設は減少している。

下部直腸から肛門部に直腸がんの病変がある場合や，潰瘍性大腸炎やクローン病などで狭窄や瘻孔，炎症が強い場合は**永久的ストーマ**を造設する。大腸穿孔や大腸の切除後の吻合部を一時期安静にする場合は**一時的ストーマ**を造設する。また，部位によって結腸ストーマと回腸ストーマに分けられる。腹壁につくられるストーマの数は，永久的ストーマでは単孔式ストーマであり，一時的ストーマでは，肛門を残した双孔式ストーマとなることが多い。

直腸がんの下部直腸の病変に対しては，腹部からの直腸切除と会陰部からの肛門を含んだ直腸を切除する腹会陰式直腸切断術（マイルス手術）が行われる。ここでは，腹会陰式直腸切断術手術で永久的ストーマを造設した患者の看護について説明する。手術前・後の基本的な看護は「開腹手術を受ける患者の看護」（●397ページ）に準ずる。

■手術前の看護

患者はいままでの肛門からの自然な排泄にかわって新しい排泄経路をつくることになる。つまり，患者は排泄機能の喪失と禁制（制御性）のないストーマからの排泄への不安，腹壁に排泄経路がつくられるボディイメージの揺らぎを体験することになる。

精神的ケア● 自然な排泄機能を失うことや，造設するストーマからの新しい排泄について患者のいだく不安は大きい。患者の気持ちの準備状況を見ながら，造設後の日常生活や排泄の管理について説明を進めていく。患者や家族の疑問や不安を確認しながら援助を行う。看護師は支持的な態度で対応する。

■ストーマ造設前の準備

ストーマには括約筋に相当する機能がなく，禁制（制御性）がない。そのた

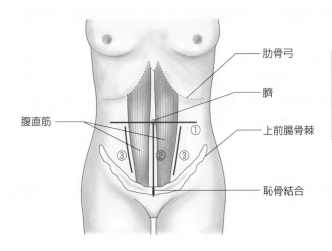

肋骨弓

臍

腹直筋

上前腸骨棘

恥骨結合

人工肛門の位置の設定
(1) 臍より低い位置
(2) 腹直筋を貫く
(3) 腹部脂肪層の頂点
(4) 皮膚のくぼみやしわなどを避けた位置
(5) セルフケアがしやすい位置

ストーマサイトマーキングの際には，基本
的に①臍の下縁，②正中線，③腹直筋外縁の
3 つの線を引くと，マーキングの記録の際に
便利である。

◯ 図 3-10　ストーマサイト-マーキング

め，ガスや便は自分の意思と関係なく排出される。排泄管理をするには，便
を処理する装具の着用・交換，装具を貼用する皮膚のケアが必要になる。ま
た，ストーマ造設後の日常生活についても学習が必要となる。

術前オリエン●
テーション
　ストーマ造設後の排泄と日常生活について説明する。説明内容は，①ス
トーマとはどういうものか，②ストーマ造設後の排泄経路の変化やストーマ
の機能について，③手術後の経過，④ストーマとその周囲の皮膚の管理，⑤
ストーマ造設後の日常生活（衣類・食事・入浴方法・仕事・運動・性生活な
ど）についてである。説明内容に合わせて，実際の装具の提示やパンフレッ
ト・動画などを使用して患者や家族がイメージをもてるように工夫する。

ストーマサイト-●
マーキング
　ストーマの位置を決めることを**ストーマサイト-マーキング**という。一般
的には，①臍より低い位置，②腹部脂肪層の頂点，③腹直筋を貫く位置，④
皮膚のくぼみ・しわを避けた位置，⑤本人が見ることができセルフケアしや
すい位置の 5 点を考慮して選定する（◯図 3-10）。ストーマの位置は，手術後
の生活の質に影響を及ぼす。そのため，患者と情報交換しながら，患者に
とってよりよい位置を決定する。

パッチテスト●
　皮膚に貼用するストーマの装具を面板（皮膚保護剤）という。これをストー
マ造設予定の反対側の腹部や上腕内側の皮膚に 48 時間貼用し，接触皮膚炎
の可能性がないか検査を行う。

■手術後の看護

観察●
　腹会陰式直腸切断術では，腹部に正中創と会陰創ができる。正中創やド
レーン挿入部の近くにはストーマがあり，排泄物による汚染の危険性がある。
直腸周囲には排尿や生殖に関係する神経が存在し，排泄障害や性機能障害が
おこる危険性もある。またストーマは皮膚と腸管といった異なる組織を縫合

するため，癒合に時間を要する。刺激によってストーマ粘膜皮膚離開が生じやすく，注意をしてケアをする必要がある。

疼痛緩和● 　会陰創は，体位や体動によって緊張しやく疼痛が生じやすいため，下肢の動かし方などに注意する。会陰創を圧迫しないようにクッションや円座を用いて座位が苦痛にならないようにする。

ストーマケア● 　通常，手術直後のストーマは浮腫によりサイズが大きくなるが，経過とともに浮腫が消失して縮小していく。ストーマの色は血流の状態を反映し，通常はあざやかな赤色であるが，血行がわるいと暗赤色に変化する。ストーマと皮膚の縫合部の離開，およびストーマ周囲の皮膚の状態を装具の交換時に観察する。

　手術直後のストーマケアは看護師が行う。装具の交換方法を説明しながら，実施するところを見てもらう。次に患者ができる部分を実施し，できない部分を看護師が援助する。最終段階では準備からかたづけまで患者が主体的に実施し，看護師は見まもりながら不足部分を補う。このように段階的にセルフケアへ移行していく。

　皮膚保護剤は，排泄物がもれる前に交換する。交換時期は，溶解具合から判断する。皮膚保護剤の交換時に皮膚の発赤やびらんを観察し，その原因を確認して排除する。

　装具は面板と採便袋で構成され，単品系と二品系がある（◎図3-11）。面板の皮膚保護の成分や採便袋の開放の有無などさまざまな種類があり，患者の生活にあった装具を選択する。

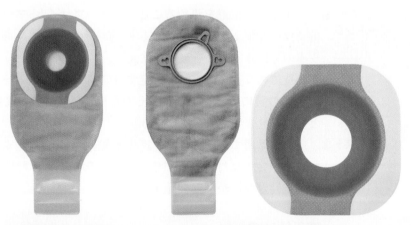

a. 単品系ストーマ装具　　　　b. 二品系ストーマ装具

皮膚にはり付ける面板と排泄物を収集するストーマ袋からなる。面板とストーマ袋が一体になった単品系装具と，面板とストーマ袋が分かれている二品系装具がある。

（写真提供：株式会社ホリスター）

◎ 図3-11　ストーマ装具

排尿障害● 　膀胱留置カテーテルは会陰創の汚染を防ぐため，手術後数日間留置されている。尿路感染を予防するため尿の混濁や発熱を観察し，陰部の清潔を保つ。膀胱留置カテーテル抜去後，排尿に関する神経に障害がある場合は排尿困難や失禁が生じる。排尿時に手で下腹部に圧をかける用手圧迫法を指導する。排尿困難・尿閉・残尿が多い場合は，自己導尿を指導する。

日常生活の指導● 　下記の内容を指導する。

(1) 食事：栄養バランスのよい食事を規則正しくとる。肥満はストーマの陥没や腹壁の変化をまねいてストーマの管理に支障を生じるため，一定の体重を維持する。排泄物のにおいが気になるときは，においの原因となる玉ねぎ，にんにくなどを控える。ガスの発生が気になる場合は，炭酸飲料の摂取や，咀嚼中の会話を控えるなどの対策をとる。

(2) 運動・旅行：身体を激しくぶつけるスポーツや過度の腹圧がかかる運動は，ストーマを傷つける危険性があるため避ける。旅行の際は装具交換の頻度と予備を加えた数を準備する。

(3) 入浴：手術前の入浴習慣が維持できる。退院後しばらくは不意の排泄もあるため装具を装着して入浴する。排便コントロールができれば，装具を外して入浴することも可能である。

(4) 性生活：ストーマの圧迫や摩擦を避ける体位，装具カバーを使用することなどを説明する。性機能障害がある場合は，パートナーと一緒にストーマ外来などの専門医に相談できる窓口の情報を提供する。

洗腸(灌注)●
排便法 　結腸ストーマの永久的ストーマから残存結腸内に 600〜800 mL の微温湯を注入し，強制的に排泄させる方法である。一般的に 1〜2 日に 1 回実施することで，装具の装着が必要なくなるという利点がある。しかし，手技の修得がむずかしいことや，1 時間程度時間がかかること，トイレや浴室などの場所を占有することなどの欠点もある。

社会資源の活用● 　身体障害者福祉法による身体障害者手帳の申請ができる。ストーマ装具の給付や，税金の控除・免除，交通運賃の割引，携帯電話の利用料金割引，医療費の自己負担補助などさまざまなサービスが受けられる。

❸ 腸閉塞・イレウス患者の看護

　腸閉塞は腸管が物理的に閉塞した状態をいう。一方，イレウスは腸管の閉塞がなく腸蠕動が低下した状態をいう（➡338 ページ）。どちらも吐きけ・嘔吐，腹部膨満をもよおし，排ガス・排便が消失する特徴がある。腸閉塞では腹痛が見られるが，イレウスの場合ではない場合もある。

　保存療法では，経鼻胃管やイレウス管を回復するまで挿入する。保存療法で効果がない場合や，癒着によるねじれなどの腸閉塞により腸管の壊死の可能性がある場合は緊急手術の対象となる。

手術前・後の基本的な看護は「開腹手術を受ける患者の看護」(➡397ページ)に準ずる。

■手術前の看護

緊急手術を除き,保存療法で改善をはかることが多い。保存療法中の看護を含めて手術前の看護について説明する。

観察● バイタルサイン,腹部膨満,吐きけ・嘔吐,腹痛,排ガス・排便の停止,腸蠕動を観察する。腸閉塞では腸蠕動音が金属性の音で亢進している。イレウスでは腸蠕動音が減弱または消失している。

腸管内の減圧● 経鼻胃管やイレウス管が腸閉塞部の上部まで挿入され,内容物を排液して減圧をはかる。効果が得られるように固定の状態を維持する。

輸液の管理● 腸管の減圧実施に伴い絶飲食となり,中心静脈栄養法が実施される。脱水や電解質バランスが変調しやすいため,水分出納バランスを確認し,脱水を予防する。

苦痛の緩和● 経鼻胃管やイレウス管の留置中は,鼻腔の同一部にチューブがあたることで潰瘍が生じることがある。チューブの長さが変化しないように,また固定部が継続しないように,適宜移動する。嘔吐をしている場合は,口腔内が吐物で不潔になり不快感も強いため,口腔ケアを実施する。

■手術後の看護

腸蠕動の回復● 手術で腸閉塞やイレウスの原因を取り除いたあとでも,術後腸閉塞がおこる可能性がある。疼痛コントロールや早期離床で腸蠕動の回復を促す。手術後も経鼻胃管が挿入されているため,排液の量や性状の観察と管理が必要である。

④ 急性腹膜炎患者の看護

急性腹膜炎は消化器の疾患などが原因でおこることが最も多い(➡349ページ)。その原因には,胃・十二指腸潰瘍や虫垂炎,憩室炎,胆嚢炎,消化管手術後の縫合不全による穿孔などがある。ここでは,消化管穿孔が原因の急性腹膜炎の手術について説明する。

消化管穿孔による急性腹膜炎は,緊急の開腹手術にて穿孔部の閉鎖,およびもれ出た消化管の内容物で汚染された腹腔の洗浄を行う。

手術前・後の基本的な看護は「開腹手術を受ける患者の看護」(➡397ページ)に準ずる。

■手術前の看護

観察● 激しい腹痛,発熱,腸閉塞・イレウスによる排便・排ガスの停止,吐き

け・嘔吐，腹部膨満感がないかを観察する。腹膜炎が進行すると，ショック状態となるため，血圧低下や頻脈，尿量の減少，浅く速い呼吸の出現に注意して観察する。

苦痛の緩和●　腸閉塞・イレウスにより嘔吐することがある。胃内容物の排除と誤嚥性肺炎の予防のため胃管を挿入し，吐きけ・嘔吐，腹部膨満感などの苦痛の軽減をはかる。腹痛に対しては，医師から指示された鎮痛薬の投与や安楽な体位をとらせる。

処置の介助●　脱水やショック状態を予防し，全身状態の改善に努める。そのために，輸液や抗菌薬投与のための血管確保，酸素投与，経鼻胃管の挿入，膀胱留置カテーテルの挿入などの処置の介助を行う。

不安の軽減●　患者や家族は，苦痛の強い急激な発症や，緊急手術が必要な状況に動揺する。苦痛の緩和や処置を行いながら，患者や家族に安心感を与える言葉がけを行う。

■手術後の看護

観察●　身体状態が悪化している状態での緊急手術が多いため，バイタルサイン，とくに血圧低下や体温は注意して観察する。ドレーンからの排液の量・性状，においを確認する。腹膜炎による癒着の可能性もあるため，腸蠕動，腹部膨満，吐きけ・嘔吐なども観察する。

ドレーン・●チューブの管理　スムーズな排液が行われるように，ドレーン・胃管の閉塞，屈曲，固定のゆるみに注意する。

腸蠕動回復への●援助　経鼻胃管は腸蠕動が回復するまで留置される。疼痛コントロールを十分行い，早期離床を促す。

⑤ 虫垂炎患者の看護

虫垂炎は，吐きけ・嘔吐や食欲不振，心窩部痛から始まり急性の経過をたどる(◯339 ページ)。心窩部痛は時間の経過とともに臍周囲へ移動し，さらに右下腹部に限局する。抗菌薬の投与による保存療法も行われるが，炎症所見が明らかな場合は手術が選択され，緊急手術が行われる。近年では，腹腔鏡下手術で行われることもある。開腹手術の場合の入院期間は 3 日間程度である。

■手術前の看護

腹痛が緩和できるように，膝を曲げて腹部を緊張させない安楽な体位をとらせる。吐きけ・嘔吐がある場合は，脱水症状に注意する。なお，患者は禁飲食とし，輸液を開始する。

■手術後の看護

観察● バイタルサイン，出血，疼痛を観察する。脊髄クモ膜下麻酔（腰椎麻酔）が行われる場合は，穿刺部の髄液漏出とそれに伴う頭痛を観察する。

食事● 手術後1日目から食事が開始される。食事にとくに制限はない。

日常生活● 抜糸まで疼痛，創部周囲の発赤・熱感を患者自身で観察し，入浴・シャワー浴の際は創部をこすらないよう指導する。手術後1か月程度は，下腹部になるべく力をかけないよう指導する。

❻ 鼠径部ヘルニアで手術を受ける患者の看護

鼠径部ヘルニアは，鼠径部分に腹腔内臓器がヘルニア嚢（脱出した腹膜）に包まれた状態で，腹壁の間隙から皮下に脱出したものをいう。治療は手術が基本である。成人や高齢者の鼠径部ヘルニアは，加齢によって筋膜が脆弱化して生じることが多い。手術では筋膜の修復も行われる。近年では，ヘルニア部にメッシュ（補強材料）を用いて修復が行われることも多く，再発や術後疼痛が低下している（●341ページ）。

■手術前の看護

最近では，入院期間が1～3日間と短縮化されている。手術前は，ヘルニアの悪化を防止するため，腹圧が上昇するような重いものを持ち上げる動作や，努責のかかる動作を避けるよう指導する。

■手術後の看護

手術後2～3日間は，鎮痛薬を定期的に内服する。頭部をやや挙上したファウラー位などで，腹部に緊張がかからないようにする。立位や座位をとる場合は，いったん側臥位をとり，上肢で上体を支えて起き上がるように指導する。また，咳やくしゃみは，急激に腹圧を上げるため，創部を手で保護するよう指導する。膀胱の緊満や便秘なども腹圧の上昇につながるため，排泄のコントロールを行うよう指導する。

日常生活への● ヘルニアの再発を予防するために，重いものを持ち上げる，頻繁な階段昇
指導 降，長時間の立位，腹圧が上昇するスポーツなどを控えるよう指導する。また，便秘にならないように水分摂取や食事，適度な運動，緩下薬の使用などで排便コントロールをするよう説明する。

❼ 肝臓・胆囊の手術を受ける患者の看護

❶ 肝臓の手術を受ける患者の看護

原発性肝がんや，転移性肝がん，肝膿瘍などが手術の対象となる。肝臓の

手術では，肝がんの手術が多くを占める。肝がんの場合は，慢性肝炎や肝硬変により肝機能が低下していることが多い。切除する腫瘍の位置・個数・大きさ，肝機能は手術後の回復に影響する。

また，肝臓は血流の豊富な臓器であり，手術中の出血も多くなる危険性が高い。手術侵襲が大きくなると術後肝不全のような重篤な合併症に陥りやすい。そのため，手術前には，栄養状態や血液凝固機能，腹水，黄疸の改善が行われる。

手術前・後の基本的な看護は「開腹手術を受ける患者の看護」(◯397ページ)に準ずる。

■手術前の看護

観察● 全身倦怠感や，食欲不振，体重減少，吐きけ・嘔吐，発熱，腹痛，黄疸，腹水，浮腫，出血傾向など疾患に伴う症状がないか観察する。

検査の介助● 手術前の検査のほかに，肝機能の検査も行われる。色素排泄試験(インドシアニン-グリーン〔ICG〕試験)は，試薬の静脈注射後15分後に採血を行う必要があり，正確に行う必要がある。また，肝機能，血液凝固機能，栄養状態，電解質などの手術後の回復に影響する血液検査の結果も確認が必要である。肝生検や経皮経肝門脈造影など侵襲の高い検査を実施することもある。

栄養状態の改善● 手術後の肝不全の予防のため，入院前からバランスのよい食事を摂取するように指導する。栄養状態のわるい患者には，経口的栄養補助の付加や経腸栄養を行う。

黄疸・腹水の● 改善 黄疸がある場合は，経皮経肝胆道ドレナージ(PTCD)で治療をしてから手術が行われる。また，腹水がある場合は減塩食とし，利尿薬とアルブミン製剤が投与される。その後，体重測定や腹囲測定で治療効果を確認する。

肺合併症の予防● 手術後の無気肺を予防するため，深呼吸の練習，インセンティブ-スパイロメトリを用いた呼吸訓練，および創部を保護しながらの排痰法も術前に練習する。

■手術後の看護

肝臓の手術では，横隔膜を介して炎症が右の胸腔に広がり胸水が貯留することがある。それを予測して，胸腔ドレーンを挿入することがある。胸腔ドレーンの管理については「胸腔ドレナージを受ける患者の看護」(◯141ページ)を参照のこと。

観察● 血圧低下や脱水により肝臓への血流が低下すると肝不全に陥る危険性がある。バイタルサイン，水分出納バランスを注意深く観察する。血液凝固機能が低下しており，肝断端面のドレーンから血性の排液が2日目以降も継続する場合は，すみやかに医師に報告する。

手術後1〜2日目は，一過性に肝機能が低下する。腹水が生じやすく，肝

断端面のドレーンからの排液が，さらさらした漿液性になっていないかを観察する。

血糖コント● 手術後には肝機能が一時的に低下し，それに伴って耐糖能も低下するため，
ロール 高血糖症状にも注意をはらう。医師の指示によりインスリン注射を実施し，血糖をコントロールする。

肝不全の予防● 問題がなければ食事は手術後 1 日目から再開される。また，手術後 1 日目から疼痛コントロールを行ったうえで離床を開始し，腸蠕動を回復させ，肺合併症を予防する。腸蠕動が回復し，排便が促されることは，腸内容物の停滞により生じるアンモニア発生の予防につながる。ただし，肝血流量を維持するため，食後や活動後は 1 時間程度の安静を促す。

② 胆嚢の手術を受ける患者の看護

胆嚢内の胆石症（◯ 362 ページ）や胆嚢炎（◯ 364 ページ）により，上腹部痛や背部痛を繰り返したり，発熱，吐きけ・嘔吐などの症状を呈している場合は胆嚢摘出術の適応となる。胆石が総胆管にある場合は，内視鏡的に乳頭切開術が手術に先行して行われる。

腹腔鏡下胆嚢摘出術が導入されて以降，腹腔鏡下での手術が第一選択となっている（◯ 364 ページ，図 2-27）。術式として創部が臍部の 1 か所のみで，そこから複数の鉗子が挿入されるものが選択されることが増えている。

■手術前の看護

観察● バイタルサイン（とくに発熱状態），疼痛の部位・放散痛，食事時間との関係，吐きけ・嘔吐，水分出納バランス，黄疸の有無と程度などの原疾患の悪化がないかを観察する。

黄疸の改善● 黄疸のある患者には，経皮経肝胆道ドレナージ（PTCD）や内視鏡的経鼻胆管ドレナージ（ENBD）を挿入して黄疸を軽減する。ドレーンの長さが変化しないように挿入部の固定を行う。排液ボトルは挿入部より下方にして，逆流しないように管理する。

■胆嚢摘出術後の看護

胆汁漏● 胆石の排出のために T チューブを留置する場合は，チューブ固定の確認と排液される胆汁の量を観察する。胆汁の流出がない場合は，チューブが逸脱し，腹腔内に胆汁が漏出している危険性があるので注意する。

■胆汁ドレナージを受ける患者の看護

胆道結石・胆道腫瘍により，胆道に閉塞や狭窄が生じて胆汁の流出が妨げられていると閉塞性黄疸が生じる危険性がある。胆汁を体外に排出させるこ

とで胆道内の減圧や黄疸の軽減を目ざす。ほかに，胆石症で胆囊摘出術後の残石の排出の目的がある。

　胆汁を体外に排出する方法は，経皮と経鼻の 2 つのアプローチがある。経皮からのアプローチでは外科的な手技が行われる。

観察 ●　排液は通常 300〜500 mL/日あり，黄金色透明の胆汁が排出される。排液の色調が薄くなったり，緑色や血性へと変化した場合には注意する。排液量が多い場合は，脱水症状と水分出納バランスも同時に観察する。カテーテル挿入部の皮膚への胆汁漏出と，それによるびらんの有無を観察する。

カテーテル管理 ●　カテーテルの排液バッグは挙上せず，必ず挿入部より下にして逆流しないように管理する。また，カテーテルの屈曲・閉塞に注意し，排液の妨げにならないようにする。カテーテルを抜去するまでの期間は，カテーテルが自然抜去せず，かつ活動を制限しないように固定を工夫する。

8　膵(臓)がんの手術を受ける患者の看護

　膵(臓)がん(◯ 367 ページ)の位置(膵頭部，膵体部，膵尾部)や大きさなどによって術式が選択される。膵がんは発見までに進行していることが多い。代表的な術式には，膵頭十二指腸切除術，膵体部尾部切除術，膵全摘術などがある。膵臓には，消化酵素を分泌する外分泌部と，インスリンを分泌する内分泌部を有する。そのため，手術後に消化酵素のはたらきや血糖の調整に変化が生じる。

　手術前・後の基本的な看護は「開腹手術を受ける患者の看護」(◯ 397 ページ)に準ずる。

■手術前の看護

　膵がんの進行の程度によって，栄養状態の低下や高血糖，閉塞性黄疸，疼痛を生じている場合がある。栄養状態の改善や血糖コントロール，黄疸による倦怠感や皮膚の瘙痒感への対応を行い，胆道ドレナージを行っている場合はその管理と疼痛の緩和を行う。

■手術後の看護

　生体侵襲が大きく，ドレーン・チューブも多く挿入されるため，全身状態の変化を見落とさないことが求められる。

観察 ●　バイタルサイン，出血，水分出納バランス，疼痛について観察し，異常の早期発見に努める。手術創が上腹部にあるため呼吸状態も観察する。

ドレーン・ ●
チューブの管理　吻合部の回復情報や膵液漏の予防・発見を目的とした腹腔ドレーン，膵管チューブ，胃管などがあり，それぞれの挿入位置と目的を理解して管理を行う。排液の量と性状を観察し，固定状態を維持する。膵液には消化酵素が含まれているため，挿入部周囲の皮膚に発赤やびらんが生じていないか観察する。

膵液漏・胆汁漏● 膵液がもれると，周囲の組織を融解する。手術後1週間ごろにおこる発熱や腹痛，腸閉塞などの症状に注意する。ほかにも，胆汁がもれ出すことで，同様の症状を生じる。ドレーンからの排液の出血量，排液の性状の変化，胆汁の排液量の減少などに注意して観察する。

血糖コント● 膵臓の切除によってインスリンが減少する。そのため高血糖になりやすい
ロール ので，血糖測定を行いインスリン製剤にて血糖コントロールを行う。その際，低血糖の症状に注意する。

栄養管理● 手術後しばらくは，腸瘻や中心静脈栄養（TPN）を行い，栄養状態を維持する。食事が開始されてからは，消化不良による下痢を生じることがある。そのため，高タンパク質で脂肪分の少ない消化のよい食事とする。下痢が続く場合は，食事を少量にして何回かに分割するなど，消化・吸収しやすいように工夫し，低栄養を防ぐようにする。

⑨ 肛門の手術を受ける患者の看護

代表的な肛門疾患として痔核・痔瘻・裂肛がある（◎347ページ）。おもな原因は便秘であるため，ふだんからの排便コントロールが求められる。症状が重く日常生活に支障があったり，坐薬・塗り薬などの保存療法や痔核を硬化させる注射療法を行っても再発を繰り返したりする場合は，手術療法の適応となる。

■手術前の看護

肛門が清潔で傷や炎症のない状態で手術にのぞめるように次のことを行う。
(1) 肛門部に負担がかからない排便ができるよう，緩下薬の内服や適切な食事・水分摂取，運動を行う。
(2) 創部の汚染予防のため手術前日の緩下薬の内服，または手術当日の浣腸を実施する。

■手術後の看護

観察● バイタルサインの確認や，疼痛・腫脹などを観察する。創部を保護しているガーゼ上に出血が見られる場合や，排便後の出血が多い場合は報告してもらう。排便後の血液のかたまりや下痢のような出血はとくに注意する。

疼痛の緩和● 手術後は側臥位やシムス位として，肛門部に力を入れないようにする。離床後は，円座を用いて肛門部への圧迫を避ける。

排便コント● 硬便になると創部が刺激され，排便時の痛みが増すため，規則的に排便す
ロール るように促す。十分な量の食事と水分を摂取することで，規則的な排便につながる。

清潔● 排便後は温水洗浄便座の温水や座浴で肛門部を清潔にする。洗浄後は，しっかり乾燥させて感染を防ぐ。術後2日目からシャワー浴が許可され，そ

れ以降は肛門部の清潔を保つためシャワー浴や入浴を行う。

まとめ

- 消化器疾患患者は栄養状態が低下しやすい。食事の工夫を援助する。
- 嘔吐時には，側臥位で腹部を弛緩させた体位とし，吐物が気道に入らないように顔を横に向ける。脱水・栄養状態の低下に注意する。
- 吐血・下血時は安静を保ち，腹部を圧迫しないようにする。1〜2日間は禁食とする。
- 急性肝炎患者の看護では，安静と食事療法により体力の消耗を防ぐ。感染に注意する。
- 肝硬変患者の看護では，とくに安静と食事療法に注意して援助する。
- 開腹手術後には，ドレーンやチューブ類の挿入部位の観察と管理を行う。

復習問題

❶ 〔　〕内の正しい語に丸をつけなさい。

①吐きけ・嘔吐のある患者の看護では，胃の蠕動運動を鎮静するために，〔 温罨法・冷罨法 〕を行う。

②炎症のない腹痛のある患者の看護では，腹部の緊張を緩和するために〔 温罨法・冷罨法 〕を行う。

③吐血時は心窩部の〔 温罨法・冷罨法 〕を行う。

④ストーマ造設術を受けた患者のストーマケアの支援は，〔 入院中・退院後 〕に行う。入浴や旅行，通常の運動は〔 制限される・制限されない 〕。

❷ 黄疸により瘙痒感のある患者の看護の注意点について，次の文章の空欄を埋めなさい。

▶（①　　）は短く切っておく。

▶皮膚の清潔を保つ。ただし，（②　　　　）の使用は避ける。

▶室温・湿度の調整をはかり，軟膏を塗るなどして，皮膚の（③　　　）を防ぐ。

▶衣服は，やわらかくて吸湿性の高い

（④　　　　）素材のものにする。

❸ 患者の食事療法について，次の文章の空欄を埋めなさい。

▶潰瘍性大腸炎患者には，消化のよい（①　　）エネルギー食とする。

▶浮腫や腹水のある肝硬変患者では，（②　　　　）を制限する。

▶肝性脳症の徴候がある肝硬変患者では，（③　　　　　）を制限する。

▶胆石症患者には，（④　　　　）の多い食品は避けるように指導する。

❹ 胃切除術を受けた患者の看護について，次の問いに答えなさい

①食後20〜30分以内におこる冷汗・動悸・めまい・腹痛・吐きけなどの症状をなんとよぶか。

答（　　　　　　　　　　　）

②食後2〜3時間後におこる低血糖をなんとよぶか。

答（　　　　　　　　　　　）

さくいん